황제내경과 서양의학이 만났다

망진望診

《百病望诊与图解》

Copyright ⓒ 2006 by Peng Qinghua
Translation rights arranged by Scientific
and Technical Documents Publishing House
through Shinwon Agency Co. in Korea
Korean edition ⓒ 2007 by JISANGSA(Cheong-Hong)

이 책의 한국어판 저작권은 신원에이전시를 통한
저작권자와의 독점 계약이므로 지상사(청홍)에 있습니다.
신저작권법에 의해 한국 내에서 보호를 받는 저작물이므로
무단전재와 복제를 금합니다.

황제내경과 서양의학이 만났다

망진望診

팽청화彭淸華 지음
이상룡 · 김종석 옮김

청홍

| 옮긴이의 글 |

불문진단 不問診斷

척 보면 알 수 있을까? 아니 요골동맥의 손목 맥동처를 손가락 세 개로 지긋이 눌러보면 과연 만병을 알아낼 수 있을까. 이런 기대감에 아직도 수많은 환자들은 나이 지긋한 노 한의사만 보면 손부터 쓱 내밀어본다. 한번 맞춰 보라는 걸 게다. 좀 명민한 한의사라면 한방진단에는 맥진만 있는 게 아니라 망문문절(望聞問切)이 있고 그 가운데 일부가 손목 맥진이라며 한발 물러서겠지만, 용감한(?) 한의사는 눈을 지긋이 감으며 온갖 병명을 읊어댈 것이다. 결국 한방 진단에 대한 불신은 하루 이틀에 쌓인 것이 아니라 오랜 경험적 의료실천의 결과임에 틀림없다.

제맥체상(諸脈體狀)을 한번 쯤 읽어봤다면 감히 맥진을 엄두라도 내겠는가. 단순한 맥동처의 반응 현상을 시구처럼 이미지로 표현 해놨으니 어느 누가 그 심오한 세계를 재현해 내겠는가. 결국 한의학의 수많은 강좌가 뭔가 있을 것 같아 보여도 조금만 들여다보면 리얼리티가 부족한 장광설에 그치는 이유도 여기에 있다고 본다. 대숲에서 삼년씩이나 묵으며 대나무 통에서 울려나오는 어떤 감을 느껴가며 맥진을 훈련했다는데 요즈음엔 잔머리만 굴려가며 온갖 테크닉만 난무하고 있으니 더욱 난감할 일이다.

누군가 의학은 術(technic)이 아니라 藝(art)라 했던가. 제대로 한의학을 맛보려 한다면 예술의 경지를 넘봐야 할 것이다. 영감과 직관이 열어가는 심층적인 생명의 세계를 경험해야만 한의학의 진수를 짚어내지 않겠는가. 그렇다면 오늘의 한의학 교육은 여전히 정통 한의사를 길러내기에는 지나치게 유물적이며 과학적이다.

어쩌면 한의학적 사유를 할 줄 아는 훈련도 거치질 않고 한의학을 논하고 있는 것은 아닌지 모르겠다.

이 책 《망진(望診)》은 원저자인 중국 중의학 교수인 팽청화(彭淸華)가 각종 진단학 자료를 뒤져가며 재미있고 현실감 있는 실례를 엮은 것이다. 망진이라는 것이 다분히 주관적 독단으로 떨어질 수 있는 오류가 있음에도 객관적 임상 데이터를 첨부하여 그 한계를 넘어서고 있는 것이 《망진(望診)》의 장점이다.

그럼에도 이 책은 최첨단 진단기기를 대신한다거나 전문의의 진단을 간과하게 만드는 오만한 돌팔이들을 위한 것이 아니라 일상 속에서 생명현상을 통찰하며 건강을 도모하겠다는 생명 지향적인 사람들을 위한 책으로 일독을 권한다.

2007년 8월
이상룡(李相龍)

| 지은이의 글 |

과학성科學性과 실용성實用性을 겸비

　동양의학(東洋醫學)에서는 질병을 진단하는 방법인 망(望), 문(聞), 문(問), 절(切)의 네 가지 진단법 중에서 망진(望診)을 으뜸으로 치며, 예로부터 질병의 임상진료에서 망진을 지도하고 있다.

　《사기(史記)》에는 '전국시대의 명의(名醫) 편작(扁鵲)은 제나라 환후(桓侯)의 안색을, 한대(漢代)의 명의 장중경(張仲景)은 조정의 고관대작인 왕중선(王仲宣)의 안색을 살펴 생사(生死)를 판단했다'는 이야기가 실려 수천 년을 전해 내려온다.

　한의학의 역대 저작 중에는 망진으로 병을 진단하는 것에 대해 논술한 것도 매우 많다. 일찍이 2,000여 년 전의 거작인 《황제내경(黃帝內經)》에는 〈오생색(五生色)〉, 〈오병색(五病色)〉, 〈오사색(五死色)〉을 보는 이론이 실려 있다. 또 《황제내경(黃帝內經)》에서는 '보고 아는 것을 신(神)이라 한다(望而知之謂之神)'고 명확히 밝히고 있으며, 고명한 의술의 의사는 듣지 않고, 묻지 않고, 만지지 않고 인체의 각 부위를 자세히 관찰하는 것만으로도 건강 혹은 질병의 상황을 알 수 있다고 말했다.

　서양의학(西洋醫學)의 진단학(診斷學)에서도 망진(望診)은 중요한 위치를 차지하고 있으며, 현대의학 역시 심장판막증, 폐심병, 폐결핵, 간경화, 빈혈 등에는 모두 특징적인 표정과 안색이 있다고 본다. 이 때문에 망진법을 숙달하는 것은 임상의의 진단 수준과 일반인의 자가 보건능력을 제고하여 조기에 병을 진단, 치료, 예방한다는 목적을 달성하는 데에 매우 중요한 의의가 있다.

동양의학은 오랜 진료와 임상을 통해 인체의 각 부위 및 조직과 기관은 경맥으로 연결되어 체내의 오장육부와 밀접하게 관련되어 있음을 증명했다. 현대의 생물정보학에서는 인체의 각 부위, 기관, 조직, 물질 하나하나가 인체의 모든 정보를 포함하고 있는 전 인체의 축소판이라고 인식한다. 인체 내부의 장부 조직에 병리변화가 발생하면 병리정보가 곧 외부로 나타나므로 인체 외부의 관찰을 통해 전체의 병변(病變)을 알 수 있다.

《황제내경 영추·본장(靈樞·本臟)편》에서는 '외부에서 일어나는 반응을 봄으로써 그 내장을 알고, 곧 병든 바를 안다(視其外應, 以知其內臟, 則知所病矣)'고 했다.

최근 몇 십 년 동안, 망진 연구는 세계 각국의 많은 의학자들에게 중시되면서 적지 않은 연구 성과를 거두었다. 《이혈진단학(耳穴診斷學)》《홍채진단학(虹彩診斷學)》《망갑진병(望甲診病)》《설진연구(舌診研究)》《수진(手診)》《수문(手紋)과 건강》《망진(望診)》《족진(足診)》《복진(腹診)》등 전문 저작이 출판되었고, 세계 각지의 의학 정기간행물에 3,000편에 가까운 망진 연구논문이 발표되었다. 뿐만 아니라 많은 연구 성과가 이미 세계 각지에서 광범위하게 임상진단에 응용되면서 임상진단의 수준을 제고시키고 있다. 하지만 현재까지 동서양 의학의 각종 망진법을 체계적으로 정리한 저작은 보이지 않는다. 어떻게 하면 망진법의 내용을 쉽게 일반화하여 보급을 확대하고, 더욱 좋은 의료서비스를 제공하고, 일반인의 자가 보건능력을 제고시키는가 하는 책임이 우리 앞에 놓여 있다. 이에 이 책은 동서고금(東西古今)을 망라하여 수집한 광범위한 망진 관련 연구의 기초 위에 임상진단을 결합하고 과학적인 정리와 분석, 연구를 거쳐 머리카락·머리·얼굴·눈썹·눈·홍채·귀·산근(山根)·코·인중·입술·잇몸·혀·인후·목·가슴·배·배꼽·어깨·등·척추·사지·손바닥·손톱·손발의 지문·소아의 지문·발바닥·피부·체형·자세·걸음걸이·전음(前陰)·후음(後陰)·혈액·대변·소변·땀·가래·침·구토물·월경·대하 등의 망진법(望診法)에 대하여 체계적으로 논술했으며, 수천 가지의 망진에 의한 병 진단 방법을 소개했고, 200장이 넘는 삽화로 설명을 보충했다.

이 책은 세목이 분명하고 내용이 명확하며, 글과 그림이 모두 뛰어나고 이해하기 쉬우며, 체계가 참신하고 과학성과 실용성이 강하다. 이 책은 전문의를 비롯하여 의료종사자, 한의학을 전공하는 학생 및 교수, 연구원이 사용하기에 적합할 뿐만 아니라, 일반인이 읽음으로써 스스로 조기 진단 및 예측을 할 수 있는 가정보건용으로도 적합하다.

망진법(望診法)의 역사는 유구하다. 과학기술이 빠르게 발전하는 오늘날, 새로운 진단법(診斷法)이 끊임없이 생겨나고 전통적인 진단법도 계속 발굴되고 있다. 저자의 수준과 능력에는 한계가 있어 각종 망진을 통한 진단법 전부를 개괄하기에 어려울 뿐만 아니라 오류 또한 피하기 어려우니 국내외 동도(同道)의 아낌없는 지적과 지도를 바란다.

팽청화(彭淸華)

| 목차 |

옮긴이의 글 / 불문진단不問診斷   4
지은이의 글 / 과학성科學性과 실용성實用性을 겸비   6

01 머리카락[頭髮두발]   27

두발의 색과 윤기의 변화   28
백발(白髮)/짙은 흑발(黑髮)/황발(黃髮)/회발(灰髮)/홍발(紅髮)

두발의 형태 변화   31
고위발(枯萎髮)/수상발(穗狀髮)/발지(髮遲)/속상발(束狀髮)/취열발(脆裂髮)/타결발(打結髮)/유곡발(扭曲髮)/단발(斷髮)/발수(髮竪)

탈모의 원인과 종류   33
독발(禿髮)/환독(環禿)/조독(早禿)/유풍(油風)/반독(斑禿)/독창(禿瘡)/발주탈모(髮蛀脫毛)/가성탈모(假性脫毛)/증상성탈모(症狀性脫毛)

02 머리[頭두]   40

신문의 반응 살피기   42
신문(囟門)이 일찍 닫히는 경우/신문(囟門)이 늦게 닫히는 경우

신문의 형태   43

신함(囟陷)/신전(囟塡)

머리의 형상　　44
대두(大頭)/소두(小頭)/방두(方頭)/첨두(尖頭)/단두(短頭)/편두(扁頭)와 편두(偏頭)/얼굴의 형태/머리와 얼굴의 형상

머리와 관련된 병증　　48
화단(火丹)/대두온(大頭瘟)/두피혈종(頭皮血腫)/두피절종(頭皮癤腫)/두부창양(頭部瘡瘍)/관양(顴瘍)·관저(顴疽)·관정(顴疔)/협부창양(頰部瘡瘍)/순하옹저(唇下癰疽)/연와창(燕窩瘡)/두피미란(頭皮糜爛)·두피탈설(脫屑)/자시(痄腮), 발이(發頤)/두경(頭傾)/두앙(頭仰)/두요(頭搖)

03 얼굴[顔面안면]　　54

기색 살피기　　56
득신(得神)/실신(失神)/가신(假神)

안색 살피기　　58
1. 얼굴의 색깔과 빛깔　　58
2. 오색의 좋고 나쁨　　58
3. 안색을 살피는 열 가지 방법　　59
부침(浮沈)/청탁(淸濁)/미심(微甚)/산단(散搏)/택요(澤夭)
4. 얼굴의 다섯 가지 색　　61
청색(靑色)/적색(赤色)/황색(黃色)/백색(白色)/흑색(黑色)

얼굴의 형태 살피기　　64
면부부종(面部浮腫)/면삭관용(面削顴聳)/안면추휵(顔面抽搐)/구안와사(口眼喎斜)/안면정창(顔面疔瘡)/안면열절(顔面熱癤)/면부분자(面部粉刺)/면부작반(面部雀斑)/면부흑지(面部黑痣)/면부백반(面部白斑)/면부진속(面部疹粟)/작반(雀斑, 주근깨)

5가지 얼굴형　　68
①결핵형(結核型)/②신장형(腎臟型)/③궤양형(潰瘍型)/④악성빈혈형(惡性貧血型)/⑤담낭형(膽囊型)

붙임 : 망진(望診) 면부부위(面部部位)　　70

부분별로 나눠 살피기   73
   1. 얼굴의 삼분법   73
   2. 얼굴 진단의 요점   73
   3. 이마를 보고 진단   74
   4. 인당을 보고 진단   75
   5. 턱을 보고 진단   75
   6. 뺨을 보고 진단   76

특수한 얼굴   77
웃는 얼굴   91

04 눈썹[眉毛미모]   96

여섯가지 방법

눈썹의 굵기, 길이, 색택 및 미간의 거리, 체질의 강약과 성격

05 눈[眼睛안정]   100

눈빛 살피기   102
포검(胞瞼) 살피기   103
포검부종(胞瞼浮腫)/포검홍종(胞瞼紅腫)/포검하수(胞瞼下垂)/포검폐합불능(胞瞼閉合不能)/눈 깜박거림/흑안권(黑眼圈)/안검결막창백(眼瞼結膜蒼白)/안검황색류(眼瞼黃色瘤)/안검내과립(眼瞼內顆粒)

양제(兩眥) 살피기   107
양제유누(兩眥流淚)/내제유농(內眥流膿)/노육반정(努肉攀睛)

백정(白睛) 살피기   108
백정청람(白睛靑藍)/백정남반(白睛藍斑)/안회반(眼蛔斑)/자색운반(紫色雲斑)/흑색반점(黑色斑點)/학반(瘧斑)/백정간징(白睛肝征)/백정위징(白睛胃征)/적맥관동(赤脈貫瞳)/백정암징(白睛癌征)/백정치징(白睛痔征)/백정보상점(白睛報傷點)/백정의 색깔/안구경구(眼球經區) 진단법/백정진암(白睛診癌)

흑정(黑睛) 살피기　　　　　　　　　　　　　　　　　125
동신(瞳神) 살피기　　　　　　　　　　　　　　　　　126
동공 양측의 크기가 다름/동공이 희게 변함/동공이 누렇게 변함/동공이 붉게 변함/옅은 녹색의 동공/빛에 대한 동공의 반응/동신을 살펴 태아의 성별을 판단

안구 살피기　　　　　　　　　　　　　　　　　　　130
안구돌출/안구함몰/안위이상(眼位異常)

06 홍채[虹膜홍막]　　　　　　　　　　　　　　　　134

홍막(虹膜)은 오륜팔곽(五輪八廓) 중에 풍륜(風輪)에 속하고, 동신(瞳神)은 수륜(水輪)에 속한다. 홍막은 흑정(黑睛)에 속하고, 눈 중의 눈이다. 홍막과 동신을 근거로 진단을 진행하는 학문을 '홍막진단학(虹膜診斷學)'

독성반점(毒性斑點)/색소침착(色素沈着)/흑점(黑點)/흑선(黑線)/결손(缺損)/창백(蒼白)/와공(窩孔)/백환(白環)/권축륜(卷縮輪)/수축권(收縮圈)/홍막의 결손/방사상 열극(裂隙)/통증성 경련[교통絞痛]권 혹은 동심환(同心環)

07 귀[耳이]　　　　　　　　　　　　　　　　　　　145

이곽(耳郭 귓바퀴)을 살펴 병을 진단하는 방법은 이미 오랜 역사를 가지고 있다. 역대의 한의학 서적에는 '찰이(察耳)', '망이(望耳)', '관이(觀耳)', '진이(診耳)'라 하여 귀를 보고 병을 진단한다고 기록

이곽의 색택　　　　　　　　　　　　　　　　　　　149
이곽의 형태 살피기　　　　　　　　　　　　　　　　150
이문(耳紋)/이락(耳絡)/이치(耳痔)·이심(耳蕈)·이정(耳挺)/정녕(聤聹)/이절(耳癤)·이창(耳瘡)/선이창(旋耳瘡)/농이(膿耳)/이각유담(耳殼流痰)/단이창(斷耳瘡)/망이진상(望耳診傷)

이곽의 양성 반응물 살피기　　　　　　　　　　　　　156
변색(變色)/변형(變形)/구진(丘疹)/탈설(脫屑)/혈관충영(血管充盈)/이절증(耳折症)

장부 이혈의 일반 병리변화 및 주병(主病)　　　　　　162

심혈(心穴)/폐혈(肺穴)/간혈(肝穴)/비혈(脾穴)/신혈(腎穴)/위혈(胃穴)/십이지장혈(十二指腸穴)/소장혈(小腸穴)/대장혈(大腸穴)과 난미혈(蘭尾穴)/이담혈(胰膽穴)/방광혈(膀胱穴)

08 산근 山根   177

산근(山根)은 하극(下極)이라 하며, 비근부(鼻根部), 두 눈의 내제(눈구석) 사이, 정중앙 정명혈(睛明穴)에 위치

09 코 [鼻비]   183

비색(鼻色) 살피기   186
코의 형태 살피기   189

10 인중 人中   199

인중의 형태 살피기   202
정상형/인중단천(人中短淺)/인중협장(人中狹長)/도이형(倒梨型)/팔자형(八字型)/인중부정(人中不正)/요형(凹型)/쌍인중(雙人中)/인중천탄(人中淺坦)/인중융기(人中隆起)/혼합형 인중/인중이장(人中弛長)

인중의 색택 살피기   208

11 입술 [口脣구순]   213

입술의 색 살피기   214
붉고 윤기가 난다/담홍이다/짙은 홍색이다/황색을 띤다/희뿌연 색이다/검푸른 색이다/자색(紫色)이 나타난다/남색이 나타난다/여러 색이 섞여 보인다/입술 주위가 백색이다

순신(脣神) 살피기   218

윤기 살피기 　　　　　　　　　　　　　　　　　　　　　　　　　　　219
형태 살피기 　　　　　　　　　　　　　　　　　　　　　　　　　　　220
순종(脣腫)/순루(脣瘻)/순반(脣反)/순상생창(脣上生瘡)/순상생정(脣上生疔)/견순(繭脣)/구창(口瘡)/구미(口糜)/아구창(鵝口瘡)/순풍(脣風)/순저(脣疽)/첨순감(舚脣疳)/첨목순(舚木脣)/순핵(脣核)/순균(脣菌)/순설(脣屑)/순축(脣縮)/순부포진(脣部疱疹)/순열(脣裂)/순암(脣癌)/순부궤란(脣部潰爛)/구순종창(口脣腫脹)/구순홍반(口脣紅斑)/긴순(緊脣)/순순(脣瞤)/낙가풍(落架風)/망순진상(望脣診傷)

하순(下脣)점막 및 순계대 살피기 　　　　　　　　　　　　　　　　　227
하순암증/하순회충반/하순감증/순계대(脣系帶) 치증/순계대 요통증

구형육태(口形六態) 살피기 　　　　　　　　　　　　　　　　　　229
구장(口張)/구금(口噤)/구섭(口攝)/구벽(口僻)/구진(口振)/구동(口動)

12 잇몸[齒齦치은] 　　　　　　　　　　　　　　　　　　　　　　　232

치아(齒牙) 살피기 　　　　　　　　　　　　　　　　　　　　　　　233
치은(齒齦) 살피기 　　　　　　　　　　　　　　　　　　　　　　　236

13 혀[舌설] 　　　　　　　　　　　　　　　　　　　　　　　　　　241

설질 살피기 　　　　　　　　　　　　　　　　　　　　　　　　　　243
1. 설신(舌神) 　　　　　　　　　　　　　　　　　　　　　　　　243
2. 설색(舌色) 　　　　　　　　　　　　　　　　　　　　　　　　244
담백색(淡白色)/홍설(紅舌)/강설(絳舌)/청자설(靑紫舌)
3. 설형(舌形) 　　　　　　　　　　　　　　　　　　　　　　　　246
노눈설(老嫩舌)/반대설(胖大舌)/치흔설(齒痕舌)/종창설(腫脹舌)/수박설(瘦薄舌)/망자설(芒刺舌)/열문설(裂紋舌)/광활설(光滑舌)/중설(重舌)/설뉵(舌衄)/설옹(舌癰)/설정(舌疔)/설창(舌瘡)/설균(舌菌)
4. 설태(舌態) 　　　　　　　　　　　　　　　　　　　　　　　　250
설강경(舌强硬)/설위연(舌痿軟)/설전동(舌顫動)/설왜사(舌歪斜)/설토농(舌吐弄)/설단축(舌短縮)/설종(舌縱)/설마비(舌痲痺)

설태(舌苔) 살피기　　252

1. 태색(苔色)　　252
백태(白苔)/황태(黃苔)/회태(灰苔)/흑태(黑苔)/녹태(綠苔)/매장태(霉醬苔)

2. 태질(苔質)　　255
설태의 후박(厚薄)/설태의 윤조(潤燥)/설태의 부니(腐膩)/설태의 박락(剝落)/설태의 편전(偏全)/설태의 소장(消長)/설태의 진가(眞假)

위중한 설상(舌象) 살피기　　261

14 설하 舌下　　264

설하(舌下)를 살펴 병을 진단했던 가장 빠른 문헌기록은 송나라의 진자명(陳自明)이 쓴 《부인양방(婦人良方)》

15 인후 咽喉　　270

인후는 구강하부 식도상단에 위치하며 아래로 기도와 연결되어 폐(肺)와 통한다. 들숨과 날숨이 상하로 출입하는 문이자 음식이 통과하는 통로

16 악협 齶頰　　279

혀를 들어 올렸을 때, 치아가 둘러싸고 있는 범위 안에서 닿을 수 있는 부분이 바로 악(齶)

17 목[頸경]　　288

목은 곧 경항(頸項)이다. 머리와 몸을 잇는 요충으로 앞을 경(頸)이라 하고 뒤를 항(項)이라 한다. 경(頸) 앞의 정중부는 기관(氣管)으로 위로는 비규(鼻竅)와 통하고 아래로는 폐장(肺臟)과 연결되어 기체 호흡과 출입의 요로

경부종괴(頸部腫塊)/경부혈맥노장(頸部血脈怒張)/경항옹저(頸項癰疽)/사경(斜頸)/항강(項强)/경연(頸軟)

18 흉협 胸脇　　　　　　　　　　　　　　　　　　　　296

흉곽 살피기　　　　　　　　　　　　　　　　　297
통형흉(桶形胸)/편평흉(扁平胸)/계흉(鷄胸, 일명 새가슴)/누두흉(漏斗胸)/구루병천주(佝僂病串珠)/흉부의 한쪽 혹은 국한적 변형/흉부기형/흉곽의 국부 돌기/흉곽운동

허리(虛里) 살피기　　　　　　　　　　　　　301
유방 살피기　　　　　　　　　　　　　　　　302

19 어깨[肩견] · 등[背배] · 허리[背요]　　　　306

어깨를 살펴 병 진단하기　　　　　　　　　307
대견(擡肩)/수견(垂肩)/견응(肩凝)/견주탈구(肩肘脫臼)/견갑골의 형태/어깨를 살펴 암(癌) 진단하기

등과 허리를 살펴 병 진단하기　　　　　　311
귀배(龜背)/배루(背僂)/척감(脊疳)/배저(背疽)/탑배(搭背)/취배(聚背)/각궁반장(角弓反張)

20 척주[脊柱척주]　　　　　　　　　　　　　　315

척주(脊柱)는 후배부의 정중앙에 위치하며, 그 속으로는 척수신경이 통과하는 인체에서 가장 중요한 조직

21 배[腹복]　　　　　　　　　　　　　　　　　318

색택변화　　　　　　　　　　　　　　　　　321

형태변화　　　　　　　　　　　　　　　　　　322
복부함몰(腹部陷沒)/복부팽융(腹部膨隆)/고창(臌脹)/감적(疳積)/산기(疝氣)/파흔(疤痕)/복문(腹紋)/복부체모(腹部體毛)/복근노장(腹筋露張)/호흡운동(呼吸運動)/유신지상(有神之相)/태아감별(胎兒鑑別)/내장하수(內臟下垂)/장통(腸痛)/복중연동(腹中蠕動)/피진(皮疹)/탄성(彈性)

22 배꼽[臍제]　　　　　　　　　　　　　　　　　　333

배꼽(臍)은 두제(肚臍)라고도 하며, 대복(大腹) 중앙에 위치하고, 신체의 정중앙에 있어 인체의 상하좌우가 교회(交會)하는 중심이며, 인체의 황금분할점(黃金分割點)

제저(臍底)/제풍(臍風)/제돌(臍突)/제요(臍凹)/제위하이(臍位下移)/제위상이(臍位上移)/제종(臍腫)/제통(臍痛)/제습(臍濕)/제혈(臍血)/제하계동(臍下悸動)

23 사지 四肢　　　　　　　　　　　　　　　　　　343

사지(四肢)는 손발을 포괄한 인체 상하지의 총칭으로, 내부에 장부 등 중요장기를 담고 있지는 않지만, 손과 발은 인체의 십이경맥(十二經脈)이 반드시 지나는 곳

사지기형(四肢畸形)/사지수삭(四肢瘦削)/관절종대(關節腫大)/하지정맥류/수족정창(手足疔瘡)/부골저(附骨疽)/사지위연(四肢痿軟)/사지탄탄(四肢癱瘓)/사지강직(四肢强直)/사지구급(四肢拘急)/사지추휵(四肢抽搐)/사지진전(四肢振顫)/근척육윤(筋惕肉瞤)/살수악권(撒水握拳)/촬공인선(撮空引線)과 순의모상(循衣摸床)/사지부종(四肢浮腫)/하지홍종(下肢紅腫)/족경고조(足脛枯燥)/사지기력(四肢肌力)/수족한출(手足汗出)

24 손[手수]　　　　　　　　　　　　　　　　　　362

손에 주로 나타나는 질병　　　　　　　　　　　362
탈저(脫疽)/주사장(朱砂掌)/아장풍(鵝掌風)/개창(疥瘡)

손가락 형태 365
손가락의 강약/손가락의 곡직/손가락의 길이/손가락의 청근/손가락의 혈색/자주 보이는 손가락 형태

수형(手型)으로 병 진단하기 372
원시형(原始型)/사방형(四方型)/죽절형(竹節型)/원추형(圓錐型)/탕시형(湯匙型)/고추형(鼓槌型)/유약형(柔弱型)

손가락으로 병 진단하기 374
대무지(大拇指, 엄지손가락)/식지(食指, 집게손가락)/중지(中指, 가운뎃손가락)/무명지(無名指, 약손가락)/소지(小指, 새끼손가락)

장형(掌型)으로 병 진단하기 378
원형(圓型)/방형(方型)/탕시형(湯匙型)/장방형(長方型)

손바닥으로 병 진단하기 379
손바닥의 두께/손바닥의 청근(靑筋)/손바닥의 색깔

장문(掌紋)으로 병 진단하기 381
장문의 형태적 특징/팔괘 및 오행 각 방위의 장문형태와 건강의 관계

25 손톱[指甲지갑] 389

손톱의 색택 살피기 392
백색(白色)/홍색(紅色)/황색(黃色)/청색(靑色)/자주색(紫朱色)/검은색/녹색(綠色)/회색(灰色)/남색(藍色)

손톱의 혈기(血氣)부호 살피기 398
대무지(大拇指)손톱/식지(食指)손톱/중지(中指)손톱/무명지(無名指)손톱/소지(小指)손톱

손톱의 형태 살피기 402
건고갑(乾枯甲)/위축갑(萎縮甲)/박리갑(剝離甲)/탈락갑(脫落甲)/취열갑(脆裂甲)/연박갑(軟薄甲)/조후갑(粗厚甲)/구상갑(鉤狀甲)/작형갑(勺形甲)/횡구갑(橫溝甲)/척릉갑(嵴棱甲)/편평갑(扁平甲)/장갑(長甲)/단갑(短甲)/원갑(圓甲)/난갑(卵甲)/착갑(窄甲)/활갑(闊甲)/방갑(方甲)/제갑(梯甲)/삼각갑(三角甲)/흑선갑(黑線甲)/철갑(凸甲)/요갑(凹甲)/관주갑(串珠甲)/편월갑(偏月甲)/결월갑(缺月甲)/통상갑

(筒狀甲)/도갑(倒甲)/시강갑(柴糠甲)/운반갑(雲斑甲)/화갑(花甲)/홍반갑(紅斑甲)/화반갑(花斑甲)/유곡갑(扭曲甲)/구형갑(球形甲)/별라갑(瘭螺甲)/은결갑(齦缺甲)/노육갑(駑肉甲)/징가갑(癥瘕甲)/저상갑(杵狀甲)/수족역려(手足逆臚)/갑구미열(甲溝糜裂)/호선이상(弧線異常)/갑인이상(甲印異常)/보상갑증(報傷甲證)/지갑잉증(指甲孕證)

지갑암증(指甲癌症) 418

26 피문皮紋 421

지문(指紋)의 형태 425
장문(掌紋)의 형태 428

  1. atd각 428
  2. 장습문(掌褶紋) 429

어제횡곡문(魚際橫曲紋) 이상/근심횡곡문(近心橫曲紋) 이상/원심횡곡문(遠心橫曲紋) 이상/건강선(健康線) 이상/기타 수문의 색택 이상

  3. 각 질병의 장문 이상 444

심장병/뇌출혈/신장병/방광염/위장병/당뇨병/풍습병(風濕病)/폐결핵/감기와 인후염/신경계통의 질병/정신병/부인과병

족문의 형태 453
각 질병의 피문 이상 454

선천성정신지체(다운증후군)/에드워즈증후군/13삼체증후군(13三體症候群)/선천성난소발육부전증후군(先天性卵巢發育不全症候群)/선천성고환발육부전증후군(先天性睾丸發育不全症候群)/선천성심혈관질병(先天性心血管疾病)/당뇨병(糖尿病)/간기저핵변성(윌슨씨병)/시망막색소변성(視網膜色素變性)/백혈병(白血病)/정신분열증(精神分裂症)/뇌-간-신증후군(腦肝腎症候群)/자궁경부암(子宮頸部癌)/계통성홍반낭창(系統性紅斑狼瘡)/복강병(腹腔病)

27 소아지문小兒指紋 464

소아의 지문을 살피는 것은 소아과 임상에서 상용하는 진단방법으로, 3세 이하의 소아에 적용

색택/부침(浮沈)/농담체활(濃淡滯活)/형태(形態)/삼관(三關)의 길흉

28 발바닥[足掌족장] 473

족장(足掌)은 하지의 말단에 위치하며 인체의 수많은 경락과 밀접한 관계

탈저(脫疽)/동창(凍瘡)/족아습기(足丫濕氣)/족생계안(足生鷄眼)/갑저(甲疽)/족저정(足底疔)/족부난정(足部爛疔)/군열창(皸裂瘡)/자종(子腫)

29 피부皮膚 486

피부의 색택 살피기 487
피부손상의 형태 살피기 490
색반(色斑)/풍단(風團)/조흔(抓痕)/가피(痂皮)/수포(水疱)/농포(膿疱)

피부병의 형태 살피기 493
출진(出疹)/마진(痲疹)/풍진(風疹)/은진(癮疹, 두드러기)/천화(天花, 천연두)/수두(水痘)/백배(白㾦)/비자(痱子, 땀띠)/열기창(熱氣瘡)/전요화단(纏腰火丹)/습진/옹(癰)/저(疽)/정(疔)/절(癤)

30 척부尺膚 500

척부(尺膚)는 곧 인체의 완횡문에서 주횡문까지의 피부를 말한다. 《황제내경(黃帝內經)》에서 '尺'이라 했기 때문에 척부라 부름

완(緩)/급(急)/활(滑)/삽(澀)/분(賁)/감(減)

31 체형體型 504

비만(肥滿) 505
마른 체형 508

신장(身長)   510
체형의 특징   512
호흡형(呼吸型)/소화형(消化型)/근육형(筋肉型)/뇌형(腦型)/혼합형(混合型)

32 체위體位·걸음걸이[步態보태]   515

체위(體位)   515
자주체위(自主體位)/피동체위(被動體位)/강박체위(强迫體位)

걸음걸이   518
흔들거리는 걸음걸이/비틀거리는 걸음걸이/허둥대는 걸음걸이/문지방을 넘는 듯한 걸음걸이/가위걸음/공제실조(共濟失調)형 걸음걸이/간헐성 파행 걸음걸이

33 전음前陰   522

전음(前陰)은 남녀의 외생식기로, 음경과 음낭 그리고 음호(陰戶)를 칭한다. 남자의 전음은 음경과 요도, 음낭을 포함하고, 여자의 전음은 요도, 치구, 음순, 음핵과 질을 포함

포경(包莖)/양위(陽痿)/양강(陽强)/음종(陰縱)/음축(陰縮)/귀두옹(龜頭癰)/음경궤란(陰莖潰爛)/신암(腎岩)/감창(疳瘡)/어린이 생식기/음종(陰腫)/산병(疝病)/신낭옹(腎囊癰)/신낭풍(腎囊風)/천당발(穿襠發)/과마옹(跨馬癰)/자옹(子癰)/자담(子痰)/변옹(便癰)과 어구(魚口)/음슬창(陰虱瘡)/음정(陰挺)

34 항문肛門   530

후음(後陰)이라고 하는 항문은 배변의 문으로 고대에는 '백문(魄門)'이라고도 했다. 항문은 대장과 통하며 정상적인 배변 여부는 비(脾)·위(胃)·장(腸)·간(肝)·담(膽)·신(腎) 등과 밀접한 관련

어린이 설사/항열(肛裂, 치열)/항누(肛瘻, 치루)/항종(肛腫)/항옹(肛癰)/항치(肛痔)/탈항(脫肛)/항문피포(肛門皮包)/영아항누(嬰兒肛瘻)/영유아 앵두치

35 혈액血液　536

혈액의 형상(形狀)　537
출혈의 양　537
혈액의 색　537
담홍색 혈액/암홍색 혈액/암자색 혈액/앵두색 혈액/갈색이나 흑자색 혈액

혈액형　539
A형/B형/AB형/O형

36 대변大便　542

대변의 색깔　543
백색 혹은 회백색 대변/백색의 쌀뜨물 같은 대변/백색 유지(油脂) 상태의 대변/백색 점액 상태의 대변/짙은 황색 대변/녹색 대변/담록색 대변/선홍색 대변/암홍색 대변/검은색 대변

대변의 형태　546
묽은 물 같은 대변/물컹물컹한 대변/유미즙 형태의 대변/점액 형태의 대변/언 것처럼 단단한 대변/풀 같은 대변/거품이 많은 대변/산란형 대변/비누형 대변/지방질 대변/두부찌꺼기 같은 대변/팥죽 같은 대변/농혈 대변/염소의 똥처럼 마르고 동글동글한 대변/가늘고 편평한 띠 같은 대변

대변의 횟수　551
변비(便秘)/설사(泄瀉)

배변습관의 변화　554

37 소변小便　556

소변의 색　557
소변무색(小便無色)/백색(白色)/황색(黃色)/남색(藍色)/녹색(綠色)/담록색(淡綠色)/흑색(黑色)/홍색(紅色)

소변의 상태   560
요중포말(尿中泡沫)/소변의 투명도

소변량의 변화   560
다뇨(多尿)/소뇨(少尿)/야뇨(夜尿)

38 땀[汗液한액]   563

땀은 인체의 땀샘에서 분비되는 액체로 정상적인 상태에서는 매일 500~1,000밀리리터의 땀이 분비되는데, 수분이 98%이고 나머지는 요소·요산·유산·무기염류

황한(黃汗)/홍한(紅汗)/흑한(黑汗)/무한(無汗)/자한(自汗)/도한(盜汗)/대한(大汗)/절한(絶汗)/두한(頭汗)/심흉한(心胸汗)/액한(腋汗)/요한(腰汗)/음한(陰汗)/수족한출(手足汗出)/반신한출(半身汗出)

39 가래[痰담]·침[涎연]·구토물嘔吐物   569

가래   569
가래의 색깔/가래의 상태/가래의 양

침   572
구토물   573

40 월경月經·대하帶下   578

월경   578
월경주기/월경의 색/월경량 과다/월경량 과소/월경불순/질출혈

대하   581
대하의 양이 많다/무색의 투명한 점성 대하/백색의 점액성 대하/황색의 점액성 대하/황색의 물 같은 대하/포말성 대하/콩비지 같은 대하/농성(膿性) 대하/혈성(血性) 대하

참고문헌   584

|Tip 목차|

- Tip - 폐암 환자의 얼굴에는 해조문이 나타난다 ·········· 68
- Tip - 지나친 섹스가 다크서클의 원인 ·········· 105
- Tip - 철분 결핍성 빈혈과 남색공막의 연관성 ·········· 109
- Tip - 망진의 적중률 99% ·········· 110
- Tip - 눈을 보고 회충감염 여부 진단 가능 ·········· 111
- Tip - 검은 반점이 생기면 요충 의심 ·········· 112
- Tip - 백정 우측 하단의 충혈은 간염 ·········· 113
- Tip - 백정 하단의 충혈은 위장질환 ·········· 114
- Tip - '一'자형 정맥은 암증 ·········· 114
- Tip - 백정 하단의 굽은 충혈선은 암치질 ·········· 115
- Tip - 보상점의 위치와 손상 부위 ·········· 119
- Tip - 아빠의 눈을 보면 태아감별 가능 ·········· 129
- Tip - 홍막이 깨끗해야 건강하다 ·········· 143
- Tip - 귓바퀴가 긴 사람이 장수한다 ·········· 151
- Tip - 이수의 주름과 관심병 ·········· 160
- Tip - 산근의 가로형 무늬는 소화기 질환 ·········· 178
- Tip - 산근의 세로형 무늬는 호흡기 질환 ·········· 179
- Tip - 산근이 청색이면 간경증후 ·········· 180
- Tip - 코털도 노화한다 ·········· 189
- Tip - 코의 생김세로 암 유병판단 ·········· 195
- Tip - 코 큰 사람은 건강하다 ·········· 196
- Tip - 인중이 짧으면 발기부전 ·········· 202
- Tip - 인중의 골과 자궁 ·········· 203
- Tip - 인중을 보고 선천성 불임 판단가능 ·········· 206
- Tip - 인중이 붉게 변하면 태아는 남자 ·········· 207
- Tip - 아랫입술에 홍색 구진은 회충병 ·········· 227
- Tip - 입술과 항문의 관계 ·········· 229
- Tip - 설질이 암홍색이면 암일 확률이 높다 ·········· 245
- Tip - 어깨는 내장의 상태를 말한다 ·········· 309
- Tip - 배꼽이 웃어야 건강하다 ·········· 339
- Tip - 비장이 튼튼하면 손아귀 힘이 세다 ·········· 358
- Tip - 지극측량법(指極測量法)-일본 ·········· 358
- Tip - 소아과 분경찰문법(分經察紋法) ·········· 366
- Tip - 지문이 없는 사람도 있다 ·········· 427
- Tip - 왼손 지문이 오른쪽으로 향하면 유방암 조심 ·········· 428
- Tip - 살인범을 대상으로 한 수문 조사 ·········· 431
- Tip - 누웠을 때의 발모양 ·········· 482
- Tip - 신발바닥 마모로 본 건강상태 ·········· 484
- Tip - 근시와 남녀 혈액형의 관계 ·········· 539

01

머리카락 [頭髮두발]

　머리카락은 두피를 보호하고 머리를 장식할 뿐만 아니라 사람의 건강상태를 반영하기도 한다. 따라서 머리카락의 미세한 변화를 관찰함으로써 질병을 알 수 있다.

　한의학에서는 '머리카락의 영양은 혈(血)이 근원이고, 신(腎)은 그 영화(榮華)[1]가 머리카락에 나타난다'고 하여 머리카락의 생장(生長)과 정혈(精血)의 성쇠는 밀접한 관련이 있다고 보았다.

　《제병원후론(諸病源候論)》에서는 "신(腎)은 골수(骨髓)를 주관하며, 그 영화가 머리카락에 나타난다. 혈기가 왕성하면 신기(腎氣)가 강하고, 신기가 강하면 골수가 충만하여 머리카락이 검고 윤기가 난다. 혈기가 허하면 신기가 약하고, 신기가 약하면 골수가 고갈되어 머리카락이 허옇게 센다"고 했다. 그 밖에, 간(肝)은 피를 저장하는 장기(臟器)로 소설(疏泄)을 주관하고, 비(脾)는 후천지본(後天之本)[2]이 되며, 비위(脾胃)는 기혈생성(氣血生成)의 근원으로 통혈(統血)을 주관한다. 머리카락의 생장에는 혈액의 영양공급이 필요하므로 머리카락의 생장은 신(腎), 간(肝), 비(脾), 위(胃) 등의 장부와 밀접한 관련이 있다. 또한 머리카락의 생장, 색과 윤기, 푸석한 정도는 체내 장부의 기능 상태를 반영한다.

머리카락은 주로 단백질로 구성되며, 20여 종의 아미노산과 아연·구리·마그네슘·철 등 10여 종의 원소가 미량으로 포함되어 있다. 머리카락 속에 미량으로 들어있는 원소의 함량을 측정하면 많은 종류의 질병을 진단할 수 있을 뿐만 아니라 질병의 허실(虛實)도 판단할 수 있다는 연구보고도 있다.

머리카락도 인체의 다른 조직이나 기관처럼 끊임없이 신진대사가 일어난다. 사람의 머리카락은 임신 4개월을 전후해 자라기 시작하고 6개월쯤이면 거의 완전한 형태를 갖춘다. 성장기는 2~6년가량이며, 길게는 25년까지도 자란다. 사람의 머리카락은 대략 10만개 정도이며, 매일 0.3~0.4밀리미터의 속도로 자란다. 이때의 머리카락은 굵고 색이 짙으며, 유연하고 윤기가 있다. 또한 모근에는 모낭이 있다. 휴지기는 2~3개월로, 이때의 머리카락은 가늘고 색이 옅으며, 뻣뻣하고 건조하다. 그리고 모근은 짧고 모낭이 없다. 정상적인 상황이라도 머리카락이 모두 같은 속도로 자라지는 않는다. 대략 90% 이상의 머리카락은 자라고, 10% 이하의 머리카락은 자연적으로 빠진다. 성인의 경우, 하루에 대략 60개의 머리카락이 빠지지만, 빠지고 자라는 것이 균형을 유지하고 있기 때문에 탈모현상이 나타나지는 않는다. 하지만 자라는 것보다 많이 빠지면 머리숱이 적어지고, 심하면 탈모증상을 보인다.

두발의 색과 윤기의 변화

백발(白髮)

머리카락이 검고 윤기가 나는 것은 인체의 신기(腎氣)가 충만함을 나타낸다. 중노년층의 머리카락이 희끗희끗하거나 완전히 백발인 경우는 신기가 부족하고 혈기가 쇠한 표현이기는 하지만 생리상의 정상적인 노쇠현상이므로 병증은 아니다.

청소년이 백발이거나 노인의 머리카락이 검게 변하는 것은 천품(天稟)이 다르기 때문이므로 이 또한 질병으로 보지 않는다.

청소년이 백발이면서 신허(腎虛)의 증상을 보이면 이는 신기가 결핍한 병증이다. 여기에 심허(心虛)의 증상까지 있다면 이는 지나치게 마음을 써 음혈(陰血)이 소모되고 상했기 때문이다.

단기간에 머리카락이 하얗게 세고, 초조하며 쉽게 화를 내고, 얼굴이 붉고 입이 쓴 것은 간울(肝鬱)이 간화(肝火)로 바뀌어 영기(營氣)가 상하고 머리카락이 광택을 잃었기 때문이다. 갓 태어난 영아에게 흰 머리카락이 있는 것은 백화병(白化病), 백반증(白斑症) 및 어떤 유전성 질병이 종합된 경우에 볼 수 있다.

출생할 때 혹은 출생 후 얼마 되지 않아 머리카락 중간부터 하얗게 변하여 흑백이 교차하는 것을 환상발(環狀髮)이라 하는데, 타고 난 바가 부족하기 때문이다.

청소년의 머리카락이 너무 조기에 센다면, 유전이나 정신적인 소인인지 질병에 의한 소인인지를 검사해 봐야 한다.

결핵, 위장병, 빈혈, 동맥경화 등이 있어도 머리카락이 조기에 셀 수 있다. 그 밖에 백발은 백전풍(白癜風) · 백철(白鐵)[3] · 원형탈모증 · 보그트-고야나기-하라다 증후군[4] 등의 질병에서도 볼 수 있다.

짙은 흑발(黑髮)

검은 머리는 동양인 특유의 두발 색깔이다. 외국의 과학자들은 머리카락이 지나치게 검거나, 그렇게 검지 않았다가 갑자기 칠흑처럼 검게 변하면 암(癌)

일 가능성이 높다는 것을 발견했다.

황발(黃髮)

건강하고 피부가 흰 동양인은 머리카락이 옅은 갈색을 띠기도 하지만 유연하고 윤기가 난다. 머리카락이 누런색을 띠고 지푸라기를 얹어놓은 것 같으면, 대부분 신기가 부족하고 정혈이 훼손되었거나 오랜 병으로 인한 영양실조 때문이다.

머리카락이 뻣뻣하고 색이 누러며 푸석푸석한 것은 정기(精氣)가 고갈되고 진액(津液)이 마른 것이다.

회발(灰髮)

머리카락에 검누런 색이나 회백색이 나타나는 것은 관자놀이 부위의 머리카락이 회색으로 변했다가 점차 주위로 번지는 경우에 자주 보이며, 회발병(灰髮病)이라고 한다.

많은 경우 선천적이거나 후천적인 영양실조로 정혈이 머리카락에까지 발화하지 못하기 때문이다.

이 밖에 회색 머리카락은 갑상선(甲狀腺)의 조절기능 상실, 조로(早老), 노년성 백반, 결절성 경화증, 백전풍(白癜風), 원형탈모증(圓形脫毛症) 및 체디악-히가시증후군(Chediak-Higashi Syndrome)[5] 등의 질병에서도 볼 수 있다.

홍발(紅髮)

머리카락에 붉은색이나 홍갈색이 나타나는 것을 홍발(紅髮)이라 한다. 정상적인 동양인 중에서도 머리카락이 붉은 사람이 있지만 아주 소수다.

비소(砒素)나 납 중독일 때 붉은색이나 홍갈색이 자주 나타난다.

두발의 형태 변화

고위발(枯萎髮)

머리카락이 퍼석퍼석하고 윤기가 없으며, 쉽게 끊어지거나 갈라지고, 봉두난발의 모양인 것을 고위발(枯萎髮)이라고 한다.

보통 선천적으로 천품이 부족하거나 오랜 질병으로 인한 영양실조이거나 음허혈조(陰虛血燥) 때문이다.

수상발(穗狀髮)

소아의 머리카락이 벼이삭처럼 엉키고, 누렇게 말라 윤기가 없는 것을 수상발(穗狀髮)이라 한다.

보통 얼굴이 누렇게 뜨고 살이 마르며, 복부가 팽창하고, 묽거나 된 대변을 보는 등의 증상을 동반하며, 비위(脾胃)의 기능을 상실한 감적병(疳積病)[6]에서 많이 보인다.

발지(髮遲)

머리카락이 적고 푸석푸석하고 누르며 시일이 지나도 자라지 않는 것을 발지(髮遲)라 하는데, 소아(小兒) 오지(五遲)[7]의 하나다. 선천적으로 천품(天稟)이 부족하고 약하기 때문이다.

속상발(束狀髮)

머리카락이 한 움큼씩 짧게 잘려 붓 같고, 모근과 두피 사이에 은백색이나 누런 비듬이 쌓이는 것을 속상발(束狀髮)이라 한다.

두부백선(頭部白癬), 지루성습진(脂漏性濕疹) 및 황선(黃癬) 등에서 쉽게 보인다.

취열발(脆裂髮)

머리카락이 건조하여 푸석푸석해지고 쉽게 끊어지며, 특히 긴 머리카락의 끝이 쉽게 갈라져 실처럼 되고 깃털 같은 모양을 하는 것을 취열발(脆裂髮)이라고 한다. 모발건조증(毛髮乾燥症)과 모발종열증(毛髮縱裂症)에서 자주 나타난다.

건조한 기후와 지나친 세발 때문만이 아니라 음허혈조(陰虛血燥)로도 생긴다. 그밖에 두선, 지루성 피부염, 갑상선 기능저하, 당뇨병, 비타민A 결핍증 및 종양 환자에게서도 취열발이 나타난다.

타결발(打結髮)

머리카락이 건조하고, 끝이 가늘게 변하고, 실처럼 갈라지고, 낚싯바늘처럼 구부러지며, 머리카락이 꼬이고, 둥그렇게 말리는 것을 타결발(打結髮)이라 한다.

머리카락이 중간에서 완전히 잘리지 않아 작은 마디가 생기고 빗질을 할 때 쉽게 끊어지는 것을 결절성취발병(結節性脆髮病)이라 한다.

이 두 가지는 종종 동시에 발생하며, 비위(脾胃)가 조화를 이루지 못하거나 후천적인 영양실조일 때 많이 생긴다.

유곡발(扭曲髮)

머리카락이 거칠고 가늘며 균일하지 못하고, 꼬임이 적고, 모양이 염주 같으며, 쉽게 끊어지는 것을 염주상모발(念珠狀毛髮)이라 한다.

머리카락이 건조하고 잘 꼬이며, 질기다가 약해져 잘 끊어지는 것을 유곡발(扭曲髮)이라 한다.

이 두 가지는 선천적인 천품(天稟)이 부족하고 정혈(精血)이 허(虛)하기 때문에 발생한다.

단발(斷髮)

머리카락이 잘 끊어지고 들쭉날쭉 가지런하지 않거나 나자마자 끊어지는 것을 단발(斷髮)이라 한다.

앞에서 말한 각종 머리카락이 끊어지는 질병 외에도 황선, 백선, 흑점선(黑点癬) 등의 질병에서도 볼 수 있다.

발수(髮竪)

머리카락이 뻣뻣하고 건조한 것을 발수(髮竪)라 하는데, 대부분 정기(正氣)가 쇠했기 때문이다.

❈❈❈

지금까지의 임상경험을 근거로 종합해보면, 머리카락의 뿌리부터 검거나 누렇게 변하고, 메마르나 끊어지는 현상은 거의 없으며, 증상이 정수리나 귀밑에서 발생하는 것은 간신음허(肝腎陰虛)와 정혈부족이 원인의 대부분이다. 머리카락 끝에서부터 메마르고 갈라지며 생장이 느려지는 것은 대부분 기혈이 허약해졌기 때문이다.

탈모의 원인과 종류

독발(禿髮)

머리카락의 생장장애 원인은 매우 다양하다.

전신의 기혈이 손상을 입어 허하거나 두피에 국부적으로 병변(病變)이 발생하거나 외사(外邪)가 침입했을 때에도 나타난다. 두발의 생장상황을 관찰하기 위해서는 빠지는 머리카락의 숫자와 분포, 그리고 국부적인 감각에 주의를 기울여야 한다.

머리카락의 나고 빠짐에도 나름의 규칙이 있다. 정상인은 평균적으로 매일 20~100가닥의 머리카락이 빠진다. 하지만 빠지는 머리카락의 숫자가 많으면 균등하게 빠지는가를 살펴야 한다. 너무 많이 빠지거나 남은 머리가 얼마 되지 않는 것을 독발(禿髮)이라 한다. 나자마자 혹은 나고 얼마 되지 않아 머리카락이 빠지는 것은 선천성독발, 선천성소모증(少毛症), 조로(早老)증후군, 결절성열모(結節性裂毛)증후군 등에서 볼 수 있다. 보통 천품이 부족하거나 너무 일찍 결혼하여 정혈이 훼손되었기 때문이다.

피부병, 급성열병, 내분비계의 조절기능 상실, 외상 등 각종 후천적인 요인으로 머리카락이 빠지는 것을 후천성탈모라 한다.

두피에 상처가 나서 더 이상 모발이 나지 않는 것을 반흔성(瘢痕性)탈모라 한다. 독발성모낭염(禿髮性毛囊炎), 두부유돌성(頭部乳突性) 피부염 등 두발의 각종 질환에서 자주 보인다. 비소 제제, 백혈녕(白血寧), 환(環) 인산아민 등의 약물을 장기 복용할 때 나타나는 일시적인 탈모를 약물성탈모라 한다.

환독(環禿)

베개에 닿는 부분부터 관자노리 옆까지의 머리카락이 반 정도만 남고 원형으로 드문드문 빠진 것을 환독(環禿)이라 하는데, 어린아이에게서 많이 보이며, 대부분 베개와의 마찰 때문에 생긴다.

큰 머리에 이마가 각지고, 새가슴에 거북이등 같은 모습이 동반되면 비신(脾腎)의 정혈이 부족한 것이다.

조독(早禿)

청장년의 남자는 앞이마의 양측에서 대머리가 시작되어 점차 정수리 쪽으로 퍼져 나간다. 머리카락이 가늘고 메마르며 약하고 윤기가 없는 것을 조독(早禿)이라 한다.

혈열생풍(血熱生風)으로 풍사가 동하면 머리카락이 빠진다.

유풍(油風)

머리카락이 기름을 바른 것처럼 번들거리거나, 두피에 비듬이 많고 벌레가 기어가는 것처럼 간지럽고, 오래되면 앞이마 및 정수리 부위의 머리카락이 드문드문해지고 가늘어지며, 부분적으로 빠지고 빠진 부위가 붉게 충혈 되는 것을 유풍(油風, 지루성탈모)이라 한다.

청장년층의 남자에게서 자주 보이며, 혈허생풍(血虛生風)으로 머리카락이 영양분을 잃어 나타난다.

반독(斑禿)

머리카락이 갑자기 듬성듬성 빠지고, 두피는 매끄럽게 빛이 나며, 환부의 두피가 부드럽고, 머리카락 줄기가 위는 두껍고 아래는 가늘며, 잡아당기면 잘 빠지는 것을 반독(斑禿, 원형탈모)이라 한다. 심할 경우 머리카락 전부가 빠지기도 하고, 수염은 물론 눈썹까지 빠진다. 속칭으로 '귀체두(鬼剃頭, 귀신이 깎은 머리)'라고도 한다.

대부분 혈허생풍 때문이며, 근심·걱정·스트레스 등의 정신적인 자극으로도 발생한다. 기체두울(氣滯頭鬱), 혈열생풍으로 생긴다.

독창(禿瘡)

머리에 흰 딱지가 생기는데, 작은 것은 콩만 하고 큰 것은 동전만 하다. 민간에서는 전선(錢癬) 혹은 비창(肥瘡)이라 한다. 가려우나 아프지 않고, 오래될수록 넓게 퍼져 조각을 이루고, 머리카락이 건조해지고 빠지는 것을 독창

(禿瘡) 혹은 나두창(癩頭瘡)이라 한다.

대부분 족양명위경(足陽明胃經)의 적열생풍(積熱生風) 때문이며, 개선충(疥癬蟲) 때문에 일어나기도 한다.

발주탈모(髮蛀脫毛)

두피가 가렵고 머리카락이 드문드문 빠지다가 점차 완전히 빠지는 것을 주발선(蛀髮癬) 혹은 발주탈모(髮蛀脫毛)라 하는데, 습열내온(濕熱內蘊)[8]이나 혈허풍조(血虛風燥) 때문이다.

가성탈모(假性脫毛)

두피에 원형에 가까운 탈모반이 있고 오래 될수록 두피가 약해지다가 속으로 함몰되는 것을 가성탈모(假性脫毛)라 한다.

편평한 태선(苔蘚)[9], 국소성 경피증, 반상홍반낭창(盤狀紅斑狼瘡), 독발성 모낭염 등의 질병에서 볼 수 있는데, 대부분 기혈이 응체되고 두피에 영양이 부족해서 생긴다.

증상성탈모(症狀性脫毛)

머리카락이 메마르고 누렇게 탈색이 되며 건조하여 잘 끊어지고, 머리를 빗을 때 한 움큼씩 빠지는 것을 증상성탈모(症狀性脫毛)라 한다.

보통 오랜 병으로 영양이 부족하거나 출산을 하면서 과다하게 피를 흘렸거나 어떤 급성열병(성홍열, 장티푸스, 홍역) 등으로 상음모혈(傷陰耗血)하여 모발이 영양분을 잃었기 때문에 발생한다.

※※※

▶머리카락이 비정상적으로 빠지는 것은 체내에 아연이 부족함을 나타낸다.

남성의 앞이마 언저리에 탈모가 보이는 것은 신장병을 앓고 있을 가능성을 나타내고, 여성의 머리가 전체적으로 산발성탈모일 경우는 신염(腎炎)을 앓고 있을 가능성이 높다. 정수리 부위의 탈모는 보통 결장염, 담낭염 등에 기인할 가능성이 있으며, 탈모에 수반하여 전신의 체모가 적어지는 것은 종종 내분비계 질병의 표현이다.

▶큰 병이나 고질병을 앓고 난 후 머리카락이 빠져 성긴 것은 대부분 기혈이 훼손되어 머리카락이 영기(榮氣)를 잃었기 때문이다. 머리카락이 가늘고 약하며 숱이 적은, 특히 정수리와 귀밑머리가 더 심한, 상태에 어지럽고 허리와 무릎이 시리고 힘이 없는 증상이 함께 나타나는 것은 대부분 정혈이 허하기 때문이다. 머리카락이 빠지고 추위를 타며 사지가 차갑고 성욕이 감퇴되는 것은 대부분 신(腎)의 양기가 쇠했기 때문이다. 머리카락이 빠지고 안색이 창백하며 사지가 붓고 식욕이 없으며 피로하고 추위를 타고 사지가 차가운 것은 대부분 비신(脾腎)의 양기가 쇠했기 때문이다. 머리카락이 빠지면서 안색이 어둡고 피부에 갑착(甲錯)[10]이 생기며 혀에 어반(瘀斑)이 있고 맥상(脈象)이 가늘고 거친 증상을 동반하는 것은 대부분 어혈조체(瘀血阻滯)에 속한다.

▶중국 의학계의 연구보고서에 따르면, 머리카락의 색이 특별히 짙고 윤기가 흐르는 것은 지방과잉이다. 습열(濕熱)이 심하면 간담습열 및 장조증(臟躁症)[11]을 의심해 보아야 한다. 머리카락의 색이 짙고 기름기가 많으며 더하여 얼굴에 좌창(痤瘡)[12]이 있는 사람은 대부분 표면적으로는 간 기능이 항원 양성반응을 보인다. 머리카락에 윤기가 나고 눈썹이 짙으며 심지어 수염이 나는 여성이 맥이 실하면 간병, 특히 지방간에 잘 걸리고, 맥이 허하면 대부분 신(腎)이 허하기 때문에 내분비계의 질병에 잘 걸린다. 머리카락과 눈썹이

심각하게 빠지고 백피증(白皮症)이 있는 사람은 만성 중독이다. 항암제나 항결핵제 등과 같은 약물중독도 포함된다.

▶그 밖에 머리카락의 직(直), 탈(脫), 역상(逆上), 충기(冲起), 윤택(潤澤), 고고(枯槁) 등의 망진을 통해 생사를 결정짓는 학설도 참고할 만하다. 머리카락이 모시풀처럼 뻣뻣한 것은 소장(小腸)의 기능이 다한 것이요, 기가 고갈되어 머리카락이 뻣뻣하고 메마른 것은 낫지 않고, 얼굴에 혈색이·없고 머리카락이 전부 빠지는 것은 혈극(血極)의 병증이고, 머리카락이 거꾸로 나는 것은 죽을 병증이며, 안색은 변하지 않으면서 머리카락이 거꾸로 나는 것은 간질의 병증이고, 머리카락이 솟구치는 것은 절명할 증후라고 본다. 그러나 노발대발하는 것은 큰 노기(怒氣)가 올랐기 때문이고, 어린아이가 감적(疳積) 때문에 머리카락이 멋대로 헝클어지거나 벼이삭처럼 엉킨 것은 고칠 수 있으며, 머리카락에 윤기가 흐르는 것은 아직 혈기가 고갈되지 않아 거의 산다. 하지만 머리카락에 윤기는 있으나 땀을 흘리고 기침이 그치지 않는 것은 폐의 기능이 먼저 다했음을 나타내고, 이빨이 길고 뼈가 말랐으며 머리카락에 윤기가 없는 것은 뼈가 먼저 죽고, 바짝 마른 것은 혈기가 이미 고갈된 것이므로 거의 죽는다고 본다.

■■■■■ **주석**

1) 영화(榮華) : 기혈(氣血)이 충만하고 윤택함을 말한다.

2) 후천지본(後天之本) : 인체가 생장발육과 생명활동을 유지하는데 필수적인 물질과 에너지는 비위기(脾胃氣)에 의해 흡수된 수곡정미(水穀精微)에 의해 자양 받고 공급되므로 비위(脾胃)를 후천지본(後天之本)이라 한다.

3) 백철(白瓋) : 심상성 백반.

4) 보그트-고야나기-하라다 증후군 : 초기에는 감기와 같은 가벼운 발열과 두통, 전신권태감 등이 나타나는데, 며칠 지나면 고도의 시력장애를 일으키는 양안성(兩眼性) 급성 미만성 포도막염이 나타난다. 이 경우에는 시력이 급격히 떨어지고 메스꺼움·구토·난청 등의 증상이 생긴다. 발병 후 1개월이 되면 증상이 점차 나아지면서 시력도 점차 회복되다가 발병 후 1~2개월이 지난 뒤부터 탈모증이 생기며 그로부터 다시 1~2개월이 지나면 두발과 눈썹 등이 하얗게 되고 두부와 흉부 등의 피부에 흰색 반점이 나타나기도 한다.

5) 체디악-히가시증후군 : 유전성 질환으로 호중구, 단구, 림프구의 세포질 내 과립이 융합되어 거대한 과립이 형성된다. 환자는 호중구감소를 동반하며 전반적인 세포기능 이상으로 반복적인 감염증상을 보인다.

6) 감적병(疳積病) : 비위의 운화기능실조로 야기되는 만성영양장애성 병증인 감질(疳疾)에 음식적체(飮食積滯)가 있는 병증이다.

7) 오지(五遲) : 소아의 발육이 늦는 다섯 가지 병증. 서고, 걷고, 머리카락이 나고, 이가 나고, 말을 하는 것이 늦음을 말한다.

8) 습열내온(濕熱內蘊) : 습열이 중초(中焦)의 비위나 간담에 몰려 생기는 병리적 현상.

9) 태선(苔蘚) : 여러 곳에 작은 구진(丘疹)이 수없이 빽빽하게 돋아서 오랫동안 같은 상태가 계속되는 피부병.

10) 갑착(甲錯) : 영혈(營血)의 부족으로 살갗이 말라 거칠어진 것. 심하면 고기비늘처럼 된다.

11) 장조증(臟躁症) : 일종의 발작성 정신병이며 여성 환자가 많다.

12) 좌창(痤瘡) : 모공 부위에 염증을 일으켜서 생기는 발진. 특히 사춘기 남녀의 얼굴, 가슴 따위에 나타나는 것은 여드름이라고 한다.

02

머리 [頭두]

머리는 두(頭) 또는 수(首)라 하며, 인체의 가장 높은 곳에 위치한다.
한의학에서는 머리를 '정명지부(精明之府)'라 하여, 오체(五體)의 지존이며 백해(百骸)의 으뜸으로 속에 뇌수를 담고 있고 척수와 상통한다고 말한다. 그리고 신(腎)은 정(精)을 담고 있고 골(骨)을 주관하며 수(髓)를 생성하고, 수는 뇌에 통하니 '뇌는 수의 바다[뇌위수지해腦爲髓之海]'라고 한다. 따라서 머리와 뇌·신의 관계는 밀접하다. 두개골과 뇌수(腦髓)의 생장발육은 전적으로 신정(腎精)의 충양에 의존한다. 신정이 부족하면 곧 두뇌의 생장발육에 장애를 초래한다.
경락(經絡) 측면에서 보면, 십이경맥(十二經脈)과 기경팔맥(奇經八脈) 모두 머리와 직간접적으로 연관이 있다.
수족삼양의 경맥과 독맥(督脈), 양유맥(陽維脈), 양교맥(陽蹻脈)이 모두 직접 머리를 순행하기 때문에 머리를 '모든 양(陽)이 모이는 곳[제양지회諸陽之會]'이라 한다.

이 밖에 족궐음간경(足厥陰肝經)도 위로는 정수리에 모이고, 임맥(任脈), 충맥(衝脈) 및 몇몇 음경(陰經)의 가지나 낙맥(絡脈)도 머리부위로 상행(上行)한다.

장부의 정기가 모두 머리의 맥관으로 올라오기 때문에 상술한 경맥 및 기타 상응하는 장부의 병변은 거의 머리에 나타난다.

머리를 살펴 병을 진단하는 방법은 주로 충분한 빛이 있는 곳에서 머리의 외형(크고 작음, 기형 등), 동태(머리를 쳐들고, 숙이고, 흔드는 모양) 등의 변화를 살피는 것이다. 이 밖에 소아(小兒)일 경우에는 신문(囟門)¹을 살피는 것도 상당히 중요하다.

소아의 신문을 보고 진단할 때, 신문의 돌출과 함몰을 살피는 것 외에 신문의 측량도 병행되어야 한다. 신문의 크기를 측량할 때에는 일반적으로 전(前)신문을 검사한다. 신문의 크기는 전(前)신문의 기울기로 표시하는데, 대변의 중심점을 선으로 연결한 길이를 측량하는 것이다. 예를 들어, 태어날 때 전(前)신문이 1.5×2센티미

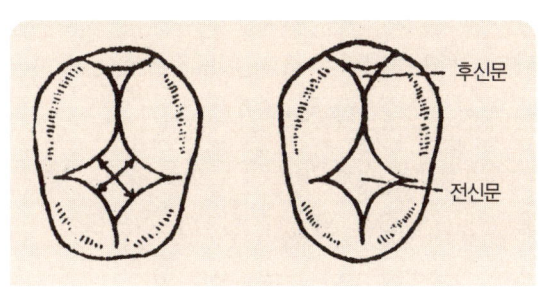

[그림 2-1] 신문의 위치와 측량

터라면, 기록할 때에는 몇 센티미터×몇 센티미터로 적으면 된다.[그림 2-1]

정상인의 머리는 단정하고, 두개골의 각 부위는 균형을 이루며, 크기가 적당하고 기형이 없다. 정상일 때, 신생아의 전(前)신문은 2.0×2.5센티미터다. 생후 2~3개월이 지나면 머리둘레가 커짐에 따라 커지다가, 이후에 점차 줄어들어 12~18개월이 되면 닫힌다. 후(後)신문은 출생 시에 이미 거의 닫힌 상태이거나 손가락 끝이 겨우 들어갈 정도이며, 아무리 늦어도 생후 4개월이면 닫힌다.

신문의 반응 살피기

신문(囟門, 일반적으로 전신문을 가리킨다)과 두개골의 틈이 닫히는 시간의 빠르고 늦음은 두개골의 골화(骨化)과정이 정상인지 비정상인지를 반영한다. 신문이 너무 일찍 닫히거나 늦게 닫히는 것은 모두 일종의 병태의 표현이다.

한의학에서는 두 가지 모두 선천적으로 천품(天稟)이 부족하거나 후천적으로 쇠약해져 골이 충분한 영양을 받지 못해 일어나는 것 외에 다양한 원인이 있다고 본다. 어떤 경우는 병사(病邪)가 머리에 침범한 것으로도 관련짓는다.

신문(囟門)이 일찍 닫히는 경우

영아(嬰兒)의 신문이 지나치게 일찍 닫히는 것은 소두기형(小頭畸形)에서 주로 보이며, 뇌가 작거나 두개골의 골화가 지나치게 빨라 생길 가능성이 있다. 신문과 두개골의 틈이 지나치게 일찍 닫히면, 대뇌의 발육을 막게 되어 아이의 지능이 수준이하로 저하된다.

일반적으로 신문이 일찍 닫히는 것은 보통 천품이 부족하거나 태아와 임산부가 X선을 자주 쐬었기 때문이다. 그리고 뇌염 등의 질병 이후에 대뇌의 발육이 정지되어 일어날 가능성도 있다.

신문(囟門)이 늦게 닫히는 경우

영아의 신문이 늦게 닫히거나, 신문과 두개골의 틈이 닫혀야 하나 닫히지 않고, 나이를 먹으면서 커지거나 넓어지는 것도 이상 현상이다. 이것은 두개골의 생장발육이 늦거나(갑상선의 기능저하나 구루병 등으로) 뇌수종(뇌의 이상 증대)으로 일어날 가능성이 매우 높다. 하지만 일반적으로 영아의 머리가 크고 신문이 넓어지는 것을 아이가 총명하다는 상징의 한 단면으로 보는 사람들도 있다.

신문의 형태

정상적인 영아(嬰兒)의 신문은 평평(平平)하고 맥박(脈搏)에 따라 뛰며, 손으로 만지면 부드럽고 아래가 빈 듯한 느낌이 든다. 그렇지 않으면 병이 있는 것이다.

신함(囟陷)

신함은 영아의 신문이 오목하게 들어가 두개골보다 낮은 것을 가리킨다. 대부분 허증(虛症)으로, 토하고 설사를 하여 진액(津液)이 손상되었거나, 기혈이 부족하거나, 선천적으로 정기가 부족하거나, 골수에 영양이 부족해도 신문함몰이 일어난다.

증상이 가벼울 경우는 손가락으로 신문 부위를 만져야 느낄 수 있고, 심할 경우는 눈에 보인다.

임상에서는 토하고 설사를 하여 탈수가 심하거나, 영양이 극히 불량하거나, 극도로 수척한 영아에게서 볼 수 있다.

신전(囟塡)

신전은 영아의 신문이 부풀어 높이 돌출된 것을 가리킨다. 어루만지면 표면의 긴장감이 뚜렷하다.

대부분 실증(實症)으로 급성온열병으로 화사(火邪)가 위로 공격을 하거나, 풍열·풍습 등의 외사가 침입했거나, 머릿속에서 수액이 멈추거나 어혈이 져 생긴다. 또 뇌압이 높아졌음을 나타낸다.

임상에서는 뇌출혈(腦出血)·뇌막염(腦膜炎)·뇌수종(腦水腫) 등의 질병에서 많이 보인다.

머리의 형상

대두(大頭)

머리가 전체적으로 커지면서 신문(囟門)이 벌어져, 두피의 정맥(靜脈)이 거칠게 변하고 손가락으로 두드리면 항아리를 두드리는 것 같은 소리를 들을 수 있다. 어린아이에게서 많이 보이며, 해로(解顱)라고도 한다.

얼굴이 상대적으로 작아지고, 눈알이 아래를 향하며, 정신박약과 지능저하를 수반한다. 신정(腎精)이 부족하여 수액이 뇌에 정체되어 고였음을 나타낸다. 보통 선천성 뇌적수(腦積水, 뇌수종)에서 보이며, 대부분 뇌 발육기형, 염증 혹은 머리 내부의 종류(腫瘤) 등의 원인으로 일어난다.[그림 2-2]

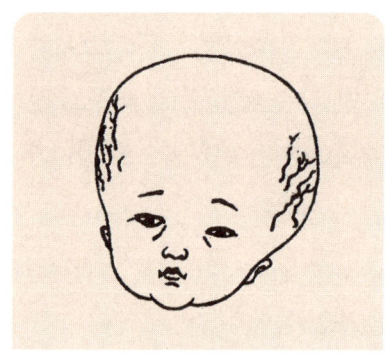
[그림 2-2] 뇌적수

소두(小頭)

정상적인 영유아의 머리와 비교했을 때 협소하고 정수리 부위가 볼록 솟았으며, 두개골의 틈이 지나치게 빨리 닫혀 머리가 배나 올리브 열매 등 여러 가지 이상한 형상으로 나타난다. 첨로(尖顱)라고도 하며, 보통 지능저하를 동반한다. 선천적인 신정의 부족으로 두뇌발육이 불량한 것이 대부분의 원인이며, 너무 긴 출산과정으로 두뇌에 손상을 입어 일어날 수도 있다.[그림 2-3]

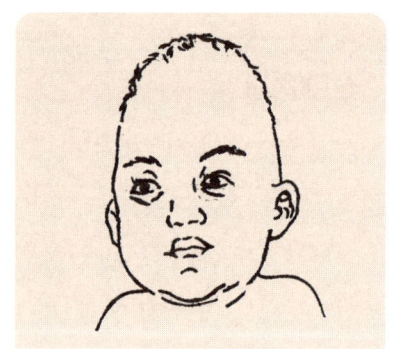
[그림 2-3] 첨로

방두(方頭)

이마가 앞으로 돌출하고 관자노리는 양 옆으로 돌출하여 정수리 부위가 평평하게 네모진 형상을 방두(方頭) 혹은 방로(方顱)라 하며, 구루병에서 많이 보인다.

구루병은 영아에게 비타민D가 결핍하거나 칼슘대사장애, 골조직의 칼슘화 장애 등으로 일어나는 골연화증이다.

첨두(尖頭)

턱은 작고, 입은 물고기 모양이며, 윗입술은 짧고 골이 패였으며, 미간이 넓고, 이각(耳殼)은 처졌으며, 코는 돌출하고, 악궁(顎弓)이 높다.

선천성흉선발육부전증, 점다당질에 의한 선천성대사결함 등의 질병에서 볼 수 있다.

단두(短頭)

머리의 앞뒤 길이가 짧고, 침골(枕骨)은 편평하며, 눈은 작고 양쪽으로 찢어져 올라가고, 콧등은 편평하고 넓으며, 입은 항상 반쯤 열려 혀가 밖으로 나오는 것은 선천적으로 우매한 특수한 머리형태다.

이 질환을 앓는 아이는 체격의 발육이 늦고, 정도의 차이는 있으나 지능이 저하되는 것 외에도 기타 선천적인 기형을 수반한다.

편두(扁頭)와 편두(偏頭)

머리뼈가 아직 단단히 굳지 않아 만지면 탄성이 있는 것 같은 상태에서 장기간 똑바로 누워있으면 납작한 편두(扁頭)기형이 생길 수 있다. 항상 옆으로 누워 머리가 좌우대칭이 되지 않는 것을 편두(偏頭)기형이라 한다.

이 두 가지 머리기형은 대부분 선천적인 신정(腎精) 부족이나, 후천적인 비위실조(脾胃失調)로 일어나는 두개골의 발육부진 때문이다.

얼굴의 형태

사람의 얼굴에는 원정타원면(圓頂橢圓面)형, 원정원면(圓頂圓面)형, 원정방면(圓頂方面)형, 원정첨면(圓頂尖面)형 등이 있으며, 이를 근거로 사람의 기질을 추측할 수 있다.

원정원면형의 사람은 정직하고 무딘하며 근면성실하다.

원정타원면형의 사람은 개성이 뚜렷하고 재주가 많으며 말을 잘한다.

원정방면형의 사람은 성격이 점잖고 진중하며 도량이 넓다.

원정첨면형의 사람은 품성이 어둡고 모략에 뛰어나며 비교적 마음 속 깊이 담아두는 편이다.[그림 2-4]

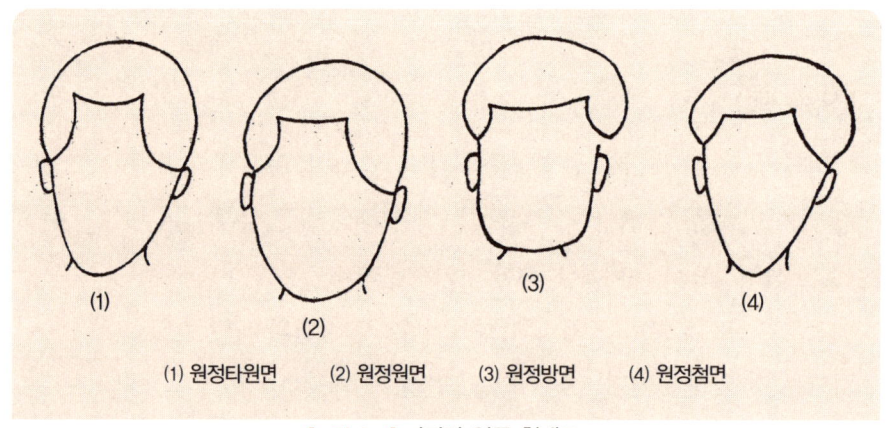

[그림 2-4] 머리와 얼굴 형태도

❖❖❖

그 밖에 중국의 고대문헌에 기록된 바에 의하면 머리와 얼굴의 형태로 사람의 기질 뿐 아니라 장수와 요절을 추측할 수 있다고 한다.

《황제내경(黃帝內經)》에 의하면, 머리가 작고 얼굴이 길며 푸른빛을 띤 사람은 목(木)형에 속한다. 이 형의 사람은 재능이 있으나 의심이 많고, 머리 쓰기를 좋아하고 힘쓰는 것은 좋아하지 않으며, 봄과 여름에는 견디지만 가을과 겨울에는 견디지 못한다.

얼굴이 뾰족하고 붉은색을 띠는 사람은 화(火)형에 속한다. 정력이 왕성하고 외향적이며, 생각하는 것이 민첩하고, 성질이 급하며, 장수하지 못하고 급사한다.

머리가 크고 얼굴이 둥근 사람은 토(土)형에 속하며, 진중하고 돈후하며 성실근면하다.

얼굴이 네모지고 흰 사람은 금(金)형에 속하며, 성격은 내성적이고, 똑똑하고 침착하여 관리가 되는 경우가 많으며, 가을과 겨울은 견디지만 봄과 여름은 견디지 못한다.

얼굴이 울퉁불퉁하고 검으며 머리가 큰 사람은 수(水)형에 속하는데, 거두어서 풀지 않고, 성격은 날카롭고 교활하며, 가을과 겨울은 견디나 봄과 여름은 견디지 못한다.

《황제내경(黃帝內經) 영추 · 음양이십오인(靈樞 · 陰陽二十五人)》

머리와 얼굴의 형상

일본 한의학계의 연구에 따르면 다음과 같다.

(1) 머리와 얼굴의 위는 크고 아래가 작은 것을 도제형(倒梯形)이라 하며, 이 형은 신정(腎精)이 충분함을 나타내지만, 울증(鬱症)과 불면(不眠) 등과 같은 신음휴손(腎陰虧損)과 심신불영(心神不寧)으로 인한 질병(疾病)에 걸리기 쉽다.

(2) 위는 작고 아래가 큰 것을 정제형(正梯形)이라 하는데, 이 형은 비위(脾胃)의 운화기능이 순조로움을 나타내지만, 설사와 식욕부진 등과 같은 비위허약성 질병에 걸리기 쉽다.

(3)머리와 얼굴의 상하는 작고 중간이 큰 것은 폐기(肺氣)가 충분함을 나타내지만, 해수(咳嗽)와 인후통(咽喉痛) 등과 같은 폐음(肺陰)부족성의 질병에 걸리기 쉽다.

(4)상하로 직사각형인 것은 비장의 운화기능이 순조로움을 나타내지만, 위증(痿症)[2]과 같은 비기허약성 질병에 걸리기 쉽다고 한다.

머리와 관련된 병증

화단(火丹)

머리와 얼굴의 피부가 벌겋게 부어오르고, 얼굴색은 붉은 칠을 한 것 같으나 누르면 붉은 기가 사라지며, 동통을 수반한다. 대부분 풍열(風熱)의 화독(火毒)이 위로 공격하기 때문이며, 사독내함(邪毒內陷)으로 위험한 증상이 나타나기 쉽다.

대두온(大頭瘟)

머리뿐 아니라 얼굴과 눈도 심하게 부어 눈을 뜨지 못한다. 천행시역(天行時疫)[3]이나 화독이 공격하여 일어난다.

두피혈종(頭皮血腫)

외상 후에 머리가 부분적으로 부어오르는 것으로, 외상을 입어 맥이 끊어지고 피가 넘쳐흘러 어혈이 피부 밑에 쌓여 생긴다. 만져서 딱딱하면 어혈이 적은 것이고, 말랑말랑하면 어혈이 많은 것이다. 만졌을 때 함몰이 있으면 두개골 골절을 입은 것이다.

두피절종(頭皮癤腫)

두피에 부스럼이 생긴 것으로, 누고절(螻蛄癤)·선공두(蟮拱頭)·소아서절(小兒暑癤) 등으로 부른다. 주로 머리에 발생하며, 매실 서너 개를 이어놓은 것만 하고, 터지면 농(膿)이 나오는데 아물지 않으면 갈수록 땅강아지가 굴을 파놓은 것처럼 두피에 구멍이 이어진다. 터지지 않으면 지렁이가 머리를 맞댄 것 같다하여 선공두란 이름을 얻었다.

대부분 습열(濕熱)로 독기가 생기거나, 태독(胎毒) 혹은 서열(暑熱) 때문이다.

두부창양(頭部瘡瘍)

생기는 부위에 따라 이름도 다양하나, 옹저(癰疽)는 물론이거니와 모두 음양의 허실로 생긴다.

백회혈(百會穴) 부근에 생기면 백회저(百會疽)라 하고, 신문(囟門) 부근에 생기면 투뇌저(透腦疽)라 하고, 상성혈(上星穴) 부근에 생기면 불정저(佛頂疽) 혹은 정문옹(頂門癰)이라 하고, 이마 중앙에 생기면 액저(額疽)라 하고, 침골(枕骨) 약간 위의 뇌호혈(腦戶穴)에 생기면 옥침저(玉枕疽)라 하고, 침골의 아래 풍부혈(風府穴)에 생기면 뇌후발(腦後發)이라 하고, 풍부혈(風府穴)에 생기면 뇌삭(腦鑠)이라 하는데, 모두 독맥(督脈)에 열이 쌓여 화독(火毒)이 응결한 때문이다.

신문 옆 오처혈(五處穴) 부근에 생기면 침뇌저(侵腦疽)라 하고, 이마 좌우에 생기면 방액저(傍額疽)라 하는데, 모두 방광경(膀胱經)의 습화온독(濕火蘊毒)으로 생긴다.

태양혈(太陽穴)에 생기면 뇌발저(腦發疽)라 하고, 빈각(鬢角)에 생기면 빈저(鬢疽)라 하고, 왼쪽 귀 뒤에 생기면 요저(夭疽), 오른쪽 귀 두에 생기면 예독(銳毒)이라 하는데, 모두 족소양담경(足少陽膽經)이나 수소양삼초경(手少陽三

焦經)의 외감풍열(外感風熱)이나 내상칠정(內傷七情), 울화응결(鬱火凝結)로 생긴다.

관양(顴瘍)·관저(顴疽)·관정(顴疔)

세 가지는 모두 관골(顴骨) 사이에 생긴다. 처음엔 작다가 점점 커져 석류만 해진다. 붉게 부어오르고 터지기 쉬우며, 독기(毒氣)가 가볍고 뿌리가 깊지 않은 것을 관양이라 한다. 풍열로 양분(陽分)에서 생긴다.

색이 붉고 천천히 부으면서 단단하여 잘 터지지도 잘 아물지도 않으며, 독기가 심하고 뿌리가 깊은 것을 관저라 한다. 열사(熱邪)가 음분(陰分)에 쌓여 생긴다.

처음에는 물집 없이 누런 것이 좁쌀만 하다가 차츰 팥알만 해져 꼭대기가 함몰되고 단단하며, 만지면 부스럼 같은 것을 관정이라 한다. 대부분 위경(胃經)에 화가 쌓여 독이 되어서 생긴다.

협부창양(頰部瘡瘍)

붉은 부스럼이 협거골(頰車骨) 사이에 생기고, 정창(疔瘡) 비슷하며, 하나가 나기도 하고 여러 개가 나기도 하는 것을 면발독(面發毒)이라 한다. 양명(陽明)의 풍열이 올라와 공격하여 생긴다.

협거골 사이에 처음에는 버섯 같은 것이 생겼다가 빨갛게 점점 커져 석류만 해지는 것을 협양(頰瘍)이라 한다. 대부분 위경에 열사가 쌓여 생긴다.

순하옹저(脣下癰疽)

옹저가 입술 아래 피부의 정중앙에 생기는 것을 호자독(虎髭毒)이라 하며, 옹(癰) 같은 것을 해옹(頦癰)이라 하고, 저(疽) 같은 것을 승장저(承漿疽)라 한다. 뿌리가 깊고 모양이 팥 같으면 정(疔)부터 치료해야 한다.

모두 굽거나 튀긴 음식을 많이 먹어서 열사가 위(胃)와 신(腎) 이경(二經)에 쌓여 임맥을 공격하기 때문에 생긴다.

연와창(燕窩瘡)

턱과 수염 사이에 생긴다. 처음에는 좁쌀만 하다가 콩만 하게 커진다. 붉고 열이 나며 간지럽고 조금 아픈 증상이 나타나다가 터지면 누런 진물이 난다. 진물이 마르면 딱지가 앉는데 흘탑(疙瘩)[4]을 모아 놓은 것 같다.

대부분 비위의 습열 때문이다.

두피미란(頭皮糜爛)·두피탈설(脫屑)

두피미란은 두피가 문드러지고 가렵고 진물이 나는 것으로, 대부분 습열의 사기가 침습했기 때문이다. 두피에서 쌀겨 같은 백설(白屑)이 생겼다가, 떨어지면 또 생기고 하는 것을 두피탈설이라 한다.

대부분 풍열화조, 습열생풍, 혈열화조, 독사침음(毒邪侵淫) 때문이다.

자시(疵腮)[5]·발이(發頤)

귀 앞쪽 뺨의 협거(頰車)[6] 부위에 종기가 생기고 살이 부어 뼈와 분리된 것 같은 병증을 자시라 하는데, 온열독사에 감염되어 생긴다.

광대뼈와 뺨 사이의 귀 앞 일 촌 삼 푼의 위치에 부스럼이 생기는 것을 발이라고 한다. 양명경에 열독이 침범했기 때문이다.

두경(頭傾)

머리가 앞으로 숙여져 들 힘도 없는 것을 두경이라 한다. 중기(中氣)[7]가 허하거나 수해(髓海)의 신정이 부족하기 때문이다.

두경에 얼굴이 누렇게 뜨고 몸이 약한 증상이 동반되는 것은 중기가 허약하기 때문이다. 두경에 이명이나 이농이 동반되고, 허리와 무릎이 쑤시고 힘이 없는 것은 신정이 부족하기 때문이다. 그 밖에 목 부위를 다쳐도 두경이 나타날 수 있다.

두앙(頭仰)

머리를 들고 내리지 못하며, 눈동자를 치켜뜨는 증상을 두앙이라 하는데, 파상풍이나 어린아이의 급경풍에서 자주 보인다.

두요(頭搖)

자신도 모르게 머리가 흔들리고 자제할 수 없는 것을 두요라 한다. 민간에서는 요두풍(搖頭風) 또는 독두동요(獨頭動搖)라 하기도 한다. 대부분 풍병(風病)이나 기혈이 허해져 생긴다.

머리가 흔들리고 어지러우며, 얼굴이 붉고 구태가 끼는 것은 대부분 풍양상요(風陽上擾)로 생기는 증상이다. 열병 후반에 두요가 생기고, 혀가 붉어지고 설태가 끼며, 번열과 도한이 보이는 것은 허풍내동(虛風內動) 때문이다.

※※※

머리가 한쪽으로 기울어져 돌리기 어려운 것은 대부분 접질렸기 때문이며, 영류(癭瘤)[8]나 옹저에서도 간혹 보인다.

■■■■■ 주석

1) 신문(囟門) : 신생아 때는 머리의 뼈들이 아직 완전히 결합되지 않아 틈이 남아 있

는데, 이를 신문 또는 천문(泉門)이라 한다. 아기의 머리 윗부분에 있는 신문은 물렁하고, 두개골이 아직 닫히지 않았기 때문에 누르면 위험하다.

2) 위증(痿症) : 근육에 긴장이 풀어지고 힘이 없어져, 손으로 물건을 잡지 못하고 다리는 몸을 지탱하지 못하며 점차 기육(肌肉)이 위축되어 뜻대로 움직일 수 없는 병증.

3) 천행시역(天行時疫) : 계절에 따라 발생하는 전염병.

4) 흘탑(疙瘩) : 작은 부스럼이 한 곳에 여러 개 돋은 것.

5) 자시(痄腮) : 유행성 이하선염(耳下腺炎)의 통칭

6) 협거(頰車) : 위경(胃經)에 속하는 혈(穴). 아래턱뼈 모서리와 귓불을 이은 곳의 가운데서 다섯 푼 앞에 있다.

7) 중기(中氣) : 비위(脾胃)의 기(氣). 음식물을 소화하고 운송하는 기능을 한다.

8) 영류(癭瘤) : 병적으로 불거져 나온 살덩이

| 03 |

얼굴 [顔面안면]

　얼굴은 인체에서 가장 드러나는 부위에 위치하며, 체내 장부와 기혈을 외부로 드러내고 경락이 모이는 곳이다.

　한의학에서는 "십이경맥과 기경팔맥을 비롯한 361경혈의 총화는 모두 얼굴에 나타난다. 특히 두면(頭面)을 제양지회(諸陽之會)라 하여 모든 양기는 얼굴에 모인다."고 하였다. 얼굴은 양기가 집중되고 경기(經氣)가 모이며 기혈이 가장 풍부한 곳이다. 더하여 얼굴의 피부는 얇고 부드러워 체내의 질병을 가장 빨리 나타내기 때문에 가끔은 얼굴을 통해 질병을 가장 먼저 알 수 있다. 이 때문에 얼굴을 '인체 제1의 문'이라고 한다.

　얼굴과 내장은 서로 대응하기 때문에 얼굴을 살피는 일은 병을 진단하는 중요한 기초가 된다.

　한의학에서는 인체의 안과 밖은 통일되어 있어서 체내의 오장육부와 기혈의 성쇠는 모두 얼굴에 드러난다고 한다. 얼굴의 각 부위와 장부의 대응 관계는 아래와 같다.

1. 전체 얼굴의 각 부위를 코는 명당(明堂), 미간(眉間)은 궐(闕), 이마는 정(庭) 또는 안(顔), 양 볼은 번(藩), 이문(耳門)은 폐(蔽)로 나눈다.[그림 3-1]

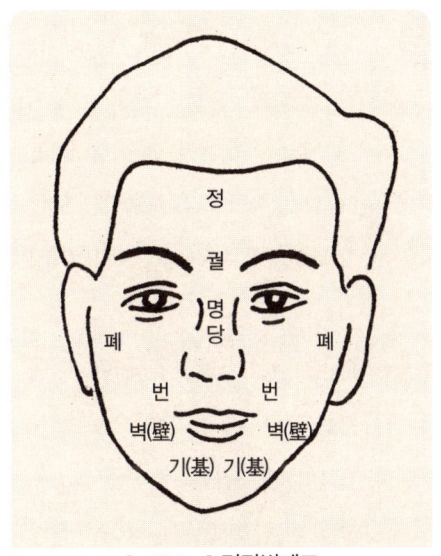

[그림 3-1] 명당번폐도

2. 얼굴을 색으로 진단할 때 속하는 부위를 나누면, 정(庭)은 수면(首面)에 속하고, 궐(闕)의 윗부분은 인후(咽喉)에 속하고, 궐(闕)의 가운데 인당(印堂)은 폐(肺)에 속하고, 궐(闕)의 아랫부분 하극(下極) 혹은 산근(山根)은 심장(心臟)에 속하고, 하극의 아래 연수(年壽)는 간(肝)에 속하고, 간(肝) 부위의 좌우는 담(膽)에 속하고, 간(肝)의 아래 코끝은 비장(脾臟)에 속하고, 비장의 양옆인 방상(方上)은 위(胃)에 속하고, 광대뼈 아래의 중앙은 대장(大腸)에 속하고, 대장 아래는 신장(腎臟)에 속하고, 명당(코의 양끝) 위는 소장(小腸)에 속하고, 명당의 아래는 방광(膀胱)과 자궁(子宮)에 속한다.[그림 3-2]

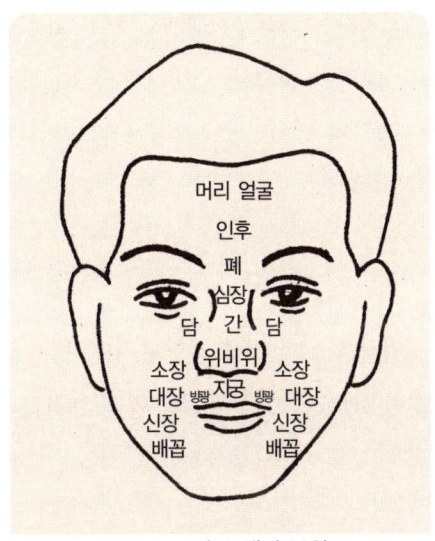

[그림 3-2] 면부 색진 부위도

3 오장과 얼굴을 상관 부위별로 나누면 왼쪽 볼은 간(肝)에, 오른쪽 볼은 폐(肺)에, 이마는 심장(心臟)에, 턱은 신장(腎臟)에, 코는 비장(脾臟)에 속한다.[그림 3-3]

4 오관(五官)을 오장(五臟)에 대응시키는 또 다른 분할법으로는 눈을 간(肝)에, 귀를 신장(腎臟)에, 입술을 비장(脾臟)에, 혀를 심장

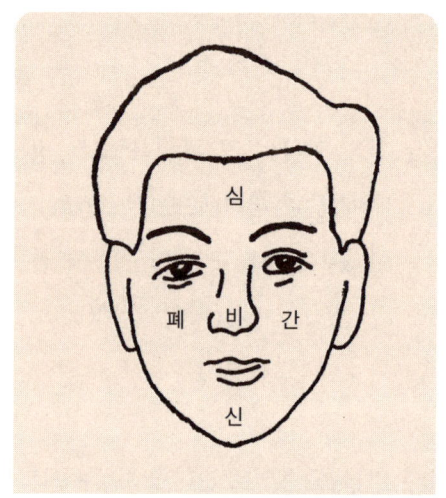

[그림 3-3] 안면부 오장 구획도

(心臟)에, 코를 폐(肺)에 대응시키는 법이 있다. 이를 근거로 천식이 있고 코가 부으면 폐(肺)에 병이, 입술이 누렇게 되면 비장(脾臟)에 병이, 양 눈초리가 푸르면 간(肝)에 병이, 혀가 짧게 말리고 광대뼈가 붉으면 심장(心臟)에 병이, 광대뼈와 볼과 귀의 색깔이 검으면 신장(腎臟)에 병이 있다고 한다.

❖❖❖

얼굴을 살펴 병을 진단하려면, 병자의 얼굴 표정과 기색을 자세히 관찰해야 할 뿐만 아니라, 그 얼굴색과 형태 그리고 특수한 생김새도 자세히 살펴야 한다.

기색 살피기

기색(氣色)은 전신의 정신과 기혈을 종합적으로 반영한다. 기혈이 충만하면

얼굴에 신기(神氣)와 광채가 넘치고, 기혈이 쇠약하면 정신이 흐릿해진다. 병자의 기색은 대체로 아래의 세 가지로 나뉜다.

득신(得神)

정상적인 기색이다. 병자의 두 눈은 생기로 광채를 내며 정신은 또렷하고, 반응이 빠르고 동작에 힘이 있다. 장부의 기능이 아직 손상되지 않았음을 나타낸다. 병세가 다소 중하다고해도 예후(豫後)가 좋음으로 임상에서는 '순증(順證)'으로 본다.

실신(失神)

이상이 있는 기색이다. 병자의 얼굴빛이 어둡고 정신이 흐릿하며 반응이 느리다. 눈빛이 흐리멍덩하고 말에 힘이 없으며 엉뚱한 대답을 한다. 실신(失神) 혹은 무신(無神)이라 한다.

정기(正氣)가 이미 상(傷)했고 병세가 비교적 중하며 예후가 나쁨을 나타낸다. 더 나아가 횡설수설하고 정신이 혼미해지는 등 위중한 증상을 나타낼 수 있다. 임상에서는 '역증(逆證)'으로 본다.

가신(假神)

정신이 있는 듯하나 실제로는 없는 모습이다. 고질병이나 중병을 앓는 병자와 정신이 극도로 쇠약해진 병자에게서 많이 보인다. 원래 과묵하고 말소리가 작으며 말을 끊었다 이었다하다가 갑자기 쉼 없이 말하고 목소리가 울린다. 정신이 흐릿했다가 갑자기 맑아진다. 음식을 못 먹다가 갑자기 굶은 것처럼 폭식을 한다. 오래 누워 일어나지 못하다가 갑자기 일어나 앉거나 걸어 다닌다. 얼굴빛이 어두웠다가 갑자기 화색이 돌고 기름을 칠한 듯 윤이 난다. 이런 정반대의 상태를 보이는 것은 음양이 분리되어 단절되기 직전의 가상(假象)이다.

민간에서는 '회광반조(回光返照)'라 하고, 임상에서는 '잔등복명(殘燈復明)'의 증상이라고 말하는데, 병세가 급속히 악화될 수 있음을 예고한다. 이런 병자는 응급치료를 받지 못하면 생명이 위험해질 수도 있다.

안색 살피기

1. 얼굴의 색깔과 빛깔

색깔과 빛깔의 이상 변화는 인체의 다른 병리(病理)를 반영하는 표현이다. 다른 색깔은 다른 병증을 반영하고, 빛깔은 인체 정기의 성쇠를 반영한다. 일반적으로 기색이 선명하고 윤이 나면 병변(病變)이 가볍고 깊지 않으며 기혈이 아직 쇠하지 않아 병을 쉽게 치료할 수 있고 예후가 좋음을 나타낸다. 안색이 어둡고 초췌하면 병변이 깊고 무거우며 정기가 이미 손상되어 예후가 좋지 않음을 나타낸다.

2. 오색의 좋고 나쁨

안색이 밝고 윤기가 나며 좋은 색을 띠고 있으면, 장부가 아직 크게 손상되지 않았고 원기가 여전히 왕성하여 예후가 좋음을 나타낸다. 하지만 안색이 어둡고 나쁜 색을 드러내면, 오장 가운데 어느 한 장기가 못쓰게 되었거나 위(胃)의 기가 이미 손상되어 정기가 크게 모자라고 원기가 이미 쇠하여 예후가 좋지 않음을 나타낸다.

나쁜 색에서 좋은 색으로 바뀌는 것은 병이 호전될 조짐이 있는 것이다.

좋은 색에서 나쁜 색으로 바뀌는 것은 병세가 악화되는 것이다.

이 밖에 병(病)과 색(色)에는 상응하거나 상응하지 않는 구분이 있다. 병과 색이 상응하는 것은 정병정색(正病正色)이라 하고, 반대로 병과 색이 상응하지 않는 것은 병색교착(病色交錯)이라 한다. 병색교착에는 또, 상생(相生)과 상극(相剋)의 좋고 나쁜 관계가 있다.

상생이면 순행하여 병세가 심각하지 않은 경우가 많고, 상극이면 역행하여 병증이 심각한 경우가 많다. 예를 들어, 간병(肝病)에 청색이 보이면 상응하는 것으로 질병의 정상적인 현상이다. 흑색[수생목水生木]이나 적색[목생화木生火]이 보이면, 상응하지 않는 가운데 상생의 색이므로 순증에 속한다. 황색[목극토木克土]이나 백색[금극목金克木]이 보이면, 상응하지 않는 가운데 상극의 색이므로 역증에 속한다. 나머지 장기도 이와 비슷하다.

병자의 얼굴에 두 가지 색이 함께 나타기도 하는데, 두 색이 각각 다른 부위에 나타날 때와 한군데에 섞여 나타날 때를 나누어 볼 수 있다. 백색에 흑색이나 황색이 같이 나타나면 상생의 색이 되지만, 청색이나 적색은 상극의 색이 된다. 앞에서와 같이 상생은 순하고, 상극은 역한다. 하지만 임상에서 원활히 응용하기 위해서는 이에 지나치게 얽매여 융통성이 없어서는 안 된다.

3. 안색을 살피는 열 가지 방법

부침(浮沈)

부(浮)는 색이 피부의 표면에 나타나는 것을 가리킨다. 일반적으로 질병의 초기에 나타나며, 병이 겉에 있거나 부(腑)에 있음을 나타낸다.

침(沈)은 색이 피부 속에 있어 어렴풋이 비치는 것을 가리키며, 병이 안에 있거나 장(臟)에 있음을 나타낸다.

병색이 초기에는 부(浮)하다가 이후에 침(沈)하는 것은 병이 겉에서 안으로,

얕은 곳에서 깊은 곳으로 들어간 것이다. 반대로 병색이 침했다가 부하면, 병세가 호전되거나 병 기운이 사라지려는 것을 나타낸다. 그러나 고질병이거나 중병인데도 양쪽 광대뼈 부위가 벌겋게 뜨는 것은 양기(陽氣)가 허(虛)하여 병 기운이 넘치는 것으로, 병세가 위중함을 나타낸다.

청탁(淸濁)

청(淸)은 안색이 밝고, 병이 양증에 속함을 가리킨다. 탁(濁)은 색택(色澤)이 어둡고 혼탁하며, 병이 음증에 속함을 가리킨다.

병색이 청에서 탁으로 바뀌면 양증에서 음증으로 바뀌는 것이고, 탁에서 청으로 바뀌면 병이 음에서 양으로 나오는 것이다.

미심(微甚)

미(微)는 병색이 얕고 엷은 것으로 원기가 허하거나 병 기운이 가벼울 때 많이 보인다. 심(甚)은 병색이 깊고 짙은 것으로 병 기운이 성할 때나 병세가 위중할 때 많이 보인다.

산단(散搏)

산(散)은 병색이 구름처럼 흩어지는 것을 가리킨다. 발병한 기간이 비교적 짧고, 병 기운이 아직 집적되지 않은 상태를 나타낸다. 단(搏)은 병색이 쌓이고 막혀있는 것을 가리킨다. 병이 오래되고 낫지 않아 병세가 위중하다.

병색이 산에서 단으로 변하면 병세가 더욱 위중해지는 것이고, 단에서 산으로 바뀌면 병세가 가벼워지거나 병 기운이 사라지려는 것이다.

택요(澤夭)

택(澤)은 피부색이 밝고 매끄러운 광채가 나는 것을 가리킨다. 병이 있기는 하나 아직 기혈이 쇠하지 않아서 생기가 있음을 나타낸다. 요(夭)는 피부색에 윤기가 없고 초췌한 것을 가리키며, 원기가 손상 받았음을 나타낸다.

택하다가 요하면 대부분 병이 점차 위중해지고 병세가 악화되는 것이고, 요하다가 택하면 대부분 원기가 점차 회복되고 병이 호전되는 것이다.

4. 얼굴의 다섯 가지 색

청색(靑色)

청색은 간(肝)에 내응하고, 족궐음간경(足厥陰肝經)의 본색이 된다. 한증, 통증, 체증, 어혈, 경기 등의 주색(主色)이다.

청색은 기혈의 운행이 원활하지 않고 경맥이 막혀 생긴다. 한증이나 통증이 극심하면 경맥에 경련을 초래해 기혈의 운행을 막기 때문에 안색이 청색이나 청자(靑紫)색을 띤다. 양기가 부족하거나 혈맥이 부드럽게 운행하지 못할 때, 기혈의 운행이 느리거나 기의 기능이 정체되었을 때, 혈행이 원활하지 못할 때 보통 청색이 나타난다.

안색이 청자색을 띨 경우는 심장의 양기가 갑자기 빠질 때와 심혈이 엉기고 막히는 진심통(眞心痛)이 발작할 때이고, 심할 경우 청회색을 띤다. 폐의 기가 막히거나 호흡이 순조롭지 못할 때 안색과 입술에 청자색을 띤다. 어떤 심장 질환은 얼굴과 입술에 계속해서 청자색이 나타난다.

적색(赤色)

적색은 심장(心臟)에 내응하고, 수소음심경(手少陰心經)의 본색이 된다. 열증일 때 나타난다. 짙은 적색은 실열(實熱)이고, 옅은 적색은 허열(虛熱)이다.

얼굴 전체가 붉은데다가 열이 높고 안절부절 못하며 땀을 흘리는 증상은 열병에서 열이 한창 성할 때 많이 보인다. 얼굴이 붉고 눈이 충혈 되는 증상, 머리가 붓고 아픈 증상, 홍열(烘熱)이 있는 증상은 간(肝)의 양기가 위로 솟구치거나 간의 화기가 위로 타오를 때 많이 보인다. 오후에 광대뼈 주위가 붉어지고, 조열(潮熱)과 도한(盜汗)이 있으며, 오심열(五心熱)이 일어나는 증상은 음기가 허하고 화기가 왕성할 때 많다. 고질병이거나 위중한 병자가 갑자기 화장한 것처럼 뺨이 붉어지거나 기름을 바른 듯 윤기가 나고, 이에 동반하여 호흡이 짧으면서 가쁘고, 땀이 나고 손발이 차며, 맥이 약하고 끊어질 듯한 것은 음이 성하여 양을 막고 허양이 부월(浮越)하는 대양(戴陽)[1]의 증상 때문으로, 진한가열(眞寒假熱)의 위중한 증상에 속한다. 폐병(肺病)인데 붉은색이 보이면 대부분 치료하기 어렵다.

황색(黃色)

황색은 비장(脾臟)에 내응하고, 족태양비경(足太陽脾經)의 본색이 된다. 주로 허증과 습증에 나타난다. 대부분 비장이 영양공급의 기능을 잃어 기혈이 충분하지 못한 이유다. 비장이 허하여 영양공급을 못하고 수습(水濕)이 정체되거나, 수습이 비장과 위(胃)에 쌓여서 엉겨 간(肝)과 담(膽)을 훈증하거나, 담즙이 간(肝)이나 담(膽)에 엉겨 있거나, 역독(疫毒)에 감염되어도 황색을 띤다.

안색이 담황색이고 윤기가 없어 거칠며, 살갗이 빛을 잃고 마르고 약한 것을 위황(萎黃)이라 한다. 대부분 비장과 위장의 기가 허하고, 장기적이고 만성적으로 피가 나면 그치지 않고, 어릴 때 감병(疳病)을 앓았거나 충증(蟲症) 등이 영혈(營血)까지 이르러 피를 올릴 수 없기 때문이다.

안색이 누렇게 뜬 것을 황반(黃胖)이라 한다. 대부분 비기(脾氣)가 허약하고 습사가 안에서 막혔기 때문이다.

얼굴과 눈, 피부 등 몸 전체가 누런 것을 황달이라 한다. 대부분 비위(脾胃)와 간담(肝膽)에 습사가 막혀 있거나 어혈이 오랫동안 내부에 정체되어 담액이 제대로 순환하지 못하고 밖으로 넘치기 때문이다.

안색이 담배연기처럼 누리끼리한 것을 음황(陰黃)이라 하며, 대부분 한습(寒濕)이 속에 정체되고 비양(脾陽)이 막히거나 어혈이 막혀 생긴다.

안색이 굴껍질처럼 누렇고 선명한 것을 양황(陽黃)이라 하는데, 간담의 습열온증 때문이다. 급작스럽게 발병하며, 안색이 샌 노랗고, 고열과 어지럼증을 동반하며, 반점이 생기고 피를 토하는 것을 급황(急黃) 또는 온황(瘟黃)이라 하는데, 유행성 전염병에 감염된 때문이다.

백색(白色)

백색은 폐(肺)에 내응하고, 수태음폐경(手太陰肺經)의 본색이 된다. 주로 허증이고 한증이며 탈혈(奪血)이고 탈기(脫氣)일 때 나타난다. 흰 것은 기혈불영(氣血不榮)의 증후다. 무릇 양기가 허하고 기혈의 운행에 힘이 없으면, 얼굴로 광택이 올라갈 수 없다. 실혈(失血)로 기를 소모하여 혈맥이 불충하거나, 심하게 토하고 배설하여 양기를 심하게 잃거나, 외한이 침습하여 경맥이 오그라들거나 경련을 일으키거나 하면, 모두 안색이 하얗게 된다.

안색이 허옇고 빛이 없으며, 입술과 손톱에 혈색이 없는 것을 담백(淡白)이라 하는데, 영혈이 부족한 증상이다.

안색이 허옇게 뜬 것은 황백이라 하며, 대부분 양기가 부족하고 수습(水濕)이 넘치기 때문이다.

안색이 하얀 가운데 청색을 띠는 것을 창백(蒼白)이라 하는데, 몸이 차면서 복통이 수반된다. 대부분 외감한사(外感寒邪)나 양허음성, 음한응체, 경맥구급(經脈拘急)[2] 때문이다. 급성병이면 갑자기 얼굴이 창백해지고 흥건하도록 땀을 흘리며 사지가 차고 시리다. 보통 양기가 심하게 빠져 생기는 증후다.

흑색(黑色)

흑색은 신(腎)에 내응하고, 족소음신경(足少陰腎經)의 본색이 된다. 주로 신허, 한증, 통증, 수음(水飮)³, 어혈에 나타난다. 신은 수장(水臟)으로, 양기가 허하고 수음이 조화롭지 못하면 수기(水氣)가 넘친다. 음한내성(陰寒內盛)하여 혈이 온양(溫養)을 잃거나, 신정이 소모되거나, 음화가 속으로 스며들거나, 어혈이 오랫동안 정체되어 있을 경우에 검은색을 볼 수 있다.

안색이 새까맣고 살갗이 말라 거칠어지는 것은 오랜 어혈 때문이다.

안색이 검고 메마른 것은 신정이 오랫동안 소모되었음을 나타낸다.

안색이 그을음처럼 검고 입 주위가 새카만 것은 족소음신경의 기가 끊어졌기 때문이다. 눈 주위가 검은 것은 신허수범(腎虛水泛)의 수음병이나 한습하주(寒濕下注)의 대하증에서 많이 보인다.

안색이 검고 칙칙한 것은 대부분 양기가 쇠하고 음기가 성한 증후다. 얼굴의 검은 반점은 신정이 허한 노인에게서 자주 보이고, 혈어나 간울기체(肝鬱氣滯), 음허화왕(陰虛火旺) 등의 병증에서도 보인다.

얼굴의 형태 살피기

면부부종(面部浮腫)

얼굴의 피부가 붓고 광택이 나며, 누르면 들어가서 올라오지 않는 것을 가리킨다. 부종은 음양, 한열, 허실의 구분이 있다. 두면수종처럼 붓는 속도가 비교적 빠르고 연이어 사지와 복부가 붓는 것은 양수(陽水)다. 대부분 폐기가 순조롭게 돌지 않고, 삼초(三焦)⁴가 막히고, 수도(水道)의 통조기능을 잃어 수(水)가 방광으로 내려가 생긴다.

붓는 것이 비교적 느리고, 하반신이 먼저 부으며, 이어서 가슴·배·얼굴이 붓는 것은 음수(陰水)다. 폐(肺), 비(脾), 신(腎)의 양기가 허하여 수습을 운화할 수 없어 생긴다.

면삭관용(面削顴聳)

면탈(面脫)이라고도 하며, 얼굴 부위의 살이 빠지고 광대뼈가 튀어 나오는 것을 가리킨다. 영양부족과 체내의 정혈이 극도로 소모되어 나타나는 현상이다. 각종 만성병의 위중한 단계에서 많이 보이며, 항상 대골고고(大骨枯槁)[5]와 대육진탈(大肉盡脫)[6]을 수반한다.

망양허탈(亡陽虛脫)일 때에도 이 증상을 볼 수 있다.

안면추휵(顔面抽搐)

얼굴과 입, 그리고 뺨의 근육이 경련을 일으키는 것을 가리키며, 통상 한쪽에서만 일어난다. 대부분 풍담조락(風痰阻絡), 간풍내동(肝風內動) 때문이다.

혈허수풍(血虛受風)일 때도 나타난다.

구안와사(口眼喎斜)

얼굴 한쪽은 감각이 없고 근육이 이완되고 건강한 한쪽은 긴장되어, 이완된 쪽 이마의 주름이 없어지고, 찡그릴 수 없으며, 비순구(鼻脣溝)가 얕아지고, 구각(口角)[7]이 아래로 처지고, 눈을 깜박일 수 없으며, 뺨을 두드리면 구각에서 공기가 새고, 음식을 잘 먹지 못하고 말을 잘 하지 못하며, 입과 눈이 건강한 쪽으로 비뚤어진다.

대부분 풍사(風邪)가 낙맥(絡脈)을 침범하거나, 간풍내동으로 풍담(風痰)[8]이 경맥을 막기 때문이다.

안면정창(顔面疔瘡)

안면부의 급성화농성 질환이다. 좁쌀만 한 부스럼이 단단하고 뿌리가 깊으며, 못을 박는 것처럼 병세가 날로 깊어지고, 붓는 것이 점점 빨라지며, 환부가 주위로 점차 퍼지고, 통증이 극심한 것이 특징이다.

발생 부위에 따라 명칭이 다르다.

미간(眉間)에 생기면 미심정(眉心疔), 미릉에 생기면 미릉정(眉棱疔), 안포에 생기면 안포정(眼胞疔), 광대뼈 부위에 생기면 관정(顴疔), 협거(頰車)에 생기면 협정(頰疔), 코에 생기면 비정(鼻疔), 인중에 생기면 인중정(人中疔), 인중 양옆에 생기면 호수정(虎鬚疔), 구각(口角)에 생기면 쇄구정(鎖口疔), 입술 부위에 생기면 순정(脣疔), 턱 부위에 생기면 승장정(承漿疔) 등으로 부른다.

장부에 열이 쌓여 화독(火毒)이 뭉치거나, 화열지기(火熱之氣)를 받거나, 곤충에 물린 상처가 감염되어도 생긴다.

안면열절(顔面熱癤)

여름에 어린이 환자에게서 많이 보인다. 초기에는 국부적으로 피부가 붉어지다가 차츰 붓고 아프다. 하지만 뿌리가 없고 번지는 데에 한계가 있으며, 농이 생기면 저절로 문드러지고, 농이 흐르고 나면 낫는다.

대부분 서열(暑熱)을 받은 것이 밖으로 빠지지 못하고 피부 속에 쌓여 생긴다.

면부분자(面部粉刺)

얼굴에 흘탑(疙瘩)[9]이 생겼다가 사라지는 것을 가리킨다. 좁쌀 같으며 붉고 부으며 아프다. 짜서 터뜨리면 흰 액체가 나온다.

대부분 폐경혈열(肺經血熱) 때문이다.

면부작반(面部雀斑)

작반(주근깨)이 얼굴에 생기는 것으로, 담황색이며 셀 수 없이 많은 점이 생긴다. 열사(熱邪)가 손락(孫絡)[10]에 울결(鬱結)하고 풍사(風邪)가 외침하여 점차 생긴다.

면부흑지(面部黑痣)

검은 사마귀가 얼굴에 생기는 것으로, 작은 것은 기장만 하고 큰 것은 콩만 하다. 피부보다 한 층 높이 올라오는데, 어릴 때 생기기도 하고 중년에 생기기도 하지만 그리 아프지는 않다.

손락(孫絡)의 혈(血)이 응체(凝滯)되어 생긴다.

면부백반(面部白斑)

아이의 얼굴에 새끼손가락에서 엄지손가락만한 둥글고 옅은 흰색의 반점이 나타난다. 하나가 나타나기도 하고 여러 개가 나타나기도 하는데, 회충병(蛔蟲病)의 증상이다.

반점(斑點)이 크면 회충(蛔蟲)이 많은 것이고, 반점이 작으면 회충이 적은 것이다.[그림 3-4]

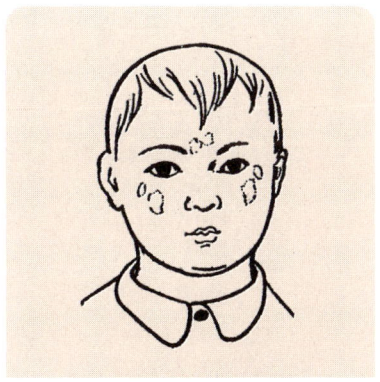

[그림 3-4] 면부 백반

면부속진(面部粟疹)

아이의 이마나 양쪽 광대뼈 부위에 좁쌀 크기의 동글동글한 속진(粟疹)[11]이 퍼져 있는 것으로 회충병이 있을 때의 증상이다.

속진이 많으면 회충이 많고, 속진이 적으면 회충이 적은 것이다.[그림 3-5]

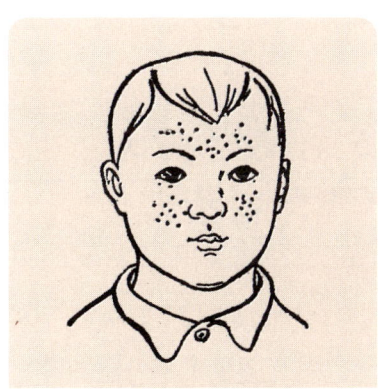

[그림 3-5] 면부 속진

폐암을 비롯한 폐질환 환자의 얼굴에는 해조문이 나타난다

임상보고에 따르면, 얼굴에 나타나는 해조문(蟹爪紋)[12]은 몇몇 질병의 진단에 참고할 가치가 있다. 중국에서 105명의 환자를 사례로 면부해조문을 분석한 결과, 해조문의 분포와 주병(主病)과는 일정한 규칙성이 있었다.

예를 들어, 심장병은 주로 관자놀이 부위에 해조문이 분포하고, 간병과 간신동병(肝腎同病)인 경우는 코와 뺨 부위에 분포하고, 폐병일 때는 광대뼈 부위에 생기며, 신장병인 경우는 주로 뺨에 생기고, 비장(脾臟)에 병이 있을 때는 특이성이 별로 없다.

98명의 폐암 환자를 관찰한 결과, 70명에게서 양쪽 광대뼈 부위에 해조문이 보여 71.4%의 발생률을 기록했을 뿐 아니라, 임상 분기를 따라 해조문이 격심해지는 추세를 보였다.

58명의 만성폐색성 폐질환을 앓고 있는 환자를 관찰한 결과, 정도의 차이는 있지만 44명의 환자에게서 양쪽 광대뼈 부위의 해조문이 보여 양성일 확률이 76%였다. 뿐만 아니라 양성률과 정도, 기도폐색의 정도 및 폐순환장애의 병리변화가 정비례했다. 그리고 천식, 단순한 만성기관지염, 천식성 만성기관지염, 폐기종, 폐심증의 해조문 양성률은 상기한 순서에 따라 증가했고, 정도도 더 심했다.

5가지 얼굴형

① **결핵형(結核型)** : 얼굴이 갸름하고 길며, 아래턱이 좁고, 동공 사이가 가까운 것이 특징이다. 이런 사람은 쉽게 결핵균의 침입을 받는다. 특히 호흡형 체형에 결핵형 얼굴인 사람은 폐결핵에 걸리기 쉽다.

② 신장형(腎臟型) : 얼굴이 길고 좁으며, 동공 사이가 넓은 것이 특징이다. 이 형의 사람은 신염(腎炎)에 잘 걸린다.

③ 궤양형(潰瘍型) : 얼굴은 앞의 두 유형 중간이고, 동공(瞳孔) 사이의 거리는 넓지도 좁지도 않으며, 단지 눈이 움푹 들어간 것이 특징이다. 이 유형의 사람은 위궤양의 발병률이 높다. 내장하수형(內臟下垂型)이라고도 한다.

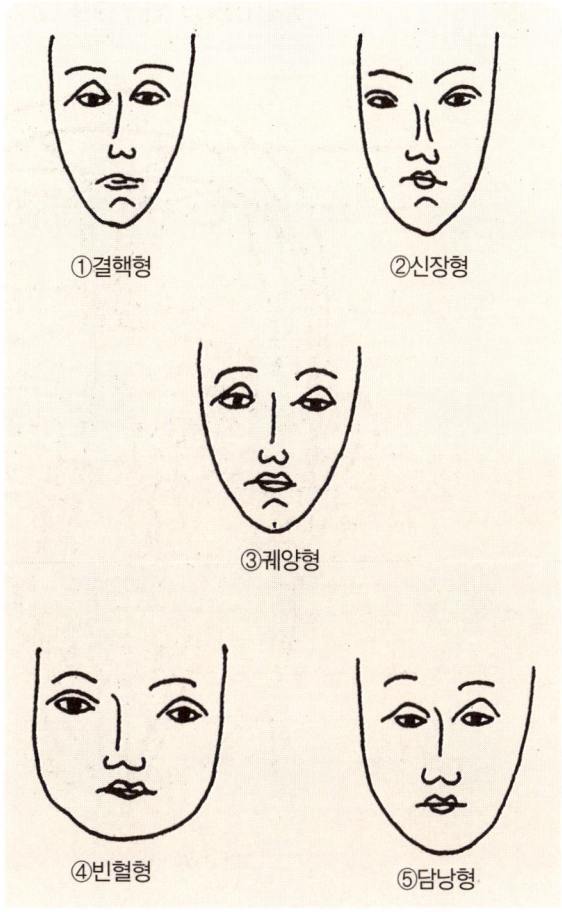

[그림 3-6] 얼굴형과 걸리기 쉬운 질환

④ 악성빈혈형(惡性貧血型) : 이 형의 사람은 모두 얼굴이 크고 넓은데, 얼굴의 하부가 더욱 넓고 턱은 뾰족하다. 동공 사이가 비정상적으로 넓고, 비근(鼻根)과 입술 사이가 짧다. 대부분 안색이 푸르스름하거나 창백해서 좋지 않다.

⑤ 담낭형(膽囊型) : 얼굴이 넓고 둥그스름하다. 턱이 다소 둥글고, 동공 사이가 좁은 것이 특징이다. 얼굴은 붉고 윤기가 나는데, 붉은 가운데 검붉

망진(望診) 면부부위(面部部位)

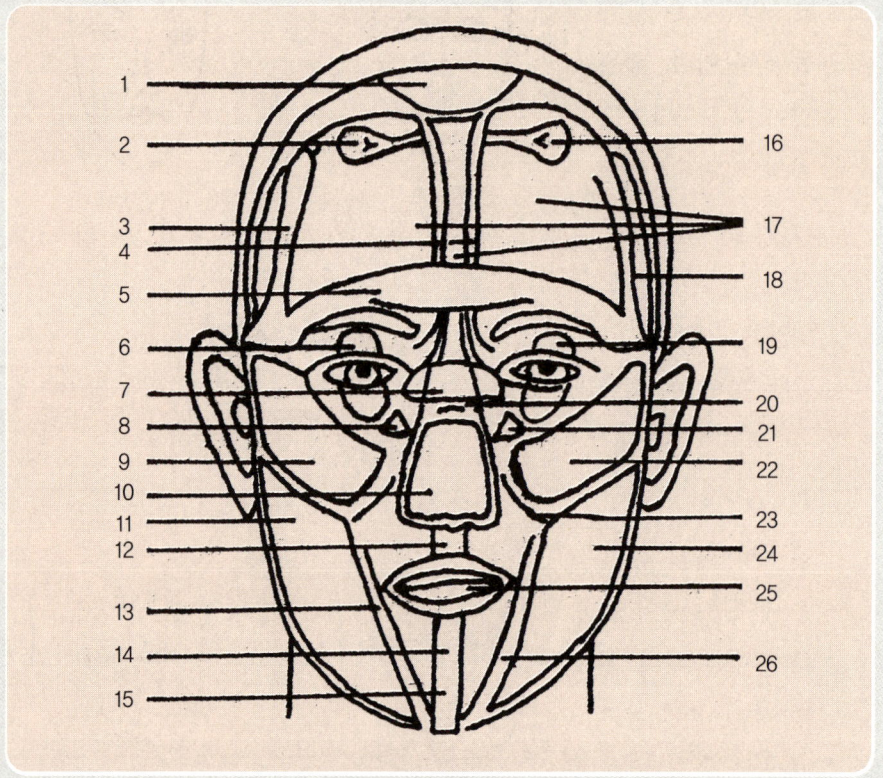

[그림 3-7] 면부 망진 부위 도해

01 방광(膀胱)과 자궁(子宮) : 이마 상부의 정중앙, 머리카락이 나는 경계 부위.

02 우난소(右卵巢)와 우고환(右睾丸) : 이마의 오른쪽 상부로, 오른 눈의 동공 바로 위, 머리카락이 나는 경계 부위와 손가락을 뉘었을 때 하나 정도 떨어진 곳.

03 승결장(升結腸) : 이마의 바깥쪽 상부로, 머리카락이 나는 경계 부위와 손가락 두 개 밑의 관자노리.

04 수뇨관(輸尿管) : 이마의 중앙부로, 인당혈 바로 위로 손가락 두 개 정도 윗부분.

05 횡결장(橫結腸) : 이마 하부로, 양 눈썹 위로 손가락 하나 떨어져 주름이 나타나는 곳.

06 우신(右腎) : 오른 눈 바로 위의 눈꺼풀.
07 이자(胰子) : 비량(鼻梁)의 정중앙, 인당혈로부터 손가락 하나 아래.
08 우신상선(右腎上腺) : 비량의 우측(코 연골의 우측 가장자리)으로, 오른 눈의 눈구석 바로 아래.
09 간(肝) : 오른쪽 뺨의 약간 바깥쪽.
10 위(胃) : 코끝 부위.
11 우폐(右肺) : 오른 눈 눈꼬리 바로 아래 광대뼈의 하단으로, 비익(鼻翼) 하단과 동일선상인 곳.
12 식도(食道) : 코와 윗입술 사이 인중 골의 정중앙.
13 우기관지(右氣管支) : 오른쪽 입가 아래로 손가락 하나 떨어진 부위.
14 갑상선(甲狀腺) : 아랫입술 아래 해순구(頦脣溝) 중앙의 오목한 곳.
15 인후(咽喉) : 갑상선 부위보다 손가락 하나 아래 되는 부분.
16 좌난소(左卵巢)와 좌고환(左睾丸) : 이마 좌측의 상부로, 왼눈의 동공 바로 위, 머리카락이 나는 경계 부위와 손가락 하나 정도 떨어진 곳.
17 소장(小腸) : 이마의 중앙부로, 인당혈 바로 위로 손가락 하나와 두 개 사이의 부분.
18 강결장(降結腸) : 좌측 액각(額角)의 가운데로, 관자노리의 머리카락이 나는 곳.
19 좌신(左腎) : 왼눈의 바로 위 눈꺼풀 부위.
20 십이지장(十二指腸) : 코 가운데의 좌측, 왼눈 눈구석 아래.
21 좌신상선(左腎上腺) : 왼쪽 코의 연골 가장자리로, 왼눈 눈구석 바로 아래.
22 비(脾) : 왼쪽 광대뼈의 약간 바깥 부분.
23 격막(膈膜) : 비익(鼻翼)의 왼쪽 옆, 비순구(鼻脣溝)의 중앙.
24 좌폐(左肺) : 왼눈 눈꼬리 바로 아래 광대뼈의 하단으로, 비익 하단과 동일선상인 곳.
25 심장(心臟) : 양 입가.
26 좌기관지(左氣管支) : 왼쪽 입가 아래로 손가락 하나 떨어진 부위.

은 색을 띨 때는 담결석에 걸리기 쉽다. 안색(顔色)이 창백할 때는 신장계통(腎臟系統)에 병이 있음을 나타내는 것이다.

❁❁❁

얼굴에는 인체의 각 장부조직을 투사하는 부위가 있다.[그림 3-7] 자신의 질병 유무를 알고 싶으면 거울을 보면 된다. 그림에 표시된 부위에 주름이나 반점이 없으면 괜찮고, 있을 경우는 그 부위와 대응하는 기관에 질병이 침범했을 가능성이 있다.

①주름과 반점은 기관의 기능실조를 나타낸다.
②얼굴의 작은 흘탑(疙瘩)은 그 부위의 병균이 혈액에 침입했음을 나타낸다.
③흑안권(黑眼圈)은 신장이나 난소, 혹은 방광에 문제가 있음을 나타낸다.
④홍막(虹膜)이 누렇게 변하는 것은 간(肝)에 병이 있음을 나타낸다.

작반(雀斑, 주근깨)

얼굴은 인체 내장의 거울과 같아서, 계통적이고 선택적으로 내장의 동정(動靜)을 반영한다.[그림 3-8] 예를 들어, 아래턱에 작반(雀斑)이 있는 것은 족한(足寒)과 야뇨증을 의미한다. 눈썹에 있는 작반은 사지가 피곤함을 나타내는데, 통증 때문이거나 어느 부위가 접질린 것이다. 눈썹 부위의 압통은 팔이나 어깨 부위의 통증 등을 나타낸다.

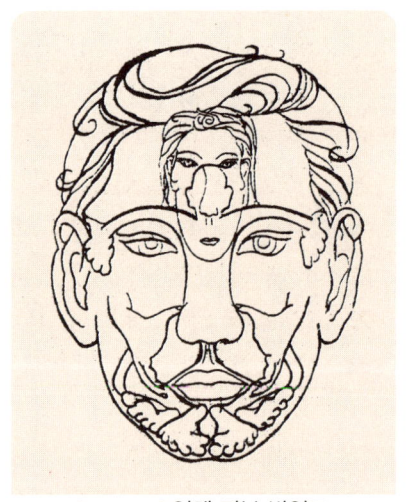

[그림 3-8] 인체 면부 반영도

부분별로 나눠 살피기

1. 얼굴의 삼분법

눈썹 이상의 부위를 상정(上亭)이라 하고, 뇌와 관련된 질병을 살핀다. 눈썹 이하부터 코 아래까지를 중정(中亭)이라 하고, 호흡기와 관련된 질병을 살핀다. 코 아래 부위는 하정(下亭)이라 하고, 소화계통과 관련된 질병을 살핀다.[그림 3-9]

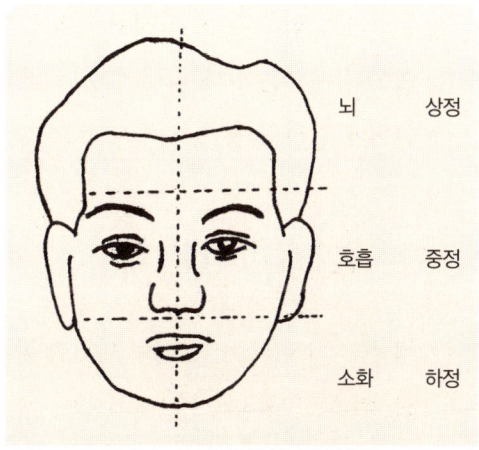

[그림 3-9] 얼굴의 삼분법

2. 얼굴 진단의 요점

① 좌우대칭의 얼굴이 가장 이상적이다. 뇌일혈(腦溢血)이나 뇌동맥경화증(腦動脈硬化症)을 앓는 사람은 아픈 쪽의 안구가 아래로 쳐지고, 반대쪽의 관자노리 부위에 주름이 생기며, 코끝이 왼쪽으로 휜다. 오른발에 신경섬유종을 앓는 환자는 코끝이 오른쪽으로 휘는데, 일반적으로 병이 있는 쪽의 폐(肺)가 좋지 않다. 비순구(鼻脣溝)가 깊어지는 것은 장(腸)과 뇌(腦)의 기능이 좋지 않음을 나타낸다.

② 눈꼬리 부위가 푸르스름한 여자는 대부분 자궁에 병이 있다.

③ 광대뼈가 튀어나온 사람은 자존심이 강하다. 이런 사람이 일단 호흡기 질병이나 결핵을 앓으면 치료하기 어렵다.

④ 입을 굳게 다물고 있는 사람은 항문이 긴장되어 있고, 입을 벌리고 있는

사람은 항문이 느슨하다.
⑤ 눈썹이 짙고, 코가 둥글고 크며, 입술이 두껍고, 목이 짧고 굵은 남자는 대부분 건강하고 정력이 왕성하다.
⑥ 눈동자가 안으로 몰린 사람은 뇌일혈에 걸리기 쉽다. 눈동자가 밖으로 벌어진 사람은 암에 걸리기 쉽다. 두 눈의 눈동자 크기가 다른 사람도 뇌일혈에 걸리기 쉽다.

3. 이마를 보고 진단

① 이마는 지력(智力)을 나타내는 부위로 상부는 고등지력, 중부는 중등지력, 하부는 하등지력을 나타낸다. 통상 이마뼈가 큰 사람(이마가 툭 튀어나온 사람)은 머리가 나쁘고, 이마에 광택이 나는 사람은 신체가 좋으며, 이마가 검은 사람은 중병이 있다고 말한다.
② 이마의 상부가 검은 것은 사증(死症)이다. 전두엽의 변화는 이마에 나타나는데, 이마에 검붉은 반점이 나타나는 것은 병세가 위중함을 뜻한다. 횡결장에 대변이 막혀 있으면 이마에 이상한 색이 나타난다. 이마에 광택이 나면 병이 장차 호전되고, 이마의 정중앙을 가볍게 두드리면 몸이 편안해진다. 이마의 색이 탁하고 얼룩덜룩한 반점이 있으면 임신이거나 아니면 자궁에 병이 있거나 폐결핵이다.
③ 태양혈(太陽穴)[14] 부위에 지렁이 모양의 푸른 정맥류가 있는 사람은 앞으로 중풍을 앓을 수 있다. 우측 태양혈 부위에 구불구불하게 정맥류가 튀어나온 것은 우측 맹장 부위에 대변이 막혀 있는 것이다. 대변이 막혀 있으면 남자는 우측, 여자는 좌측의 손발에 마비가 올 수 있다.
④ 이마의 상부는 신장(腎臟)과 관련이 있는데, 이 부위가 풍만하면 신장의 기능이 좋다. 이 부위가 검고 머리카락이 나는 경계 부위에 탁한 반점이

보이면 신장병을 앓고 있다는 증후다. 이마가 약간 검은 사람의 오줌에 섞여 배출된 독소가 응고된 것을 햇빛에 비추면 검게 변한다.

4. 인당을 보고 진단

인당(印堂)은 눈썹 사이에 위치하며, 사람의 선천적인 재능과 건강상태를 나타낸다.

① 어린 아이의 양 미간(眉間)에 핏대가 서는 것은 장내(腸內)에 태변이 남아 막혀 있기 때문으로 감기, 신경성질환, 위장병, 소화불량에 걸리기 쉬움을 나타낸다.
② 양 미간의 색이 흰 것은 정신을 과도하게 씨 피로함을 나타낸다.
③ 양 미간에 세로로 주름이 한 줄 있는 사람은 성격이 강해, 병을 앓으면 병세가 악화되어야 치료하러 간다. 이런 사람이 평소 화를 내야할 때 내지 않으면 혈관이 팽창한다. 이것은 혈압이 높아지는 것이 아니라 심장병을 앓는 것이다.
④ 양 미간에 한 줄이나 두 줄 주름이 있는 사람은 담(膽)이 작고 우울한 성격으로, 신경쇠약과 소화불량에 쉽게 걸린다. 그러므로 평소에 가능한 한 즐겁게 지내면서 근심스런 표정을 펴야 한다. 우울증을 앓는 것은 과도하게 노심초사하기 때문으로, 장기간 찡그리면 주름이 생길 수 있다. 비관적이거나 마음이 유쾌하지 않은 사람은 양 미간에 항상 주름이 있다. 평소에 유쾌한 사람이나 잘 웃는 사람은 양 미간에 주름이 없다.

5. 턱을 보고 진단

① 턱이 작고 뾰족하며, 얼굴의 상부와 중부가 대칭이 되지 않는 사람은 심

신이 모두 쇠약하고 의지가 박약하다. 이런 사람은 항상 머리가 무겁고 어지러우며, 손발이 차고, 빈혈에 잘 걸리고, 몸이 약해 병이 많다.
② 턱이 검붉은 사람은 하복부에 병이 있다.
③ 편도선에 병이 있는 사람은 턱이 앞으로 돌출한다. 이는 염증이 입을 벌리는데 영향을 주었기 때문으로, 오랫동안 입을 적게 벌리면 턱이 앞으로 돌출한다.

6. 뺨을 보고 진단

① 뺨[검단臉蛋] 부위는 폐(肺)와 관련이 있다. 이 부위의 살이 부드럽고 풍만하며 발그레한 윤기가 나면 폐의 기능이 양호하다는 것을 나타낸다. 뺨 부위의 살과 지방이 적고 홀쭉한 사람은 폐가 약하다. 이런 사람의 얼굴이 붉게 상기되면 폐렴을 앓는다는 표시다. 뺨이 지나치게 상기된 사람은 폐기능이 나쁘다.
② 뺨 부위에 거미줄 같은 붉은 모세혈관이 드러나는 사람은 대부분 술로 인한 간경화 환자다.
③ 호흡할 때 양 볼의 팽창하는 부위, 즉 광대뼈 아래 부분을 지고(地庫)라 한다. 지고가 팽창하는 것(곧, 면부풍만)은 체내에 염분 과잉 때문으로, 이런 사람은 위(胃)는 튼튼하지만 신장(腎臟)이 나쁘다. 반대로 지고가 오목하게 들어간 사람은 체내에 염분이 부족하고, 신장(腎臟)의 기능은 좋으나 위(胃)가 나쁘다.

특수한 얼굴

건강한 사람의 얼굴은 수려하고 두 눈에 신기(神氣)가 있고 피부에는 광택이 나야한다. 비량(鼻梁)[15]을 정중앙으로 하여 수직선을 그으면, 그 중점(中點)은 나이에 따라 변한다. 출생 시의 중심은 미간(眉間)에 있고, 두 눈은 수평으로 중점 아래에 있다. 이후 나이가 들어감에 따라 얼굴과 코의 골격이 커지면서 중점은 점차 아래로 이동하여, 성인이 되면 중점과 두 눈이 수평으로 일치한다.

얼굴기형은 일시적 기형과 영구적 기형 두 가지로 나뉜다. 환경과 정신적 소인으로 나타나는 것도 있고, 선천적이거나 후천적인 질병으로 기인하는 것도 있다. 얼굴기형은 미용에 영향을 줄 뿐 아니라, 인체에 장차 병이 발생할 것인지를 판단할 수 있고, 이미 어떤 병을 앓고 있는지를 판단하는 데에 참고가 된다. 자주 볼 수 있는 얼굴기형에는 다음과 같은 것이 있다.

부종형 얼굴

얼굴부종은 손가락으로 이마를 누르면 일시적인 함몰의 흔적이 생기는데, 일반적으로 신장병·심장병·당뇨병 환자에게서 볼 수 있다.

가면형 얼굴

가면을 쓴 것처럼 표정이 딱딱하다. 뇌염, 진전성(震顫性) 마비증 환자에게 많이 보인다.

쓴웃음형 얼굴

얼굴 근육이 경련을 일으켜 쓴웃음을 짓는 듯한 표정이 나타나고, 이를 꽉 물고 있으며, 사지에 경련이 일어난다. 이는 전형적인 파상풍의 얼굴이다.

공포형 얼굴

안구가 돌출하고, 눈빛이 반짝이며 무서움을 느낀 듯한 표정을 짓는다. 안구돌출성 갑상선기능항진증 환자에게서 주로 보인다.

사자형 얼굴

사자(獅子)형은 얼굴에 피부결절(皮膚結節) 증상이 나타난다. 종양형 나병에서 주로 보이며, 임파세포성 백혈병 환자에게도 보인다.

이첨판형 얼굴

이첨판(二尖瓣)[16]형 얼굴은 안색이 어둡고 두 볼이 암홍색이며, 입술은 적홍에 가까운 자색이고, 안절부절 못하고 호흡이 짧다. 풍습성 심장병과 이첨판 협착증 환자에게서 보인다.[그림 3-10]

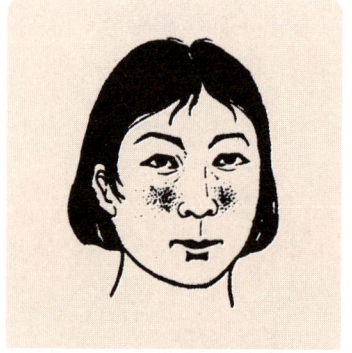

[그림 3-10] 이첨판형 얼굴

만월형 얼굴

보름달처럼 얼굴이 둥글고, 피부는 붉으며, 항상 좌창(痤瘡)과 수염이 안 나는 증상을 수반한다. 피질순증다증(皮質醇增多症, 쿠싱증후군)[17] 및 장기간 신상선피질(부신피질) 호르몬을 사용한 환자에게서 보인다.[그림 3-11]

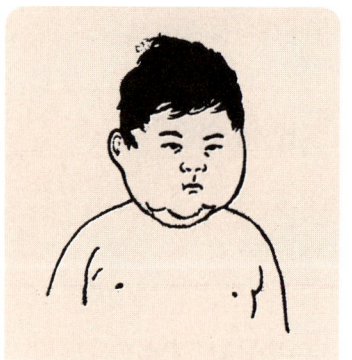

[그림 3-11] 만월형 얼굴

지단비대증형 얼굴

지단비대증(肢端肥大症)형[18] 얼굴은 두개골이 점차 커지고, 얼굴은 길어지며, 아래턱은 커질 뿐 아니라 앞으로 돌출하고, 광대뼈가 튀어나오고, 귀와 코가 커지며, 입술과 혀는 두툼하게 변한다.[그림 3-12]

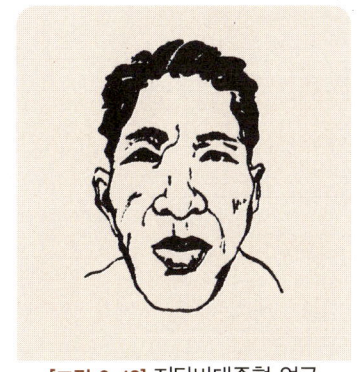

[그림 3-12] 지단비대증형 얼굴

반측 마비형 얼굴

얼굴 한쪽의 근육이 마비되어 표정을 지을 수 없고, 이마에 주름이 없으며, 안열(眼裂)이 커지고, 비순구(鼻脣溝)가 평평하며, 구각(口角)이 처진 얼굴이다. 안면 신경마비에서 볼 수 있다. 상술한 증상이 보이나 안열이 커지지 않는 증상은 뇌혈관중추성 안면마비에서 볼 수 있다.

반측 경련형 얼굴

얼굴 한쪽의 근육이 순간순간 불규칙적으로 실룩거린다. 어떨 때는 편측 안면근육 경련이나 구각 경련으로 나타난다. 안면 신경마비 후유증 및 삼차신경통(三叉神經痛)[19], 중추신경장애를 앓는 환자에게서 볼 수 있다.

훼괴성 얼굴

훼괴성(毀壞性) 얼굴은 어떤 질병을 앓아 정상적인 얼굴이 훼손되는 것을 가리킨다. 얼굴만 훼손되거나 혹 오관(五官)에까지 영향을 미치기도 한다. 때로는 아문 후에 불규칙적인 수축성 흉터를 남긴다. 일반적으로 매독, 낭창, 나병, 악성 피부종양, 심부진균병(深部眞菌病), 딸기종 등의 환자에게서 볼 수 있다.

증식체형 얼굴

아이가 비량(鼻梁)이 펑퍼짐하고, 경구개(硬口蓋)[20]가 높이 솟고, 앞니가 밖으로 돌출하고, 치아배열이 고르지 않으며, 입술이 두툼하고, 윗입술이 위로 들리고, 굳은 표정을 짓는 등 어떤 특수한 얼굴형을 보인다면, 증식체 비대의 가능성이 있음을 의심해야 한다. 이런 얼굴을 증식체(增殖體)형 얼굴이라 한다.

관우검 얼굴

고원병(高原病), 폐원성(肺源性) 심장병이나 잠수병을 앓을 때, '관우검(關羽臉)'이라는 술 취한 듯한 얼굴을 볼 수 있다. 이것은 장기적이고 만성적인 산소결핍에 의한 적혈구의 이상 증식 때문이다. 혈액 속의 적혈구가 정상보다 한두 배 많으며, 진성홍세포증다증(眞性紅細胞增多症)이라 부른다.

악질형 얼굴

악질(惡疾)형은 얼굴이 극도로 수척하고 고통스러운 표정이며, 안색이 누렇게 뜨고, 광대뼈가 높이 솟고, 안와(眼窩)[21]가 움푹 들어가고, 피부에 탄력이 없다. 중증 결핵이나 말기 암과 같은 만성 소모성 질병의 환자에게서 흔히 보인다.

갑상선기능항진증 얼굴

얼굴근육이 수척해지고, 안구가 돌출하며, 초조하고 쉽게 화를 내면, 갑상선기능항진증을 앓고 있을 가능성이 있다.[그림 3-13]

상한병(傷寒病) 얼굴

표정이 싸늘하고, 반응이 느리며, 기력이 없어 말하기 싫어하고, 때로는 의식이 흐릿해 진다. 장상한(腸傷寒), 뇌척수막염(腦脊

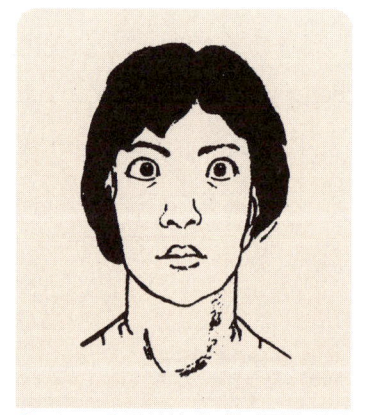

[그림 3-13] 갑상선기능항진증형 얼굴

髓膜炎), 뇌염 등 고열 쇠약성 질병의 환자에게서 많이 보인다.

홍역 얼굴

발열·해소·재채기 등의 증상 외에도 눈이 약간 충혈 되고, 빛을 보면 눈물이 나며, 눈의 분비물이 증가해 흘러나오는 등의 증상을 보인다. 피부발진이 생기기 전이라면 홍역으로 확진할 근거가 된다.

일산화탄소 중독 얼굴

얼굴 및 입술과 결막에 앵두처럼 빨간색이 나타나며, 보통 어지러움·무기력·가슴 두근거림·구토·의식불명·혼수상태 등을 수반한다. 위중할 경우에는 사망에 이를 수 있다.

흑변병 얼굴

흑변병(黑變病) 얼굴은 병손(病損)이 옅은 갈색이나 짙은 갈색, 혹은 흑회색의 점상으로 색소침착이 일어나고, 가장자리의 색은 맑지 않으며, 합쳐져 큰 덩어리가 되기도 한다. 이마·광대뼈·눈 주위에 잘 발생하며, 대부분 타르계 물질 및 납·비소·수은 등의 물질에 장기간 노출되어 발생한다.

흑갈색 얼굴

바람이 불고 해가 내리쬐는 실외에서 장기간 일을 하면 흑갈색의 얼굴이 된다. 간경화나 간암 말기에는 흑갈색에 청회색을 띤 안색이 나타나는데, 안색이 어둡고 광택이 없다.

위독한 얼굴

얼굴이 메말라 거칠고, 안색이 창백하거나 납빛이며, 표정이 딱딱하고, 눈빛에 신기가 없으며 눈두덩이 움푹 꺼지고, 코뼈가 날카롭게 솟아 보인다. 심한 출혈이나 쇼크, 탈수, 급성복막염 등에서 보인다.

급성병 얼굴

안색이 상기되고, 마음은 흥분되고 불안하며, 코를 벌름거리고, 입술에 포진이 생기며, 고통스런 표정을 짓는다. 대엽성 폐렴이나 학질 같은 급성 열병에서 보인다.

만성병 얼굴

얼굴이 초췌하고, 안색이 암회색이거나 창백하며, 눈빛이 어둡다. 악성 종양, 간경화, 심한 결핵 같은 만성 소모성 질병에서 보인다.

크레틴병 얼굴

크레틴병(cretinism) 얼굴은 선천성 질병으로 영아의 갑상선기능감퇴가 원인이다. 발육이 현저히 느리고, 얼굴이 우둔하게 생겼으며, 비량이 편평하며 넓고, 눈 사이의 거리가 비교적 멀며, 눈꺼풀이 붓고, 눈구멍이 협소하고, 피부가 거칠며, 머리카락은 적고 메말랐으며, 이마가 좁고, 들창코며, 혀는 크고 두꺼우며 항상 밖으로 내밀고 있다.

학발동안 얼굴

학발동안(鶴髮童顔)[22]은 노인의 얼굴이다. 머리카락이 눈처럼 희고, 얼굴 전체가 붉고 윤기가 나는 것을 가리킨다. 동맥경화를 앓고 있는 환자에게서 많이 보인다. 얼굴이 붉고 윤기가 나는 것은 천표부(淺表部)의 모세혈관에 미량의 출혈이 있기 때문이다.

고산생리성 청색증 얼굴

고원지대에 처음 들어가는 사람은 대부분 발병하는데, 해발고도가 높아짐에 따라 청색증이 더욱 현저해진다. 입술·혀·귓바퀴·양볼·손·발에 모두 청색증이 나타나는데, 그중에 입술·안결합막(眼結合膜)·손가락에 가장 현저하게 나타난다. 청자(靑紫)색은 나타나서 3~4주 지속되다가 저절로 사라진다.

청색증 얼굴

입술과 볼에 청자 빛의 안색이 나타난다. 대부분 혈액 중에 혈홍단백의 함량이 증가해 일어나며, 체내의 산소결핍을 나타낸다. 유년의 청색증은 대부분 선천성 심혈관질환에서 보인다. 중년 이상의 청색증은 대부분 심한 만성 호흡기질환과 심장병에서 보인다.

성홍열 얼굴

성홍열(猩紅熱)은 얼굴이 벌겋게 충혈 되고 홍조를 띠는데, 입과 코 주위는 오히려 창백한 것을 환구창백권(環口蒼白圈)이라 한다. 홍조, 환구창백권, 양매설(楊梅舌), 발열 등이 보이면 성홍열이라 할 수 있다.

점액수종 얼굴

갑상선기능감퇴 얼굴이라고도 한다. 갑상선호르몬의 분비가 부족하여 생긴다. 환자의 안색은 창백하고 허하며 얼굴이 부어오른다. 안검이 넓게 늘어지고, 얼굴은 넓어지고 입술은 두꺼워지며, 얼굴에 표정이 없고 표현이 무디다.[그림 3-14]

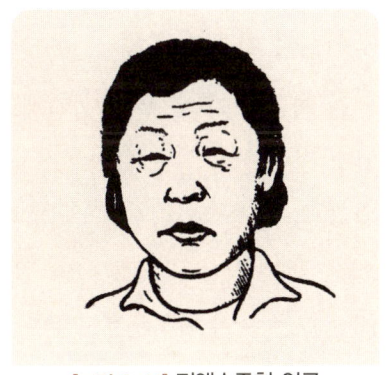

[그림 3-14] 점액수종형 얼굴

히포크라테스 얼굴

고통스러운 표정을 지으며, 안색이 희뿌옇고, 두 눈에는 신기가 없으며, 눈이 움푹 들어가고, 광대뼈가 튀어나오며, 이마에 식은땀을 흘리고, 코끝이 날카롭게 서는 등 급성복막염의 얼굴에 나타나는 증상과 비슷하다.

부신피질 기능부전 얼굴

에디슨 증후군 얼굴이라고도 한다. 부신피질이 분비하는 부신피질호르몬이 감소하여 나타난다. 얼굴 및 전신의 피부에 색소침착이 나타나고, 체중이 감소하며, 의욕이 감퇴되고, 얼굴은 흑갈색이며, 입술은 검푸른 색이고, 더하여 식욕부진으로 힘이 없고 현기증이 일며, 모발감소·성욕감퇴 등의 증상이 수반된다.

간병 얼굴

간병(肝病) 얼굴은 안색이 청회색으로 어둡고 광택이 없거나, 새까맣거나 누런 가운데 청색을 띤다. 얼굴이 부어 까칠하고 초췌하며, 안각 및 안광 주위의 피부가 청회색이다. 보통 간구통(肝區痛), 양쪽 늑골의 창통(脹痛), 조급증, 소화불량 등의 증상이 수반된다.

선천성 치매형 얼굴

각 계통의 기능, 특히 신경계통의 선천성 발육부전증으로 나타난다. 코가 낮고 평평하며, 눈구멍이 협소하고, 눈초리가 올라갔으며, 눈 사이의 거리가 멀고, 눈이 동그라며, 내안각췌피[23]가 특히 두드러진다. 입을 반쯤 벌리고 있으며, 혀는 항상 밖으로 나와 있고, 얼굴에 치매기가 나타난다. 코끝과 이곽(耳郭)[24]은 특이하게 무르고 부드러우며, 새끼손가락은 짧고 안으로 휘었으며, 새끼손가락의 둘째 마디가 특히 짧다.

조로증 얼굴

조로왜소증(早老矮小症)이라고도 하며, 선천성 대사결함 때문이다. 정상으로 태어나 첫해에는 이상 없이 성장하다가 점점 발육이 느려지기 시작한다. 몸이 왜소하고, 얼굴은 노인과 같고, 이마에 주름이 많으며, 머리카락이 빠지고, 손발톱이 위축되며, 사지가 마른다. 하지만 지능은 정상이다.

한선(汗腺)이 발달하지 않아 땀이 없고 건조하다.

골성사자안면증 얼굴

골성사자안면증(骨性獅子顔面症) 얼굴은 섬유성 골 이형성증, 두개골 부위의 만성 골막염, 기형성 골염이나 외상 등에서 보인다. 안면골격이 과도하게 성장하거나 돌출하여 생긴다. 병변 부위에 따라 사람마다 다르게 나타난다. 상악(上顎), 하악(下顎), 광골(眶骨) 위쪽 등에 병변이 나타나면 얼굴 모양이 사자와 같다.

미간 융기 얼굴

전두골의 미간 부위가 융기(隆起)한다. 일반적으로 장년의 남성에게서 뚜렷이 나타나며, 중국 남방의 일부 지역에서 흔히 보인다.

임상병리의 측면에서 보면, 골성사면 · 지단비대증 · 거인증 · 연골발육부전증 · 소아뇌적수 · 구루병(佝僂病) · 나병 · 지중해성빈혈 · 뇌막팽출(腦膜膨出) 등에서 미간 융기가 뚜렷이 나타난다.

도끼형 얼굴

위축성 근육강직의 특징 중 하나다. 안면과 턱 근육이 모두 위축되어 머리와 얼굴 부위의 외형 윤곽은 거의 피골이 상접한 상태를 나타낸다(오관은 제외). 정면에서 보면 위는 크고 아래는 뾰족한 도끼의 형상이다.

연골발육부전증 얼굴

두개골 윗부분의 발육은 정상이나, 아랫부분과 안면부의 발육이 부진하여 '머리는 크고 얼굴은 작다.' 또 하악의 발육은 정상이라 하악이 특별히 크게 보일 뿐 아니라, 미간 융기와 안장코 등을 수반한다.

영아 수족경련증 얼굴

이 병은 비타민D의 결핍으로 혈액 속의 칼슘 수치가 낮아져 일어난다. 영아에게는 주로 경궐(驚厥)로 나타난다. 돌연 발작하여 두 눈은 위로 치켜뜨고, 얼굴과 사지에 경련이 일며, 심하면 흰 거품을 토한다. 몇 초에서 십여 분까지 계속되며, 하루에 수차례에서 수십 차례 발작한다.

수족서동증 얼굴

수족서동증(手足徐動症)이 발작할 때, 얼굴부위에는 혀를 날름거리는 '괴상(怪相)'과 '골계상(滑稽相)'이 종종 나타난다. 어떨 때는 머리가 천천히 비틀리기도 하는데, 정서가 격해지면 가중되고 안정되면 가벼워지며, 잠을 잘 때에는 증상이 사라진다. 이런 얼굴이 나타날 때는 항상 수족이 약간 뒤틀리는 증상이 수반된다.

백화병 얼굴

백화병(白化病)은 속칭 백공(白公)이라고도 한다. 어릴 때 유전성 흑색소 대사이상으로 발병한다. 흑색소의 결핍으로 얼굴 및 전신의 피부가 유백색이나 분홍색을 띠고, 모발은 백색이나 담황색을 띠며, 두 눈의 각막이 투명하고 동공이 붉게 변한다.

중증 근무력증 얼굴

안검(眼瞼)이 아래로 쳐지고 무표정하다. 힘껏 눈을 뜨면 이마에 주름이 증가하고, 눈썹이 올라가며, 고개가 들리는 증상이 생긴다. 음식을 씹기 어렵고 말소리가 분명하지 않다.

골수결핵 얼굴

에치슨병 얼굴이라고도 한다. 양쪽의 동안신경이 마비되어 눈꺼풀이 아래로 쳐지면서 시각에 영향을 준다. 때문에 온종일 우울하고 애수에 찬 것처럼 눈썹을 찡그려 이마에 주름이 진다.

술 취한 얼굴

얼굴이 벌겋고, 두 눈은 동그랗게 뜬다. 때로는 술 취한 듯 몽롱한 눈에 즐거운 표정을 하고, 때로는 방탕하고 무절제한 행동을 한다. 대게 걸음걸이가 불안하고 추태를 부린다.

다혈질형 얼굴

다혈질형의 사람은 표정이 풍부하고, 두 눈은 반짝이며, 웃을 때는 항상 입을 크게 벌리고, 희로애락이 안색에 쉽게 드러나며, 언제나 웃는 얼굴로 사람을 맞는다. 민첩하고 반응이 빠르며, 활발하고 움직이는 것을 좋아하며, 말에 능하고 사교적이며, 고독한 것을 싫어하고 외향적이다. 하지만 주의력이 부족하고 흥미가 쉽게 바뀌며, 정서가 불안정하다. 가끔은 경솔하고 경박한 행동을 할 가능성이 있다.

담즙질형 얼굴

거리낌 없고 표정에 숨김이 없다. 눈빛이 밝고 예리하며, 웃을 때는 항상 입을 벌리고, 낙관적이고 정열적이며, 얼굴이 붉고 광택이 나며, 정력이 왕성하고, 반응이 신속하며, 마음이 곧고 말이 빠르며, 외향적인 성격이다.

좋은 일이 있으면 싱글벙글하고, 역경에 처하면 조급해 하고 쉽게 화를 내며, 일처리가 과감하고 호탕하게 말한다. 하지만 때로는 거칠고 폭력적이며 인내력이 부족한 경향이 있다.

점액질형 얼굴

표정이 담담하고, 눈빛이 깊으며, 입술을 항상 굳게 다물고 있고, 안정적이고 무게가 있으며, 반응이 완만하고, 감정이 얼굴에 드러나지 않으며, 자기 절제가 뛰어나고 과묵하며, 적당히 교제를 하거나 불필요한 교제는 절제하는 등 내성적이다. 주의력이 있으며 의지가 흔들리지 않는다. 하지만 어떤 때는 활력이 없어 사물에 전혀 관심을 두지 않는다.

억울질형 얼굴

표정이 냉담하거나 억울하고 근심스러운 안색을 띤다. 입술은 살짝 다물고 있으며, 눈빛은 싸늘하고, 근심이 많고 감상적이며 고독하고, 일을 만나면 우유부단하고, 말은 지나치게 조심스럽고, 겁이 많고 나약하며, 감정이 깊어도 밖으로 잘 드러내지 않으며, 민감하게 반응하며, 울분을 잘 하나 분노나 원한의 감정을 밖으로 표출하지 않는다.

다른 사람이 보지 못하는 세세한 것까지 관찰하는 데 뛰어나며, 내향적이고 혼자 있기를 좋아하고, 부끄러움을 잘 타며 비관적인 경향이 있다.

정서격동형 얼굴

얼굴 전체가 붉게 빛나고, 두 눈은 반짝이며, 항상 손짓발짓을 하며 말을 한다.

놀란 얼굴

안색(顔色)이 창백하고, 두 눈을 동그랗게 뜨고, 긴장되어 입이 벌어졌으나 혀가 굳고, 갑자기 황급한 표정이 되고, 자신도 모르게 '아' 하는 소리가 나온다.

수줍은 얼굴

두 볼이 발갛게 상기되어 수줍은 표정을 지으며, 고개를 숙이고 말이 없으며, 자신도 모르게 손으로는 무언가를(옷자락, 머리띠 등) 만지작거린다.

분노한 얼굴

눈썹이 일직선이 되고 눈에는 노기(怒氣)가 넘치며, 안색은 새파래지고 핏대가 선다.

비애의 얼굴

표정이 우울하고, 얼굴에 빛이 없으며, 눈물을 줄줄 흘리고, 눈빛에 기운이 없다.

상심한 얼굴

비애와 고통으로 가득한 표정이며, 눈썹을 찡그리고 입을 옆으로 벌리며, 눈에는 눈물을 가득 담고 있거나 줄줄 흘리고, 눈은 빨갛게 충혈 된다.

억울한 얼굴

입술을 삐죽거리고, 얼굴에는 승복하지 못하거나 애원하는 기색이 역력하며, 눈에는 눈물이 가득하고, 낮은 소리로 흐느끼며 혼자 중얼거린다.

증오의 얼굴

눈을 부라리며 냉대하고, 째려보며, 깔보며 비웃고, 얼굴에는 혐오하는 기색이 가득하다.

미안하고 부끄러운 얼굴

귀까지 빨개지고, 얼굴에 부끄러운 기색이 가득하며, 고개를 숙이고 말이 없거나 상대방의 눈길을 최대한 피하려 한다.

즐거운 얼굴

희색이 만연하고, 양쪽 입가가 위로 올라가며, 얼굴 전체가 따스하고, 덩실덩실 춤을 춘다.

기쁜 얼굴

활개를 치며 흥이 돋고, 온 얼굴에 웃음이 가득하고, 눈이 빛나며 입가는 위로 올라간다.

실망한 얼굴

기가 상해 고개를 떨어뜨리고, 활력이 없으며, 억울하고 음침한 표정이고, 두 볼과 입가가 아래로 쳐진다.

화난 얼굴

입이 삐죽 나오고 눈은 동그랗게 뜨며, 얼굴은 팽팽하게 땅기고, 표정이 무거우며, 이를 악물고 화난 눈으로 쳐다보며, 두 손을 벌벌 떤다.

인내하는 얼굴

얼굴은 팽팽하게 땅기고, 안면근육이 굳으며, 아랫입술을 꽉 깨물고, 눈을 크게 뜨고 노려보며, 두 주먹을 불끈 쥔다.

두려워하는 얼굴

안색이 창백하고, 눈빛이 어지러우며, 놀란 표정을 짓고, 모골이 송연하며, 사지를 벌벌 떤다.

절망한 얼굴

얼굴을 하늘을 향해 쳐들고 똑바로 쳐다보며, 갈구하는 눈빛과 싸늘하고 고통스러운 표정이 보인다.

우수에 찬 얼굴

주름이 질 정도로 찡그린 얼굴이고, 답답하고 고민스러우며, 심사가 무겁고, 초조하고 불안하다.

웃는 얼굴

쓴웃음

파상풍 환자에게서 보인다. 파상풍 환자는 저작근(咀嚼筋)[25]이 마비되어 입을 크게 벌리지 못하므로 이를 악물고 얼굴근육에 경련이 일어난다. 따라서 전형적인 쓴웃음 얼굴이다.

실없는 웃음

특수한 어리석은 웃음이며, 대뇌발육부전과 노인성 치매 환자에게서 많이 보인다. 환자가 즐거운 듯 보이지만 지능장애의 영향이므로 다른 사람에게는 바보스러운 느낌을 준다.

얼빠진 웃음

정신분열증 환자에게서 보인다. 이런 환자는 대뇌의 기능이 불완전하여 상황, 장소, 대중의 많고 적음을 분간하지 않고 혼자 몰래 웃거나 미친 듯이 웃는다.

괴상한 웃음

안면신경마비나 중풍 환자에게서 많이 보인다. 신경지배작용의 약화나 상실로 환부의 근육이 이완되어 비순구가 얕아져, 웃을 때 구각이 건강한 쪽으로 당겨 올라간다. 안면신경마비로 표정이 괴상하다.

가짜 웃음

은닉성 우울증을 앓는 환자에게서 많이 보인다. 본래는 우울하지만 다른 사람에게는 항상 가짜 웃음으로 대한다. 경험이 많은 의사는, 이런 환자는 그저 입으로만 웃을 뿐이지 눈에는 전혀 즐거운 빛이 없는 것을 발견해 낸다.

미친 웃음

폭음 후에 술주정이 심할 경우나 히스테리 환자가 히스테리를 부리며 크게 웃을 때 많이 보인다.

억지웃음

곧, 강제적인 웃음으로, 일종의 억제할 수 없는 웃음이다. 노인성 미만성 대뇌동맥경화와 대뇌변성 등 뇌 부위의 기질성 병변 환자에게서 많이 보인다.

진발성 웃음

진발성(陣發性) 웃음은 자신도 모르게 나오는 웃음이다. 많을 때는 하루 몇 차례에서 몇 십 차례 발작을 하고, 적을 때는 며칠이나 몇 주 만에 한번 발작한다. 매번 발작할 때마다 몇 십초 혹은 몇 분 동안 이어진다. 웃을 때는 전간(癲癎)[26] 발작이 일어났다가, 웃은 후에 정상으로 돌아오는 것은 발소성 전간(發笑性癲癎)의 특징이다.

■■■■■ 주석

1) 대양(戴陽) : 광대뼈 부위가 마치 화장을 한 것처럼 담홍색을 띠고, 이것이 떠돌아다니는 것이 특징이다. 아래에는 진한(眞寒) 증상이 있으나 위에는 가열(假熱) 증상이 있는 위중한 병증이다.

2) 경맥구급(經脈拘急) : 풍사로 인해 나타나며 신경계통의 질병에서 주로 볼 수 있는 증상의 하나.

3) 수음(水飮) : 장부의 병리변화 과정에서 생기는 액체로, 수는 묽으면서 맑은 것이고, 음은 묽으면서 점성이 있는 것이다.

4) 삼초(三焦) : 육부(六腑)의 하나로 장부의 외부를 둘러싼 가장 큰 부(腑)다. 외부(外腑) 혹은 고부(孤腑)라고도 하며, 모든 기를 주관하고 수도(水道)를 소통하는 작용이 있다.

5) 大骨은 몸체와 사지를 지탱하는 주요골격을 말한다.

6) 大肉은 팔과 다리의 근육을 말한다.

7) 구각(口角) : 입의 양쪽 구석, 즉 아래위의 입술이 합쳐지는 곳이다.

8) 풍담(風痰) : 담이 간경(肝經)을 요동함으로 인해 발생하는 병증이다. 평소 담질을 앓는 데다 풍사(風邪) 혹은 풍열사(風熱邪)를 감수하여 울결됨으로 인해 발생한다.

9) 흘탑(疙瘩) : 한 곳에 여러 개의 작은 부스럼이 나서 살갗이 우둘투둘해진 것을 말한다.

10) 손락(孫絡) : 낙맥보다 더 작은 지극히 많은 수의 분지(分支). 손맥(孫脈)이라고도 한다.

11) 속진(粟疹) : 비경(脾經)에 습열이나 풍독의 사기가 외부에서 침입하여 좁쌀 같은 것이 발진한다.

12) 해조문(蟹爪紋) : 게의 발이 갈라지듯 잘게 난 무늬.

13) 해순구(頦脣溝) : 아랫입술과 턱 사이의 오목한 곳.

14) 태양혈(太陽穴) : 눈의 바깥쪽 모서리와 눈썹 끝을 연결한 선의 중점에서 바깥쪽으로 1촌(寸) 떨어진 곳에 위치한다. 주로 두통, 편두통, 감기, 어지럼증, 치통 및 삼차신경통, 안면신경마비, 급성결막염 등을 치료하는데 이용된다.

15) 비량(鼻梁) : 코 중앙에 융기한 부분으로, 하극(下極)의 아래쪽, 비첨(鼻尖)의 위쪽을 가리킨다. 비주(鼻柱)라고도 한다.

16) 이첨판(二尖瓣) : 심장의 좌심방과 좌심실 사이에 있는 판막. 피가 거꾸로 흐르는 것을 막는다.

17) 피질순증다증(皮質醇增多症) : 부신피질에 악성 또는 양성의 종양이 생기거나 부신피질 그 자체가 과다하게 증식하는 경우에 나타난다. 비교적 드문 증상으로, 10~20대에 많고 여자에게 많다.

18) 지단비대증(肢端肥大症) : 뇌하수체 성장 호르몬이 성년기에 과잉 분비 되어 몸의 끝 부분, 즉 턱·손·발·코·귀·혀·소화 기관 따위가 지나치게 커지며, 성 기능은 감퇴되고 성기(性器)가 위축되며, 척추가 휘고 시력이 약해지는 호르

몬 이상 증상. 말단거대증(末端巨大症)이라고도 한다.

19) 삼차신경통(三叉神經痛) : 삼차신경은 안신경 · 상악신경 · 하악신경의 세 가닥으로 나누어지는데, 특발성의 것은 대개는 분지(分枝)가 침범되고, 신경 전체가 침범되는 일은 적으며, 그 통증은 주로 발작성이다. 가장 많이 침범되는 것은 안신경 중 안와상신경(眼窩上神經)이다. 삼차신경통이 양측성으로 오는 일은 극히 드물다. 발작은 대개 한랭자극이나 담화(談話) · 저작 등에 의해 유발되기 쉽고, 격통과 함께 땀 · 눈물 · 타액 등의 분비가 현저하게 항진한다.

20) 경구개(硬口蓋) : 입천장 앞쪽의 단단한 부분. 두꺼운 점막으로 덮여 있고, 안쪽에 뼈가 있다

21) 안와(眼窩) : 눈구멍을 말한다.

22) 학발동안(鶴髮童顏) : 머리털은 하얗게 세었으나 얼굴은 아이와 같다는 뜻으로, 전설 따위에 나오는 신선의 얼굴을 이르는 말.

23) 내안각췌피(內眼角贅皮) : 눈꺼풀이 늘어져 눈의 안쪽 모퉁이의 일부나 전부를 덮고 있는 상태.

24) 이곽(耳郭) : 외이도(外耳道) 바깥쪽에 위치한 모든 이각(耳殼)을 통칭한다. 귓바퀴를 말한다.

25) 저작근(咀嚼筋) : 심두근(深頭筋)에 속하며, 두개에서 시작하여 아래턱까지 이르는 근으로서 턱의 개폐와 전후좌우로의 이동을 관장한다. 이 근육의 활동으로 턱을 전후 또는 좌우로 움직여서 음식물을 씹어 부술 수가 있다.

26) 전간(癲癇) : 간질, 지랄병이라고도 한다.

04

눈썹 [眉毛미모]

눈썹은 눈 위에 위치하여 눈을 보호하는 기능을 한다. 눈썹을 관찰하는 것은 관상학적인 측면에서 중요한 가치가 있을 뿐만 아니라, 임상진단 면에서도 의의가 있다.

한의학에서는 눈썹은 신(腎)이 주관하므로 신장(腎臟)의 외후(外候)[1]이고, 또 폐(肺)는 피모(皮毛)[2]를 주관하기 때문에, 눈썹은 신(腎)과 폐(肺)의 외후라고 생각한다. 눈썹 부위는 수족양명경(手足陽明經)이 지나가는 곳이므로 눈썹은 또한 양명경혈의 성쇠를 반영한다. 이 때문에 눈썹을 진찰하는 것은 신기(腎氣)의 성쇠와 기혈의 과부족 및 인체의 노쇠를 반영하는 중요한 표지(標識)가 된다.

눈썹을 관찰할 때, 수검자는 밝은 곳에서 의사와 마주앉아야 한다. 의사는 눈썹의 길이, 굵기, 조밀도, 안색, 형태, 탈모여부, 메마름 정도 등을 상세히 관찰해야 한다.

정상적인 눈썹은 굵고 길며 짙고 윤기가 나고 새까맣다. 비정상적인 눈썹은 드문드문하고 짧으며 가늘고 잘 빠지며 누렇게 메말랐다.

❀❀❀

1 눈썹이 짙고 굵으며 길고, 검으면서 광택이 나는 것은 신기가 충만하고, 신체가 건강하며, 장수할 수 있다는 것을 나타낸다.

2 눈썹이 엷고 드문드문하며 지극히 적은 것은 신기가 허약하고, 신체가 허약하여 병이 많고, 요절(夭折)하기 쉬움을 나타낸다.

3 40세 이후에 눈썹의 외측이 조금씩 빠지기 시작하는 것은 자연적인 노쇠의 증상이다. 하지만 40세 이전에 빈번하게 빠지는 것은 조로(早老)의 나쁜 징조이다. 특히 바깥 눈썹이 1/3 넘게 빠지는 것은 신기(腎氣)가 쇠약해졌다는 표시이다. 부신피질 기능감퇴증, 뇌하수체전두엽(腦下垂体前頭葉)과 갑상선의 기능감퇴 및 점액성수종(粘液性水腫) 환자에게서 주로 보인다.

4 눈썹이 누렇게 변색되고 메마른 것은 폐기(肺氣)가 허한 증상으로 소아 및 영양실조 환자에게서 보인다. 눈썹이 까맣고 윤기가 나는 것은 기혈이 충만하다는 좋은 징조다.

5 눈썹 끝이 곧고 건조한 것은, 여성의 경우 월경불순일 가능성이 있고, 남성의 경우 신경계통의 질병을 앓을 때가 많다.

6 여성의 눈썹이 특별히 짙고 까만 것은 거의 부신피질기능의 항진과 관계있다.

7 눈썹 부위의 피부가 두툼하고, 눈썹이 특히 많이 빠져 드문드문한 것은 나병 때문이다. 풍습상승(風濕相乘)에 독풍여기(毒風癘氣)³를 만나 기혈이 응체되어 생긴다.

8 양 눈썹에서 파르스름한 색을 발하는 것은 일종의 병이 없는 정상적인 색택이다. 붉은 색이 보이면 대부분 번열(煩熱)⁴의 증후다.

9 미간 부위를 인당 또는 궐(闕)이라 하는데, 폐부색진(肺部色診)의 부위다. 폐(肺)의 질환은 인당(印堂)에 나타나는 경우가 많다. 예를 들어, 폐기(肺氣)가 부족한 사람은 인당 부위가 희고, 기혈이 울체된 사람은 청자색으로 변한다. 옛사람들은 또 인당을 자기성(紫炁星)이라 했고, '인당이 반듯하면 운명이 탄탄하다(印堂平正 命宮牢)'⁵고 하여, 미간은 넓고 반듯하여야 하며, 두 눈썹이 바르게 펴진 것을 길상(吉相)이라 했다.

여섯 가지 방법

옛사람들은 눈썹을 살피는데 여섯 가지 방법이 있었다. 눈썹이 아래로 쳐진 것은 장차 담(膽)이 끊어지고, 위로 솟은 것은 장차 명(命)이 끊어지고, 눈썹과 속눈썹이 빠지는 것은 나병의 증상이고, 눈썹을 찡그리는 것은 통증의 얼굴이고, 윤택한 것은 혈기가 충분한 것이고, 메마른 것은 혈기가 쇠(衰)한 것이라고 했다.

눈썹의 굵기, 길이, 색택 및 미간의 거리[미우眉宇]를 살피면, 체질의 강약과 성격을 알 수 있다. 예를 들어, 눈썹이 짙은 사람은 비교적 체질이 강하고 정력이 넘친다. 눈썹이 성긴 사람은 체질이 많이 약하고 정력도 떨어진다. 눈썹이 굵고 짧은 사람은 대부분 성격이 급하고 쉽게 화를 내며 급작스럽게 병에 걸린다. 눈썹이 가늘고 긴 사람은 성격이 온순하고 부드러우며 반응이 느리다. 눈썹이 거꾸로 된 '八'자인 사람은 성격이 흉포하다. 눈썹이 '八'자인 사람은 겁이 많고 약하다. 눈썹이 빗자루처럼 뻣뻣한 사람은 성격이 교활하다. 눈썹이 수려한 사람은 총명하고 재주가 많다. 눈썹이 눈보다 긴 사람은 성격이 명랑하다.

눈썹이 눈보다 짧은 사람은 고독한 성격의 소유자다. 미간이 넓은 사람은 마음이 넓고 관대하다. 미간이 좁은 사람은 마음이 편협하고 의심이 많다. 눈썹에 흰 털이 나는 것은 장수를 상징한다. 노인의 눈썹이 길게 아래로 처지면 장수한다. 소년의 눈썹이 길게 자라면 요절(夭折)한다.

■■■■■ 주석

1) 외후(外候) : 밖으로 드러나는 형상을 말한다.

2) 피모(皮毛) : 체표의 피부와 피부에 붙어있는 털을 가리킨다. 피모는 폐가 산포하는 위기(衛氣)와 밀접한 관계가 있으므로 위기가 충만하면 기부(肌膚)표면이 고밀(固密)하고 인체의 저항력이 강하여 외사가 쉽게 침입하지 못한다.

3) 독풍여기(毒風癘氣) : 강렬한 전염성을 가진 병사(病邪)를 가리키는데, 일체의 온역병(溫疫病)과 외과감염을 포괄한다.

4) 번열(煩熱) : 심번발열(心煩發熱). 번조하고 답답하면서 열이 나는 경우를 가리킨다.

5) 命宮은 곧 印堂.《神相全篇》

05

눈 [眼睛안정]

눈은 마음의 창일뿐만 아니라, 인체 내장의 거울이다. 눈과 건강은 밀접한 관계가 있다. '서양의학의 대부'인 히포크라테스는 일찍이 "눈은 몸을 나타낸다."고 했다. 고로 눈은 건강의 창이라고도 불린다.

눈은 인체의 시각기관으로, 외계정보의 90%를 눈을 통해 받아들인다. 따라서 눈은 인체에서 가장 중요한 정보기관이다. 눈이 비록 인체의 작은 일부분에 불과하지만, 온몸의 오장육부와 복잡하게 연관되어 있다. 한의학에서는 2천 년 전에 이미 눈을 오장육부(五臟六腑)의 축영(縮影)으로 보았다.

눈의 특정 부위와 특정 장부는 밀접하게 관련되어 있으므로 눈의 각 부위를 각 장부에 배속시켰다. 이후에는 이 이론의 기초 위에 오륜팔곽(五輪八廓) 학설을 세웠다.

오륜학설은 다음과 같다.

① 눈의 포검(胞瞼, 곧 안검)은 비(脾)에 속한다.

② 내·외제(눈구석과 눈꼬리) 부위(피부, 근육, 누점[1], 누부[2] 등을 포함)는

심(心)에 속한다.

③ 눈의 흰자위(안구결막과 공막 포함)는 폐(肺)에 속한다.

④ 검은자위(각막, 전방³, 홍막 포함)는 간(肝)에 속한다.

⑤ 동신(瞳神. 동공, 수정체, 유리체, 시신경, 시망막, 맥락막 등을 포함)은 신(腎)에 속한다.

❈❈❈

한의학에서는 사람에게는 오장(五臟)이 있고, 눈에는 오륜이 있으므로 '오장에 병이 있으면 반드시 오륜에 나타난다'고 생각했다. 이 때문에 '윤장상응(輪臟相應)'의 원리를 응용하여, 조기에 내장에서 일어나는 병변(病變)의 정보를 살펴볼 수 있었다.[그림 5-1]

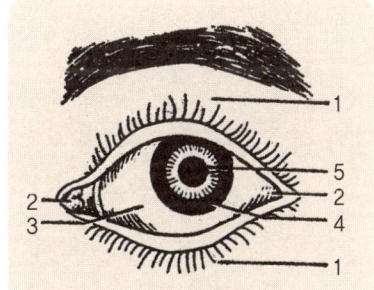

1. 육륜(肉輪 안검), 비(脾)에 속함
2. 혈륜(血輪 양제), 심(心)에 속함
3. 기륜(氣輪 흰자위), 폐(肺)에 속함
4. 풍륜(風輪 검은자위), 간(肝)에 속함
5. 수륜(水輪 동신), 신(腎)에 속함

[그림 5-1] 안부(眼部)오륜배속도

팔곽학설은 눈을 여덟 개 부위로 나누어 장부에 배응시키는 학설이다. 팔곽은 육부(六腑)와 심포(心包), 명문(命門)에 배속(配屬)된다.[그림 5-2]

① 수곽(水廓)은 동인(瞳仁)으로 방광(膀胱)에 배속된다.

② 풍곽(風廓)은 흑주(黑珠)로 담(膽)에 배속된다.

③ 천곽(天廓)은 백주(白

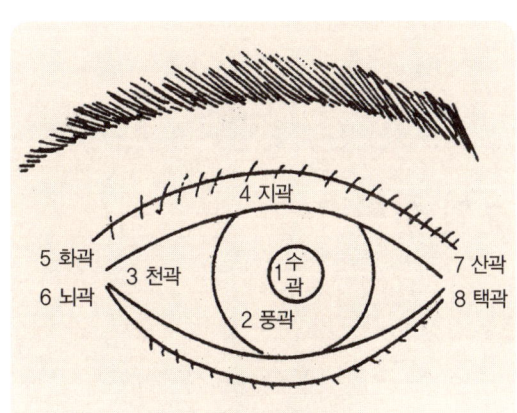

[그림 5-2] 눈 팔곽도

珠)로 대장(大腸)에 배속된다.
④ 지곽(地廓)은 상하 안포(眼胞)로 위(胃)에 배속된다.
⑤ 화곽(火廓)은 내제(內眥 내안각)로 소장(小腸)에 배속된다.
⑥ 뇌곽(雷廓)은 내제로 명문(命門)에 배속된다.
⑦ 산곽(山廓)은 외제로 포락(包絡)에 배속된다.
⑧ 택곽(澤廓)은 외제(外眥 외안각)로 삼초(三焦)에 배속된다.

❉❉❉

오륜팔곽학설 및 한의학의 '오장육부의 정기는 모두 눈에 모이므로 눈은 능히 만물을 볼 수 있고 오색을 분별할 수 있다'는 인식에 근거하면, 오장육부의 기능실조는 곧 눈의 정상기능에 영향을 미칠 수 있다.

현대의학도 연구와 실험을 통해 수많은 전신성 질병이 모두 눈 부위에 반영된다는 것을 증명했다.

임상경험이 풍부한 한의사는 눈과 눈빛만 보고도 사람의 건강상태를 알아볼 수 있을 뿐만 아니라, 체내에 무슨 병증을 앓고 있는 지까지도 진단해 낼 수 있다.

눈을 살펴 병을 진단하는 구체적인 내용은 아래와 같이 나누어 서술한다.

눈빛 살피기

1 건강한 사람의 눈은 밝고 형형한 빛이 난다. 흰자위는 윤택하고 검은자위는 깨끗하다. 동신(瞳神)은 이완과 수축이 정상이어서 빛의 강약에 따라 확대되고 축소되며, 안구를 자유자재로 굴릴 수 있다.

2 오랜 병으로 몸이 약하거나 음(陰)이 성(盛)하고 양(陽)이 쇠(衰)한 사람은 두 눈에 빛이 없고 눈빛이 흐릿하며, 흰자위는 촉촉함이 없고 검은자위는 혼탁하다. 동신은 열고 닫는 기능이 원활하지 못하고 안구를 잘 굴리지 못한다. 이것은 난치병이 있음을 나타낸다.

3 정신병인 사람의 눈빛은 흐리멍덩하고 눈은 혼탁하며 반응이 늦다. 항상 과도한 흥분과 번조(煩躁)를 보인다.

포검 살피기

포검(胞瞼)은 곧 안검(眼瞼)으로 일반적으로 눈꺼풀이라 부르며, 비(脾)에 속한다. 포검은 안광(眼眶)의 앞에 위치하며 상하 두 부분으로 나뉜다. 피부·근육·검결막·검판 등으로 구성되며, 가장자리에 나는 속눈썹은 외부 물질의 침범을 방어하는 방벽으로 안구를 보호하는 작용을 한다.

정상인의 안검은 개폐가 자유롭고 상하 안검이 닫혔을 때는 빈틈이 없다. 눈을 뜰 때는 상검은 위로 들리고 하검은 가볍게 아래로 내려온다. 두 눈을 자연스럽게 뜨고 앞을 바라볼 때, 상검은 각막의 윗 가장자리를 2밀리미터 정도 약간 덮는다. 동공 전체는 밖으로 완전히 노출되어 광선이 장애를 받지 않고 통과하여 정상적인 시각기능을 발휘한다.

병태(病態)는 다음과 같이 나타난다.

포검부종(胞瞼浮腫)

생리적인 원인에 속하는 수면부족이나 베개의 높이가 너무 낮을 때, 울고 난 후에 생긴다. 병리적으로는 눈의 염증, 심장병, 신소구신염(腎小球腎炎) 등의 질병에서 볼 수 있다.

포검홍종(胞瞼紅腫)

포검(주로 상검)과 가까운 양제부 피부에 국한성 홍종과 열통이 일어난다. 오래될수록 통증이 극심하고, 짓물러 터지면 농이 흐른다. 맥립종(麥粒腫, 다래끼)으로 열독의 사기(邪氣) 때문이다.

국한성 홍종이 딱딱하고 통증과 붉기가 심하지 않으며 오래되어도 낫지 않는 것은 산립종(霰粒腫)으로 담(痰)과 어혈이 결합해 생긴다.

포검하수(胞瞼下垂)

상검하수라고도 하는데, 곧 상검이 아래로 내려와 눈을 뜨지 못하는 것이다. 크게 선천성과 후천성으로 나눈다. 선천성은 태어나면서부터 상검이 내려와 있으며 약을 복용해도 효과가 없다. 어느 정도 성장한 후에 근육을 끌어올리는 수술로 교정할 수 있다.

후천성은 중증 근무력증, 억울증, 몇몇 뇌혈관 질환, 눈 주위조직의 종류로 인한 압박, 비타민B_1결핍증 등의 질병에서 보인다.

포검폐합불능(胞瞼閉合不能)

눈을 감으려 할 때, 눈꺼풀을 닫을 수 없고 눈동자가 밖으로 노출되는 것을 '토끼눈'이라 하는데, 신경마비의 특징 중 하나다. 아이가 잠이 든 후에도 상하 눈꺼풀을 전혀 닫지 못하고, 닫더라도 완전히 닫히지 않는 것은 비위(脾胃)가 허약하다는 표현이다.

이런 아이는 음식습관에 주의해야 하는데, 날것이나 찬 음식은 먹지 말아야 한다.

눈 깜박거림

눈을 빈번히 깜박거리면서 스스로 자제하지 못하는 것은 어린아이에게서 많이 보이며, 한의학에서는 풍사침습(風邪侵襲)이나 허혈생풍(虛血生風) 때문으로 본다.

현대의학에서는 연구를 통해 사람의 눈 깜박거리는 빈도를 관찰하면 억울증의 진단에 실마리를 제공할 수 있다는 것을 발견했다.

영국 버밍엄 대학의 매킨토시 박사는 억울증(정신병의 초기 증상) 환자의 눈 깜박거리는 빈도가 정상인보다 높다는 것을 발견했다. 억울증 환자는 매분 26회 이상 깜박거리는 반면, 정상인은 15회 이하로 안정적이었다. 14일간 치료한 후에는 깜박거리는 빈도가 약간 감소했고, 28일째가 되자 정상으로 떨어졌다.

흑안권(黑眼圈)

안검에 암흑색이나 암회색이 나타나는 것으로 흔히 다크서클이라 한다. 흔히 과도한 피로와 수면부족이나 지나친 방로(房勞) 때문에 생긴다.

한의학에서는 흑(黑)은 신(腎)의 본색이므로 눈 주위가 검게 되는 것은 신기(腎氣)가 훼손되었기 때문으로 본다.

지나친 섹스가 다크서클의 원인

눈은 오장 정기의 자윤(滋潤)에 의지하므로, 지나친 섹스로 신정이 훼손되면 정기의 자윤이 결핍되어 두 눈에 신(腎)의 본색이 떠오르게 되므로 눈빛이 흐리고 눈 주위가 검게 된다.

성생활(性生活)을 절제하고 조섭(調攝)에 주의하면 흑안권(다크서클)은 개선된다.

현대 한의학과 동서의학이 결합하여 연구한 결과, 심각한 신기훼손(腎氣毁損)과 더불어 내부에 어혈이 있는 환자는 보통 내분비 및 대사장애, 부신피질 기능문란, 심혈관질환과 미순환(微循環)장애, 만성소모성질병 등의 병리적인 요인과 관계가 있음을 밝혀냈다. 또한 흑안권과 부녀자의 월경이나 대하병은 분명한 관계가 있음을 밝혀냈다.

135건의 임상사례를 통해 관찰한 결과 68.6%의 부합률을 보였다.

일반적으로, 특별한 이유 없이 생기는 흑안권은 생활리듬을 바르게 고치고 과도한 피로를 피하는 동시에, 손으로 눈 주위의 피부를 가볍게 안마만 해주어도 옅어지며 사라진다. 하지만 장기적인 흑안권은 일종의 병태로 신기(腎氣)의 훼손과 함께 내부에 어혈이 있다는 신호다.

안검결막창백(眼瞼結膜蒼白)

빈혈에서 많이 보인다. 거울 앞에서 손으로 하안검을 뒤집어 보면 분명하게 보인다.

안검황색류(眼瞼黃色瘤)

안검(주로 상안검)의 피부에 미미하게 융기한 황색 반점이 나타나는 것을 황색류(黃色瘤)라 한다. 이는 콜레스테롤 수치가 높아 심혈관질환을 앓기 쉽다는 것을 의미한다.

안검내과립(眼瞼內顆粒)

안검 안쪽과 가까운 양쪽 눈구석 부위에 붉고 뾰족하며 산초 같은 과립이나, 누렇고 말랑하며 어란 같은 과립이 밀집하여 나타나면 초창(椒瘡)으로 진단한다.

사안(沙眼)으로도 부르는 이 병은 눈 위생에 주의하지 않으면 전염된다.

양제 살피기

양제(兩眥)는 곧 눈의 내외안각으로 오륜 중의 혈륜(血輪)[4]이다. 한의학에서는 심(心)이 혈맥을 주재한다고 보기 때문에 양제는 심(心)에 배속된다.

정상인은 내안각이 외안각보다 조금 크고, 양 안각 부위에는 혈맥이 흐르고 눈물샘이 통하고 있어, 농이 넘치지 않고 눈물이 흐른다.

양제유누(兩眥流淚)

바람을 맞으면 눈물이 흐르는데 닦아도 또 나오고 따뜻하지 않은 것은 간신(肝腎)의 기(氣)가 부족하기 때문으로, 풍사(風邪)가 눈물을 자극해 나오는 것이다. 차가운 눈물이 오래도록 흐르는 것은 기혈(氣血)이 부족하고 허(虛)하기 때문이다.

간신(肝腎)이 모두 허하면 눈물을 막을 수 없고, 누관이 막히면 눈물이 누관을 돌지 않고 나온다.

양제 부위에서 따듯한 눈물이 흐르며 눈이 충혈 되고 붓는 것은 풍열독사(風熱毒邪)의 외감(外感)이나 이물질이 눈에 들어갔기 때문이다.

내제유농(內眥流膿)

내안각 부위의 피부가 붉게 붓고 통증이 있으며, 곪아 농이 생기는 것을 누정창(漏睛瘡)이라 한다.

현대의학에서는 급성누낭염(急性淚囊炎)이라 하는데, 대부분 외감풍열, 비위온열, 심화상염 때문이다.

손가락으로 내안각 부위를 눌렀을 때 농즙이나 침이 눈물에 섞여 나오는 것을 누정(漏睛)이라 하는데, 양의에서는 만성누낭염(慢性淚囊炎)이라 한다. 대부분 비경(脾經)에 열사(熱邪)가 쌓인 데에다 풍사가 덮쳐 생긴다.

노육반정(努肉攀睛)

내외안각에서 삼각형 모양의 군살이 자라나 그 머리 부분이 횡으로 안구의 결막을 뚫고 각막에 침범하고 심하면 동공을 가리는 질병을 노육반정이라 한다.

대부분 심폐(心肺) 양경에 풍열이 막혔기 때문이다. 햇빛이나 풍사의 오랜 자극과 관련이 있으며, 밖에서 일하는 노동자에게서 많이 보인다.

백정 살피기

건강한 사람의 백정(白睛, 백안구, 구결막과 공막의 앞 부위 포함)은 새하얗고 빛이 나며 다른 색이 나타나지 않는다. 다른 색이나 반점이 나타나면 내장에 병이 있음을 표시하며, 색으로 질병 부위를 판단할 수 있다.

1 백정에 녹색 점이 생기면 대부분 장폐색(腸閉塞)이다. 백정이 누렇게 변하면 황달(黃疸)이 나타난 것이다. 황달은 간병(肝病)이나 담도(膽道)의 질병, 임신중독 및 몇몇 용혈성 질병 등으로 일어난다.

2 백정에 혈편(血片)이 자주 나타나면 고혈압, 동맥경화—특히 뇌동맥경화—의 신호다. 백정에 작은 붉은 점이 자주 나타나는 것은 모세혈관의 말단이 확장된 결과로, 당뇨병 환자에게서 가장 많이 보인다.

3 백정이 충혈되어 붉은 것은 세균이나 병독에 감염되어 염증이 생겼기 때문이다. 충혈되는 것 외에 분비물이 생기고 가려우며 이물감이 있고 통증

이 있는 등의 증상이 나타나면 안과에 가서 세밀한 검사를 받아봐야 한다. 그 밖에 불면증이 심하거나 심장 기능부전, 고혈압이 있는 사람은 뇌일혈이나 간질이 일어나기 전에 모두 백정이 충혈되는 증상이 나타난다. 한쪽 눈만 충혈되는 것은 성병에 감염된 경우일 수도 있다.

4 백정에 푸르스름한 색이 나타나는 것은 주로 아이나 임산부에게서 보인다. 백안에 푸른빛이 도는 것은 외관상 깨끗하고 아름다워 보이지만, 사실은 빈혈이 있다는 표현이다. 중증(中症)이나 중증(重症) 빈혈 환자는 거의 백정에 푸르스름한 색이 나타난다.

백정청람(白睛靑藍)

백정(공막)에 국한적으로 푸른색이 나타나고, 융기 증상이 있으며, 높낮이가 달라 울퉁불퉁한 것을 가리킨다. 대부분 폐간열독(肺肝熱毒) 때문으로, 습열온증(濕熱蘊蒸)이나 독열증핍(毒熱蒸逼)으로 시달리면 기체혈어(氣滯血瘀)를 초래해 점차 푸른색으로 변하기도 하고, 매독이나 결핵으로도 이 증상이 나타난다.

백정의 한쪽이 푸른데 충혈 되거나 아프지 않으며 표면이 매끄러운 것은 선천적인 색소침착 때문이다.

> **Tip 철분 결핍성 빈혈과 남색공막의 연관성**
>
> 1988년 중국 청도에서 조사한 결과, 철분 결핍성 빈혈과 남색공막은 상당한 연관성이 있음을 발견했다. 161명의 아동을 조사하여 그중 41명의 남색공막 아동을 발견했는데, 이후 실험실에서 검사한 결과 40명(97.6%)은 세 가지 혈액검사에서 정상 범위를 벗어났다.

> **Tip 망진의 적중률 99%**
>
> 중국 강서성 소아과병원에서 718명의 소아 환자를 대상으로 회충병을 검사한 결과 망진과 내시경검사의 결과가 일치하는 환자가 577명으로 일치률이 80.4%였고, 또 다른 조사에서는 일치률이 99% 이상이었다.

최근에 들어, 남색공막(藍色鞏膜)은 철분 결핍성 빈혈의 증상으로 진단한다. 빈혈 초기, 피부점막에 별다른 변화가 없는 많은 환자에게서 공막(鞏膜)[5]이 남색으로 변하는 현상이 나타났다.

백정남반(白睛藍斑)

백정의 상부나 하부, 내부나 외부에 미세한 것에서부터 녹두 크기만 한 것까지, 불규칙하고 돌출되지 않는 남색 반점이 생기는 것을 가리킨다. 이를 근거로 회충병을 진단할 수 있다.[그림 5-3]

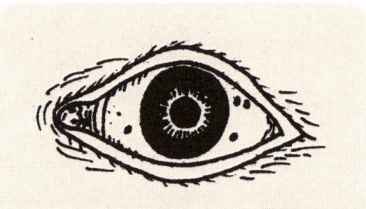

[그림 5-3] 백정 남색 반점

안회반(眼蛔斑)

백정의 작은 혈관 끝이나 옆에 생기는 대바늘 끝만 한 남색이나 검푸른 색, 적갈색의 원형 반점을 가리킨다. 이를 근거로 회충병을 진단할 수 있다. 일반적으로, 안회반이 크면 성충이 기생하는 것을 나타내고, 작으면 유충이 기생하는 것을 나타내며, 수가 많으면 회충이 많고, 수가 적으면 회충도 적음을 나타낸다.[그림 5-4]

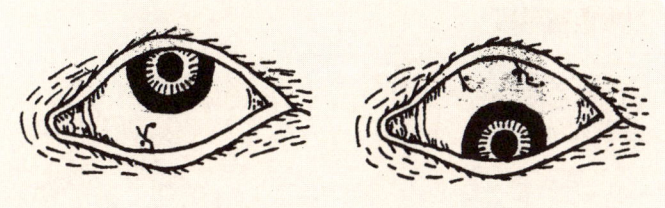

[그림 5-4] 안회반

> **Tip 눈을 보고 회충감염 여부 진단 가능**
>
> 발표에 따르면, 내시경검사 결과 회충감염으로 진단한 203명의 환자 중 안회반과 공막남반이 있는 환자는 186명으로 91.63%의 일치률을 보였다. 구충제를 복용한 후 모든 증상이 사라지거나 내시경검사에서 충란이 20개 이상 발견되는 것을 진단의 기준으로 삼고, 백정에 유색반점이 있는 105명과 무색반점이 있는 25명의 아동을 대조 관찰한 결과, 유색반점이 있는 아동의 진단 양성률은 97.8%였지만, 무색반점이 있는 아동의 진단 양성률은 4%에 그쳤다.

자색운반(紫色雲斑)

백정의 모세혈관 상단과 옆에 다양한 구름 모양의 연자색 반점이 나타난다. 이를 근거로 십이지장충병을 진단할 수 있다. 반점이 크면 감염 정도가 심하고, 작으면 가볍다.[그림 5-5]

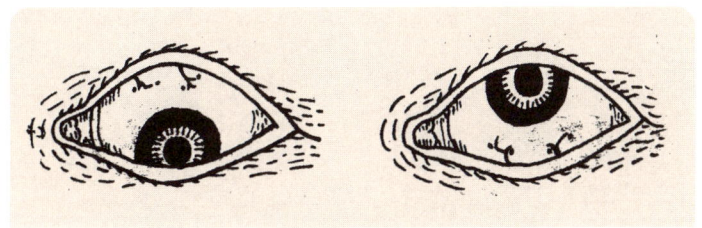

[그림 5-5] 자색 운반

흑색반점(黑色斑點)

눈의 검은자위(흑정)의 좌우 위쪽 백정 부위에 원형에 가까운 하나 또는 수 개의 직경이 1~3밀리미터 정도 되는 흑색의 반점이 나타나는 것으로, 이를 근거로 요충병을 진단할 수 있다.[그림 5-6]

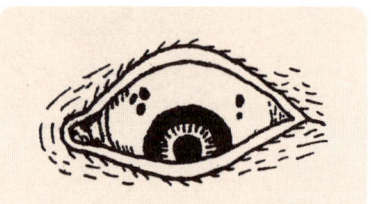

[그림 5-6] 흑색 반점

 검은 반점이 생기면 요충 의심

임상에서 요충병 환자로 진단한 26명에게 구충제를 복용시켰더니 흑색 반점이 없어지거나 축소되었고, 5명에게는 복용시키지 않았더니 흑색반점에 변화가 없었다.

학반(瘧斑)

백정의 모세혈관 말단이나 만곡부(彎曲部)에 흑색·청자색·연자색·은회색 등의 반점이 나타나며, 형태는 원형·타원형·삼각형 등이고, 직경은 1~4밀리미터 정도다. 이를 근거로 학질을 진단할 수 있다.[그림 5-7]

학질이 발병할 때는 학반이 흑색이나 청자색이고, 표면이 약간 돌출하며,

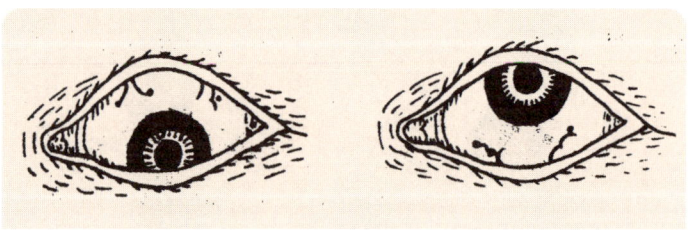

[그림 5-7] 학반

경계가 분명하고, 혈관의 말초가 팽창한다. 학질이 나은 후에는 정상으로 회복되거나 반흔이 남는다.

백정간징(白睛肝征)

백정의 아래쪽 3, 4시 방향의 모세혈관이 충혈 되고 확장되며, 담청색이 나타나는 것을 가리킨다. 이를 근거로 간염(肝炎)을 진단할 수 있다.[그림 5-8]

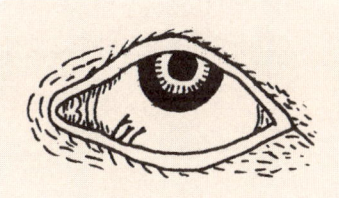

[그림 5-8] 백정 간징

 백정 우측 하단의 충혈은 간염

144명의 전염성간염 환자와 47명의 건강한 사람을 대조 관찰한 결과, 간염 환자의 백정에는 전부 적맥(赤脈)이 나타날 뿐만 아니라 적맥과 간염 활동과는 밀접한 관련이 있다는 것을 발견했다.

백정위징(白睛胃征)

양 눈의 동공 아래쪽 6시 방향의 백정 위에 있는 모세혈관이 충혈 되고 확장되며 검붉은 것을 가리킨다. 이를 살피면 위산과다, 위장염 등의 위장질환을 진단할 수 있다.[그림 5-9]

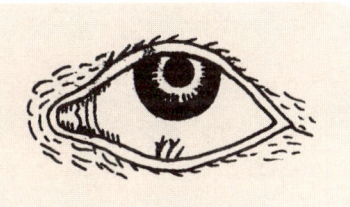

[그림 5-9] 백정 위징

적맥관동(赤脈貫瞳)

백정 부위의 충혈 된 듯한 혈맥이 동공을 뚫고 들어가는 것을 가리킨다. 나

백정 하단의 충혈은 위장질환

122명의 공막위징(鞏膜胃征) 양성반응을 보인 환자를 대상으로 임상 분석한 결과, 이 징후와 임상에서의 병증(급·만성위염, 위·십이지장궤양, 위암 등)은 일치률이 90.2%(110명)에 달했다.

력(瘰癧)[6]의 한 증상이다. 독립된 적맥이 하나면 병이 가볍고, 두세 개의 적맥이 뚫고 들어가면 병이 위중하다. 적맥이 동공으로 들어가지 않으면 가장 병세가 가볍다.[그림 5-10]

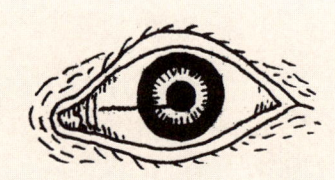

[그림 5-10] 적맥관동

백정암징(白睛癌征)

상반부 백정의 천층(淺層) 아래에 '一'자형의 정맥이 나타나면 양성으로, 암을 진단할 수 있다.

 '一'자형 정맥은 암증

연구결과에 따르면, 간암(肝癌)의 양성률은 47%, 식도암(食道癌)의 양성률은 35%, 장암(腸癌)의 양성률은 30%, 위암(胃癌)의 양성률은 28%로 나타났다.

상반부 백정 표층에 횡행혈관이 나타나거나 혈관의 방향이 'V'자형이면 양성에 속하고 암증으로 진단할 수 있다(건강한 사람은 '人'자형 방향이다). 장암(腸癌)의 양성률은 69%, 위암(胃癌)은 58%, 식도암(食道癌)은 57%, 간암(肝癌)은 45%로 나타났다.

백정치징(白睛痔征)

백안의 하반부 5시와 6시 사이(건괘와 곤괘 사이) 부위에 아래에서 위로 확장(擴張), 만곡(彎曲), 충혈(充血)된 혈관이 지나가는 것을 가리킨다. 색깔은 선홍이나 담홍이거나, 혹은 붉은 가운데 황색이나 흑색을 띠기도 한다. 이를 근거로 치창(痔瘡)을 진단할 수 있다.[그림 5-11]

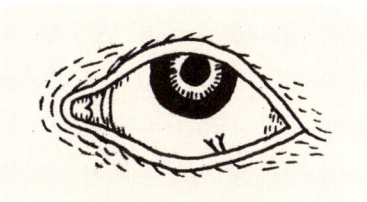

[그림 5-11] 백정 치징

치징이 왼쪽 눈에 나타나면 항문 좌측에 치핵이 있고, 오른쪽 눈에 나타나면 항문 우측에 치핵이 있다. 치징이 하나만 나타나고 말단에 가지가 없으면 치핵이 하나뿐인 것을 나타낸다. 말단에 가지가 있거나 동일한 위치에 두 개의 치징이 보이면 치핵이 두 개다. 치징이 많거나 가지가 많으면 치핵의 개수도 많다. 치징이 가늘고 작으며 그다지 구불구불하지 않고 선명하지 않으면 치핵이 작다. 치징이 굵고 구불구불 힘이 있으면 치핵이 크다. 치징의 뿌리 부위가 특별히 팽창되어 있거나 여러 가지가 함께 있으면 치핵이 거의 떨어지려는 현상이다.

> **백정 하단의 굽은 충혈선은 암치질**
>
> 중국 귀주중의대학에서 1,270명의 암치질 환자(항문내시경으로 진단)를 대상으로 검사한 결과, 85%(1,079명)의 일치률을 보였다.

백정보상점(白睛報傷點)

다친 후 백정에 청자색의 혈락(血絡)[7]이 떠오르고, 혈락의 말단에 어혈점이 있는 것을 가리킨다. 보상안징(報傷眼征)이라고도 한다. 어혈점의 색이 비교적 검고 바늘 끝 만하면 체내에 상처가 있음을 나타낸다. 하지만 어혈점이 혈락의 말단에 있지 않고 중간에 있거나 혈락을 이탈해 있으면 진단할 필요가 없다.

① 동인(瞳仁)의 수평선을 기준으로, 보상점이 수평선 위에 있으면 주로 허리, 등, 상지의 손상을 반영한다.[그림 5-12] 그 중에서 허리 부위의 어혈점은 내측으로 편향되거나 동인에 가깝다.[그림 5-13] 어깨나 척추의

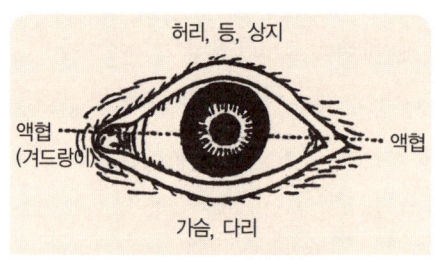

[그림 5-12] 보상부위

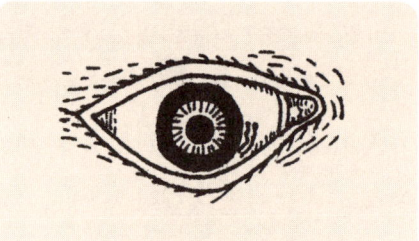

[그림 5-13] 허리 부위 어혈점 위치

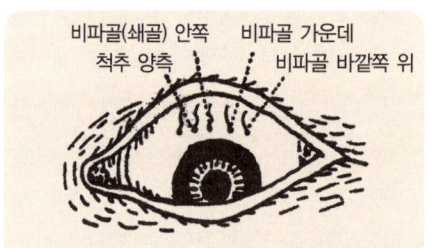

[그림 5-14] 어깨와 척추의 어혈점 위치

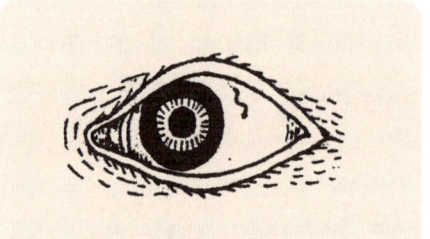

[그림 5-15] 상지 어혈점 위치

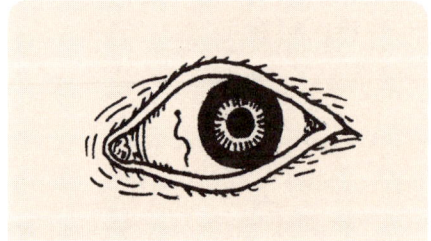

[그림 5-16] 하지 소혈락의 형태 및 위치

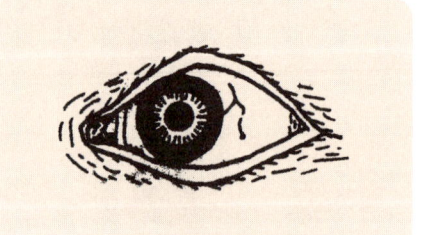

[그림 5-17] 상하지 손상의 소혈락 형상

어혈점은 대부분 가운데에 있다.[그림 5-14] 상지 혈락의 가지가 짧으면 어혈점은 대부분 외측으로 편향되고 동인에서 멀다.[그림 5-15] 하지 혈락의 가지가 길어 동인의 수평선을 초과한다.[그림 5-16] 상하지가 모두 손상되면 혈락이 끊기고 튀어 오르는 형태로 나타난다.[그림 5-17]

② 보상점이 수평선 아래에 나타나는 것은 주로 흉부 및 하지 손상을 반영한다. 상처가 유두 위에 있으면 어혈점은 가운데에 있다. 상처가 유두 아래 내측이나 구자골(龜子骨 흉골) 옆에 있으면 어혈점은 내측으로 치우친다. 상처가 유두 외측 아래 및 혈분골(血盆骨 쇄골)의 오목한 곳 아래에 있으면 어혈점은 외측으로 치우친다.[그림 5-18] 상처가 구자골 상단(흉골병) 양측에 있으면 혈락이 'Y'자형으로 갈라지고 어혈점은 갈라진 가지 말단에 있다.[그림 5-19]

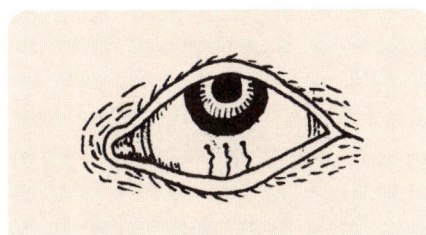
[그림 5-18] 흉부 어혈점 위치

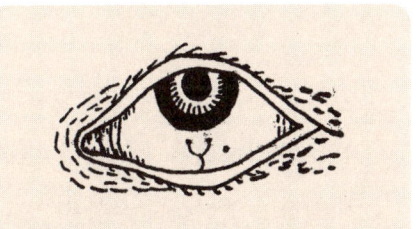
[그림 5-19] 구자골 상단 양측 Y자형 혈락 분차도

③ 보상점이 왼눈에 나타나는 것은 몸 좌측에 손상이 있음을 표시하고, 오른 눈에 있으면 몸 우측에 손상이 있음을 표시한다.

④ 보상점이 눈의 외측에 어혈점을 따라 상하 순서대로 갈라져 나타나는 것은 액후선(腋後線), 액중선(腋中線), 액전선(腋前線)에 손상을 입었음을 표시한다.[그림 5-20]

보상점이 눈의 내측에 나타나는 것은 반대쪽 흉협에 손상을 입었음을 표시한다.[그림 5-21]

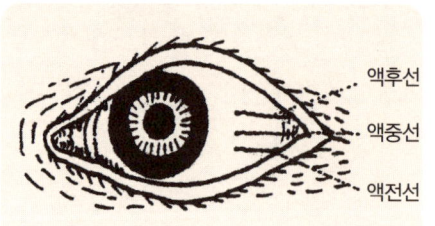
[그림 5-20] 액협부 어혈점 위치

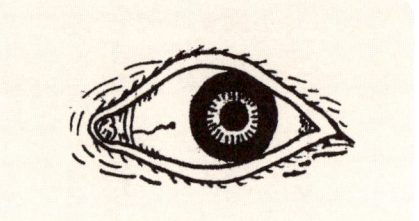
[그림 5-21] 내측 어혈점이 나타내는 반대쪽 흉협 손상

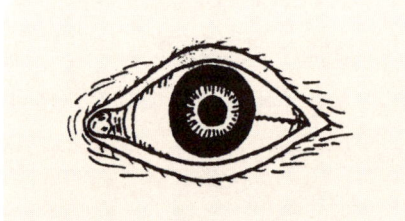
[그림 5-22] 극렬한 통증을 나타내는 혈락노장

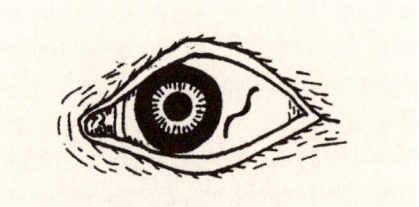
[그림 5-23] 굵고 가는 혈락이 나타내는 손상

⑤ 보상점 아래의 혈락이 분명하게 확장되고, 나사처럼 비틀린 것은 극렬한 통증이 나타남을 표시한다.[그림 5-22] 혈락의 굵기가 일정하지 않으면 어혈점이 없더라도 손상은 있다.[그림 5-23]

⑥ 보상점의 색이 엷고 구름 같거나, 검으면서도 희고, 흩어져 모이지 않는 것은 기분(氣分)[8]에 손상이 있기 때문으로 병세는 가볍다. 색이 검게 침착되어 있고, 깨알같이 응결되어 있는 것은 혈분(血分)[9]에 손상을 입었기 때문으로 병세가 중하다. 색이 검은데 주위는 구름같이 다른 색이 엷게 퍼져 있고 불규칙하게 어지러운 증상이 나타나는 것은 기혈 양쪽의 손상 때문으로 병세가 가장 중하다.

백정의 색깔

두 눈의 백정의 색깔이 노란색을 띠는 사람은 주로 양쪽 쇄골중선의 안쪽이

보상점의 위치와 손상부위

중국 복건중의대학의 망안진상(望眼診傷)연구소는 상술한 보상점을 근거로 1천 명에 대한 사례를 관찰 분석한 결과, 1천 명 중, 보상점이 나타난 사람 691명 중에서 보상점의 출현과 손상 부위가 일치하는 사람은 605명으로 일치률이 87.5%였다. 손상을 입어 보상점이 나타난 경험이 있는 541명 중에서 보상점 출현 부위와 손상 부위가 완전히 일치한 사람은 407명으로 75%를 차지했다. 보상점이 출현한 수와 손상 부위의 수가 서로 비슷한 사람은 304명으로 56%였다.

상술한 방법으로 실시한 다른 조사에서는 실제 급·만성 손상이 있는 68명 가운데 눈의 증상으로 진찰한 사람이 62명으로 일치률이 91.1%에 달했다.

나 유두연선 위의 흉부에 병변이 나타난다.

붉은색을 띠는 사람은 양쪽 쇄골중선의 안쪽이나 유두연선 아래, 배꼽을 기준으로 한 수평선 위의 흉복부에 병변이 주로 나타난다.

검은색인 사람은 양쪽 쇄골중선의 안쪽이나 배꼽수평선 아래의 복부에 병변이 주로 나타난다.

남청색인 사람은 양쪽 쇄골중선의 바깥쪽이나 배꼽수평선 아래의 양측 소복부에 병변이 주로 나타난다.

왼눈 백정의 실핏줄은 좌측 병변을 주관하고, 오른 눈 백정의 실핏줄은 우측 병변을 주관한다.

동공 내측은 인체 내부의 병변을 주관하고, 동공 외측은 인체 외부의 병변을 주관한다.

동공수평선을 경계로 상·중·하 세 부분을 나누면, 실핏줄 출현 부위와 인체 질병이 상응하는 관계는 다음과 같다.[그림 5-24]

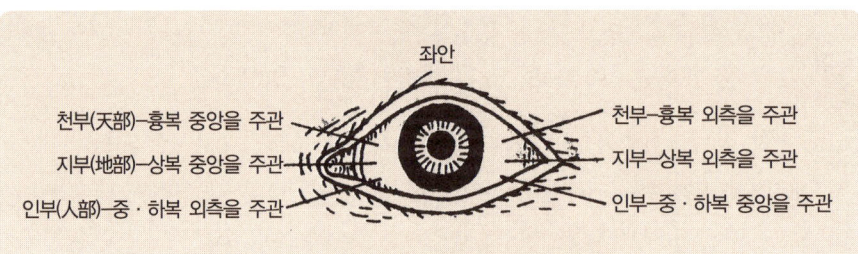
[그림 5-24] 백정 상중하 분할도

동공 내측 상부는 쇄골중선의 안쪽과 유두수평선 위 흉부의 병변을 주관한다.

중부는 쇄골중선의 안쪽과 유두수평선 아래 흉복부의 병변을 주관한다.

하부는 쇄골중선의 안쪽과 배꼽수평선 아래 하복부의 병변을 주관한다.

동공 외측의 상, 중, 하 삼부는 내측분할과 같은데, 단지 그 부위가 외측에 자리할 뿐이다.

안구경구(眼球經區) 진단법

이 방법은 안구를 8개 경구로 나누는 것으로, 각 경구는 대표하는 장부가 있고 좌우는 같다. 1구는 폐(肺)와 대장(大腸)을 , 2구는 신(腎)과 방광(膀胱)을, 3구는 상초(上焦)를, 4구는 간(肝)과 담(膽)을, 5구는 중초(中焦)를, 6구는 심(心)과 소장(小腸)을, 7구는 비(脾)와 위장(胃腸)을, 8구는 하초(下焦)를 대표한다. 안구결막의 혈관형태와 색깔의 변화를 관찰하면 질병을 진단할 수 있다.[그림 5-25]

1 형태로 보기

(1) 뿌리 부위가 두껍고 크다 : 안구 결막혈관의 뿌리 부위가 두껍고 크면 대부분 심장병이나 만성신장병 같이 병과가 비교적 길고 기관에 손상이 많은 완고성 질병에 속한다.

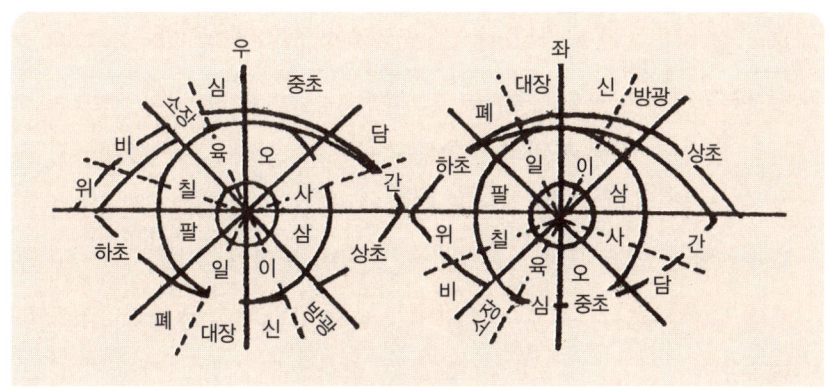

[그림 5-25] 안구경구 진법도

(2) 휘면서 뻗거나 세차게 뻗는다 : 상응하는 구역의 혈관이 세차게 뻗은 상태라면, 혈어증이나 병세가 비교적 중하고 급한 급성폐렴, 급성간염 등에 속한다.

(3) 연신(延伸) : 실핏줄이 아주 길어 다른 구역까지 닿는 것은 대부분 병세의 발전 방향 및 질병의 확산 범위가 다른 부위까지 발전하거나 전이되는 것을 표시한다. 요퇴통(腰腿痛), 상지마비, 골수염 등이 있다.

(4) 이단(離斷) : 늘어난 혈관이 일정한 부위나 중간에서 갑자기 끊기는 것을 가리킨다. 어떤 것은 검은 어혈점으로 나뉘기도 한다. 이 증상은 해당 부위의 기관에 국부적으로 혈액순환장애나 폐색, 협착 등이 일어났음을 표시한다. 경추병, 수란관폐색, 맥관염 등에서 주로 보인다.

(5) 분차(分叉) : 백정의 혈관이 나뭇가지처럼 나뉘는 것으로, 해당 기관의 염증이 확산되거나 혈액공급에 장애가 있음을 나타낸다. 치창을 예로 들면, 혈관 가지의 수로 치핵의 다과와 대소를 판단한다.

(6) 융기 : 실핏줄이 안구 표면에 선명하게 많이 나타나는 것으로 안구결막에 많이 생긴다. 해당 부위의 병이 위급한 병이거나 새로운 병임을 표시하고, 급성염증이 생기기 시작했음을 나타내기도 한다. 십이지장궤양이나 요로감염 등에서 많이 보인다.

(7) 무반(霧斑) : 조각 형태의 청자색 반점으로, 어혈이 응집된 것 같은 흐릿한 작은 조각이 된다. 대부분 기체혈어증(충적은 제외)에 속한다. 대부분의 환자는 해당 부위의 창통(脹痛)을 호소한다. 간구(肝區), 담구(膽區)에 이 증상이 보이면 간기울결의 증상이다. 여성은 유선소엽증생(乳腺小葉增生) 같은 유방 질환에서 이 증상이 보이기도 한다.

(8) 흑점 : 혈관말단의 흑색 어혈점이다. 종종 무반과 함께 나타나기도 하는데, 대부분 혈어증에 속한다. 간경화, 진구성(陳久性) 손상 등과 같이 병과가 길고 증상이 중하며 손상이 큰 병임을 나타낸다.

(9) 흑권 : 백정에 흑점보다 조금 큰 둥근 테두리가 보이면, 상응하는 부위에 이미 물집 상태의 종양이 생긴 것을 나타내므로, 경계심을 높이고 기타의 증상에 주의를 기울여야 하며, 즉시 병원에서 검사를 받아야 한다.

(10) 나선형상 : 백정에 나선형의 혈관이 보이는 것으로, 체내 혈액순환에 비교적 심각한 장애가 있거나, 기체혈어로 혈류가 순조롭지 않아 이를 극복하기 위해 혈락이 늘어나는 결과를 초래했음을 나타낸다. 임상에서는 종종 동통·자통·작통(灼痛)의 증상이 나타나고, 부분적인 암증 환자에게서도 이러한 변화가 보인다.

(11) 거미줄상 : 백정에 거미줄 모양의 혈관이 나타나는 것으로, 풍담과 어혈이 있음을 나타낸다. 천식이 있는 환자의 경우, 혈액에 공급되는 산소가 부족하여 혈액이 혈관의 곁가지로 순환하는 현상이 나타난다. 장기적인 천식은 혈관파열이나 혈관이 여러 가지로 어지럽게 갈라지는 현상을 초래한다.

(12) 엽맥상 : 백정의 실핏줄이 나뭇잎의 경맥처럼 가지를 치는 것으로, 체내에 심각한 혈액순환장애가 있거나 어혈증이 있음을 나타낸다. 임상에서는 암증 환자에게서 이런 변화가 많이 보인다.

(13) 횡행혈사(橫行血絲) : 백정 상부에 '一'자형의 가로로 지나가는 혈관이

있는 것으로, 대부분 소화기계통이나 다른 방면에 심각한 질병을 앓고 있음을 나타낸다. 정상인이나 병변이 비교적 가벼운 환자는 백정 상반부의 혈사가 동공 방향인 세로로 지나간다.

(14) 적맥관동(赤脈貫瞳) : 백정의 혈사가 뻗어 흑정으로 들어가거나, 흑정을 뚫고 지나가는 것이다. 대부분 임파선 계통에 심각한 질병이 있음을 나타낸다. 적맥이 하나인 경우는 병이 가볍고, 두세 개인 경우는 병이 위중하다. 적맥이 동신을 뚫고 지나가지 않으면 병이 느리게 진행되고, 동신을 뚫고 지나가면 병이 급히 진행된다.

2 색깔로 보기

(1) 새로운 병이나 급성병, 열병은 대부분 백정이 선홍색이다.
(2) 백정이 자홍색이면 대부분 사열입영(邪熱入營), 작진위담(灼津爲痰), 작혈위어(灼血爲瘀)의 증상이다.
(3) 백정에 혼탁한 붉은 색이 나타나는 것은 증상이 무거워지고 깊어지며 악화되는 표시이거나, 병사가 밖에서 안으로 들어가 장부에 침입했다는 표시다. 이 증상이 안구 결막에 나타나면 부(腑)에 병이 있는 것이고, 공막에 나타나면 장(臟)에 병이 있는 것이다. 임상에서는 사(邪)가 성하고 정(正)이 아직 허해 사와 정이 싸우는 단계에서 보인다.
(4) 백정이 붉은 가운데 검은 색을 띠는 것은 대부분 새로운 병을 오래 치료했으나 낫지 않고 안으로 들어가 열(熱)이 되고, 열이 성하니 혈이 응체되어 어혈이 생긴 것이다. 일반적으로 병과가 길고, 어혈이 심하며, 사열이 성하고, 정기가 아직 허한 상태다.
(5) 백정이 붉은 가운데 황색을 띠는 것은 병세가 호전되고 병열이 경감됨을 나타낸다. 황색은 위기(胃氣)의 상징이므로 어혈이 풀어진 후의 표현이 된다.

(6) 백정의 혈사가 옅은 황색인 것은 병이 장차 낫거나 이미 나았음을 나타낸다. 혈사의 색이 담황색인데 약간 붉으면, 병세가 호전되기는 했지만 아직 여열이 완전히 사라진 것은 아니다.

(7) 백정의 혈사가 얇고 옅으면 허증·한증에 속하며, 상응하는 장부의 기혈부족과 한응기체, 혈행불순을 나타낸다. 그 밖에 백정의 혈사가 얇고 옅어도 정상일 경우가 있는데, 구별을 해야 한다. 병변이 있으면 혈사가 많고 어지러우며, 정상이면 혈사가 적고 곧다.

(8) 백정이 암회색인 것은 대부분 진구성 병소(病巢) 때문으로, 폐결핵·간염·충적 등의 병이 완쾌된 후에도 흔적이 남는 경우에 많이 보인다. 이는 공막에 많이 나타나며, 공막에 혈관의 변화가 나타난 후에는 질병이 위중해지고 병과가 길며 손상이 크기 때문에, 혈관의 변화가 나타난 후에는 원상회복이 쉽지 않고 장기간 '낙인(烙印)'이 남는다.

※※※

어느 경구의 혈관이 다른 경구로까지 뻗칠 뿐 아니라 혈관의 색이 짙어지면, 사기가 다른 경구로 전이된 것이고, 처음 발생한 경구의 병도 여전히 위중하다. 반대로 다른 경구로 전이되지 않으면, 처음 발생한 경구의 병증은 이미 조금씩 잦아드는 것이다.

백정진암(白睛診癌)

임상에서 아래의 항목 중 두 항목 이상의 증상이 같이 나타나면 반드시 암증(癌症)을 의심해야 한다.

① 백정의 색깔이 창백하고 광택이 없으며 흐리멍덩하고 어둡거나 누런색이 섞여 있다.

② 안구 상반부의 혈관이 검붉은 색이고 'ㅡ'자나 'V'자로 나타난다.

③ 공막에 뿌연 반점 모양의 음영이 있고, 중간에 검은 어혈점이 있으며, 전체적으로 무광의 암회색이다.
④ 백정 혈관이 나선형이나 세차게 뻗은 모양이고 선홍색이다.
⑤ 백정의 혈관이 나뭇잎의 엽맥처럼 뻗고 선홍색이다.
⑥ 적맥이 동공을 관통하고 백정의 혈관이 선홍색으로 세차게 뻗어 나가며, 적어도 두 가지 이상의 적맥이 동공을 관통한다.

흑정 살피기

1 흑정(黑睛, 검은자위)의 후벽에 점이나 가루 모양의 회백색 침착이 생기고, 흑정 주위에 방사상의 충혈이 생기는 동시에, 눈이 부시고 동통이 있으며 눈물이 흐르고 시력이 떨어지면 홍막첩상체염(虹膜睫狀體炎, 홍채모양체염)이다.

2 흑정에 금녹색의 고리(K-F환)가 생기는 것은 간두상핵(肝豆狀核) 변성의 임상특징으로, 체내에 동(銅) 성분이 과다하게 축적되어 있음을 나타낸다. 신체의 동 배설기능이 상실되면 생명에 위험을 초래할 수 있으므로 조기에 치료해야 한다.

3 노인의 흑정 주위에 회백색의 고리가 생기는 것을 각막노년환이라 하는데, 지금까지는 노쇠의 정상적인 표현이라고 인식해 왔다. 하지만 근래 의학전문가들의 연구에 따르면, 회백색 고리는 혈중 콜레스테롤 수치가 올라간 징조로, 뇌동맥경화증 환자는 대부분 회백색 고리가 생기고, 심장

병 발생과도 밀접한 관계가 있다고 한다.

4 흑정이 혼탁하면 그 크기나 두께, 발생기간을 막론하고 예장(翳障)[10]이라 통칭한다. 혼탁한 가장자리가 분명하게 구분되지 않고, 기저부가 깨끗하지 않으며, 흑정의 정상조직의 표면으로 솟고, 주위와 심층부로 발전하는 것을 신예(新翳)라 하는데, 병독성 각막염과 각막궤양에서 많이 보인다. 혼탁한 가장자리가 분명하게 구분되고, 기저부가 깨끗하며, 주위와 심층부로 발전하지 않는 것을 노예(老翳) 혹은 숙예(宿翳)라 하는데, 각막예에서 보인다.

동신 살피기

동신(瞳神)은 광의(廣義)와 협의(狹義)로 나뉘는데, 협의의 동신은 동공을 가리키고, 광의의 동신은 동공 및 수정체·유리체·시신경·시망막·맥락막 등 동공 뒤의 모든 조직을 가리킨다.

동공은 홍막 중앙의 구멍으로 광선이 눈 안으로 들어오는 통로다. 정상적인 동공은 원형으로 양측의 크기가 같고, 직경은 대략 2.5밀리미터 정도이며, 색은 새까맣지만 맑고 깨끗하다. 동안신경(動眼神經)의 부교감신경이 지배하는 동공 괄약기가 수축하면 동공이 축소되고, 교감신경이 지배하는 동공 확대기가 수축하면 동공이 커진다. 동공은 광선의 세기에 따라 수축과 확대를 반복한다. 통상적인 실내 광선 아래에서, 동공의 직경이 1.5밀리미터보다 작거나 5밀리미터보다 크고, 가장자리가 불규칙하며, 빛에 대한 반응이 늦는 것은 병태에 속한다.

동공 양측의 크기가 다름

홍막첩상체염, 눈의 외상, 녹내장 이외에 뇌일혈, 뇌혈전, 뇌종양 등에서도 흔히 보인다. 동공이 커지는 것은 녹내장, 두개골의 외상, 눈의 외상, 뇌혈관질환, 중증 B형간염, 화농성 뇌막염 등에서 많이 보인다. 동공이 축소되는 것은 홍첩염(홍채염), 알코올중독, 수면제중독 및 노인의 뇌교 종양, 뇌교 출혈에서 많이 보이며, 당뇨병에서도 보인다(동공의 수축은 식물성 신경의 조절을 받는데, 당뇨병은 식물성 신경의 손상을 초래하기 때문에 동공의 수축기능에 영향을 준다. 임상보고에 따르면, 당뇨병 환자의 동공은 정상인보다 작다고 한다). 그 밖에 유기인산중독 역시 동공축소가 나타나고, 모르핀중독일 때는 동공이 바늘 끝만 하다.

동공이 희게 변함

백내장에서 많이 보인다. 대게 선천적이라 선천성 백내장이라 한다. 또 노년에 생리기능이 쇠퇴하여 생기는 것을 노년성 백내장이라 하며, 45세 이상의 중노년층에서 많이 보인다. 또한 외상으로도 생길 수 있는데, 외상성 백내장이라 한다. 그 밖에 기타 안질환이나 전신성 질환과 함께 나타나기도 하는데, 병발성 백내장이라 한다. 시망막색소변성이나 당뇨병 등의 합병증이다. 백내장 환자는 수정체가 혼탁하기 때문에 각막을 투과하여 보면 동공 속에 백색이 나타나는 것을 발견할 수 있다.

동공이 누렇게 변함

손전등으로 동공을 비추면 눈의 심저부에서 한밤의 고양이 눈과 같은 황광이 반사되어 나오는데, 이를 '흑몽묘안(黑蒙猫眼)'이라 한다. 대부분 시망막모세포류(視網膜母細胞瘤)임을 나타낸다. 이런 안질환은 14세 이하의 어린이에게서 많으며, 특히 5세 이하의 아동이 많다. 일정한 가족력과 유전으로 발생하는 눈의 악성종양은 제때에 안구적제수술을 받지 않으면 이 암세포가 머리나 안구 외부, 혹은 먼 장기에까지 확산되어 생명을 위협한다.

동공이 붉게 변함

전안방(前眼房) 적혈이나 홍막홍변(虹膜紅變 홍막에 새로운 혈관이 생기는 것을 가리킨다) 때문으로, 눈의 외상이나 내안(內眼) 수술 후 및 눈 안쪽에 출혈이 있는 환자에게서 많이 보인다. 출혈의 과다에 따라 형태가 다르고, 시력 저하의 정도도 다르다.

옅은 녹색의 동공

정상적인 안구 내에는 일정한 압력이 유지되고 있어, 안구 내의 정상적인 혈액순환과 대사에 중요한 작용을 한다. 안구내압(안구 내용물의 안구 벽에 대한 압력)이 지나치게 높아 청광안(青光眼 녹내장)이 발생할 때는 각막에 수종이 생기고 안구 내부에 일련의 변화가 생겨 동공이 옅은 녹색으로 보인다. 그래서 한의학에서는 청광안을 '녹풍내장(綠風內障)'이라 한다. 청광안 환자는 급성발작을 일으킬 때 안구가 단단해지는데, 심할 경우 돌처럼 단단해져 자신도 안구 창통이 심한 것을 느낄 수 있다. 동시에 같은 쪽에 두통과 미골통(眉骨痛)이 일어나고, 어떨 때는 구토가 나기도 한다. 빨리 치료하지 않으면 실명할 위험이 있다.

빛에 대한 동공의 반응

정상적인 상황에서는 빛의 자극이 강하면 동공이 축소되고, 광선이 약하면 동공이 확대된다. 하지만 동공의 크기가 빛의 강약에 따라 변화하지 않는 것은 곧 질병의 징조다. 시신경과 홍막 부위의 여러 질병은 빛에 대한 동공의 반사작용을 늦게 하거나 소실시킬 수 있으며, 빛에 대한 동공의 반사작용을 관찰하는 것은 의식불명을 포함한 많은 심각한 전신성 질병의 예후를 판단하는 데 중요하다.

임상에서 보는 몇몇 갑작스런 혼절, 실어증, 사지마비 환자의 빛에 대한 동공의 반사작용을 관찰할 때, 반사작용이 일어나 동공이 확대되지 않으면 신기(神氣)가 있는 것으로, 대부분 의식불명, 히스테리 등과 같은 기능성질병이며, 순증이고 병이 가벼워 고치기 쉽다. 반대로 빛에 대한 반사작용이 소실되어 동공이 확대되면 곧 신기를 잃은 것으로, 역증이며 병이 위중하고 고치기 어렵다. 병이 위중한 사람은 동공의 빛에 대한 반사작용이 소실되고, 동공이 완전히 풀리는 것은 사망의 징조다.

동신을 살펴 태아의 성별을 판단한다

사람의 동신에 나타나는 광택은 두 가지다.

하나는 취집(聚集)으로 속성은 양(陽)이며 임산부는 남아를 잉태한다. 또 하나는 평담(平淡)으로 속성은 음(陰)이고 여아를 잉태한다. 양성 광택의 구체적인 표현은 다음과 같이 나타난다. 갈색이든 흑갈색이든 간에 동신과 흑정이 만나는 경계가 아주 흐리고, 동신과 각막의 중심수평선상에 한 점 미광(微光)이 투과되어 나오며(거의 빛이 없다), 다른 사람에게 일종의 굳게 단결되고 모인 듯한 느낌을 준다. 음성 광택은, 갈색이든 흑갈색이든 간에 동신과 흑정이 만나는 경계가 아주 분명하고, 동신과 각막의 중심수평선상에서 밝고 부드러

> **Tip 아빠의 눈을 보면 태아감별 가능**
>
> 상해 제2의과대학의 연구보고에 따르면, 임산부 남편의 동신을 관찰하여 임산부 태내 태아의 성별을 판단할 수 있다고 한다. 101건의 사례를 관찰한 결과 오차는 16건에 불과했다.

운 광택이 투과되어 나오며, 다른 사람에게 수수하고 얽매이지 않으며 편안한 느낌을 준다. 이런 현상은 눈 속에 있는 음양 속성의 우열 때문에 나타나는데, 신장 내 음양의 평형상태를 반영하여 마침내 자녀의 성별을 예정하는 것이다. 이 일련의 과정은 -아마도 신장 내 음양 기화작용의 조절로 일어날 가능성이 많다- 임산부 태내의 환경을 변화시키고, 이 변화는 X 혹은 Y 한쪽 정자의 적응성에 편향되며, 난자와의 결합에 앞서기 때문에 태아의 성별을 미리 판단할 수 있다.

그 밖에, X 혹은 Y 정자 자체가 신장의 원음원양(元陰元陽)[11]의 기를 받아 격발되면 고유의 내재된 힘이 드러나게 되고, 드러난 힘에 따라 자녀의 성별 또한 자연히 고정되어 변하지 않을 가능성도 있다. 따라서 자녀 성별을 결정하는 것은 부모 체내의 장부가 가진 음양의 상대적인 평형과 우세가 어느 쪽에 고정되느냐 하는 결과에 달려있다.

안구 살피기

안구돌출

어떤 사람은 두 눈이 어릴 때부터 튀어나온 경우가 있다(속칭 금붕어 눈이라고 한다). 이것은 각 개인의 용모가 다른 것이지 병태는 아니다. 하지만 어떤 안구돌출은 질병이다.

① 단안돌출은 한쪽의 안구만 돌출한 것으로, 심할 때에는 눈을 제대로 뜨고 감을 수 없다. 단안돌출 환자의 약 50%는 두개골 내의 질환으로 안구돌출이 유발되며, 그 중에 가장 많이 보이는 것은 뇌종양이다. 또한 안구 뒤의 종양이나 비인암(鼻咽癌) 등으로 일어나는 경우도 있다.

② 쌍안돌출은 두 눈의 안구가 모두 돌출한 것으로, 주로 갑상선기능항진 때문이다. 환자는 안구가 돌출하는 것 외에 심란하고 갑상선이 붓는 등의 증상이 동반되며, 눈빛이 특별히 빛나고 밝아 살기등등한 눈빛을 띤다. 이 밖에 고혈압, 진전성 마비증(파킨슨병), 백혈병, 혈우병 또한 안구돌출을 유발한다. 비타민 B·D 결핍도 가벼운 안구돌출을 유발할 수 있다.

③ 안구돌출이 발생하는 병인은 매우 다양하다. 앞서 말한 질병 외에도 고도근시, 선천성 녹내장, 속발성 녹내장과 포도막염으로 인한 각막이나 공막 포도염 등 안구 자체의 원인으로도 일어날 수 있기 때문에 안과검진을 받아 봐야 분명해진다.

안구함몰

안구함몰은 몸이 심각하게 마른 사람에게서 많이 보인다. 그 밖에 마음이 극도로 고통스럽고 답답할 때나, 콜레라·이질·설사·당뇨병 및 탈수증을 앓고 있을 때에도 안구함몰이 나타날 수 있다.

죽을 때가 가까운 사람도 안구함몰이 나타나는데, '사상(死相)'이다. 눈빛이 흐리고 동공이 넓어지며 눈에 광택이 없고, 코끝이 뾰족해지며 코를 벌름거리고, 얼굴은 납색으로 변하며 거의 무표정하다. 경험이 풍부한 의사는 이를 근거로 중병 환자의 사망 시기를 예측할 수 있다.

한의학에서는 안와(眼窩)가 푹 꺼지는 것은 대부분 상진탈액(傷津脫液) 때문이라고 생각한다. 안와가 꺼진 정도를 보고 병의 경중을 판단한다. 눈알이 안과(眼窠) 속으로 꺼진 것은 오장육부의 정기가 이미 쇠한 것으로 병을 고치기 어렵다. 약간 꺼진 것은 정기가 아직 완전히 빠져 나가지 않은 것으로 구제할 수 있다. 이미 깊게 함몰되어 사람을 볼 수 없고, 진장맥(眞臟脈)[12]이 나타나면 음양의 기가 모두 다한 사증(死證)이다.

안위이상(眼位異常)

① 암환자의 안구는 외향사시(外向斜視)고, 일산화탄소 중독자 역시 외향사시다. 평소에 정신은 멀쩡하지만 외향사시가 나타나면 암(癌)인지 검사해봐야 한다.

② 뇌일혈을 앓는 환자는 내향사시(內向斜視)다. 평소 고혈압인 사람이 자신도 모르게 내향사시가 될 때는 대부분 뇌일혈이 일어날 전조다.

③ 한쪽 눈만 외향사시(대부분 왼쪽)인 합병증이 나타나면 당뇨병을 앓는지 진단할 수 있다.[그림 5-26]

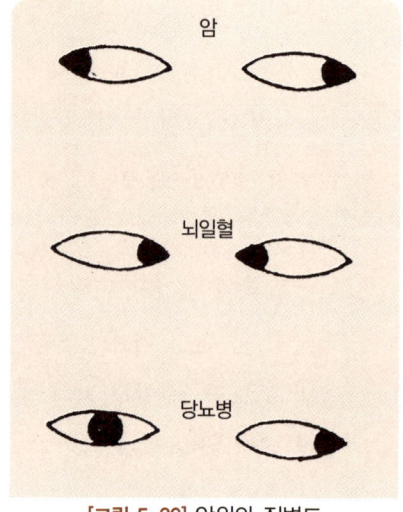

[그림 5-26] 안위와 질병도

■■■■■ 주석

1) 누점(淚點) : 아래위 눈꺼풀에 있는, 눈물길의 입구가 되는 부분.

2) 누부(淚阜) : 눈구석에 있는 붉은빛의 작은 돌기.

3) 전방(前房) : 눈알 안의 홍채와 각막 사이의 빈 곳.

4) "심(心)은 화(火)에 속하므로 혈륜(血輪)이라 하며, 눈의 내제(內眦)와 외제(外眦)에 위치한다."《銀海精微》

5) 공막(鞏膜) : 각막을 제외한 눈알의 바깥벽 전체를 둘러싸고 있는 막. 희고 튼튼한 섬유질로 되어 있다.

6) 나력(瘰癧) : 결핵성경부림프선염. 신체의 어느 부분에 결핵성 병변이 있을 때 림프계를 통해 목에 있는 림프절에 전이되어 2차적으로 발생한다. 10~30세에 많으며, 남성·여성의 비율은 거의 같다. 서서히 림프선이 침입당하여, 원 모양의 종창(腫脹)을 만든다.

7) 혈락(血絡) : 낙맥이라고도 한다. 천층(淺層)에 분포하는 가늘고 작은 동맥, 정맥, 모세혈관을 가리킨다.

8) 기분(氣分)은 중초(中焦)의 양명경(陽明經)을 위주로 하는데, 폐·담·비·위·대장 등의 장부를 포괄하므로, 그 범위가 비교적 넓고 병의 과정 또한 비교적 길다.

9) 혈분(血分)은 온열병의 위기영혈변증(衛氣營血辨證)의 가장 깊게 침입한 층이며, 심·간·신 등에 병이 생기는 것을 포괄한다.

10) 예장(翳障) : 일산으로 해를 가린 듯, 눈앞이 뿌옇게 흐리다하여 예장이라 한다.

11) 원음원양(元陰元陽) : 신음(腎陰)과 신양(腎陽)이다.

12) 진장맥(眞臟脈) : 오장의 진기(眞氣)가 심하게 노출된 맥상(脈象)이다.

06

홍채 [虹膜홍막]

　홍막(虹膜)은 오륜팔곽(五輪八郭) 중에 풍륜(風輪)에 속하고, 동신(瞳神)은 수륜(水輪)에 속한다. 홍막은 흑정(黑睛)에 속하고, 눈 중의 눈이다. 홍막과 동신을 근거로 진단을 진행하는 학문을 '홍막진단학(虹膜診斷學)' 이라 한다.

　기원전 5세기 이래로 독일, 프랑스, 미국, 스페인, 포르투갈 등 서방국가의 과학자들은 눈을 통해 병을 진단하는 연구를 진행해왔고, 20세기의 70, 80년대에 이르러서 점차 홍막진단의 이론이 형성되기 시작했다.

　19세기 말, 프랑스 과학자 이그나츠 폰 페크젤리(Ignatz Von Peczely)는 〈눈 진단학 연구인증〉을 발표하고, 홍막을 인체와 대응관계에 있는 30여 구역으로 분할했다. 이 구역은 모두 인체의 조직과 기관이 홍막상에 투사된 부위다. 이후에 독일인 가스톤 페르디에(Gaston Verdier)는 30여 개 구역을 160개 대응점으로 발전시켰을 뿐만 아니라, 몸을 좌우 양쪽으로 나누었을 때의 한쪽은 해당 홍막투영구와 기묘한 대응관계를 이루고 있음을 발견했다.

　80년대 초, 프랑스의 Fragnay와 몇몇 과학자들은 3천 쌍의 눈을 검사하면서 홍막진단학의 임상연구 가치를 더욱 인정하게 되었다.

홍막은 눈을 구성하는 중요한 부분으로, 한의학에서는 '오장육부의 정기는 모두 눈으로 모인다'고 했다. 경락의 순행으로 보면, 수족삼음삼양경은 모두 직간접적으로 눈과 관계가 있다. 눈은 간(肝)의 규(竅)가 되고, 간(肝)은 근(筋)을 주관하고, 홍막은 족궐음간경이 주관하는 바에 속하니, 홍막을 진찰하면 장부를 반영할 수 있다. 특히 간장(肝臟)의 상황을 반영할 수 있다.

눈의 홍막은 인체에서 혈관이 가장 풍부하고, 가장 민감한 부위 중 하나다. 홍막은 포도막¹의 가장 앞부분으로, 그 수축작용을 통해 동공의 크기를 조절하여 광선을 통제하는 작용을 한다. 홍막은 맥락막혈관으로 조성되기 때문에, 미세혈관이 모이는 곳이며 미순환의 축영일 뿐만 아니라 신경섬유가 풍부하고 중추신경과 통한다. 이 때문에 홍막은 기질성(器質性) 병변을 조기에 반영할 수 있다. 그래서 홍막을 인체의 경보기라고 한다.

임상에서 홍막을 보고 병을 진단할 때, 육안으로 관찰하는 것만으로는 부족하기 때문에, 확대경이나 안과용현미경 등 설비의 도움을 빌어 30~50배 확대하여 홍막의 색깔, 반점의 변화 및 섬유형상을 관찰하는 것

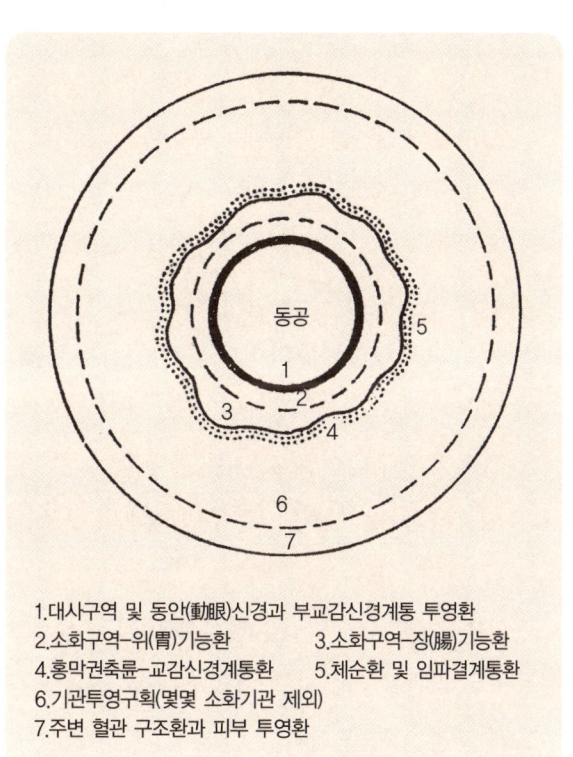

1. 대사구역 및 동안(動眼)신경과 부교감신경계통 투영환
2. 소화구역-위(胃)기능환   3. 소화구역-장(腸)기능환
4. 홍막권축륜-교감신경계통환   5. 체순환 및 임파결계통환
6. 기관투영구획(몇몇 소화기관 제외)
7. 주변 혈관 구조환과 피부 투영환

[그림 6-1] Vega씨 동심환도 (좌우가 같다)

이 좋다.

홍막을 모양에 따라 분할하면, 안에서 밖으로 7개의 동심환으로 나눌 수 있으며, 각 동심환은 대표성을 띠기 때문에 '동심환정위(同心攬定位)'라 부른다.[그림 6-1]

Vega씨의 방법에 따라 중심에서 주변으로(즉, 동공에서 첩상체홍막 가장자리로) 6개의 동그라미로 나뉜 7개의 고리는 7개의 홍막기능대(虹膜機能帶)를 상징한다.
① 대사환과 부교감신경계통 투사환이 존재할 때는 모든 기관의 주요 기능이 완전하다. 이는 홍막에 기타 대응점의 병이 양성(良性)임을 나타낸다. 고리의 색이 변하거나 퇴색이 되는 것은 신경계통의 실조(失調)를 의미한다.
② 소화구역-위(胃)기능환은 위(胃)의 기능을 대표한다.
③ 소화구역-장(腸)기능환은 대장(大腸)과 소장(小腸)의 투영처다.
④ 홍막권축륜은 교감신경계통과 비교적 큰 대사기능의 문란(이 구역이 융기하거나 변색 됨)을 나타낸다.
⑤ 체순환과 임파계통의 투영환은 첩상부 홍막의 가장 내측에 위치한다.
⑥ 첩상부 홍막은 두 개의 고리로 나뉘는데, 내환이 2/3를 차지하고 각 기관의 투영구획이 서로 대응한다.
⑦ 외환은 1/3을 차지하고, 주변 혈관의 구조 및 피부의 투영환이다.

구획을 지정함에, 전(全) 첩상부 홍막을 16개 구획으로 나누고, 매 구획은 상응하는 기관을 확실하게 대표하는 투영처로 나뉜다.[그림 6-2]

12시 부분은 목 구획이다. 오른 눈은 9시, 왼눈은 3시 부위가 심장(心臟) 구획이다. 좌우 두 눈의 홍막은 몸의 각 반쪽 대응기관을 나누어 표시한다. 더

세분하면 홍막진단 모형도는 [그림 6-3]과 같다.

한 연구보고서에 따르면, 홍막의 징후는 보통 임상징후가 나타나기 수개월 전에 나타나고, 어떤 경우는 수년 전에 나타난다고 한다. 일반적으로 대략 15일이면 홍막에 반영되므로, 이로써 한의학의 초병입락(初病入絡)의 관점이 실증되었다.

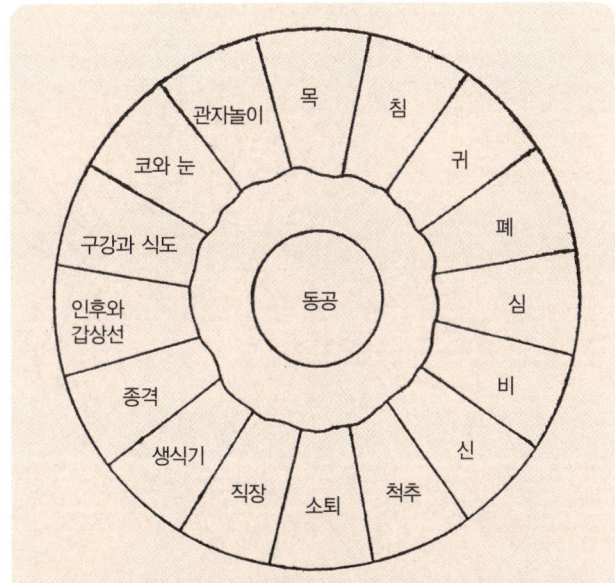

G.Verdier씨의 법칙에 따르면, 양측의 상응하는 기관의 구획은 교차 투영할 수 있다. 양측의 상하지나 신장 및 생식기 등의 구획이 그 예다. 구체적으로 말하면, 오른 눈의 홍막 6시 지점의 반점은 왼쪽 하지의 문란을 나타내고, 왼눈의 홍막 5시 지점의 반점은 오른쪽 신장의 손상을 나타낸다.

[그림 6-2] Vega씨 홍막구획지정도(좌우는 서로 반대방향)

중추신경계통은 자신의 망상조직을 통하여 몸의 각 부위로부터 획득한 정보를 끊임없이 홍막에 전달하고, 홍막은 하나의 정보수집센터와 발신센터처럼 신체의 각 기관이 각종 신경계통을 통해 전달하는 정보를 끊임없이 접수하고 반영한다.

예를 들어, 홍막 진단 모형도의 폐부(肺部) 위치에 대응하는 홍막에 짙은 색의 홍막섬유가 나타나는 것은 만성기관지염의 징후다. 간담(肝膽)과 대응하는 홍막에 작은 반점이 나타나는 것은 환자가 만성간염을 앓고 있다는 표현이다. 신장(腎臟)과 대응하는 위치에 옅은 색의 섬유가 나타나는 것은 신장이 이미 병독에 감염되어 염증이 생겼음을 나타낸다. 심장(心臟)과 대응하는 위치에

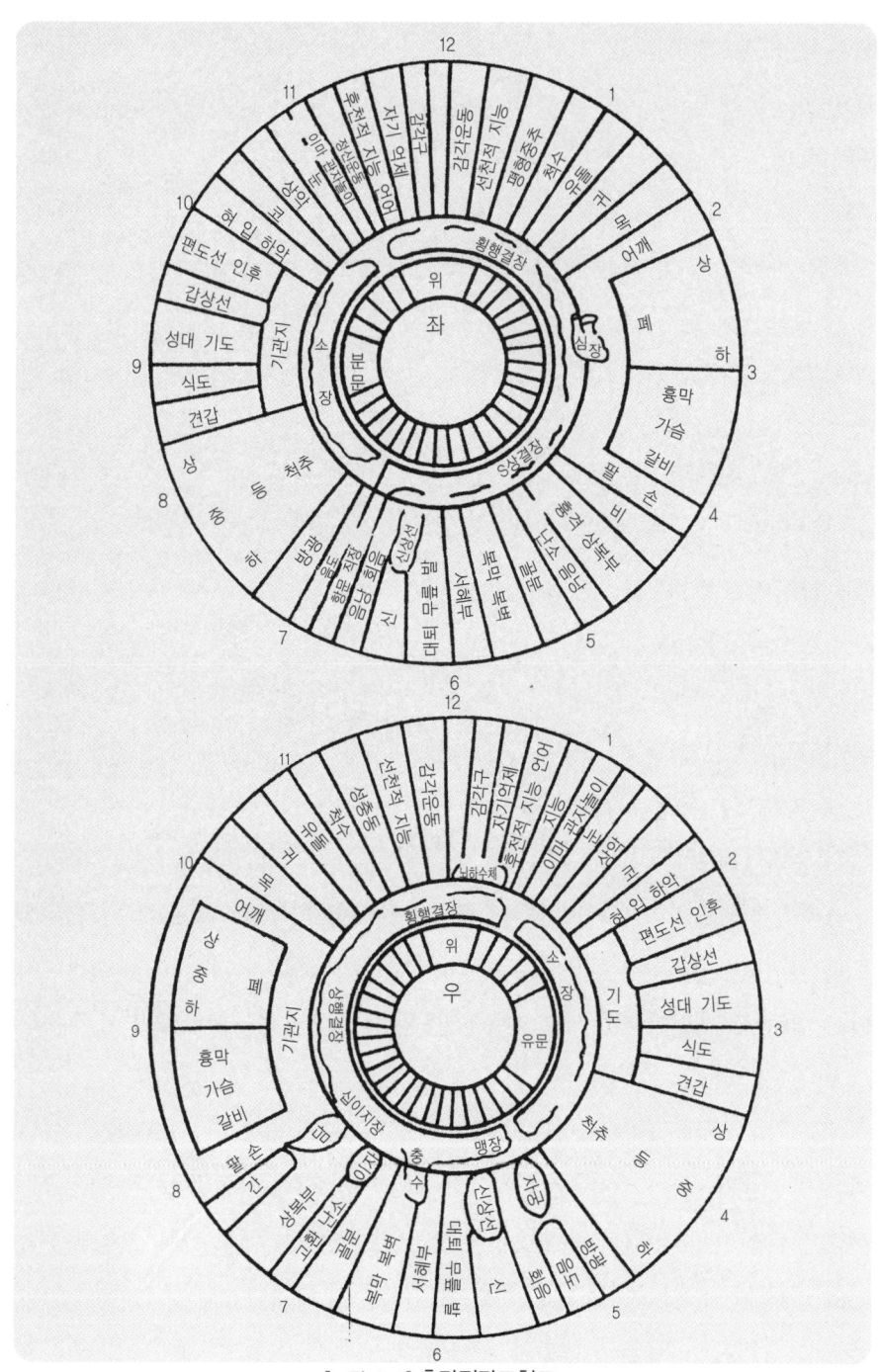

[그림 6-3] 홍막진단모형도

어떤 흔적이 나타나는 것은 심장질환의 징후다. 복막과 대응하는 위치에 흔적이 나타나는 것은 흉복염(胸腹炎)의 조짐이다. 장도(腸道)와 대응하는 위치에 삼각형의 짙은 색 섬유가 나타나는 것은 환자가 결장염(結腸炎)을 앓고 있다는 표시다.

임상에서 홍막을 살펴 병을 진단할 때는 다음에 주의해야 한다.

독성반점(毒性瘢點)

독성반점(반점의 색이 아주 짙고, 홍막의 망상조직 위에 나타나며, 그 외관은 변이 분명한 다각형이다)의 출현은 환경오염에 의한 중독, 니코틴 중독, 알코올 중독과 약물남용으로 인한 중독 등 일시적인 중독 상태를 표시한다. 그것이 유전으로 나타날 때는 건선(乾癬, 우피선)[2], 심혈관 질환과 암(癌)에서 보인다.

색소침착(色素沈着)

색소과립(色素顆粒)이 쌓이고 하나하나 흩어져 홍막섬유의 표면에 나타나는 반점을 가리킨다. 색소가 황금색이면 허약함을 의미하고, 담황색이면 화농성감염(化膿性感染)을 의미하며, 암황색이면 중독을 의미한다. 바깥에 녹색이 나타나면 결핵이나 녹농간균(綠膿杆菌)[3]에 의한 감염을 의미하고, 색소가 지극히 짙으면 악성질병(질병의 성질이 험악하다)일 가능성이 있음을 의미한다. 특히 해담(海膽 성게) 모양으로 나타날 때가 이와 같다. 붉은 색소는 출혈을 의미한다. 작은 웅덩이 모양이 홍막 면에 밀집해 있으면 출혈이 여전히 진전되고 있음을 나타낸다.

흑점(黑點)

어느 부위에서나 보이고, 크기가 제각각이며, 색깔은 짙기도 하고 옅기도 하다. 관심병(冠心病), 심근경색, 풍습성 심장병 등은 심장구(心臟區)에 항상 흑점이 보인다. 편도선염은 인후부에 보이고, 비뇨기계 질환은 신(腎)이나 방광구(膀胱區)에 보인다.

흑선(黑線)

대부분 방사상의 배열로 나타나고, 색은 짙기도 하고 옅기도 하다. 만성신염 환자는 신상선(腎上腺)이나 신구(腎區)에서 많이 보인다. 해소와 흉통을 앓는 환자는 폐부(肺部)와 늑부에서 볼 수 있다. 요퇴통(腰腿痛)[4] 환자는 요배부나 요슬부에 항상 보인다.

결손(缺損)

홍막 위에 결손이 많이 보인다. 머리에 많은 외상을 입은 환자나 뇌(腦)에 공급되는 혈액이 부족한 사람은 이런 증상이 나타난다.

창백(蒼白)

홍막에 크고 작은 창백구(蒼白區)가 나타나는데, 급성 염증이 있음을 나타낸다. 방광, 요도구에 나타나면 요로감염이다. 홍막의 바깥 주위에 창백한 점이 나타나면 대부분 임파결염이다.

와공(窩孔)

와공은 곧 은구(隱溝)다. 형태가 제각각이고 크기도 같지 않은 함몰이 홍막의 각 구역에 퍼져 있는 것이다. 기관이 손상되었거나 만성빈혈이 있는 환자에게서 많이 보이며, 소수는 선천적 결함에 속한다.

백환(白環)

노인의 홍막 주위에 유백색이나 암회색의 고리가 나타나는 것을 속칭 노인환이라 한다. 상부 흉구에 단독으로 나타나면 대부분 흉부의 혈액공급이 불량한 것이다. 고혈압이나 동맥경화, 저혈압 환자에게서 보이면 항상 두통과 어지럼증도 함께 나타난다.

권축륜(卷縮輪)

정상인의 권축륜(자율신경선)은 동공 옆에 있으며 무늬가 고르고 섬세하다. 하지만 병변이 발생하면 뚜렷하게 굵어지고 커진다. 모양이 장미화환 같다고 하여 화환확대라 하는데, 유독물질의 자극 때문에 일어난다. 급성 간염, 만성 천표성 위염, 만성 결장염 등 복강의 염증에서 자주 보인다. 십이지장구에 섬유가 굵어지는 현상이 나타나면 대부분 십이지장궤양이다.

수축권(收縮圈)

신경권(神經圈) 혹은 경공권(驚恐圈)이라 한다. 홍막의 바깥 주변으로 한두 개의 불완전한 백색 테두리를 볼 수 있는데, 교통사고나 총기사고를 당한 사람이나 놀란 사람에게서 많이 보인다. 마음이 긴장되고 초조하며 무서움을 표현한다.

홍막의 결손

홍막의 결손이 비교적 얕고 색이 옅은 흑색이면, 병과가 짧고 증상이 가벼움을 나타낸다. 홍막의 결손이 비교적 깊고 색이 짙은 흑색이면, 병과가 길고 증상이 무거움을 나타낸다.

방사상 열극(裂隙)

열극이 차륜형이나 방사형으로 나타나는 것으로, 열극이 나타난 홍막의 어느 구획, 즉 그 구획과 대응하는 기관의 신경이 어느 정도 긴장되었음을 나타낸다. 홍막의 12시 방향에 나타나는 것은 전신이 무력하고 극도로 피로함을 의미한다.

통증성 경련[교통絞痛]권 혹은 동심환(同心環)

이것이 나타난다는 것은 주로 수검자에게 특별히 통증성 경련 및 연축(攣縮)[5]의 원인이 있음을 보여준다. 동심환이 왼눈의 홍막, 특히 관자놀이부에 있으면 심장이상의 가능성이 있다.

❊❊❊

▶홍막에 대사환의 소실과 함께 동공이 한쪽으로 몰리는 증상이 일어나거나, 대사환의 소실과 함께 동공이 편평하게 변하거나, 대사환의 소실과 함께 홍막 첩상체부의 심각한 염증신호가 나타나면, 나타난 구획과 상응하는 장기에 암(癌)이 발생했을 가능성이 있다.

▶동공이 한쪽(어느 장기의 방향)으로 몰릴 때는 몰린 반대편과 상응하는 기관에 병변이 발생했음을 나타낸다. 왼눈의 동공이 코의 상방으로 몰리면 요로계통에 심각한 병증이 있음을 나타낸다. 왼눈이나 오른 눈의 동공이 정 가운데의 하방으로 몰리면 뇌종양임을 나타낸다. 오른 눈의 동공이 관자놀이의 하방으로 몰리면 코와 눈에 심각한 병증이 있음을 나타낸다. 오른 눈의 홍막이 관자놀이 쪽으로 몰리면 목구멍과 갑상선에 심각한 병증이 있음을 나타낸다.

▶왼눈의 홍막에 이상변화가 나타나는 것은 우반신의 어느 부위에 병이 생겼음을 설명한다. 오른 눈의 홍막에 이상변화가 나타나는 것은 좌반신의 어느 부위에 병이 생겼음을 설명한다. 두 눈의 홍막에 모두 이상이 생기

면 인체의 중간부위나 양측 모두에 병변이 발생했다는 증거다. 예를 들어, 위나 장에 병이 있으면 두 눈의 동공 주위에 환상반(環狀斑)이 생긴다. 심교통, 혈관경색, 급성담낭염, 위궤양 등과 같은 몇몇 통증성 질병은 홍막의 반점이 특히 선명하다.

▶ 홍막이 누렇게 오염되는 것은 간염과 황달의 표현이다. 홍막에 갈색반점이 생기는 것은 어린아이의 경우 대부분 장회충병(腸蛔蟲病)이다. 홍막의 모세혈관에 어혈이 생기는 것은 고혈압이나 동맥경화증 환자에게서 많이 보인다.

Tip 홍막이 깨끗해야 건강하다

모스크바 루뭄바대학의 연구에 따르면, 홍막에 분포하는 말초신경섬유와 중추신경계통은 지극히 긴밀하게 연관되어 있기 때문에, 인체의 어느 한 부위에 병변이 발생하면 이 부위의 신경은 즉시 이상 자극을 받고, 이로 인해 홍막의 대응구역에는 상응하는 변화가 일어난다고 한다.

7세부터 76세까지의 1,876명을 대상으로 검사를 진행했는데, 그 중 68%인 1,273명은 이미 심혈관 질환, 폐 질환, 위 질환 및 신경계통의 질환을 확진 받은 상태였다.

603명의 건강한 대조군에 대하여 비교연구를 한 결과, 건강한 사람의 홍막은 깨끗하고 투명했지만, 노인과 질병이 있는 사람들의 홍막은 어둡게 변했을 뿐만 아니라 탁한 반점이 확산되어 있었다. 만성질환을 가진 많은 젊은 사람의 홍막에서는 색소반을 볼 수 있었지만, 건강한 아이의 홍막에서는 단 하나의 색소반도 찾을 수 없었다.

이 연구를 통해 뇌간(腦幹)[6]·폐·위·장에 상응하는 홍막 부위에 색소반이 가장 많이 발생하고, 상술한 기관 모두 환경의 영향에 매우 민감하게 반응한다는 것을 밝혀냈다.

■■■■■ 주석

1) 포도막 : 혈관막을 말한다. 혈관막은 멜라닌색소와 혈관이 많이 분포되어 있는 막이다.

2) 건선(乾癬) : 풍습독(風濕毒)이 피부에 침입하여 발생한다. 환부의 경계가 뚜렷하고, 두터우면서 건조하여 갈라지고, 가려워 긁으면 흰 비늘이 벗겨진다.

3) 녹농간균 : 유기영양세균인 슈도모나스속(屬)의 무산소성 간균(桿菌)이다. 화농균과 함께 농흉(膿胸)이나 중이염의 원인이 되며 녹농(綠膿)을 배출한다. 그러나 병원성(病原性)은 그다지 강하지 않다.

4) 요퇴통(腰腿痛) : 신경(腎經)의 허손(虛損)으로 인해 요퇴부에 동통이 발생한다.

5) 연축(攣縮) : 구부러져서 펴지지 않는 것을 말한다.

6) 뇌간(腦幹) : 뇌에서 대뇌 반구와 소뇌를 뺀 나머지 부분. 지각, 의식, 운동, 생명유지 따위에 중요한 부분으로, 연수·뇌교·중뇌·간뇌가 이에 속한다.

07

귀 [耳이]

이곽(耳郭 귓바퀴)을 살펴 병을 진단하는 방법은 이미 오랜 역사를 가지고 있다. 역대의 한의학 서적에는 '찰이(察耳)', '망이(望耳)', '관이(觀耳)', '진이(診耳)'라 하여 귀를 보고 병을 진단한다는 기록이 많다.

《황제내경(黃帝內經) 영추(靈樞), 본장(本臟)》에서는 "귀의 위치가 높은 사람은 신장의 위치도 높고, 귀 뒤가 들어간 사람은 신장의 위치가 낮으며, 귀가 단단한 사람은 신장 또한 건강하고, 귀가 얇고 단단하지 못한 사람은 신장이 약하다."고 했다. 또한 명대 왕긍당(王肯堂)이 편찬한 《증치준승(證治准繩)》에서도 "무릇 귓바퀴가 붉고 윤기가 나는 사람은 살고, 누르거나 검거나 푸르고 메마른 사람은 죽는다. 귓바퀴가 얇고 흰 사람, 얇고 검은 사람은 모두 신기가 완전히 쇠했기 때문이다."라고 했다.

이곽의 피부는 전신 체표의 일부분이다. 이곽은 인체 체표의 외규(外竅) 가운데 하나로 중요한 형광판의 역할을 하며, 인체정보의 출입이 가장 집중되고 강한 부위 중 하나다.

한의학에서는 귀는 종맥(宗脈)이 모이는 곳으로 심(心)의 객규(客竅)가 되고, 간맥락(肝脈絡)·담경락(膽經絡)·폐경(肺經)의 결혈(結穴)이 귀에 있으며, 비불급(脾不及, 비허)이면 구규(九竅)가 통하지 않는다고 여긴다.

이 때문에 현대의학에서는 이곽을 인체의 축소판으로 비유하며, 인체 각 장부와 기관, 조직의 축영이라 한다. 귀에는 인체 각 장부와 부위의 반영점이 집중되어 있으며, 체내의 장부 및 기관과 조직에 병변이 발생하면, 이곽의 특정 부위에 상응하는 변화와 반응이 나타난다. 이 때문에 귀를 살펴 내장의 질환을 알 수 있다. [그림 7-1]은 이혈분포도, [그림 7-2]는 이혈 표준화 방안에

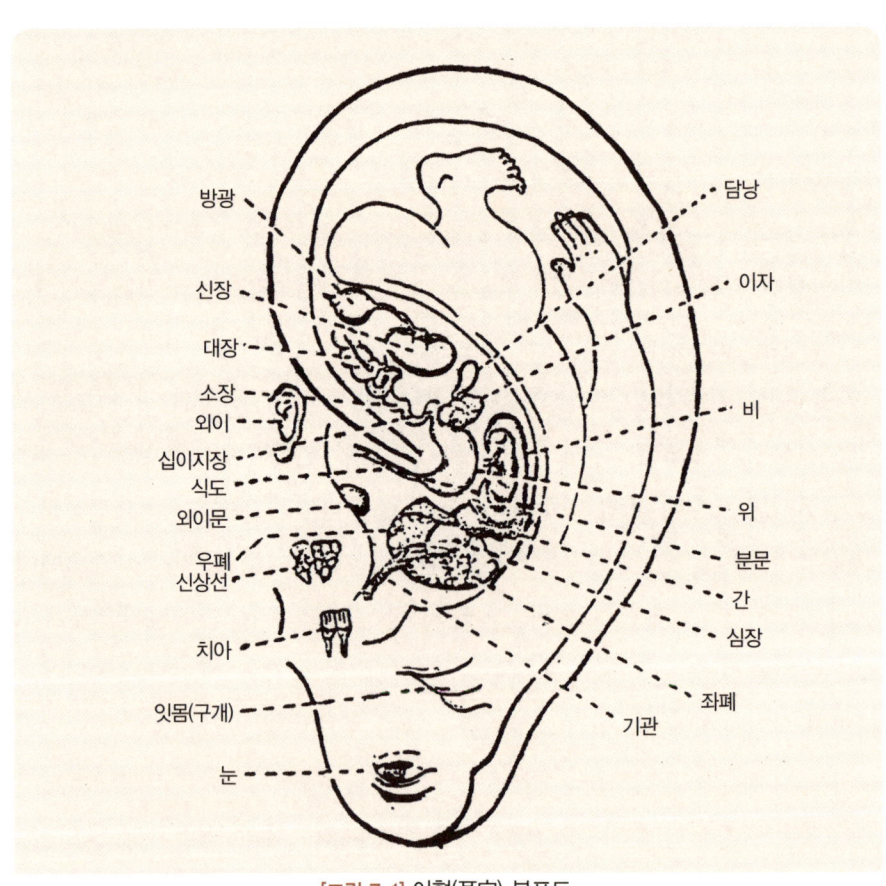

[그림 7-1] 이혈(耳穴) 분포도

따른 혈구 분포도다. [그림 7-3]은 귀와 장부의 상관도다.

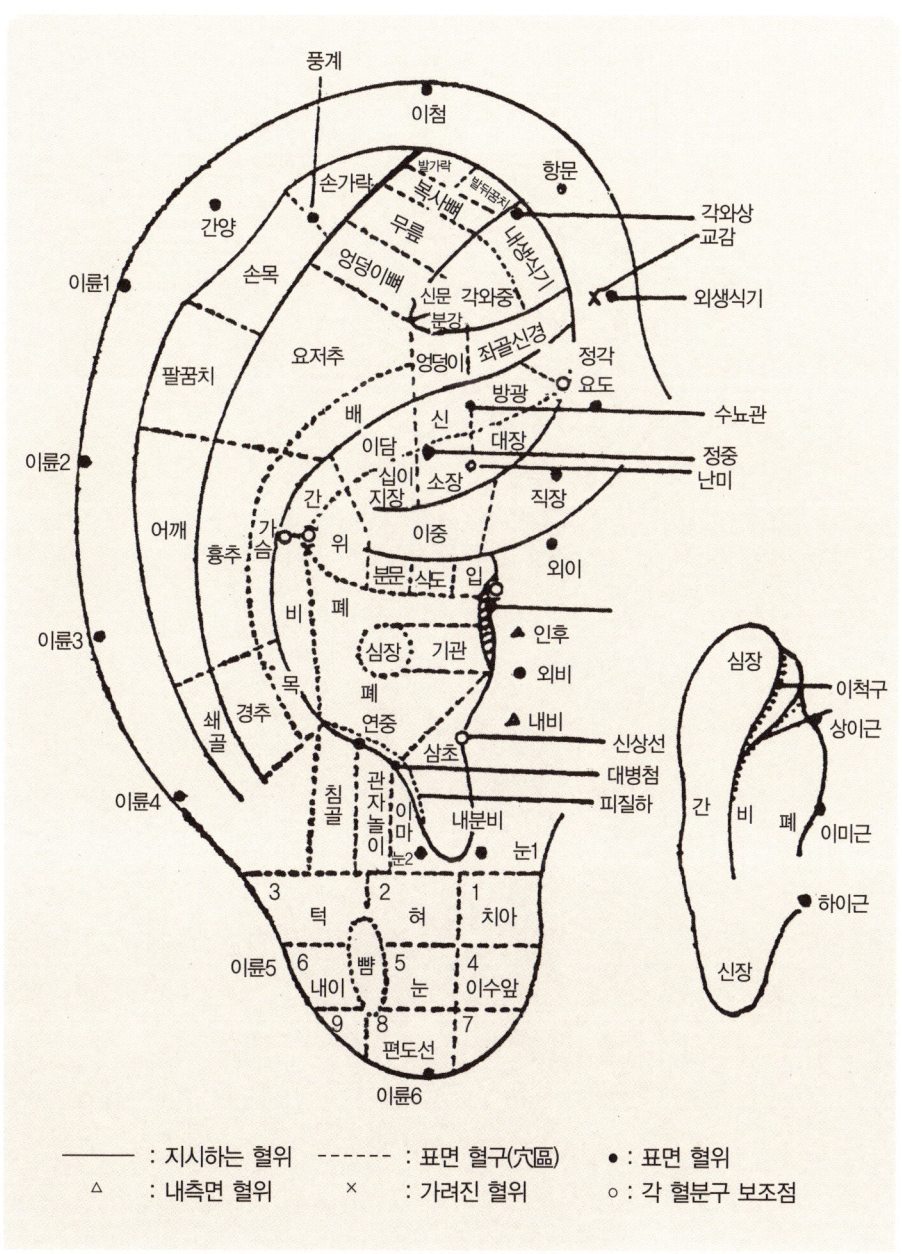

[그림 7-2] 이혈 표준화 방안 혈구 분포도

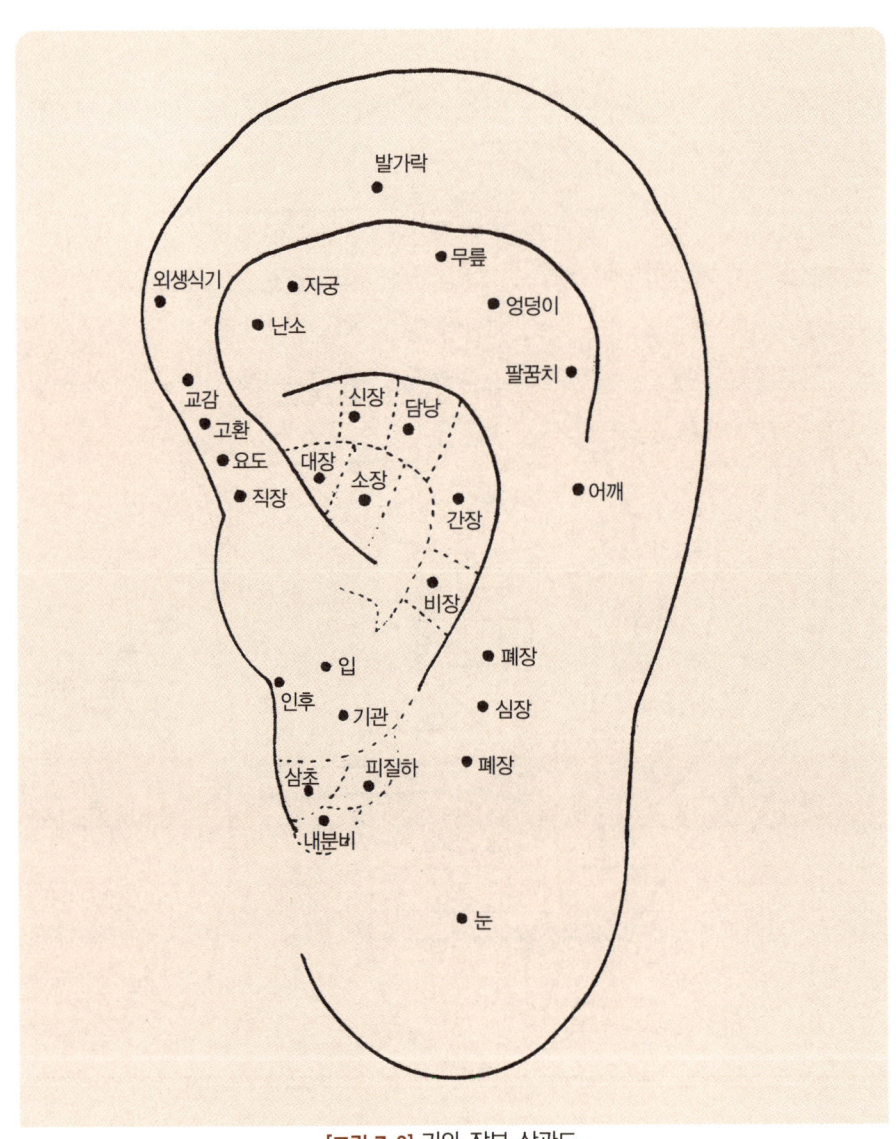

[그림 7-3] 귀와 장부 상관도

이곽의 색택

1 이곽의 색택(色澤)이 약간 누르면서 붉고 윤기가 나면 정상으로, 선천적으로 신음(腎陰)이 충분함을 나타낸다. 이곽이 흰색이면 한증(寒證)에 속한다. 귀 전체가 흰 것은 풍한(風寒)을 심하게 받았거나 한사(寒邪)가 직중(直中)[1]할 때 주로 보이며, 빈혈이 있을 때도 보인다. 귀가 얇고 흰 것은 신장(腎臟)의 기(氣)가 완전히 쇠한 것으로, 위독한 환자에게서 보인다. 귀가 두텁고 흰 것은 기가 허하고 담(痰)이 있기 때문이다.

2 이곽이 아주 붉은 것은 상초(上焦)와 심폐(心肺)에 열사가 쌓였기 때문이다. 소양상화(少陽相火)가 지나쳐 위를 공격하거나, 간담습열(肝膽濕熱)의 화독이 위로 오르거나, 외감열독(外感熱毒) 때문이다. 중이염이나 절종(癤腫), 동창(凍瘡)으로 인해 나타날 수도 있다. 오랜 병으로 이곽이 약간 붉은 것은 대부분 음허화동(陰虛火動) 때문이다. 귀 뒤에 붉은 맥락이 보이고 이근(耳根)[2]이 차가우면 대부분 홍역의 징조다.

3 귀가 검푸른 것은 통증 때문으로, 극심한 통증을 호소하는 환자에게서 자주 보인다. 신(腎)의 수기(水氣)가 부족하거나, 신수(腎水)의 한극생화(寒極生火) 때문이다. 귀가 새까만 것은 장차 신기가 끊어질 조짐으로 신장병의 실증에서도 보인다. 옅은 흑색은 신장병의 허증이다. 이륜(耳輪)[3]이 건조하고 새까맣게 타는 것은 대부분 신정(腎精)이 극도로 훼손되었다는 상징이다. 온열병을 앓은 후나 신음이 극도로 소모되었을 때 및 하소증(下消證 당뇨병)에서 볼 수 있다. 이수(耳垂)[4]가 푸른 것은 방사(房事)가 과다했다는 표현이다.

4️⃣ 귀가 누렇게 붓고 통증이 심한 것은 풍사가 신(腎)에 침입했기 때문이다. 누런색이 옅어지면 장차 병이 낫는 것이다. 귀가 담황색인 것은 위기(胃氣)가 아직 남아있기 때문으로 습사중조(濕邪中阻)에서도 보인다. 지나치게 누런 것은 황달성 간염에서 보인다.

5️⃣ 이수가 수시로 붉어지는 것은 다혈질 체질 때문이다. 한사를 받아 이수가 자홍색으로 변하면, 붓기가 궤양으로 발전할 수 있고, 또한 부스럼으로 인한 딱지가 앉기 쉽다. 이것은 체내에 당(糖)이 지나치게 남아있다는 표현으로 당뇨병을 앓기 쉽다.

6️⃣ 이곽에 백색의 설탕가루 같은 피부탈설(皮膚脫屑)이 생겨 잘 떨어지지 않는 것은 각종 피부병에서 자주 보인다.

종합해 보면, 이곽에 어떤 색이 나타나건 고르게 선명하고 윤택하면 길한 것이고, 어둡게 탁하면 흉한 것이다. 색이 선명한 것은 새로운 병이고, 어두운 것은 오래된 병이다.

이곽의 형태 살피기

이곽(耳郭)의 외형이 넓고 크며 두툼하고 실하며, 이수(耳垂)가 두툼하고 아래로 늘어진 것은 넘침을 나타내는데, 신기(腎氣)가 충만하기 때문으로 장수한다.

귓바퀴가 긴 사람이 장수한다

80세 이상의 장수노인 50명의 이곽을 시진해 본 결과, 이곽이 길고 이수가 큰 것이 장수노인의 특징이었다.

80세 이상 장수노인의 이곽의 평균길이는 7센티미터 이상이었으며(일반인은 5~8센티미터), 어떤 경우는 8.5센티미터에 달했다.

80세 이상 장수노인의 이수의 평균길이는 1.8센티미터 이상이었고(일반인은 1~2.5센티미터), 어떤 경우는 3.2센티미터나 되었다. 어떤 노인은 60세 이후에 이곽과 이수가 점차 길어지기도 했는데, 이는 이곽과 이수는 사람의 수명과 분명히 관계가 있음을 충분히 보여준다.

또, 24명의 장수노인과 21명의 단명한 사람을 대상으로 이륜의 색택을 관찰하고, 이곽의 길이와 폭, 두께를 측량했다. 그 결과, 장수노인의 이륜은 담홍색을 띠고 부드러운 광택이 나며, 살이 두툼하고 풍만하며, 이륜과 이수가 길고 폭에는 뚜렷한 변화가 없었다. 단명한 사람의 이륜은 어둡고 창백하며 거칠고 윤기가 없으며, 이곽은 살이 없고 얇으며, 이륜과 이수는 짧았다.

이는 이곽의 두께와 길이가 신정과 경맥기혈의 성쇠뿐 아니라, 장수단명과도 밀접한 관계가 있음을 설명해준다.

이곽에 살이 없고 작으며 얇고, 이수가 작고 아래로 늘어지지 못하는 것은 모자람을 나타내는데, 신기가 부족하기 때문으로 요절한다.

귀가 붓는 것은 사기가 왕성하기 때문이다. 대부분 소음상화(少陰相火)가 위로 공격하기 때문이며, 양명온열(陽明蘊熱)이나 상초풍열(上焦風熱)에서도 나타난다. 귀가 메마르고 주름이 얇은 것은 신기가 거의 끊어진 것으로 위험한 징후에 속한다.

이륜(耳輪)이 메말라 거칠어 진 것은 오랜 혈어나 장(腸)의 악성종기 때문이다.

이문(耳紋)

문형(紋形)과 문색(紋色) 두 가지로 나눈다. 문형에는 죽아(竹丫)형, 나뭇가지형, 망상형 등이 있다. 죽아형은 줄기가 곧고 분지가 적어 두세 가지로 뻗는다. '완골(完骨)'[5]로부터 이첨(耳尖)으로 곧게 뻗어 오르며, 주로 병이 없거나 증상이 가벼움을 나타낸다. 나뭇가지형은 줄기가 기울어져 오르고 분지가 많아 네댓 가지로 뻗는다. 병이 있을 뿐 아니라 중함을 나타낸다. 망상형은 줄기의 굵기가 고르지 않고 무늬가 많고 복잡하다. 거미줄 같은 무늬는 주로 위급한 병을 앓고 있음을 나타낸다. 문색이 붉으면 내외에 모두 열이 있으며, 푸르면 기체혈어에 풍사가 더한 것이고, 자주색이면 열사가 내부에 갇힌 것이고, 검은 색이면 한사가 내부에 잠복해 있는 것이다. 병세는 일반적으로 발그레하면 가볍고, 붉으면 중하며, 검으면 위급하다.

이락(耳絡)

중국 남경중의대학에서는 이락의 분포와 질병 사이의 관계를 연구하여 다음과 같은 결과를 얻었다.

이륜(耳輪) 사이에 청맥(낙맥)이 나타나면 소아 동통(疼痛)으로 진단할 수 있다. 동통의 부위가 다르면 이락이 나타나는 위치도 다르다. 회충병으로 배가 아픈 환자는 대부분 이락이 소장점(小腸點)에서 시작하여 바깥쪽 상방의 상복부와 하복부 쪽으로 확산된다. 대퇴부가 아픈 환자의 이락은 좌골과 엉덩이 부위의 점에서 시작하여 무릎과 복사뼈 쪽으로 확산된다. 소변을 시원하게 보지 못하고 통증이 있는 환자의 이락은 이륜극의 윗 가장자리와 이침의 외생식기와 요도점 부위에 분포한다. 이락은 가늘고 작은 낙맥에 속하기 때문에, 질병을 앓는 중에 기혈의 소통이 순조롭지 못하고 낙맥이 통하지 않으면 피부가 얇은 이곽에 쉽게 드러난다. 이 때문에 이락으로 병을 진단하는 것도 임상적으로 의미가 있다.

이치(耳痔) · 이심(耳蕈) · 이정(耳挺)

귀 속에 앵두나 양의 젖꼭지 같은 작은 살이 돋아나는 것을 이치(耳痔)라 한다. 살점이 크고 꼭지가 작으며 모양이 버섯 같은 것을 이심(耳蕈)이라 한다. 살점이 대추씨처럼 가늘고 길며 귀 밖으로 돌출하여, 만지면 아픈 것을 이정(耳挺)이라 한다. 세 가지 모두 간경노화(肝經怒火)나 신경상화(腎經相火), 혹은 위경적화(胃經積火)나 울결로 생긴다. 귀의 상태가 위는 떨어지고 아래는 붙어있던지 아래는 떨어지고 위는 붙어 있어 두 귀가 비대칭인 것은 모두 외상(外傷) 때문이다.

정녕(耵聹)

귀지라고도 한다. 외이도(外耳道)[6] 속의 정상적인 분비물이 말라 생기는 흰색의 가루다. 만약 풍열이 이(耳)에 올라와 귀지가 지나치게 많아지면 이도(耳道)를 막고 귀머거리가 될 수 있다.

이절(耳癤) · 이창(耳瘡)

외이도에 생기며, 국한적인 홍종(紅腫)으로 나타난다. 초목(椒目)같은 돌기를 이절 혹은 이정(耳疔)이라 한다. 외이도에 생기는 만성홍종을 이창이라 한다. 대부분 귀를 후비는 나쁜 습관으로 이도에 상처가 나 풍열사독이 침범해 생긴다. 간담습열이 경맥을 타고 돌다가 올라와 이도를 증작(蒸灼)해 생기기도 한다.

선이창(旋耳瘡)

이도 혹은 이곽 주위의 피부가 붉어지고 짓무르며 농이 스며 나오고 딱지가 앉음과 동시에 뜨겁고 가려우며 동통이 있는 것을 가리킨다. 증상이 가벼워 발열번조(發熱煩燥)에 그치기도 하지만, 국한적으로 짓무르고 타는 듯한 통증이 있으며, 농이 흐르는 중한 경우가 있는데, 풍열습사가 침범했기 때문이다. 병과가 길고 반복적으로 발작하며 국부적으로 태선(苔蘚)이 나타나고, 점점 두껍고 거칠어지며 피부가 트고 위에 딱지가 앉거나 비늘 같은 것이 생기는 것과 함께 안색이 누렇게 뜨고 피로하며 병에 걸리는 것은 비허혈소(脾虛血少)와 생풍화조(生風化燥) 때문이다.

농이(膿耳)

농(膿)이 귀 안에서 흘러나오는 것을 가리킨다. 양이 많고 끈적거리며 이도(耳道)는 경미하게 붓는다. 누런 농이 흐르면 정이(聤耳)이고, 흰 농이 흐르면 전이(纏耳)이며, 붉은 농이면 이내독(耳內毒)이고, 농이 검고 냄새가 나면 이감(耳疳)이며, 맑은 농이면 진이(震耳)다. 대부분 간담화성(肝膽火盛)이나 사열외침(邪熱外侵) 때문이거나, 비허습곤(脾虛濕困)이 이규를 침범했거나, 신(腎)의 원기가 훼손되어 사독이 뭉쳤기 때문이다.

급성 농이일 경우, 귀 부위에 농이 흘러 막히고, 귀 뒤의 완골부에 동통·압통이 있으며, 심하면 종기가 나고 짓물러 터져 농이 흐른다. 이것을 이근독(耳根毒)이라 한다. 다른 이름으로 이후부골옹(耳後附骨癰)이라고도 하는데, 대부분 내외의 화열사독(火熱邪毒)이 번성하여 생긴다.

농이가 오래되면 구안와사(口眼喎斜)[7]가 나타나는데, 이를 농이구안와사라 한다. 대부분 농이를 치료하지 못해 사독이 속에 잠복해 있거나 기혈이 훼손되었기 때문이다.

농이가 오래되거나 흐르는 농이 냄새나고 더러우며 검게 부패하면, 갑자기 농이 감소하면서 두통·구토·고열·혼절·경련·항강(項强)[8] 등의 증상이 보이는데, 이를 황이상한(黃耳傷寒)이라 한다. 대부분 혈분어혈(血分瘀血) 때문이거나 열사가 심포(心包)에 들어가 생긴다.

이각유담(耳殼流痰)

이각(耳殼)[9]이 부어오르나 피부색이 변하지 않고, 열이 나거나 아프지 않으며, 누르면 말랑말랑하다. 짜면 누런 점액이 나오고, 짠 후에는 붓기가 빠지나 곧 다시 붓는다. 대부분 비위(脾胃)가 허약하거나, 풍사가 침범하거나, 담(痰)이 탁하고 응체되었기 때문이다.

단이창(斷耳瘡)

이각이 붉게 붓고 열통이 있으며, 계속해서 농이 생기고 문드러져서 심하면 이각이 잘려나가거나 패이고 기형이 되는 것으로, 풍습이 기혈을 덮쳤기 때문이다.

망이진상(望耳診傷)

망이진상은 귀를 살펴 손상된 부위를 진단하는 것을 말한다. 이각에 선홍색이나 자색의 실 같은 근육이나 반점이 생기고, 눌러도 사라지지 않는 것이 진상이증(診傷耳證)이다. 이 증상이 오른 귀에 나타나면 우측 반신에 손상이 있는 것이고, 왼 귀에 나타나면 좌측 반신에 손상이 있는 것이다. 또 이각의 상반부에 나타나면 등에 손상이 있는 것이고, 이각 하반부에 나타나면 흉부에 손상이 있는 것이다. 귀

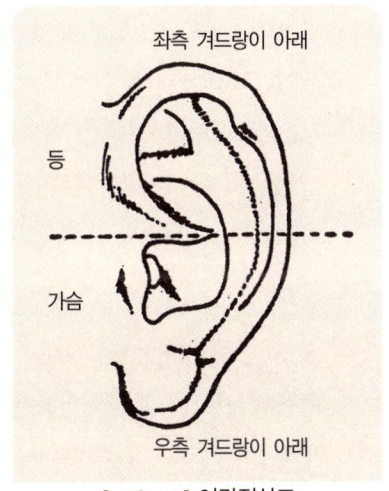

[그림 7-4] 이각진상도

맨 위에 검은색이나 홍색의 밖으로 확산되는 점이 있으면 좌측 겨드랑이 아래에 손상이 있는 것이고, 이수 아래에 흰색이나 검은색의 점이 있으면 우측 겨드랑이 아래에 손상이 있는 것이다.[그림 7-4]

이곽의 양성 반응물 살피기

이곽의 양성 반응물을 살핀다는 것은 이곽 피부에 나타나는 변색, 변형, 구진, 탈설, 혈관변화 등 색택과 형태의 변화를 살피는 것이다.

변색(變色)

① 홍색반응(紅色反應) : 선홍, 담홍, 암홍색이 점상이나 편상(片狀) 혹은 불규칙한 반응으로 나타난다. 선홍색은 급성이나 동통이 있는 병증에서 보인다. 담홍이나 암홍색은 질병의 회복기나 병과(病過)가 비교적 긴 환자에게서 보인다. 급성요통이면 신구(腎區)에 붉고 윤기 있는 편상으로 나타난다. 자궁경부염에 대하증이 따르면 삼각와구(三角窩區)에 큰 홍색의 반응과 함께 탈설(脫屑)이 나타난다. 어지럼증은 훈구(暈區)에 편상으로 발그레한 함몰이 나타난다.

② 백색반응(白色反應) : 편상의 불규칙한 백색의 융기를 볼 수 있는데, 희면서 파르스름한 광택을 띠거나, 중앙은 점편상의 백색이면서 가장자리는 발그레하기도 하다. 또한 백색의 편상 가운데 불규칙하고 발그레한 점편상이 보이기도 한다. 백색반응은 만성병에서 많이 보이는데, 흰 점의 가장자리가 발그레한 것은 만성질병의 급성발작 때문이다. 만성천표성위염이면 위구(胃區)에 편상의 불규칙한 백색반응이 나타난다. 풍습성심장병이면 심구(心區)에 가장자리가 발그레한 편상의 백색반응이 나타난다. 복창과 복수는 복창구나 복수점에 백색반응을 보인다. 만성위염이 급성으로 발작할 때는 위구에 편상의 백색 중간에 점상이나 불규칙한 홍윤(紅潤)이 나타난다.

③ 회색반응(灰色反應) : 담회색, 암회색, 회색, 파리똥 색의 구분이 있다. 회색은 진구성질병과 종류(腫瘤)에서 많이 보인다. 종류는 이혈의 상관부

위 및 종류특이구(腫瘤特異區)에 파리똥 같은 회색반응이 나타나는데 누르면 퇴색된다.

④ **심갈색반응(深褐色反應)** : 만성병변이 치유된 후에는 상응하는 이혈에 색소가 점차 짙어지는 색소침착 같은 반응이 나타난다. 유선암근치술(乳腺癌根治術) 후에는 유선구에서 심갈색반응을 볼 수 있다. 신경성피부염(神經性皮膚炎) 환자는 상관 이혈에 색소가 짙어지고 피부가 거칠어지며 무늬가 깊어진다.

변형(變形)

상응하는 이혈에 수종융기와 함몰이 나타나거나, 점편상의 융기에 선상(線狀)이나 점편상(點片狀)의 함몰이 동반된다. 변형반응은 만성기질성질병에서 주로 보인다.

선상함몰은 이절증(耳折症)이라고도 하는데, 관심병(冠心病)과의 관계는 후문(後文)에서 자세히 다루기로 한다.

① **융기(隆起)** : 결절(結節)의 형태로 주로 보이며, 작은 것은 깨알 같고 큰 것은 녹두알 같은 딱딱한 결절이 피부 위로 솟아난다. 혹은 구슬을 꿴 것처럼 3~5개의 결절이 하나로 이어져 피부 위로 솟는다. 혹은 편상(片狀), 조편상(條片狀), 조삭상(條索狀)의 융기가 나타난다. 결절형태의 원형융기는 주로 각종 두통에서 보이며, 연주(聯珠)형태의 융기는 비대성척추염에서 주로 보인다. 조삭상(條索狀) 융기는 관절의 동통 때문이다. 편상 융기는 복창(腹脹)에서 보이고, 조편상 융기는 견배근섬유염(肩背筋纖維炎)에서 보인다.

② **함몰(陷沒)** : 점상, 편상, 선형의 함몰을 볼 수 있다. 점상 함몰은 이명(耳鳴)·산광(散光) 때문이며, 편상 함몰은 위(胃)와 십이지장(十二指腸)의 궤양에서 보이고, 선형 함몰은 관심병·이명·이농·결치(缺齒) 등에서

보인다.
③ 점상과 편상의 융기에 점상, 편상의 함몰이나 선형의 함몰이 동반되는 것은 굴광부정(屈光不正)에서 주로 보인다.
④ 이혈의 피부가 거칠고 우둘투둘하며 두꺼워지거나 주름살이 잡히는 것은 피부병에서 자주 보인다.

구진(丘疹)

구진(丘疹)[10]은 주로 보이는 것으로 점상구진과 수포형구진이 있으며, 주위의 피부보다 볼록하다. 색깔로는 홍색구진, 백색구진, 백색인데 가장자리가 붉은 구진으로 나눌 수 있으며, 흔하지 않지만 암회색구진도 있다. 닭살 같은 흘탑(疙瘩)은 생기는 수량이 일정하지 않다.

구진반응(丘疹反應)은 급·만성기질성질병, 과민성질병, 피부병 등에서 흔히 보인다.
① 구진이 누에알처럼 편평하게 밀집하여 나타나는 것은 결절형의 양진(痒疹)에서 주로 보인다.
② 구진이 백색 점상이나 밀집형으로 나타나는 것은 담낭결석, 기관지염, 복사(腹瀉, 설사) 등에서 주로 보인다.
③ 구진이 암갈색으로 변해 닭살 같은 흘탑(疙瘩)으로 나타나는 것은 신경성피부염에서 주로 보인다.
④ 구진이 '米' 자 형으로 배열되어 나타나는 것은 부정맥(不整脈)이나 전도조체(傳導阻滯)에서 주로 보인다.

탈설(脫屑)

탈설은 주로 흰 설탕이나 비늘 같은 형태로 나타나며, 문질러도 잘 떨어지지 않는다.

탈설반응(脫屑反應)은 피부병, 흡수기능저하, 대하 및 내분비기능문란 등의 질환에서 주로 보인다.
① 과민구(過敏區)와 폐구(肺區)의 탈설은 지루성피부염과 같은 피부병에서 주로 보인다.
② 삼각와내의 탈설은 부인과염증과 대하증에서 주로 보인다.
③ 식도와 분문(賁門)의 탈설은 소화불량, 흡수대사기능저하에서 보인다.
④ 상응부위의 물고기비늘 형태의 탈설은 어린선(魚鱗癬)[11]에서 보인다.
⑤ 이곽 전체의 탈설은 지루성피부염과 우피선(牛皮癬)[12]에서 보인다.

혈관충영(血管充盈)

이혈의 혈관반응으로, 망형·줄무늬형·불가사리형·활형·올챙이형·북채형으로 꼬이는 혈관확장에서 주로 보이고, 그 색택은 선홍·암자·암회색으로 나타난다.

혈관변화(血管變化)는 심혈관질병, 뇌혈관질병, 급성염증성질병과 급성출혈성질병에서 흔히 보인다.
① **혈관확장(血管擴張)** : 부챗살형이나 점선형으로 나타난다. 부챗살형은 소화관궤양(消化管潰瘍)과 요퇴통(腰腿痛)에서 주로 보이고, 점선형은 관절통과 기관지확장에서 주로 보인다. 색택이 선홍색(鮮紅色)이면 대부분 급성·통증성 병증이고, 색택이 암자색(暗紫色)이면 대부분 치유회복기다.
② **굴곡** : 불가사리형은 궤양병에서 많이 보이고, 동그라미형과 활형은 풍심병(風心病)에서 많이 보이고, 올챙이형과 북채형은 관심병에서 많이 보이고, 매화형은 종류에서 많이 보인다.
③ **망형** : 혈관이 그물모양으로 변하는데, 인후염·편도선염·유선염 같은 급성염증에서 많이 보인다.

이수의 주름과 관심병

1973년 처음으로 20가지 관상동맥질환의 이징(耳徵) 사례가 보고되었는데, 그 중 19가지 사례에서 1가지 이상의 관심병 위험소인이 발견되었다. 이로써 조발성 심혈관질환은 이수주름을 동반한다는 이론이 제기되었다. 뒤이어 관심병에서의 이수주름의 발생이 동일연령의 대조군보다 현저히 높다는 보고가 발표되었다.

급성심근경색이 있는 관심병 환자 531명의 사례 중 47%인 251명에게서 한쪽 혹은 양쪽 귀의 사선형 이수주름이 발견되었다. 그러나 305명의 동일연령 대조군에서는 30%에게만 이수주름이 있었다. 이 외에도 533명의 환자를 관찰한 결과, 사선형 이수주름은 연령이 높아짐에 따라 증가하고, 관심병과 분명한 관계가 있음을 발견했다.

1970년대 말에는 40세 이상의 사망자 113명을 검시하여 관상동맥경화 및 폐색의 정도와 이수주름 사이의 상관관계 유무를 연구, 관찰했다. 그 결과, 양쪽 귀에 이수주름이 있는 사람에게서 관상동맥경화와의 상관관계가 가장 현저했고, 한쪽에만 이수주름이 있는 사람은 비교적 상관관계가 있는 정도였으며, 이수주름이 없는 사람은 상관관계가 가장 적었다. 그리고 이수주름이 있는 군과 없는 군을 비교한 결과, 동맥경화의 정도는 통계학상으로 볼 때 뚜렷한 차이가 있었다.

[다음 페이지에 계속]

④ 혈관중단(血管中斷) : 주혈관이 충영·확장으로 점선처럼 중간 중간 끊어진 형태로 나타나는데, 심근경색에서 주로 보인다.

이절증(耳折症)

이수(耳垂)주름이라고도 하는데, 이병(耳屏) 사이에서 갈라진 흔적이 밖으로 이수 끝까지 뻗은 사선의 주름을 말한다. 이절증은 임상에서 관심병을 진단하는 데에 상당한 가치가 있다.

미국 시카고대학에서 1천 명을 대상으로 조사를 실시한 결과, 373명이 이부(耳部)에 주름이 있었고, 그 중 73%가 심장병이 있었다. 또 다른 연구에서는 이절증의 각도 역시 중요한 임상적 가치가 있다고 발표했다.

이절(耳折)이 약 45도 각도로 이각(耳殼)에 가로놓여있는 남성의 경우 55%가 심장병으로 사망할 수 있다. 하지만 기타 각도는 심장병으로 인한 사망률이 45도보다 높지 않았다.

중국에서도 상술한 특징을 실증했는데, 관심병 환자의 이절증 양성률은 73.9~97.7%로 미국보다 높았고, 정상인과 비관심병 환자의 이절증 양성률은 24% 이하였다.

또 다른 연구에서 92명의 관심병 환자와 20명의 건강한 노인을 대상으로 이절증을 관찰한 결과, 이절증의 양성률이 관심병 환자집단은 63%, 건강한 노인집단은 35%였다. 두 집단은 유의확률(p-value)<0.05이다. 또한 관심병 환자 중 이절증 양성자와 음성자의 혈액을 비교분석한 결과, 혈액유변학적 지표상으로 양성자의 혈액이 점도, 혈장점도, 적혈구 침강속도, 콜레스테롤, 트리그리세라이드 등의 면에서 수치가 높았다. 이로써 이절증과 관심병과의 관계를 실증했다.

관심병 환자에게 이절증이 발생하는 원인은 아직 확실하게 알려진 바가 없다. 몇몇 학자들은 이수 부위는 결체조직으로 이루어져 있고 또한 인대와 연골이 없기 때문에 혈액결핍에 더욱 민감할 수 있고, 동맥에 병변이 발생하면 전신 모세혈관의 순환에 이상이 발생할 가능성이 있다고 생각한다.

양성반응물의 특징과 질병성질의 대응관계

① 점편형의 홍윤이나 충혈, 붉은 구진에 지루(脂漏)와 광택이 있는 것은 급성염증이나 만성염증의 급성발작에서 많이 보인다.
② 점편형의 백색반점과 함몰 혹은 융기, 백색구진에 지루와 광택이 없는 것은 만성기질성질병에서 많이 보인다.
③ 결절형의 융기나 점편형의 암회색반점 혹은 파리똥 같은 것이 나타나는

것은 종류에서 많이 보인다.
④ 쌀겨 같은 탈설(문질러도 잘 떨어지지 않음)과 구진이 생기고, 피부 결이 거칠고 두꺼워지며 짙은 갈색을 나타내는 것은 피부병에서 많이 보인다.
⑤ 선 모양의 원형, 백색의 반원형 혹은 암회색의 흉 등은 수술 및 외상에서 많이 보인다.

종합해보면, 이곽 시진의 원칙은 다음과 같다. 급성병의 색택은 대부분 붉고, 만성병은 희고 함몰이나 융기가 있다. 잘 떨어지는 탈설은 염증으로 어린 선이다. 수술 흉은 흰 선 모양의 반월형이고, 암회색의 결절융기는 암(癌)에서 보인다.

장부 이혈의 일반 병리변화 및 주병(主病)

심혈(心穴)

심장은 이곽의 대표구에서 이갑강(耳甲腔) 중앙의 함몰된 부위에 위치하며, 직경은 약 0.25cm이다. 이 구역의 형태는 심장기관의 형태와 매우 흡사하다. 심저(心底)는 외이도 쪽으로 향해 있고, 심첨(心尖)은 대이륜(對耳輪) 쪽으로 향해 있는데, 왼쪽 귀의 심첨은 아래로 치우쳐 있고, 오른쪽 귀의 심첨은 위로 치우쳐 있다. 심구의 정중앙을 횡직선으로 분할하여 전·후·상·하 네 개 소구역으로 나누면, 좌우심방실(左右心房室)을 대표하는 구역으로 구분된다.

즉, 횡직선의 상부는 해당 귀와 반대되는 심방실을, 하부는 해당 귀와 같은 쪽의 심방실을 대표한다. 직선의 앞부분은 심방을 대표하고, 뒷부분은 심실을 대표한다. 곧 '방전실후(房前室後), 상대하동(上對下同)'의 분포를 나타낸다. 심혈의 일반적인 병리반응의 유형으로는 발홍·주름·혈관이상·점상함몰·

침상구진 등이 있고, 주로 심장과 뇌, 혈압의 병변을 반영한다.

① **심률실상(心律失常)** : 심률이 가지런하지 못하고 심혈(心穴)이 창백해지고 거북의 등껍질이 갈라진 것 같은 주름이 나타나며 발작 시에는 암홍색이 된다. '미(米)' 자 형이나 반(半) '미(米)' 자 형 점상함몰의 배열이나 침상구진이 나타나면 방실속(房室束) 전도조체(傳導阻滯)다. 심박이 지나치게 빠르면 백색의 점상이나 지문 같은 환형의 주름이 나타나는데, 일반적으로 광택이 나며 무색으로 변한다. 심박이 지나치게 느리면 환형의 주름이 나타나지만 크기는 비교적 작고 환형의 중심에 몇 개의 주름이 있다.

② **관심병(冠心病)** : 색택의 변화는 붉은색, 암홍, 홍조, 암회색으로 나타난다. 혈관의 변화는 불가사리형, 환형, 활형, 점선형, 올챙이형 및 점상 등으로 나타난다. 주름도 환형, 활형, 올챙이형 등으로 비교적 복잡하게 나타날 뿐만 아니라 번갈아 나타나기도 하고, 이수부(耳垂部)에는 병간절적(屏間切迹)[13]부터 이수 중하부까지 이어지는 이절흔(耳折痕)이 함께 나타나기도 한다. 관심병 환자에게는 소장혈(小腸穴)에도 홍조를 띠거나 백색 혹은 무광택의 편상이 나타나기도 하지만 많지는 않다. 신혈(腎穴)에는 편상의 홍조나 백색의 작은 점이 나타나는데, 보통 광택이 있다.

③ **풍습성심장병(風濕性心臟病)** : 심혈(心穴)에 점상의 백색이나 가장자리가 붉거나 암홍인 백색이 나타나고, 심혈의 범위가 약간 확대될 뿐만 아니라 올록볼록해진다. 혈관에는 환형 혹은 반환형의 충영과 확장이 나타나고, 동시에 풍습성관절염의 병리현상이 함께 나타난다(관절의 병손은 이혈의 상응부위에 점상이나 편상의 백색 혹은 가장자리가 붉은 백색으로 나타난다).

④ **심근염(心筋炎)** : 심혈에 가장자리가 붉은 몇 개의 작은 구진이 있거나 주름이 보인다. 일부 환자는 심혈에 희거나 암홍색인 점이 많고 광택이 난다.

⑤ 심장확대(心臟擴大) : 심구(心區)의 투영범위가 확대되거나 비위혈구(脾胃穴區)의 하단까지 이동한다.

⑥ 선천성심장병(先天性心臟病) : 심혈에 점상의 백색이나 점상의 함몰이 나타나는데 경계가 분명하고 가장자리는 붉거나 암홍색으로 광택이 있다. 양성반응이 심혈의 뒤쪽 가운데 부위에 있으면 심실중격결손(心室中隔缺損)이고, 앞쪽 가운데 부분에 있으면 심방중격결손(心房中隔缺損)이다.

⑦ 혈압이상(血壓異常) : 고혈압 환자는 심혈에 주름이나 환형 반응이 나타나는데 광택이 있거나 발그레하다. 이와 함께 신상선혈(腎上腺穴)에는 점상의 홍운이나 가장자리가 붉은 백색이 나타나고, 침혈(枕穴)과 액혈(額穴)에는 점상과 편상의 홍훈이나 암홍색의 반응이 나타난다. 대이륜후구(對耳輪後溝, 강압구降壓溝)[14]의 중상부에는 가장자리가 붉은 백색 점상이나 혈관충영이 나타난다. 일반적으로 강압구의 윗부분 1/3 지점에 상술한 병리반응이 나타나는 사람은 수축기 혈압이 200mmHg 전후고, 중간 1/3 지점에 병리반응이 나타나는 사람은 수축기 혈압이 150mmHg 전후다. 대부분의 환자는 간혈(肝穴)에 편상 융기가 함께 나타나며 경계가 분명하지 않고, 병간절적(屛間切迹)에 편상 융기가 보인다. 저혈압 환자는 심혈에 환상의 주름이 나타나고 광택이 있으며, 신상선혈에 편상의 백색이 나타나고, 병간절적(승압점) 아래에 편사의 함몰이 나타난다. 또한 대이륜후구의 아랫부분 1/3 지점에 점상이나 편상의 백색 혹은 가장자리가 붉은 점상의 백색이 나타나며 대체로 광택이 있다.

⑧ 뇌 혈액공급부족 : 심혈에 환형의 주름이 나타나는데 점상의 백색이 있고 광택이 난다. 더하여 이수부의 병간절적 하방에서 이수의 '편도체(扁桃體)' 혈구로 향하는 이절흔(공혈부족구供血不足溝 혹은 관심구冠心溝라 한다)과 병간절적 혹은 대이병에서 이수의 '내이(內耳)' 혈구로 향하는 이절흔(현훈구眩暈溝 혹은 신쇠구神衰溝라 한다)이 나타난다.

⑨ 불면(不眠)과 다몽(多夢) : 심혈에 타는 듯한 붉은색과 주름이 나타나는데 주름은 반원형이거나 환형이다. 불면은 이륜각(耳輪脚) 및 구혈에 홍훈 반응이 함께 나타난다. 홍훈이 원형으로 나타나거나 비교적 많은 점상 함몰이 있으면 심계다몽(心悸多夢)이다.

폐혈(肺穴)

폐(肺)는 이곽 대표구에서 심혈구의 주위에 위치하며, 그 중심과 외이도구(外耳道口) 사이를 '기관혈(氣管穴)'이라 한다. 폐혈도 심구(心區)를 나눈 것처럼 상하 두 부분으로 나눌 수 있다.

'상폐(上肺)'는 반대쪽 폐를 대표하고, '하폐(下肺)'는 같은 쪽 폐를 대표한다. 폐혈의 일반적인 병리변화로는 홍색이나 백색으로의 색택변화, 점상이나 편상의 함몰과 구진, 삭상(索狀)융기·탈설·혈관충영 등이 있으며, 주로 폐·기관지·피부·인후의 병변을 반영한다.

① 기관지염 : 급성기관지염은 기관혈에 점상이나 편상 혹은 구진 모양의 홍윤이 나타나고, 편도체혈에 몇 개의 환상 홍훈이 함께 나타난다. 만성 기관지염은 기관혈에 점상이나 편상의 백색과 홍훈이나 암홍색이 나타나고 경계가 뚜렷하지 않다. 또한 편상의 융기와 백색이 보이기도 한다. 더하여 편도체혈에 몇 개의 백색이나 회색의 작은 점이 나타나는데 가장자리는 암홍색이며 경계가 뚜렷하지 않다. 대장혈에는 편상의 백색이나 회색이 나타나며 광택이 있다.

② 폐렴(肺炎) : 폐혈에 점상이나 편상 혹은 구진 모양의 홍훈이 나타난다. 소수 환자는 폐혈 가장자리에 홍훈이 있는 백색의 작은 점이 나타나며, 대장혈과 편도체혈에 압통이 따른다.

③ 폐결핵(肺結核) : 활동기에는 점상이나 편상 혹은 구진 모양의 충혈이 나타나는데 가장자리가 깨끗하고 광택이 있다. 경결기(硬結期)에는 중간은

희고 가장자리는 암홍색이거나 혹은 암홍색의 점상이나 편상이 나타난다. 개화기(鈣化期)에는 점상의 백색이나 점상의 함몰이 나타난다. 폐공동(肺空洞)에는 점상의 함몰이 나타나는데, 함몰부에 광택이 있고 가장자리는 암홍이나 갈색이 나타난다. 진구성폐공동에는 점상이나 혈상(穴狀)의 함몰이 나타나는데 색택은 일반적으로 주위와 차이가 없고, 소수에서는 쌀겨 모양의 탈설이 따른다. 이상의 각 기간에는 대장혈(大腸穴)에 백색 혹은 홍색의 구진이나 쌀겨 모양의 탈설이 따를 수 있다. 폐문림프절결핵은 폐혈에 인접한 심혈의 상하 양측 정중앙 위치에 점상의 백색이 나타나며 경계가 뚜렷하다. 증상이 분명할 때는 점상의 백색 가장자리에 홍훈이 나타난다.

④ 폐기종(肺氣腫) : 폐혈에 편상의 백색이나 점상의 백색이 비교적 많이 나타나고 경계가 분명하지 않다. 더하여 신장혈(腎臟穴) 및 대장혈에는 점상과 편상의 백색이나 암회색이 나타난다. 감염 시에는 홍훈이나 암홍색이 나타날 수 있고, 광택이나 유지(油脂)가 있다. 폐심병으로 발전하면 폐혈에 망상의 혈관충영이 나타나는 동시에 심혈의 환형 주름이 확대되고 가장자리는 암홍색을 띠고 대체로 광택이 있다.

⑤ 기관지 확장 : 폐혈의 중앙에 편상의 홍훈이나 암홍이 보이고, 망상의 혈관이 따르며, 부분적으로는 혈관노장(血管怒張)이 나타날 수도 있고 대체로 광택이 없다. 각혈 시에는 붉은색이 더욱 짙어져 피처럼 새빨갛다. 또 신혈에 편상의 백색이나 회백색이 나타나기도 한다.

⑥ 폐부종류 : 폐혈의 상응구에 결절융기가 나타나는데 경계가 뚜렷하다.

⑦ 피부병 : 폐혈에 쌀겨 모양의 탈설이 여기저기 흩어져 나타나는데 잘 떨어지지 않는다. 또한 피부병의 상응부위에도 탈설이 나타나고, 일부 환자는 풍계(風溪)와 대장혈에도 탈설이 나타난다.

⑧ 인후종통(咽喉腫痛) : 상폐에 인접한 구혈처와 하폐에 인접한 삼초혈처에

편상의 홍훈이 나타나고 광택이 있다. 인후혈, 구혈(口穴), 삼초혈 뿐 아니라 편도체혈, 이륜의 가장자리까지도 홍색이나 구진 모양의 홍색이 나타난다. 만성인후염은 인후혈구에 편상증후(片狀增厚)와 홍훈이 나타나고, 구혈에는 백색이나 암홍색의 구진이 나타난다.

간혈(肝穴)

간(肝)은 이곽의 대표구에서 이갑정(耳甲艇)의 뒤쪽 상부, 위혈(胃穴)의 바깥쪽 상부에 위치한다. 간장(肝臟)은 좌우 양 엽(葉)으로 나누는데, 일반적으로 간좌엽의 대표구는 왼쪽 귀에 있고, 간우엽의 대표구는 오른쪽 귀에 있다고 생각한다. 간혈의 일반적인 병리반응의 유형으로는 편상증후, 결절융기, 홍색이나 주위가 붉은 백색 등이 있고, 주로 간장의 병변을 반영한다. 그 밖에 안질, 고혈압, 장기두통, 장기간의 만성설사, 정신병이나 장기적인 스트레스와 긴장, 만성이연골막염 등에도 간혈에 융기반응이 나타날 수 있다.

중장기적인 만성설사 환자는 간혈의 융기 범위가 비혈(脾穴)에까지 이어지고, 심지어 반대쪽의 이륜과 연결되기도 한다. 융기는 비교적 단단하나 압통과 색택의 변화는 없다. 정신병자는 간혈에 편상융기가 나타나는데 만지면 해면처럼 말랑말랑하고 파동감이 있다. 융기처를 찌르면 풀 같은 액체가 흘러나오기도 한다.

① **간염(肝炎)** : 급성간염은 간혈에 점상과 편상의 홍훈이나 홍색이 나타나고 광택이 있다. 또한 간양혈(肝陽穴)에 점상이나 환상의 홍훈이 나타나고, 비혈(脾穴)에 편상 홍훈이나 혈관노장이 나타나며, 위혈(胃穴)에는 편상의 가장자리가 발그레한 백색이 나타난다. 이배(耳背)의 혈락(血絡)은 분명하고 색택은 선홍이나 심홍 혹은 청자색(靑紫色)을 띤다. 만성간염은 간혈에 점상이나 편상의 백색 혹은 암홍색이 나타나고, 비혈에 편상의 백색이나 편상증후 · 홍훈이 나타나며, 위혈에는 편상의 백색이 나

타난다.
② 간비대증 : 간혈에 편상증후나 결절형·원형·타원형·선형 융기가 나타나는데, 융기가 작은 것은 쌀알만 하고 큰 것은 땅콩만 하며, 경계가 뚜렷하고 색깔은 약간 희다. 간 기능이 안 좋은 사람은 간혈 가장자리와 간양혈에 홍훈이 나타난다. 지방간 때문에 간이 비대해진 사람은 편상 융기가 이수를 만지는 것처럼 말랑말랑하고 압통은 뚜렷하지 않다.
③ 간경화 : 간혈에 결절형 융기가 나타나는데, 표면이 거칠고 가장자리는 암홍이며 경계가 뚜렷하다. 일부 환자에서는 많은 환형 함몰을 볼 수 있고 적갈색을 띤다. 또 일부 환자에서는 편상의 백색이 나타나는데 가운데에 홍훈이 있다. 위혈과 십이지장혈에도 점상이나 편상의 암홍색 혹은 백색이 나타나고, 비혈에는 편상 백색이나 편상증후가 나타난다. 일부 환자는 비혈 혈관에 망상 충영이나 물결무늬의 주름이 나타난다. 간양혈에는 결절융기가 나타난다.
④ 간암(肝癌) : 간구에 다수의 편상 융기 및 결절이 나타나는데, 경계가 뚜렷하지 않고 색깔은 암회색이나 황갈색이다. 만지면 비교적 단단하고 압통이 분명하다. 이륜의 뒤쪽 상부(간류특이구[1])가 암회색으로 변하고 누르면 퇴색되며, 일부는 이륜결절처에 결절모양의 융기가 나타나기도 한다.
⑤ 간하수(肝下垂) : 간혈의 편상 융기와 대이륜의 경계가 분명하지 않고 범위가 비교적 넓으며 색택은 약간 창백하거나 무색으로 변하고 압통이 뚜렷하게 나타나지는 않는다. 대부분 위하수를 동반하며, 위혈에도 편상 융기가 나타난다.

비혈(脾穴)

비장은 이곽의 대표구에서 이갑강(耳甲腔)의 외측 상방, 간혈의 하방에 위치한다. 일반적인 병리반응으로는 망상 혈관·편상증후·홍색·백색·주름 등의 변화가 있고, 주로 비·위·장·간 등 장기의 병변 및 학질을 반영한다.

비장비대증은 국부적으로 백색의 편상증후나 망상 혈관을 볼 수 있으며, 소수에서는 편상의 갈색 색소침착이 동반된다. 위염, 위궤양, 궤양출혈, 간염 등을 앓는 환자는 발병 장부의 혈위에 상응하는 양성반응 이외에도 비혈에 점상이나 편상의 홍훈이 나타난다.

만성설사를 앓는 사람은 비혈에 점상이나 편상의 백색을 동반하거나 편상증후와 홍훈을 띤 백색을 동반한다. 학질을 앓는 환자는 비혈에 점상 혹은 편상의 홍훈이나 암홍이 나타난다.

신혈(腎穴)

신장(腎臟)은 이곽의 대표구에서 이갑정의 상반부, 대이륜 상각과 하각이 갈라지는 지점의 하방에 위치한다. 신혈의 일반적인 병리반응으로는 홍색·백색·구진·융기 등이 있으며, 주로 신장의 병변을 반영한다. 하지만 폐, 뇌, 월경 등에 병변이 있을 때 신혈에 양성반응이 나타나기도 한다. 뇌부외상과 뇌진탕후유증 등은 신혈에 편상의 백색이 나타난다. 월경불순은 신혈에 편상의 백색이 나타난다. 월경통은 신혈에 점상의 홍색이 나타난다.

① 신염(腎炎) : 급성신염은 신혈에 점상·편상의 홍색이나 홍훈이 나타나고, 일부 환자는 구진모양의 홍색이 나타나며, 보통 광택이 있다. 또한 방광혈에 편상 홍훈이 나타나고, 내분비혈에 점상 홍훈이나 암홍색이 나타나며, 보통 광택이 있다. 만성신염은 신혈에 점상·편상의 백색이나 주름, 암홍색이 나타난다. 소수에서는 구진모양의 백색이나 암회색이 나타나고, 방광혈에 점상·편상의 암홍이나 구진이 나타나며, 내분비혈에 점상·편상의 암회색이 나타나고, 심혈에는 환형 주름이 나타날 수도 있다. 신우신염(腎盂腎炎)은 신혈에 구진 및 백색이나 홍훈이 나타나는데,

소수는 점상·편상의 백색이 나타나거나 주변에 홍훈이 나타나고 광택이 있다. 방광혈에는 점상 편상의 백색이나 홍훈이 나타나고, 내분비혈에는 점상 암홍이나 구진 암홍이 나타난다.

② **신병종합증(腎病綜合症)** : 신혈에 편상의 암회색이나 수포형 구진, 물결무늬 주름, 갈색이 나타나고 보통 광택이 있다. 신상선혈에 점상 갈색이 나타나는데 누르면 퇴색되고, 내분비혈에는 점상, 편상의 회백색이 나타난다.

③ **신결핵(腎結核)** : 신혈에 점상의 암회색이나 암회색 구진이 나타난다. 일부 환자는 점상 함몰과 가장자리가 물결무늬인 주름이 나타난다. 폐혈에는 점상 함몰이 나타나고, 내분비혈에는 편상 암회색이 나타난다.

④ **신결석(腎結石)과 신우결석(腎盂結石)** : 신혈에 점상 백색이 나타난다. 교통(絞痛) 발작 시에는 가장자리에 홍훈이 나타나는데 경계가 분명하고 광택이 있다. 일부 환자에게서는 좁쌀모양의 결절반응이 나타나는데, 반응물과 상대되는 이배(耳背)에서도 좁쌀모양의 결절을 볼 수 있다.

⑤ **신하수(腎下垂)** : 신혈에 원형이나 타원형의 융기가 나타나는데, 대이륜과 이륜과는 서로 연접하지 않으며, 소수의 융기는 말안장 모양으로 나타난다. 색깔은 약간 백색이거나 암회색이고 물결무늬의 주름이 나타난다.

위혈(胃穴)

위혈은 이곽의 대표구에서 이륜각의 소실처에 위치하는데, 이 구역에서 이륜각에 가까운 부위는 위소만(胃小彎)을 대표하고, 대이륜에 가까운 부위는 위대만(胃大彎)을 대표하며, 전상부는 유문을 대표한다.

위혈의 일반적인 병리반응으로는 홍훈·백색·융기·함몰·주름·혈관 등이 있고, 주로 위반신(胃半身)의 병변을 반영한다.

① 위염(胃炎) : 급성위염은 위혈에 점상 혹은 편상의 홍훈이나 혈관홍훈이 나타나며 광택이 있고, 비혈에는 편상이나 망상의 혈관충영이 나타나며 광택이 있다. 만성천표성위염(慢性淺表性胃炎)은 대부분 편상 백색이나 편상 백색증후가 나타나는데, 점상이나 선상의 함몰이 나타나기도 한다. 편상이나 점상의 홍훈 혹은 암홍색이 나타나면 만성위염의 급성발작임을 나타낸다. 이륜각 소실처 상방에 백색의 결절모양 융기 혹은 구진이 있거나 편상의 홍훈이 있으면 대부분 만성위두부염(慢性胃竇部炎)이다. 위혈에 편상의 융기와 백색이 나타나고, 피부가 점차 거칠어지고, 가장자리가 가지런하지 못하면 대부분 비후성(肥厚性)위염이다. 위구가 평평하고 색이 희거나 흰 가운데 편상의 홍훈이 있거나 혹은 얕은 혈 모양의 함몰, 주름, 탈설 등이 있으면 대부분 위축성위염임을 나타낸다. 일부 만성위염 환자는 비혈에 편상의 백색이 나타나기도 하는데 경계가 분명하지 않다.

② 위궤양(胃潰瘍) : 위혈에 점상의 백색이 나타나는데 가장자리는 암홍색이고 경계가 뚜렷하다. 또한 일부에서는 점상이나 선상의 함몰 혹은 구진이 나타나기도 하는데 가장자리는 암홍색이다. 활동기에는 혈관충영이 보이기도 한다. 항상 비혈에 점상이나 편상의 홍훈을 동반한다.

③ 위하수(胃下垂) : 위혈의 외연 대이륜과 인접한 곳에 편상 증후나 편상 백색이 나타나며 경계가 뚜렷하지 않다. 비혈에는 편상의 백색이 나타나거나 혈관에 망상 충영이 나타난다.

④ 위암(胃癌) : 위구(胃區)에 점상이나 작은 편상의 암회색 혹은 암갈색이 나타나는데 경계가 뚜렷하지 않다. 일부 환자에게는 암회색의 결절모양의 융기가 나타나는데 경계가 뚜렷하지 않다. '종류특이1구(腫瘤特異1區)' 에는 편상 혹은 점상의 암회색이나 갈색이 나타나는데 누르면 퇴색된다. '종류특이2구' 는 압통에 민감하다.

십이지장혈(十二指腸穴)

십이지장은 이곽의 대표구에서 이륜각 상방 뒷부분에 위치한다. 십이지장혈의 일반적인 병리반응은 홍색이나 백색, 함몰이나 결절, 혈관충영 등이며, 주로 십이지장의 병변을 반영한다. 그 밖에 간경화 환자는 십이지장혈과 위혈에 점상·편상의 암홍이나 백색이 나타난다. 담낭염(膽囊炎) 환자 또한 이 혈에 편상 홍훈이 나타난다.

십이지장궤양은 혈구(穴區)에 암홍색의 편상 함몰이나 홍훈 혹은 혈관충영이 나타난다. 또한 점상의 백색이나 결절융기도 볼 수 있으며 가장자리는 발그레하거나 암홍이고 경계가 뚜렷하다. 더하여 비혈에는 편상의 백색이나 혈관충영이 동반된다.

소장혈(小腸穴)

소장(小腸)은 이곽의 대표구에서 이륜각 상방 가운데에 위치한다. 소장혈의 일반적인 병리반응으로는 홍색·백색·구진·탈설 등이 있으며, 주로 장도(腸道)의 병변을 반영한다. 일부 관심병 환자 역시 소장혈에 편상 홍훈이 나타나거나 백색으로 색깔이 변하기도 한다.

① 급성장염(急性腸炎) : 소장혈에 점상이나 편상의 홍훈이나 붉은 구진이 나타나고, 지루(脂漏)가 증가하고, 광택이 선명하다. 더하여 대장혈과 직장혈에 점상이나 편상의 홍훈이 있다.

② 만성장염(慢性腸炎) : 소장혈에 점상이나 편상의 암홍 혹은 암홍의 구진이 나타나며, 또한 가장자리가 붉은 점상이나 편상의 백색이 나타나거나 회백색과 주름이 같이 나타나기도 한다. 소수의 환자는 쌀겨 모양의 탈설이 나타나는데, 이와 함께 대장혈에는 편상 함몰이 나타나고, 비혈에는 점상이나 편상의 백색이 나타난다. 비혈 주위에는 홍훈이나 편상 증후가 나타나며, 신혈에는 편상 백색이 나타나는 등의 변화가 있다.

대장혈(大腸穴)과 난미혈(闌尾穴)

대장은 이곽의 대표구에서 이륜각 상방 앞부분에 위치하며, 대장혈과 소장혈 사이에 난미혈구가 있다. 대장혈과 난미혈의 주요 병리반응으로는 홍색·구진·함몰·융기·탈설 등의 변화가 있으며, 주로 대장·난미[15]·폐·기관지의 병변을 반영한다.

① 장염(腸炎) : 급성장염일 때 대장혈의 병리반응은 소장혈의 반응과 같다. 만성장염일 때는 소장혈과 같은 병리변화 이외에 편상 함몰이 더 나타난다.

② 변비(便秘) : 대장혈에 편상의 백색이나 회백색의 융기가 나타나고 모두 광택이 없다. 또한 쌀겨모양의 탈설이 생긴다. 일부 환자는 직장혈에 점상의 백색이 나타나기도 하는데 가장자리는 암홍이다. 비혈에도 편상의 백색이 생긴다.

③ 직장암(直腸癌) : 대장혈에 점상이나 편상의 갈색이 나타나거나 혹은 결절모양의 융기가 나타나며 또한 이곽 배면의 상응부위에 점상이나 편상의 암회색 또는 갈색이 나타난다. 더불어 '종류특이1구'에는 점상이나 편상의 암회색 혹은 갈색이 나타나는데 누르면 퇴색되고, '종류특이2구'에는 압통이 있다.

④ 난미염(闌尾炎) : 급성난미염은 난미혈에 점상의 충혈이나 붉은 구진이 생기고 심하면 혈포(血泡)처럼 되는데, 경계가 뚜렷하고 광택이 있다. 만성난미염은 난미혈에 백색의 점상 융기나 점상 함몰이 나타난다. 만성난미염의 급성발작에는 난미혈에 점상 백색이나 융기가 나타나는데 가장자리에는 홍훈이 나타난다.

⑤ 폐와 기관지 질병 : 각 질병은 폐혈이나 기관지혈에 상응하는 기본적인 병리변화가 나타나는 것 이외에, 만성기관지염은 대장혈에 편상의 백색이나 회색 그리고 탈설이 동반되고, 폐렴은 대장혈에 편상의 홍훈이 동

반되는데 광택이 있거나 유지(油脂)가 넘쳐 나온다. 폐결핵의 경결기에는 대장혈에 편상의 암홍 및 구진이나 쌀겨모양의 탈설이 동반되고, 개화기(鈣化期)에는 대장혈에 백색 구진이나 쌀겨모양의 탈설이 함께 나타난다.

이담혈(胰膽穴)

이담은 이곽의 대표구에서 이갑정의 뒤쪽 상부, 간혈과 신혈 사이에 위치한다. 이담혈의 주요 병리반응으로는 융기 · 홍색 · 백색 · 구진 · 혈관충영 등이 있으며, 주로 담낭의 병변을 반영한다.

① 담낭염(膽囊炎) : 급성담낭염은 이담혈에 점상이나 편상의 충혈 혹은 홍훈이 나타나는데, 광택이 있을 뿐 아니라 서로 대응하는 이배(耳背)에도 같은 반응이 나타나고, 십이지장혈에도 편상의 홍훈이 나타난다. 만성담낭염은 이담혈에 점상 혹은 구진 모양의 백색이 나타나거나 편상증후가 나타난다. 일부 환자는 점상이나 편상의 융기가 나타나는데 가장자리에는 홍훈이 보인다. 일반적으로 편상 증후는 대부분 담낭벽 증후이고, 편상융기는 대부분 담낭확대인데, 비혈에 혈관충영이나 편상 백색이 함께 나타나며 가장자리에는 홍훈이 보인다.

② 담석증(膽石症) : 이담혈에 점상 백색이 나타나거나 구진모양이나 좁쌀모양의 결절이 나타나는데 가장자리에는 홍훈이 나타난다. 이담혈과 서로 대응되는 이배부에도 비슷한 반응이 보이는데, 만지면 모래알 같이 단단한 좁쌀 모양의 결절이 속에 묻혀있고 밀어 이동시키면 압통이 있다. 담낭염이 같이 있으면 편상의 홍훈이나 융기 반응도 함께 나타난다. 담총관결석(膽總管結石)은 양성반응물이 이담혈과 십이지장혈 사이에 나타난다. 간관내결석(肝管內結石)은 양성반응물이 간혈 안에 나타난다. 양성반응물이 작은 점상으로 나타나면 대부분 사양토 모양의 결석이고, 구

진이나 좁쌀모양으로 나타나면 대부분 과립 모양의 결석이다.
③ 담도회충증(膽道蛔蟲症) : 이담혈에 선상이나 작은 편상의 홍훈과 충혈이 나타나고, 소장혈에는 점상의 백색이나 암홍색이 나타난다.

방광혈(膀胱穴)

방광은 이곽의 대표구에서 이갑정의 앞쪽 상부, 신혈과 정각혈(艇角穴) 사이에 위치한다. 방광혈의 일반적인 병리반응으로는 홍색·백색·구진·주름 등의 변화가 있고, 주로 방광의 병변을 반영한다.

① 방광염(膀胱炎) : 급성방광염은 방광혈에서 점상이나 편상의 홍운 혹은 암홍의 구진을 볼 수 있으며 광택이 있다. 또한 요도혈에 점상의 홍훈을 동반한다. 만성방광염은 혈구(穴區)에 편상의 백색이나 가장자리가 붉은 백색 구진이 나타나는데, 일부 환자는 혈구에 물결모양의 주름이 나타나기도 한다. 모두 광택이 없으며 요도에 점상 백색을 동반한다.
② 방광결석(膀胱結石) : 방광혈에 점상 백색이나 좁쌀모양의 결절이 나타나는데 경계가 뚜렷하고 가장자리에는 홍훈이 있다.
③ 방광암(膀胱癌) : 방광혈에 점상이나 작은 편상의 암회색 혹은 매듭 모양의 결절이 나타나는데, 경계가 뚜렷하지 않고 결절은 단단하여 움직이지 않는다. '종류특이1구'에는 편상의 갈색이나 암회색이 나타나며 누르면 퇴색된다. '종류특이2구'에는 압통이 있다.

■■■■■ 주석

1) 직중(直中) : 병사(病邪)가 삼양경(三陽經)을 거치지 않고 직접 삼음경(三陰經)을 침입하는 것으로, 직중삼음이라고도 한다.

2) 이근(耳根) : 귀 뒤쪽의 머리와 연결되는 부위를 가리킨다. 해부학 상으로는 유양돌기에 해당한다.

3) 이륜(耳輪) : 이곽의 바깥 가장자리를 가리킨다.

4) 이수(耳垂) : 이곽의 아랫부분에 붙어 있는 살, 귓불을 가리킨다.

5) 완골(完骨) : 귀의 뒷부분에 약간 소복하게 나온 뼈.

6) 외이도(外耳道) : 귓구멍 어귀로부터 고막에 이르는 'S'자 모양의 관(管)을 말한다.

7) 구안와사(口眼喎斜) : 안면 신경 마비 증상. 입과 눈이 한쪽으로 틀어지는 병이다.

8) 항강(項强) : 목 뒤가 뻣뻣하고 아프며 목을 잘 돌리지 못하는 증상.

9) 이각(耳殼) : 외이도 바깥 부분 전체를 통칭하는 말이다.

10) 구진(丘疹) : 진피(眞皮) 내의 염증이나 표피(表皮)·진피의 증식에 의하여 발생하는 좁쌀 크기에서 완두콩 크기까지의 지름 5mm 이하인 발진을 말한다.

11) 어린선(魚鱗癬) : 피부가 건조하여 물고기의 비늘처럼 되는 유전성 각화증(角化症).

12) 우피선(牛皮癬) : 처음에는 피부에 부스럼 같은 것이 생기다가 은백색의 비듬이 비늘처럼 겹겹이 쌓이는 증상을 가진 병. 오래되면 살갗이 두툼해지면서 굳어진 것이 마치 소 목덜미의 가죽처럼 생겨서 우피선이라고 한다.

13) 병간절적(屛間切迹) : 이병(耳屛)과 대이병(大耳屛) 사이.

14) 강압구(降壓溝) : 귓바퀴의 위쪽 뒷면을 만져보면 움푹 패인 곳이 있는데 이곳을 '강압구'라고 한다.

15) 난미(闌尾) : 충양 돌기, 충수(蟲垂).

08

산근 山根

산근(山根)은 하극(下極)이라고도 한다. 비근부(鼻根部), 두 눈의 내제(內眥. 눈구석) 사이, 정중앙 정명혈(睛明穴)에 위치한다. 《황제내경(黃帝內經)》의 '중이후중(中以候中)'[1]의 원리에 따르자면, 산근 부위는 바로 심(心)을 후(候)한다.

산근은 두 눈의 눈구석 사이에 위치하고, 수소음심경(手少陰心經)의 '환목계(還目系)'이면서 수태양소장경(手太陽小腸經)의 경맥이 내제에 도달하기 때문에, 장부(臟腑)의 중심이 되고 또 소장(小腸)과 서로 표리(表裏)를 이루며, 경기(經氣)가 모두 내제 사이로 올라올 수 있다. 이 때문에 산근 색택(色澤)의 변화는 심기(心氣)의 존망을 가장 잘 반영한다. 특히 소아과의 경우, 산근 색택의 진단은 더욱 중요하다.

산근은 바로 비근부(鼻根部)로, 코는 폐(肺)의 공규(孔竅)이면서 비경(脾經)에 속하고, 족양명위경(足陽明胃經)은 코에서 시작한다.

고대(古代) 소아과의 명저(名著)인 《유유집성(幼幼集成)》에서는 "젖을 과도

하게 먹으면 위기(胃氣)가 억울되는데, 곧 검푸른 무늬가 산근을 가로질러 나타난다."고 하면서 산근 경맥의 변화로 폐(肺)·비(脾)·위(胃) 등 장부의 병변을 알 수 있다고 설명했다. 산근에 가로놓인 낙맥을 진찰하는 것은 '비(脾)와 폐(肺)의 병은 비(脾)가 주(主)' 라는 것을 나타낸다는 점에서 분명 참고할 가치가 있다.

건강한 영유아의 산근 맥문(脈紋)은 푸른 핏줄이 은은하게 비치거나 혹은 비량(鼻梁)과 눈썹에까지 이어진다. 하지만 병이 있으면 핏줄이 선명하게 나타나고 색이 짙어진다.

임상에서는 아래와 같은 몇 가지 상황을 흔히 본다.

1 소아의 산근 맥문이 가로형('一' 자형)으로 나타나는 것은 대부분 소화계통의 질환(소화불량, 위염 등)으로 구토, 설사, 적체(積滯)[2], 충증(蟲證), 감증(疳證)[3] 등 비위(脾胃)의 병증에서 흔히 보인다.

> **Tip 산근에 가로형 무늬는 소화기 질환**
>
> 연구 보고에 따르면, 임상에서 1천 명의 소아 환자를 관찰한 결과, 369명이 산근 부위에 가로형의 무늬가 나타났고, 그 중 228명에게서 소화계통의 질환(소화불량, 위염 등)인 구토, 설사, 적체(積滯), 충증(蟲證), 감증(疳證) 등 비위(脾胃)의 병증이 나타났다.

2 산근 맥문이 세로형('丨' 자형)으로 나타나는 것은 대부분 해소, 천식, 폐렴, 천식, 감기(기관지염, 기관지천식, 기도 감염 등 호흡계통질환) 등 폐경(肺經)의 병증에서 보인다.

> **Tip 산근에 세로형 무늬는 호흡기 질환**
>
> 임상에서 산근 맥문이 세로형으로 나타난 358명을 관찰한 결과, 218명에게서 해소, 천식, 폐렴천식, 감기(기관지염, 기관지천식, 기도 감염 등 호흡계통질환) 등 폐경(肺經)의 병증이 나타났다.

3 소아의 산근 맥문이 가로형과 세로형이 함께 보이는 혼합형은 소화계통 질병과 호흡계통질환이 동시에 발병했기 때문으로, 비위(脾胃)와 심폐(心肺) 질병의 증후가 함께 나타나기도 한다.

4 소아의 산근 맥문이 낚시바늘형('∪'자형)이나 사선형('/'형 혹은 '\'형)으로 나타나는 것은 임상적인 가치가 크지 않다.

5 소아의 산근 맥문의 색이 청색(암청 및 검은색 포함)으로 나타나는 것은 대부분 소화계통의 질병에 속한다.

　　다음의 병증에서 청색이 보인다.

　① 경풍(驚風)은 대부분 간양망동(肝陽妄動)이나 심간화성(心肝火盛) 때문에 생기고, 오랜 병으로 기(氣)가 쇠약해지면 목강모토(木强侮土)[4]로 만경풍(慢驚風)이 생긴다.

　② 중한복통(中寒腹痛)은 대부분 간경기체(肝經氣滯)나 간비불화(肝脾不和)와 관련이 있으며, 유식적체를 야기하여 반장기통(盤腸氣痛)·장회충·설사·이질 등이 나타나고, 또한 경설(驚泄)이 있으며 푸른 변을 본다. 미열 및 놀람과 불안증을 동반한다. 고로 산근 맥문의 색이 청색으로 나타나는 것은 풍(風), 한(寒), 통(痛) 때문으로 대부분 간경증후(肝經證候)에 속한다.

> **Tip 산근이 청색이면 간경증후**
>
> 임상에서 산근에 청색의 맥문이 나타난 환자 288명을 관찰한 결과, 160명에게서 경풍·반장기통·충증·설사·감기 등 간경병변(肝經病變)에 속하는 병증이 보였다.

6 소아의 산근 맥문의 색이 황색인 것은 대부분 비허(脾虛)나 습성(濕盛)에 속하고, 적체(소화불량)·설사(급만성장염)·이질·감증 등의 병증에서 주로 보인다. 적체는 대부분 비허습곤(脾虛濕困)이나 비위유열(脾胃有熱) 때문이고, 설사와 이질은 대부분 습열내온(濕熱內蘊)이나 유식적체(乳食積滯) 때문이며, 감증은 대부분 비위허손(脾胃虛損)으로 인한 운화(運化)[5] 기능의 실조(失調) 때문이다. 고로 산근의 맥문이 황색인 것은 그 병이 습(濕)·열(熱)·허(虛) 때문이며, 비위(脾胃)가 병사를 받았음을 나타낸다.

7 소아의 산근 맥문의 색이 붉은 것은 주로 열증(熱證)으로 심(心)과 폐(肺)의 열증을 나타내며, 그 중에서도 호흡계통의 질환이 대부분이다. 감기·유아(乳蛾)[6]·해소·천식·폐렴 등에서 주로 보이고, 외한내열(外寒內熱)이나 풍열해수(風熱咳嗽)[7] 혹은 외감풍열이 인후에 엉긴 유아나 담열(痰熱)이 폐(肺)를 막은 천식이 나타난다. 임상에서 주로 보이는 증상은 외감시사(外感時邪)·발열·해소·천식·담명(痰鳴)·기촉(氣促)·야번불녕(夜煩不寧)·식욕부진·구갈음수(口渴飮水)·대변건조 등으로, '붉은색이 보이면 열담옹성(熱痰壅盛)이다.'라고 한 《찰아형색부(察兒形色賦)》의 말에 부합된다.

8 산근의 색택이 밝고 선명한 것은 대부분 새로운 병으로 증상이 비교적 가볍고 치료하기 쉽다. 색택이 어둡고 칙칙한 것은 오래 된 병으로 증상이 무겁고 낫기 어렵다. 산근의 색이 새하얀 것은 심장병 환자에게서 보이며, 심양허(心陽虛)일 때 특히 심하다. 하지만 심혈어가 가벼울 때는 청회색이 나타나고, 무거울 때는 암자색이 나타난다. 소아의 산근이 청회색인 것은 심양부족(心陽不足)을 나타내고, 어두운 것은 기궐(氣厥)을 나타낸다.

9 산근의 색에 광택이 나는 것은 열증이고, 색이 어둡고 칙칙한 것은 한증과 습증이며, 색이 엷은 것은 기허증(氣虛證)이다.

■■■■■ 주석

1) '후(候)' 는 '진찰한다, 살핀다' 의 뜻이다.

2) 적체(積滯) : 음식물이 제대로 소화되지 못하고 체한 채로 있음을 말한다.

3) 감증(疳證) : 비위(脾胃)의 운화기능실조로 야기되는 만성영양장애성 병증으로, 5세 미만의 소아에게 많이 발생한다. 주로 영양이 불량하고 부적절한 음식으로 인해 비위가 손상되거나 육음역독(六淫疫毒)이나 각종 기생충에 의한 감염 및 열병과 구병(久病)으로 인한 비위허약 때문에 발생한다.

4) 목강모토(木強侮土) : '목(木)' 은 '간(肝)' 을 가리키고, '토(土)' 는 '비(脾)' 를 가리킨다. 곧 간기(肝氣)가 지나치게 성(盛)하면 비(脾)의 기능을 손상시키게 되어 비(脾)에 병이 생긴다.

5) 운화(運化) : 음식물의 소화와 수송에 대한 비(脾)의 주요 생리기능.

6) 유아(乳蛾) : 인후(咽喉)에 종기가 나서 목구멍, 입천장, 편도가 벌겋게 붓고 아픈 병증.

7) 풍열해수(風熱咳嗽) : 풍열사(風熱邪)가 폐에 침입하여 발생하는 해수를 가리킨다. 발열·구갈·인후통·한출·오풍하고, 해수할 때 걸쭉하면서 황색을 띠는 담(痰)이 나온다.

09

코 [鼻비]

코는 명당(明堂)이라고도 하는데, 얼굴의 중앙에 위치하며, 양(陽) 중의 양(陽)에 속하고, 청양교회(淸陽交會)[1]의 장소다. 한의학에서는 폐조백맥(肺朝百脈)이라 하여 폐(肺)는 인체 각 부위의 기혈을 모으고 운송한다고 생각했으며, '코는 폐(肺)의 관리'라 하여 폐(肺)의 외규가 되고, 폐(肺)를 도와 호흡을 관장하는 폐기출입(肺氣出入)의 문호라 했다. 경맥 가운데 족양명위경, 수양명대장경, 족태양방광경, 수태양소장경, 독맥 등의 순환이 코 부위에 분포한다. 코와 장부, 경락의 밀접한 관계로 말미암아 인체의 사지백해, 오장육부의 생리와 병리정보는 언제나 비부(鼻部)에 반영된다. 오장육부는 비부에 상응하는 투영구역이 있다. [그림 9-1]은 명당부위분포도이고, [그림 9-2]는 비부장부분포도이며, [그림 9-3]은 비부 침혈부위도다.

정상인의 코는 외견상 단정하고, 크기가 적당하며, 홍종(紅腫)이나 창절(瘡癤)이 없고, 붉고 누르스름한 색이 은은하며, 밝고 윤택이 난다. 코털은 검고 적당히 조밀하며, 점막은 담홍으로 윤기가 나고, 코막힘이나 콧물, 출혈 등의 증상이 없다.

병리변화가 발생할 때는 항상 코에 아래의 몇 가지 증상이 나타난다.

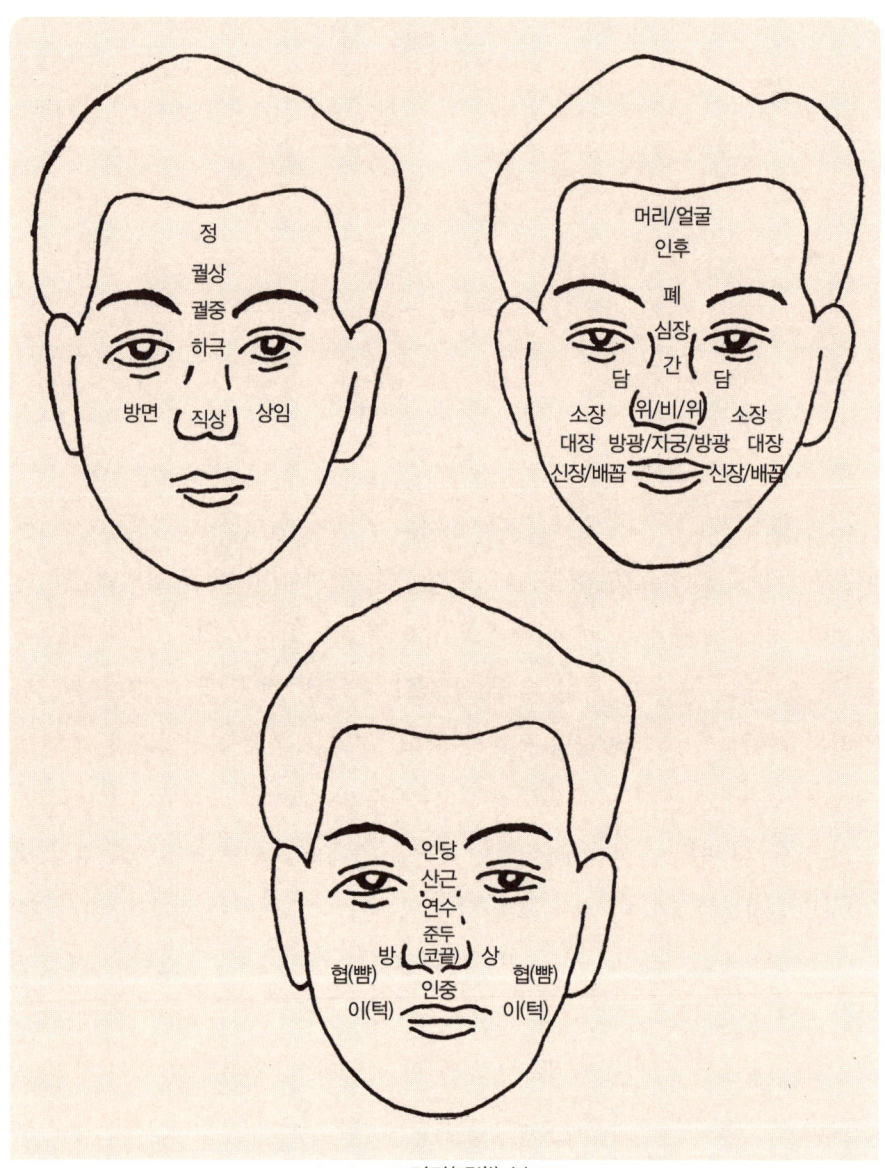

[그림 9-1] 명당(明堂) 분포도

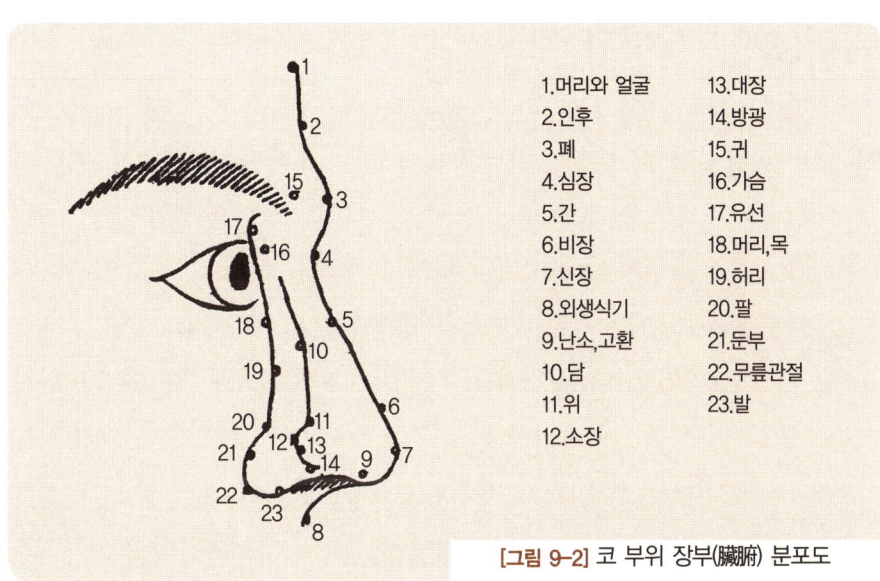

[그림 9-2] 코 부위 장부(臟腑) 분포도

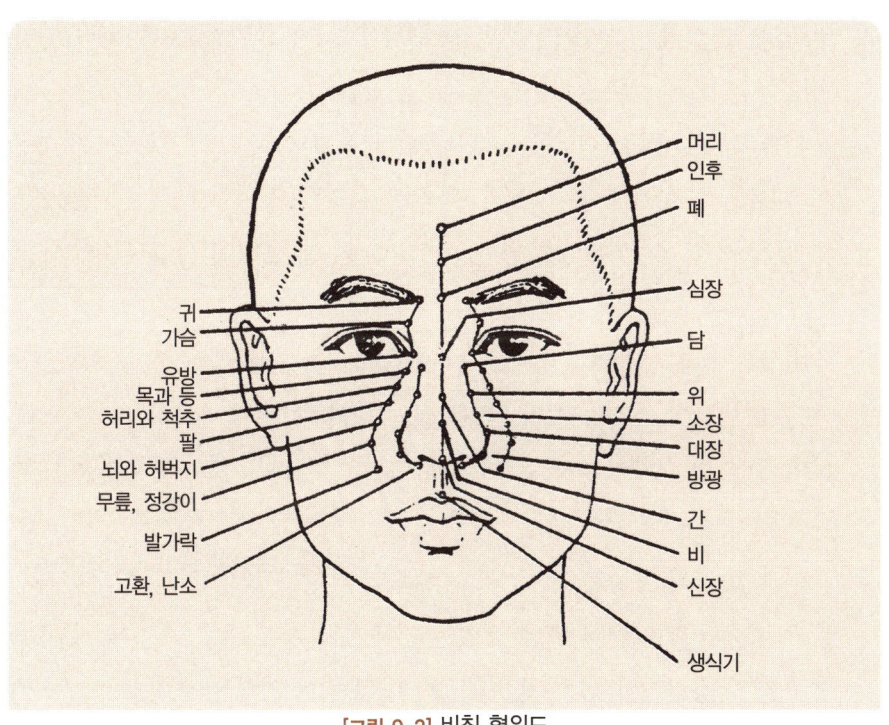

[그림 9-3] 비침 혈위도

비색(鼻色) 살피기

1 코는 비장(脾臟)의 부위로 가운데에 거하며 토(土)에 속하고, 그 색은 황(黃)이다. 비부(鼻部)에 붉고 누르스름한 색 이외의 다른 색이 나타나거나 어둡고 파리한 색이 보이면 모두 병색(病色)이다.

비두(鼻頭)가 붉은 것은 폐비실열(肺脾實熱)을 나타내고, 약간 붉은 것은 비경허열(脾經虛熱)을 나타낸다. 붉거나 자홍색이며 더하여 모세혈관을 볼 수 있는 것은 주독이 오른 코로 속칭 '주부코'[2]라 한다. 이런 병은 세균 및 모낭충(毛囊蟲)감염, 장기음주, 매운 음식의 선호, 고온 및 한랭의 자극, 정서적인 흥분과 긴장, 위(胃)와 장(腸)의 기능 실조, 내분비 기능의 장애 등 여러 소인의 복합적인 작용과 관계가 있다. 코 아래에 부스럼 같은 홍종이 있는 것은 뱃속에 충적(蟲積)의 감병(疳病)이 있기 때문이다.

여성의 면왕(面王, 비익을 가리킴)이 붉고 느릅나무 열매만큼 큰 것은 폐경(閉經)을 나타낸다. 소아의 비주(鼻柱)가 홍자색이면 절종농혈(癤腫膿血)을 앓기 쉽다. 홍역을 앓는 아이는 비두에 홍진이 나타나는데 대부분 순증이다.

비부가 선홍색인 것은 홍세포증다증(紅細胞增多症)에서 볼 수 있다. 코가 붉고 비강이 건조하면 비출혈을 앓기 쉽다. 안색이 파리하고 누르스름하며, 비부의 모세혈관이 확장·충혈 되고, 핏발이 가득 서는 것은 대부분 간경화다.

비강(鼻腔)의 홍종은 모두 열독 때문이다. 콧구멍의 안쪽 가장자리가 붉고 비중격(鼻中隔)에 궤양이 있는 것은 매독에서 주로 보인다. 콧구멍의 바깥 가장자리가 붉은 것은 장(腸) 내에 병이 있다는 표현으로 대부분 장 내에 기생충이 있다.

비량부의 피부에 홍색 반점의 병손(病損)이 나타나 피부표면으로 솟아 오르고 양측 뺨으로 번지는 것은 주로 계통성홍반낭창(系統性紅斑狼瘡)에서 보인다. 비익과 비첨부가 붉고 작은 구진이나 농포가 생기는 것은 심상성좌창(尋常性痤瘡)에서 주로 보인다.

2 비두(鼻頭)의 색이 누런 것은 안에 습열이 있음을 나타내고, 또한 흉중에 한사가 있고 소변을 잘 보지 못함을 나타낸다. 비두의 색이 누렇고 광택이 없는 것은 기허유담(氣虛有痰)을 나타낸다. 비두의 색이 누렇고 건조하며 얼굴이 토우 같은 것은 비화진고(脾火津枯)를 나타내고, 비절(脾絕)의 증후에 속해 죽음이 임박했음을 나타낸다. 비두가 거무튀튀하면서 빛이 나는 것은 어혈이 있기 때문이다.

3 코가 창백한 것은 빈혈에서 주로 보인다. 비두의 색이 흰 것은 기허혈소(氣虛血少)와 망혈(亡血)[3]을 나타내고, 소아의 이런 증상은 비허설사(脾虛泄瀉)와 유식불화(乳食不化)를 나타낸다. 비두의 색이 희고 해골 같은 것은 폐절(肺絕) 때문으로 악후(惡候)에 속한다. 그러나 코의 색이 희면서 약간 윤기가 있으면 살 수 있다.

4 비두의 색이 푸른 것은 동통의 증상으로 종종 복부에 극심한 통증이 있다. 비준(鼻準, 즉 비첨)이 청황색인 것은 대부분 임질 환자에게서 보인다. 소아의 비부가 검푸른 색인 것은 병세가 비교적 위중함을 나타내거나 한사(寒邪)에 의한 극심한 통증 때문이다. 비부가 청황색이고 안색이 어두운 것은 대부분 간병(肝病)이다.

5 코에 검은색이 나타나는 것은 위장병에서 주로 보인다. 검고 초췌한 것은

허로의 증상이다. 남성의 경우, 면왕에 검은색이 보이면 대복(大腹)[4]동통을 나타내는데, 그 색이 인중에까지 이어지면 음경과 고환의 통증을 나타낸다. 여성의 면왕에 검은색이 나타나면 주로 방광과 자궁의 병통이며, 그 색이 인중에까지 이어지면 상중(傷中)[5], 임증(淋證)[6], 노증(露證) 등을 나타낸다. 비두가 검고 약간 부기가 있으며 기름을 바른 것처럼 반질거리는 것은 불결한 음식을 폭식했음을 나타낸다. 병을 오래 앓고 있고 코가 연기에 그을린 것처럼 검은 것은 병세가 위중함을 나타낸다. 콧구멍이 건조하고 매연처럼 검은 것은 양독열(陽毒熱)이 심하거나 조열(燥熱)이 대장에 엉겨있거나 폐절(肺絕)의 증후다. 콧구멍이 차고 콧물이 나며 검은 것은 음독(陰毒)의 냉기가 극에 달했음을 나타낸다. 비준이 푸르고 냉기가 턱에까지 이른 것은 비위의 기가 다했음을 나타내고 위급한 증후다. 여자가 출산 후 코에 검은 기운이 올라오는 것은 폐패위절(肺敗胃絕)의 위험한 증후다.

비량의 피부에 흑갈색의 반점이나 반편이 나타나는 것은 대부분 일사병이나 흑열병(黑熱病)[7] 혹은 간장(肝臟) 질환 등으로 인한 색소침착 때문이다. 코에 항상 갈색이나 남색, 흑색이 나타날 때는 비장(脾臟)과 췌장(膵臟)에 문제가 생겼음을 나타낸다.

6 비두가 밝고 윤기가 나는 것은 병이 없거나 병이 장차 나을 징조다. 코의 색택이 메마르고 파리한 것은 죽음에 임박한 징조다. 콧구멍이 건조하고 메마른 것은 폐절(肺絕) 때문으로 폐(肺)가 먼저 죽는다. 코의 색택이 밝고 윤기가 나는 것은 신기(神氣)가 있기 때문으로 예후가 좋다. 코의 색택이 어둡고 메마른 것은 실신(失神) 때문으로 예후가 나쁘다.

7 코 점막의 염증이 백색인 것은 한증을 나타내고, 홍조를 띠는 것은 이열

> **Tip 코털도 노화한다**
>
> 일본 학자 요시자와 코유(吉澤康雄)와 몇몇 학자들은 18~73세의 건강한 남자 300명을 조사대상으로 하여 실제연령과 코털의 백화율(白化率) 사이의 관계를 연구했다. 연구에 따르면 코털의 백화율은 연령의 증가에 따라 높아졌다. 중국에서도 17~79세의 건강한 1,905명을 대상으로 조사를 했는데 일본에서 관찰한 결과와 일치했다. 하지만 중국인은 코털의 백화가 나타나는 연령이 일본인보다 늦었으며, 전부 하얗게 센 연령은 거의 60세 이후였다. 이는 아마도 민족과 지역의 차이와 관련이 있는 것 같다.

(裏熱)을 나타낸다.

8 코털이 하얗게 세는 것은 노인에게 보이는데, 기체가 노쇠했다는 중요한 지표다.

코의 형태 살피기

코의 형태와 크기는 사람마다 다르고 차이가 비교적 크다. 예를 들면, 유전적 소인에 따라 누구는 비량(鼻梁)이 높고 누구는 낮으며, 누구는 코가 뾰족하고 누구는 둥근 등 형태는 각기 다르지만, 그 외형이 단정하고 확연한 기형이 없다면 일반적으로 병이 아니다. 하지만 한 가지 형태는 주의를 해야 하는데, 바로 비중격(鼻中隔)이 함몰된 안장코다. 이 형태는 대부분 선천성 혹은 후천성 매독으로 생기는데, 현재 여러 지방에서는 성병이 사라진 듯 했다가 다시 기승을 부리고 있다. 이 때문에 이런 형태의 코를 발견했을 때는 성병 감염 여부를 경계해야 한다. 하지만 안장코는 외상으로도 생길 수 있으므로 '매독'으로 인한 것과는 구분할 필요가 있다.

1 비준(鼻准=비두, 비첨)이 넓고 풍만하며, 명당이 넓고 큰 것은 장수(長壽)를 나타내고, 명당에 살이 없고 좁은 것은 요절을 나타낸다. 코뼈가 융기한 것은 장수를 나타내고, 함몰된 것은 요절을 나타낸다. 《망진준경(望診遵經)》에서는 일찍이 "코는 폐(肺)에 해당하므로 코가 크면 폐기(肺氣)에 여유가 있고, 코가 작으면 폐기(肺氣)가 부족하다."고 했다.

2 코의 형태와 사람의 기질 사이에는 상당한 관계가 있다. 호랑이 코를 닮았으면 용기가 많고, 용의 코를 닮은 것은 복상(福相)이며, 코가 단정하게 생겼으면 보통을 넘는 영재다. 매부리코는 음험하고, 원숭이코는 의심을 잘 하며, 소의 코를 닮았으면 마음이 넓고, 비두가 뾰족하고 좁으면 간교한 계책을 잘 세운다. 코의 형태는 기질학을 연구하는 데 참고가 될 만하다.

3 새로운 병에 코가 붓는 것은 사기(邪氣)가 실(實)한 것으로, 대부분 폐경(肺經)의 화(火)가 성하거나 외상 때문이다. 오랜 병에 코가 주저앉는 것은 정기허쇠(正氣虛衰) 때문이다.

4 비규(鼻竅, 비공)의 홍종은 모두 열사 때문으로, 주로 비창(鼻瘡)·비정(鼻疔)·비절(鼻癤)·비감(鼻疳)·비저(鼻疽) 등의 초기단계에 보인다. 초기에 끝이 뾰족하고 뿌리가 단단한 좁쌀 알갱이 같은 것이 생겼다가, 희고 작은 물집이 생기거나 빨갛게 변하는 것은 대부분 열독옹폐(熱毒壅肺)와 기혈옹체(氣血壅滯) 때문이다. 코가 병처럼 붓고, 암자색의 종기가 생

겼으나 종기 꼭대기가 함몰되고 농이 없으며 뿌리가 산만하면 열독이 영혈(營血)로 들어갈 우려가 있다.

5. 비규가 붓고 짓무르며 딱지가 앉거나 건조하고 가렵고 열이 나는 것이 반복되고 낫지 않으며, 자색으로 얼룩덜룩한 것을 비닉창(鼻䘌瘡) 혹은 비감(鼻疳)이라 한다. 풍열이 폐경(肺經)을 침범해 오래도록 쌓이면 감병(疳病)이 되고, 감열이 폐(肺)를 공격하고 위로는 비규를 침범하게 된다. 이 증상이 오래되어 열독협습(熱毒挾濕)하고 습열울증(濕熱鬱蒸)하면 코가 붓고 짓무르며 누런 콧물이 흐르거나 출혈이 있는 습열울증(濕熱鬱蒸)의 질환이 된다.

6. 비두가 붉고 구진이 생겨 오래되면 피부가 두꺼워지고 자홍색을 띠게 되는데, 표면이 우둘투둘하고 사마귀 같은 것이 생기는 것을 주부코[비사鼻齄]라 한다. 대부분 위화훈폐(胃火熏肺)에 더하여 풍한이 외속(外束)하고 혈어(血瘀)가 응결하여 생긴다.

7. 코 부위에 첨설(尖屑) 같은 작은 흘탑(疙瘩)이 생겨 벌겋게 붓고 통증이 있다가 터지면 백색의 분즙이 나오는데 오래되면 모두 백설(白屑)이 되는 것을 폐풍분자(肺風粉刺)라 한다. 폐경(肺經)의 혈어옹체로 생긴다.

8. 콧속의 근막이 부어오르고 교대로 막히며 증세가 가벼웠다 무거웠다 하고 반복적으로 발작하며 오래도록 낫지 않는 것을 비질(鼻窒)이라 하는데, 대부분 폐비기허(肺脾氣虛)와 한습의 사기가 비규에 막혀 생긴다. 콧속이 건조하고 뜨거우며 근막이 위축되고 비규가 넓어지는 것을 비고(鼻藁)라 하는데, 폐비기허(肺脾氣虛)와 진액부족(津液不足) 때문이다. 콧속

에 쓸모없는 혹이 생겨 점점 커져 아래로 늘어지고 치질처럼 튀어 나오며 담홍색으로 윤기가 나는데, 콧구멍을 막아 후각이 무뎌지는 것을 비치(鼻痔, 비식육鼻瘜肉)라 한다. 증세가 심한 사람은 코가 기형적으로 커지고 혹이 코 밖으로 빠져 나오기도 한다. 양쪽 코가 식육(瘜肉)으로 막히고 코가 개구리 모양으로 변하는 것을 와상비(蛙狀鼻)라 하는데, 폐경(肺經)에 풍열이 막혀 탁한 기운이 모이는 기체혈어로 생긴다. [그림 9-4]

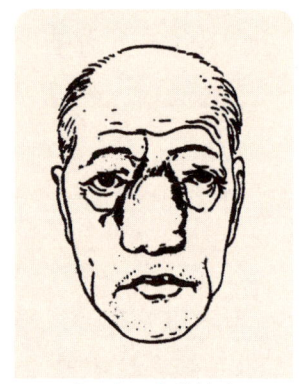
[그림 9-4] 와상비

9 비두, 비익 혹은 비규 내에 좁쌀 모양의 작은 입자가 생기는데 감각이 없거나 가렵고, 타는 듯이 뜨겁고 동통이 있으며, 그 뿌리가 깊고 단단하고, 쿡쿡 쑤시는 증상이 있는 것을 비정(鼻釘 혹은 비정鼻疔)이라 한다. 폐경의 풍열사독이 근육과 피부를 훈증하여 생긴다. 3~5일 후에 종기의 꼭대기에 누런 농이 나타나 솟아오르고 뿌리가 흐물흐물해져서 저절로 농이 나오고 붓기가 빠지면서 나으면 순증(順症)이다. 하지만 종기가 암자색을 띠고 꼭대기가 함몰되고 농이 없으며 뿌리가 산만하고 코가 병처럼 부으며 고열에 정신이 혼미한 것은 열독의 사기가 심포(心包)로 내함한 것으로 정창주황(疔瘡走黃)[8]의 역증(逆症)으로 병세가 험악하다.

10 비주(鼻柱)에 마비와 동통이 오며 단단하고 붉게 변하는 것을 비저(鼻疽)라 하는데, 폐화훈증(肺火熏蒸)과 열독응취(熱毒凝聚)로 생긴다. 오랜 병에 코 부위에 마목(麻木)이 나타나 통증과 가려움과 냉열을 모르고, 비익이 두툼해지고, 비규 내의 근막이 짓무르고, 코털이 빠지며, 비주가 내려앉아 모양이 말안장 같이 된다. 이는 뼈가 이미 죽은 것으로 마풍악후(麻

風惡候)라 한다. 여풍(癘風)이라고도 하는데, 풍습이 침범하고 기혈이 응체되었기 때문에 생긴다.

11 비규가 습해 문드러지고 점막에 암홍색의 반진(斑疹)과 양매두(楊梅痘)[9]가 생기며, 이어 결절로 커지고, 짓물러 궤양이 생기고, 종기의 입구가 함몰되고, 견디기 어려운 악취가 나고, 시간이 지나도 낫지 않는다. 또한 비준까지 위축되고 비량이 주저앉아 안장코처럼 되는 것을 매독(梅毒)이라 한다. 습독의 사기를 감수해 혈기가 응결되어 생기는데 치료하기 어렵다.

12 코 점막에 좁쌀 같은 작은 구진이 생기고, 붉게 붓고 문드러지며, 가렵고 타는 듯이 뜨거우며, 불에 덴 것처럼 아프고, 오래도록 낫지 않으며, 반복해서 발작하는 것을 비창(鼻瘡)이라 한다. 대부분 풍열의 사기가 폐경(肺經)에 들어와 위로 비규를 막기 때문이다.

13 코 부위의 피부가 터져 출혈이 있거나 청자색(青紫色)의 어반(瘀斑)이 보이는 것은 외상(外傷) 때문이다. 외상으로 인한 비량의 함몰은 곧, 비골의 골절 때문이다.

14 정상적인 비강 내에는 소량의 진액이 윤활작용을 하지만 코 밖으로 흘러나오지 않는다. 많은 양의 맑은 콧물이 흘러나오는 것은 외감풍한(外感風寒) 때문이고, 탁한 콧물이 흐르는 것은 외감풍열(外感風熱) 때문이다. 탁한 콧물이 흐르는데 그치지 않고 비린내가 나며 모양이 농 같은 것은 비연(鼻淵) 혹은 뇌삼(腦滲)이나 뇌루(腦漏)라 한다. 대부분 콧속의 열독옹성(熱毒壅盛) 때문이다. 이와 함께 코 점막이 붓는데 심하게 붉은 것은 담부(膽腑)의 울열(鬱熱) 때문이다. 비강이 붉게 붓고 아픈데, 특히 붓기가

심한 것은 비경(脾經)의 습열 때문이다. 콧물이 희고 끈적끈적하며 양이 많고, 점막이 담홍색으로 붓고, 비갑(鼻甲)이 비대해지고 오래도록 낫지 않는 것은 폐기(肺氣) 혹은 비기(脾氣)가 허약하기 때문이다.

15 비강에 피가 흐르는 것을 비뉵(鼻衄)이라 한다. 실증은 피의 색이 선홍이나 암홍이고, 허증은 피의 색이나 농도가 묽다. 피가 선홍색이며 양이 적고 방울방울 나오는 것은 대부분 풍열의 사기가 침범해 폐(肺)의 위기(衛氣)까지 상했기 때문이다. 색이 선홍이고 양이 많은 것은 대부분 위부열성(胃腑熱盛)이나 간양항성(肝陽亢盛), 혈맥에 화상을 입은 실열증(實熱症)이나 외상 때문이다. 혈색이 담홍이고 양이 많지 않으며 나왔다 그쳤다하는 것은 대부분 간신음허(肝腎陰虛), 허화상염(虛火上炎)이나 비허(脾虛)로 혈액을 통섭하지 못하기 때문이다. 야간의 비뉵(鼻衄)은 대부분 기혈이 소모되어 혈이 육경(六經)을 순행하지 못하기 때문이다. 비공이 건조한 것은 진액이 이미 소모된 것인데, 일반적으로 열이 기분(氣分)에 있으면 반드시 코피가 난다.

16 한쪽에만 코피가 나는 것은 외상, 비강의 사독감염, 국부적인 맥락의 손상, 비강의 암종, 비중격의 편곡(偏曲) 등에서 많이 보인다. 양쪽 모두에서 코피가 나는 것은 전신의 급성열병, 혈액계통의 질병, 고혈압, 간과 비의 질환, 비타민 C나 K의 결핍 등과 같은 전신 장부의 기능실조 때문이다. 부녀자가 주기적으로 코피를 흘리는 것은 대부분 자궁내막이위증(子宮內膜異位症) 때문이다.

17 숨을 들이쉴 때 비공이 커지고, 숨을 내쉴 때 비공이 오므라드는 것을 비선(鼻煽)이라 한다. 즉, 비익이 부채처럼 펼쳐지는 것은 호흡곤란의 표현

으로, 소아고열과 천식증(대엽성 폐렴[10], 기관지천식, 심원성 천식발작 등) 및 오랜 병으로 신체가 쇠약해진 사람에게서 많이 보인다. 일반적으로 새로운 병에 숨이 차서 코가 확장되는 것은 대부분 사열옹폐(邪熱壅肺)나 담음내정(痰飮內停) 때문으로, 열증이자 실증에 속한다. 오랜 병으로 숨이 차고 땀이 나며 코가 확장되는 것은 폐기(肺氣)가 고갈된 증후로, 그 맥은 반드시 삭(數)하고 허하며, 허증에 속한다.

 급성비점막부종은 염증과 출혈 때문에 일어나며 코막힘과 콧물이 함께 나타나는데, 급성비염에서 보인다. 만성비점막부종은 대부분 점막조직이 비대해져 나타나는데 만성비염 때문이다. 비점막의 위축, 비강 분비물의 감소, 비강건조, 비갑축소, 비강확대, 후각감퇴나 상실은 만성위축성비염 때문이다.

> **Tip 코의 생김새로 암 유병판단**
>
> 최근 프랑스의 의학자는 코의 선과 형태는 암(癌)과 직접적인 관련이 있다고 지적했다.
>
> 암으로 이미 사망했거나 생존해 있는 암환자 2,000명을 대상으로 연구를 진행해 코의 형태와 암증은 확실히 관계가 있다고 발표했다.
>
> 예를 들어, 매부리코인 사람은 폐암과 후두암에 걸리기 쉽고, 코가 편평한 사람은 뇌종양과 임파선 암에 걸리기 쉬우며, 코가 크고 두툼한 사람은 결장암과 췌장암에 걸리기 쉽고, 코가 뾰족한 사람은 간암과 유방암에 걸리기 쉽다.
>
> 아직 초보적인 연구단계라 상술한 분류가 절대적으로 정확한 것은 아니며 동양인에게도 적용된다고 할 수는 없지만 이러한 예측은 사람들로 하여금 암을 예방하도록 할 수 있다.

19 사람의 코가 너무 단단한 것은 비정상으로, 콜레스테롤 수치가 너무 높거나 심장에 지방이 너무 많이 누적되어 동맥경화의 징조를 보이는 것일 수 있다. 코에 종괴(腫塊)가 생기는 것은 이장과 신장에 병이 있음을 나타내고, 코에 만곡이 있으면 부모로부터 유전된 질병이 있음을 나타내며, 코에 검은 두면창(頭面瘡)이 생기는 것은 유가공 식품과 기름진 음식을 너무 많이 먹었음을 나타낸다.

20 아이의 비량이 너무 넓거나 너무 좁은 것은 대부분 심장이 약하거나 심지어 기형일 가능성이 있다. 여자의 비량이 너무 넓거나 코가 너무 작으면 심장에 이상이 발생할 가능성이 매우 높다.

Tip 코 큰 사람은 건강하다

일본의 의학전문가들은 비량이 곧은 사람은 건강하고, 비량이 굽은 사람은 내장에 질병이 발생하기 쉽다고 말한다. 예를 들어, 코가 휘거나 세로로 무늬가 나타날 때는 심장이 건강하지 않음을 나타내고, 비량 중간이 휜 사람은 몸이 바르지 않거나 척추만곡일 가능성이 많다.

코가 뾰족하고 작으며 코에 살집이 없는 사람은 새끼손가락도 짧은데, 이런 사람은 호흡기와 생식기 계통의 질환을 앓기 쉽다. 비공이 큰 사람은 기관지가 나쁜데, 기관지가 너무 좁음을 나타낸다. 비량과 비근이 높은 사람은 복사뼈에 병이 있는데, 대부분 내과(內踝)에 압통이 있다. 하지만 좌우가 서로 반대다. 예를 들어, 비근 좌측이 솟은 사람은 우측 복사뼈와 발목, 종아리에 병이 있다. 코가 큰 사람은 신체가 건장하며 호흡기관의 기능이 좋다. 코가 작은 사람은 신체발육이 부진하다. 코가 높으나 살집이 없는 사람은 호흡형(呼吸型)에 속하는데, 폐결핵을 앓기 쉽다. 비근 부위에 정맥이 불룩 튀어나온 것은 장 내에 어혈이 있다는 표시다.

21 코를 살펴 상처를 진단할 수 있다. 비익구(鼻翼溝)에 붉은 반점이 나타나면 상처가 비교적 가볍다는 표시고, 검은 멍울이 나타나면 상처가 비교적 깊다는 표시다. 일반적으로 멍울이 좌측 비익구에 나타나면 흉부에 상처가 있고, 우측 비익구에 나타나면 배부(背部)에 상처가 있다.

22 코 부위에 해조문(蟹爪紋)이 나타나면 간경화를 진단할 수 있다. 해조문은 게의 발과 같은 형상으로 끝이 약간 넓으면서 뾰족하고 굽었으며 가늘고 긴데, 특히 나뭇가지처럼 갈라졌다. 지렁이처럼 구불구불하고 붉은 혈문(血紋)이 비익에 분포하거나 혹은 인당(印堂)으로 뻗는데, 대부분 비공 외측에서 미심(眉心) 방향으로 뻗는다. 위로 코의 절반 정도까지 뻗치거나 2/3를 초과하기도 한다. 멀리서 보면 화염 모양으로, 경미한 경우는 몇 가닥만 보이고 심한 경우는 실타래처럼 엉켜 코 전체에 가득 차기도 한다. 한 연구에서는 간경화와 복수(腹水)로 사망한 7명의 환자 모두에게서 비부의 해조문을 발견했다. 뿐만 아니라 이 7명의 환자는 모두 식도정맥파열에 의한 출혈로 사망했기 때문에 비부의 모세혈관확장과 식도정맥의 회류장애(回流障碍)와는 관계가 있을 것이라고 주장하기도 한다.

■■■■■ **주석**

1) 청양(淸陽) : 체내의 가볍고 깨끗하며 상승하는 기(氣)를 가리킨다. "청양은 상부의 규(竅)로 배출되고, 탁음(濁陰)은 하부의 규로 배출된다."《황제내경 소문·음양응상대론》

2) 주부코 : 비사증으로 부어오르고 붉은 점이 생긴 코.

3) 망혈(亡血) : 토혈(吐血), 육혈(衄血), 변혈(便血), 요혈(尿血) 등 출혈증을 총칭한다.

4) 대복(大腹) : 횡격막과 배꼽 사이의 배.

5) 상중(傷中) : 중초의 비위(脾胃)가 상한 것을 말한다.

6) 임증(淋證) : 오줌을 누려고 하나 잘 나오지 않으면서 요도와 아랫배가 아픈 병.

7) 흑열병(黑熱病) : 중국, 인도, 지중해 연안, 남아메리카, 중앙아프리카 등지에 분포하는 원충 감염증. 발열, 간비대(肝肥大), 빈혈 따위가 생기며 말기에는 피부가 흑갈색이 된다.

8) 정창주황(疔瘡走黃) : 정독(疔毒)이 급속히 확산되고 안으로 침입하여 혈분(血分)에 들어가, 의식을 잃고 헛소리를 하는 등의 증상이 나타나며 국부의 종(腫)이 점차 확산되는 것이다.

9) 양매두(楊梅痘) : 피부가 처음에는 불그스레하다가 나중에 반점이 나타나는 것을 양매반(楊梅斑), 상태가 풍진과 비슷한 것을 양매진(楊梅疹)이라 하고, 형태가 붉은 콩과 비슷하고 딱딱한 것을 양매두(楊梅痘)라 한다.

10) 대엽성 폐렴 : 폐렴 쌍구균으로 인하여 일어나는 폐렴. 오한, 구토, 경련으로 시작하여 높은 열이 나고 흉통, 호흡 곤란, 기침 따위의 증상이 나타난다. 크루프성 폐렴이라고도 한다.

10

인중 人中

　인중은 수구(水溝)라고도 하며, 코 아래 입술 위 정중앙에 위치한다. 고대 의서에서는 '비하(鼻下)'로 인중 부위를 표시하고 있다. 고대 의가(醫家)는 인중의 진단을 항상 코, 입술, 입의 진단 범주에 포함시켰으나 전문적인 논술은 아직 보이지 않는다. 현대에 와서야 인중 진단법에 대한 연구가 세인의 주목을 받고 있다.

　인중 부위는 경락이 교차하고 경기(經氣)가 관주하는 요지로, 경맥과는 관계가 매우 밀접하다. 예를 들어, 수양명대장경, 족양명위경, 족궐음간경, 수태양소장경 등의 경맥은 모두 직접 인중에 순행한다. 경맥의 낙속(絡屬)관계에 의해 인중을 경맥 및 그 상응하는 장부와 연계시키기 때문에 인체 장부의 기능과 기혈진액 등의 변화는 인중의 형태, 색택 등의 변화를 통해 밖으로 반영되어 나타난다.

　인체발생학의 각도에서 보면, 인중과 자궁(子宮)은 발생학 방면에서 분명한 연관이 있다. 자궁 형태의 이상과 중신방관(中腎旁管)의 발육이상은 연관이 있기 때문에, 중신방관이 형성되는 시기는 바로 윗입술(인중)이 형성되는 시기와 일치한다(배태성장 제6~7주).

이 시기에 배태(胚胎)가 어떤 요인의 영향을 받으면 중신방관의 형성과 상순(上脣)의 형성 모두 동일한 요인의 영향을 받아 형태상으로 같은 변이를 일으키게 된다. 이 때문에 인중의 변화가 남녀의 비뇨계통 및 생식계통의 상황을 반영할 수 있다고 말한다.

이상(異常) 인중구의 형태와 색깔이 나타내는 인체의 질병을 이해하기 전에, 인중구를 관찰하는 방법과 기준을 소개한다.

① 인중구 길이의 측량 방법과 기준 : 비하점(鼻下點. 비중격과 상순의 가장 윗부분이 만나는 점)에서 상순 가장자리의 중간점까지를 연결한 선을 인중의 길이로 한다. (《人體測量手册》上海辭書出版社, 1985) 인중의 길이가 12mm보다 작으면 짧은 편에 속하고, 12~19mm 사이면 보통이고, 19mm보다 크면 긴 편에 속한다.

② 인중구 깊이의 관찰 방법과 기준 : 수검자와 검사자가 마주 앉아 손전등으로 측면에서 인중구를 비추는데, 각도는 광선과 상순의 평면이 30~50°를 이루도록 하여 인중구의 양측 융기한 부분이 선명하게 나타나는지를 관찰한다. 인중의 골이 얕거나 상순이 평평하여 인중구 양측의 융기가 선명하지 않으면, 골 내에 그림자가 비치지 않으면, 인중구가 얕은 것이다. 인중구 양측 사이가 선명하게 오목 들어가 융기가 분명하게 드러나고 골 내에 뚜렷하게 그림자가 비치면 인중구가 깊은 것이다. 이 두 경우의 중간이면 보통의 인중구다.

③ 인중구 형태의 관찰 방법과 이상 특징 : 방법②와 동일한데, 인중구 내에 가는 선상(線狀)이나 점상(點狀)의 융기가 있는지, 선명한 가로나 세로 방향의 주름이 있는지를 관찰한다. 가는 선상 융기는 그 형태가 피부의 흉터 비슷하고 길이는 일정하지 않으며 대부분 세로나 사선 방향으로 나

타난다. 점상 융기는 크기가 바늘 끝과 비슷하고 피부의 색택은 정상이며 충혈이나 홍종 현상이 없어 모낭염과 구분할 수 있다. 세로의 주름은 대부분 옆에서 빛을 비출 때 선명하게 드러난다. 가로 주름은 주로 미소를 지을 때 보인다.

인중구는 보통 상순을 균등하게 양분하고, 사람 신체의 좌우 기준선이 되는데, 신체발육이 성숙했을 때 형태가 분명히 정해진다. 정상인의 인중은 곧으며 골의 양측 가장자리가 뚜렷하고, 가운데는 골지고 바깥은 넓으며, 길이는 식지의 한 마디와 비슷하다. 키가 크고 얼굴이 긴 사람은 인중이 약간 길고, 키가 작고 얼굴이 짧은 사람은 인중도 약간 짧다. 뚱뚱하고 얼굴이 넓은 사람은 인중이 넓고, 마르고 얼굴이 좁은 사람은 인중도 약간 좁다. 인중의 온도와

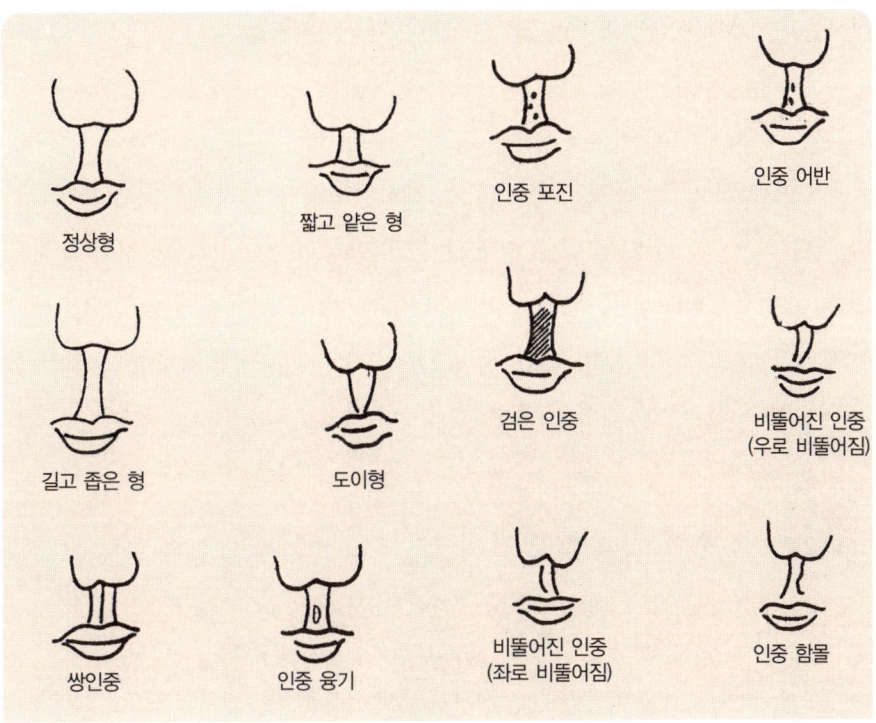

[그림 10-1] 인중(人中) 형상도

색깔은 얼굴 전체의 온도·색깔과 일치한다. 인중의 형태는 아래의 몇 가지가 있다. [그림 10-1]

인중의 형태 살피기

정상형

인중이 가지런하고 곧으며, 대략 위는 좁고 아래는 넓은 사다리형이다. 골의 깊이는 적당하고 골의 가장자리는 선명하고 고르며 대칭이 된다. 이것이 정상적인 인중의 형태다. 이는 자궁, 음경 등의 생식기의 발육이 양호함을 나타내는데, 여성은 월경과 배란 등 생식기능이 정상이다.

인중단천(人中短淺)

인중이 특히 짧고 골이 평평하며 골의 가장자리가 선명하지 않고 색이 엷다. 일반적으로 자궁이 작고(유치형(幼稚型) 자궁이라 한다) 자궁경관이 짧으며 발육이 부진하여 자궁내막이 성장하지 않은 경우가 많다. 자궁경관이 느슨하여 임신 후에 누태(漏胎, 유산)가 일어나기 쉽다. 남자의 경우는 음경이 작고 고환은 선천적으로 발육이 불량하다.

> **Tip 인중이 짧으면 발기부전**
>
> 한 연구보고에 의하면, 인중의 길이가 중지동신촌(中指同身寸)[1]보다 0.5cm 이상 짧은 남성의 경우, 발기부전·유정·불임증이 나타날 수 있으며, 정액을 검사해 보면 죽은 정자가 대략 70%를 차지한다고 한다.

임상관찰에 근거하면, 이런 사람은 성욕(性慾)이 비교적 낮고 불임증인 경우가 많다. 여성의 경우 초경이 늦고 양이 적다. 남성의 경우는 발기부전이나 유정(遺精)이 있으며, 정액을 검사해 보면 정자의 활동성이 50% 이하이거나 정자의 수가 지극히 적은 경우가 많다.

인중협장(人中狹長)

인중구의 골이 좁고 가늘며 길고 가장자리가 뚜렷하다. 중간이 특히 가늘고 상하는 약간 넓으며 색이 어두운 것을 장착형(長窄型)이라 한다.

여자는 자궁이 협소하고 자궁경관이 좁고 길며 월경통이 있는 경우가 많고, 남자는 음경포피가 지나치게 짧거나 긴 경우를 보인다.

> **Tip 인중의 골과 자궁**
>
> 연구보고에 의하면, 인중의 길이가 중지동신촌보다 긴 경우에는 자궁하수가 자주 보이고, 인중의 골이 깊은 여자는 자궁이 주로 뒤에 위치하며, 골이 얕은 여자는 자궁이 앞으로 기울었고, 골이 넓은 여자는 자궁근종이 있다고 한다.

도이형(倒梨型)

인중의 위가 넓고 아래가 좁아 배(梨)를 뒤집어 놓은 것과 비슷하다고 하여 도이형 인중이라 한다.

대부분 자궁이 앞으로 기울거나 앞쪽에 위치하며, 월경 시에 주로 창통(脹痛)의 증상을 보인다.

팔자형(八字型)

인중의 위가 좁고 아래가 넓어 '八'자와 같은 것을 팔자형 인중이라 한다. 대부분 자궁이 뒤로 기울거나 뒤에 위치하고, 월경 시에 주로 허리가 쑤시는데, 심한 경우는 임신에 영향을 받을 수도 있다. 키가 작고 뚱뚱한 체형의 여성에게서 많이 보인다.

인중부정(人中不正)

인중의 골이나 한쪽 가장자리가 좌 혹은 우로 편향된 것을 편사형(偏斜型) 인중이라 한다(선천성, 손상성, 신경성 비순구 변형은 제외). 인중이 좌로 치우친 것은 자궁이 좌편향임을, 우로 치우친 것은 우편향임을 나타낸다.

요형(凹型)

인중에 오목한 함몰이 있는 것을 요함형(凹陷型) 인중이라 하는데, 여성의 골반이상이나 골반협착을 나타내고, 대체로 난산(難産)이기 쉽다.

쌍인중(雙人中)

인중에 두 개의 골이 있는 것을 쌍인중이라 한다. 여성의 자궁이 두 개임을 나타내는데, 심지어 음도(질)가 두 개이거나 처녀막이 두 개인 경우도 있다.

인중천탄(人中淺坦)

인중의 골이 얕고 평평하며 가장자리가 선명하지 않은 것을 천탄형 인중이라 하는데, 넓거나 좁은 인중에서 모두 볼 수 있다. 인중의 골이 얕고 좁은 것은 후천성 자궁위축·자궁경직·기능저하 등을 나타내며, 보통 월경주기가 일정하지 않고 월경 양이 점차 감소하여 폐경에 이르기도 한다. 얕고 넓은 것은 선천성 자궁 발육부진이나 생식기능의 저하, 자궁위축(주로 노년에 보인다)을 나타낸다.

상술한 인중변이의 규칙을 근거로 부녀자의 월경 및 질병을 관찰한 결과는 다음과 같다.

① **초경의 시기** : 정상형과 팔자형은 비교적 빠르고(12~14세), 천탄형과 단천형은 비교적 느리다(15~18세).
② **월경을 할 때** : 팔자형과 도이형은 월경을 할 때 혹은 월경 전에 복통과 요통이 있다.
③ **폐경** : 단천형과 장착형, 편사형에게 많다.
④ **불임** : 선천성 불임은 단천형·장착형·천탄형이 대부분을 차지하고, 후천적 불임은 편사형과 혼합형(몇 가지 이상형태가 동시에 존재)에 많다.

인중융기(人中隆起)

인중구 가운데에 위치 및 형태가 일정하지 않은 융기가 자라 인중구 형태에 변형을 가져오기도 하는 것을 구도철융형(溝道凸隆型) 인중이라 한다. 병증이 비교적 복잡함을 나타내는데, 일반적으로 자궁경관에 미란(糜爛)[2]이 있다. 한쪽에만 자라거나 변형이 있는 것은 대부분 한쪽의 복통이나 압통, 허리 쑤심 및 월경불순 등의 증상이 나타나고, 부인과 검사를 해 보면 대부분 부건염(附件炎)이나 부종, 자궁근종이나 식육(瘜肉), 낭종 등이 있다.

혼합형 인중

여러 다른 유형의 인중이 복합적으로 교차하여 나타나는 것으로 임상진단의 가치는 상술한 각 유형의 인중과 같다.

인중이장(人中弛長)

인중이 길게 축 늘어진 것으로 자궁하수에서 많이 보인다.

▶인중에 구진이 생기는 것은 대부분 자궁경관의 미란과 부건염을 나타내며, 남성에게서는 전립선염, 정색염(精索炎) 등을 볼 수 있다.

▶인중에 어반(瘀斑)이 있는 것은 대부분 자궁내막결핵(子宮內膜結核), 부고환결핵(副睾丸結核), 정색정맥곡장(精索靜脈曲張) 등을 나타낸다.

▶임산부의 인중이 동신촌보다 짧은 것은 대부분 선천적인 신기부족(腎氣不足) 때문으로 유산과 조산의 경향이 있음을 나타낸다. 인중의 형태가

Tip 인중을 보고 선천성 불임 판단가능

몇몇 학자들은 70명의 선천성 불임 여성과 100명의 출산경험이 있는 여성들의 인중과 자궁발육상황을 관찰하여 인중과 자궁 양자 간에는 확실히 관련이 있음을 실증했다. 그리고 인중의 형태를 단직형(端直型), 이상형(梨狀型), 평탄형(平坦型), 횡요형(橫凹型), 협착형(狹窄型) 등 다섯 가지로 나누었다.

70명의 선천성 불임인 여성 중에는 단직형과 이상형이 10명으로 14.29%였고, 평탄형과 횡요형, 협착형이 60명으로 85.71%였다.

대조군인 출산경험이 있는 100명의 여성 중에는 단직형과 이상형이 97명으로 97%였다.

통계학의 처리과정을 거치자 양자 간에는 매우 현격한 차이가 나타났다. 이는 선천성 불임증과 인중구의 유형 간에는 매우 밀접한 관계가 있음을 설명한다. 뿐만 아니라, 170명의 수검자 중, 자궁의 발육이 정상인 110명 가운데 단직형과 이상형 인중인 사람이 105명으로 95.45%였고, 기타 세 가지 유형의 인중인 사람은 5명으로 4.55%에 그쳤다. 이는 자궁의 크기가 정상인 사람은 단직형과 이상형에서 많이 보이고, 자궁이 정상적으로 발육하지 못한 사람은 평탄형, 횡요형, 협착형에서 많이 보임을 설명한다.

> **Tip** 인중이 붉게 변하면 태아는 남자
>
> 임산부의 인중이 임신 전보다 길어지고 붉게 변하는 것은 대부분 태아가 남아(男兒)임을 나타낸다. 이 방법으로 264건의 사례를 판별해 본 결과, 태어난 아이가 남아인 126건의 사례 중 94건의 사례에서 임산부의 인중이 길어지는 현상이 나타나 78%를 점했다.

원래는 정상이었다가 임신 후 어느 시기에 갑자기 짧아지고 허리와 등이 쑤시고 아픈 증상이 동반되며 대하가 계속되면 유산을 피하기 어렵다. 이런 이상증상은 종종 유산 7~15일 전에 나타난다.

▶임산부의 인중이 누렇게 뜨고 메마르며 위는 넓고 아래는 좁은 도이형으로 변하는 것은 태아의 발육이 정지되거나 심지어 복중 사망을 나타낸다.

▶비뇨계통의 병증은 항상 인중에 변화가 나타난다. 예를 들어, 방광결석(요저류) 환자의 인중은 항상 얕고 백색을 나타내는데, 신허(腎虛)로 기화(氣化)[3]가 방광에 미치지 못함을 나타낸다. 인중이 축 늘어졌다가 다시 얕고 짧아지는 것은 신허가 이미 극에 달하고 수독(水毒)이 속에 잠복하여 독사(毒邪)가 충심몽규(衝心蒙竅)[4]의 추세에 있기 때문이다. 신장병에 질소혈증(窒素血症)[5]이 나타날 때는 항상 인중이 축 늘어지는 현상이 나타나는데, 이어서 요독증으로 변하면 인중은 오히려 짧아진다. 그러다가 혼미하고 위급한 때에 이르면 입술이 밖으로 뒤집어진다.

▶인중은 또한 소장(小腸)과 심장(心臟)의 병변을 나타낸다. 예를 들어, 잠복성 관심병 환자의 경우 임상증상이 뚜렷하게 나타나지 않아도 인중은

항상 길고 좁으며, 어둡고 칙칙한 색을 띤다. 심교통(心絞痛)이 발작할 때에 이르면 인중이 암자색으로 변하고 짧아진다.

▶ 병이 위중한 환자에게 인중이 짧아지고 입술이 얇게 변하는 증상이 나타나는 것은 비음(脾陰)이 다했기 때문으로 병증이 아주 위중하다. 인중이 거의 없는 것처럼 짧아지면 음양이결(陰陽離決)의 위중한 증상이다. 인중이 말려 수축되는 것을 순반(脣反)이라 하는데, 장차 장부의 기가 끊어지려고 하는, 특히 비기패갈(脾氣敗竭)의 증상이다. 반대로 인중이 만(滿)한 것은 비양(脾陽)이 끊어지려는 증상이다. 인중이 만(滿)하고 입술이 밖으로 뒤집어지는 것도 음양이결(陰陽离决)의 증상이다.

▶ 위중한 병증 중에서 인중의 형태변화가 가장 자주 보이는 것은 중풍이다. 풍사가 경락을 침범하면 항상 구안와사가 보인다. 풍이 장부에 침범하면 구경(口痙)과 순반장(脣反張)을 볼 수 있다. 입술이 떨리는 것은 혈허풍동(血虛風動)이나 비실유양(脾失濡養) 때문으로, 출산을 지나치게 많이 한 늙은 부녀자와 인공유산을 지나치게 많이 하여 빈혈이 있는 부녀자에게서 많이 보인다. 또한 중풍의 후유증으로도 나타난다.

인중의 색택 살피기

1 인중의 색택과 면부 전체의 색택은 비슷하다. 하지만 병세가 위중할 때는 이상 색택이 인중에 나타난다. 인중의 색이 누런 가운데 붉은 기가 비치고 피부가 팽팽하면서 윤기가 흐르는 것은 비(脾)와 신(腎)이 건강하기 때

문이며 후천충성(後天充盛)⁶의 상이다. 반대로 인중의 색택이 누렇게 뜨고 피부가 푸석하면서 얇은 것은 비(脾)와 신(腎)이 허약하기 때문이며 음혈불충(陰血不充)의 증이다. 인중에 황토색이 나타나는 것은 비위허한(脾胃虛寒) 때문이다. 임신부의 인중에 누런색이 비치면 곧 태루하혈(胎漏下血)하는데, 태아가 복중에서 죽은 것이다.

2 인중의 색깔이 희게 변하면 병이 위중하여 고치기 어렵다. 인중의 색이 옅은 백색인 것은 허한설사(虛寒泄瀉, 만성 궤양성 결장염)에서 보인다. 인중의 색이 옅은 백색이면서 메마른 것은 대부분 혈이 마른 폐경(閉經)이다. 인중이 밝은 백색이고 식은땀을 줄줄 흘리는 것은 해소와 각혈(기관지확장, 폐결핵 각혈)에서 많이 보인다. 인중 상단 코와 가까운 곳에 밝은 백색이 나타나는 것은 대부분 기허붕루(氣虛崩漏) 때문이다.

3 인중에 약간 붉은 색이 비치는 것은 대부분 옹창이 생긴 것이다. 인중 하단 입술과 가까운 부위에 홍조가 나타나는 것은 대부분 혈열붕루(血熱崩漏)에 속하거나 방광습열(膀胱濕熱)의 혈림(血淋)⁷이다. 인중 하단 입술과 가까운 부위가 옅은 자주색이고 심할 경우 인중이 짧아지는 것은 실열위통(십이지장구부의 궤양)에서 많이 보인다. 인중에 살짝 자홍색이 드러나는 것은 어열통경(瘀熱痛經)⁸에서 많이 보인다. 모양이 팥알 같고 색은 붉으면서 꼭대기가 까칠한 부스럼 같은 것이 인중에 생기는데 용천저(龍泉疽)라 한다. 상초의 풍열이 독맥(독맥은 인중을 순행한다)을 공격해 생긴다.

4 인중의 색이 푸른 것은 한증을 주관한다. 인중에 살짝 푸른색이 비치는 것은 한성통경(寒性痛經)에서 많이 보인다.

5️⃣ 인중의 색이 검은 것은 신장병증후군 및 요독증 환자에게서 볼 수 있다. 인중이 파랗다가 검었다가 하는 것은 간(肝) 및 신(腎)의 병을 주관한다. 입 주위가 푸르고 인중이 떨리는 것은 간풍모비(肝風侮脾) 때문이다. 인중이 약간 검은 것은 열증을 주관한다. 인중이 암회색이고 빛을 잃은 것은 남성의 경우 발기부전·남성불임·과도한 방사·실정(失精) 및 비뇨계통의 질병에서 많이 보이고, 여성의 경우는 자궁경관염·부건염·난소낭종·자궁근종 등에서 많이 보인다. 인중이 청흑색인 것인 고환염, 전립선염, 요로결석 등의 병변에 동통이 심할 때 볼 수 있다. 하리(下痢)를 앓는 환자는 제하(臍下)에 갑작스럽고 극심한 통증이 있는데, 인중의 색이 검으면 병이 위중하다는 증거다.

6️⃣ 인중에 암녹색이 나타나는 것은 심각한 담낭염, 담결석, 담교통 환자에게서 많이 보인다.

7️⃣ 인중에 흑갈색이 나타나거나 편상의 검은 반점이 있는 것은 천계(天癸, 腎氣를 가리킨다)의 기갈(氣竭)과 충임부족(衝任不足)[9] 때문이다. 인중의 색택이 한쪽으로 어둡게 뭉쳐있으면서 윤기가 없거나 색소침착이 보이는 것은 대부분 신허불잉(腎虛不孕)이다. 인중의 색택이 밝고 윤기가 있으며 선명한 것은 임산부의 기혈이 왕성하여 모자가 모두 건강함을 나타낸다. 이 때문에 인중 부위 색택의 변화를 임신 진단의 참고로 삼았다.

8️⃣ 인중과 관계있는 국부적인 증상과 체증을 살피는 것 또한 인중으로 병증을 진단하는데 보조 방증(旁證)을 제공한다. 예를 들면 다음과 같다.
① 임산부 인중의 색이 한쪽으로 편중되어 붉고 때때로 홍진(紅疹)이 생기는 것은 대부분 태독이 심각하여 태어난 아이가 창절(瘡癤)을 앓을 가능

성이 많음을 나타낸다.

② 인중이 한쪽으로 기울었지만 혀의 움직임이 평소와 같은 것은 병이 경맥에 있고 병세가 가볍고 얕음을 나타낸다. 하지만 혀의 움직임이 원활하지 못한 것은 병이 장부에 있으며 병세가 깊고 무거움을 나타낸다.

③ 열궐증(熱厥症)[10] 초기, 간풍이 닥칠 때, 여러 중풍의 초기에는 항상 인중이 씰룩거리거나 마비가 오는 증상이 보인다.

■■■■■ 주석

1) 중지동신촌(中指同身寸) : 환자 가운데손가락의 두 번째 마디에 가로로 생긴 횡문의 길이를 1寸으로 삼아 측량. 임상에서 가장 많이 응용되는 방법이다.

2) 미란(糜爛) : 살갗 또는 점막의 표층이 손상된 것으로, 불그스레한 색을 띠면서 쓰리고 아프며, 심하면 궤양이나 옹저 등으로 전변되기도 한다.

3) 기화(氣化) : 기를 화하여 물을 흐르게 한다(化氣行水).

4) 충심몽규(衝心蒙竅) : 독기가 심(心)으로 들어가고 공규(孔竅)를 막음을 말한다.

5) 질소혈증(窒素血症) : 신장의 기능이 떨어져서 질소 함유 화합물이 혈액 속에 지나치게 많이 들어 있는 상태. 건강체에서는 혈액 100cc당 20~40mg인데, 50mg 이상으로 증가하면 병적으로 본다.

6) 후천충성(後天充盛) : 후천(後天)은 비(脾) 하나만을 뜻하기도 하고 비위(脾胃)를 함께 뜻하기도 한다.

7) 혈림(血淋) : 혈뇨가 나오면서 요도가 뜨겁고 찌르는 듯 아프며 하복부가 팽팽해지고 통증이 있는 증상.

8) 어열통경(瘀熱痛經) : 어열로 인한 월경통.

9) 충임부족(衝任不足) : 충임은 충맥과 임맥을 뜻한다.

10) 열궐증(熱厥症) : 사열이 성하여 진액이 손상됨으로 인해 양기의 정상적인 순환에 영향을 미쳐 양기가 사지에 골고루 다다르지 못하여 손발이 시린 병증.

11

입술 [口脣구순]

입술은 두면부에서 비교적 뚜렷하게 노출되는 부위에 위치한다. 입술점막은 얇고 투명하며 그 색택과 형태의 변화가 선명하게 드러나기 때문에 망진을 하기가 아주 편하다. 그래서 임상에서 병을 진단하고 증을 판정하는 데에 매우 중요한 작용을 한다.

입술은 치아의 울타리이자 기육(肌肉)의 본(本)이며 비(脾)의 관(官)이다. 비(脾)는 입을 주관하여 공규(孔竅)는 입에서 열리고 그 영화(榮華)는 입술에 나타난다. 뿐만 아니라 족양명위경의 맥은 입을 끼고 입술을 돌아 내려가 승장혈과 교회한다. 그러므로 입술과 중초·비위는 밀접한 관련이 있다.

비위(脾胃)는 인생후천(人生後天)의 근본이고 기혈생화(氣血生化)의 근원으로 인체 각 부위에 중대한 영향을 미친다. 이 때문에 입술은 비위(脾胃)의 기능 상태를 반영할 뿐만 아니라 전신의 기능 상태도 반영한다.

입술에는 충맥이 순환하는데, 충맥 역시 인체의 혈해(血海)이자 십이경맥의 바다다. 정상적인 입술이 붉고 윤택한 것은 기혈의 영양 때문이다. 그러므로 입술은 전신 기혈의 성쇠를 반영하는 중요한 조직기관이다.

입술은 비문(飛門)이라고도 하는데, 소리를 내는 문이 된다. 입은 개합(開合)의 작용으로써 심(心)의 외호(外戶)가 된다. 소리는 입에서 나오고 음식은 입으로 들어가니 사통팔달, 장부의 요충이 된다. 경맥으로 말하자면, 수양명대장경, 족궐음간경, 충맥, 임맥 등이 모두 입술과 직접 연관되어 있다. 이로 인해 이들 경맥 및 상관 장부의 생리와 병리는 모두 입술을 통해 밖으로 반영된다. 현대의학에서도 입술에는 모세혈관이 풍부하기 때문에 내장의 질환을 민감하고 빠르게 반영할 수 있다고 생각한다.

입술을 살펴 병을 진단할 때에는 자연광 아래에서 환자로 하여금 입을 자연스럽게 벌리게 해야 한다. 검사자는 환자와 마주 앉아 입술 및 주위의 색·건습·윤기·무늬·움직임 등을 자세히 관찰해야 하고, 홍종·작은 포진·창절·외번(外翻)·위축(痿縮) 등의 유무에 주의를 기울여야 한다.

순계대(脣系帶)의 관찰 방법은, 충분한 자연광선 아래에서 왼손이나 오른손의 중지와 식지로 병자의 상순과 하순을 가볍게 뒤집어 올려 입술 내의 정중앙과 잇몸이 만나는 순계대 위에 결절과 조삭(條索)의 유무를 살피는 것이다. 만약 있으면 그 부위와 색택을 상세히 기록한다.

정상인의 입술은 도톰하고 붉고 윤기가 나며 반듯하다. 순계대는 정중앙에 위치하고 색택은 붉고 표면은 매끄럽게 광택이 나며 결절 및 조삭물이 없다. 병리상 입술의 변화는 아래의 몇몇 방면에서 주로 보인다.

입술의 색 살피기

붉고 윤기가 난다

이는 정상인에게서 보이는 표현으로 비위(脾胃)의 기가 충분하고 혈맥이 가지런하다는 것을 설명한다. 외감(外感) 환자의 입술이 붉고 윤기가 나는 것은 내열(內熱)이 없다는 것을 나타낸다.

소아의 입술이 붉고 도톰하면 비위(脾胃)가 건강하여 잘 자란다.

부녀자의 입술이 붉고 도톰하면 충맥이 성하여 아이를 잘 낳는다.

병자의 입술이 밝고 윤기가 있으며 혈색이 돌면 병이 가벼워 고치기 쉽다. 하지만 오래 된 병인데도 입술이 붉으면 고치기 어렵다.

담홍이다

불급(不及)[1]으로 허(虛)와 한(寒)을 주관한다.

입술의 색이 옅으면서 약간 붉은색이 나타나고 메마른 듯 혈색이 없는 것은 나쁜 증후로 기혈방손(氣血方損)이 이미 심할 때 주로 보인다.

입술이 담홍색인 것은 비위허약(脾胃虛弱)이나 기혈부족인 사람에게서 주로 보이는데, 임산부에게서 이 증상이 보인다면 혈이 부족하거나 난산했기 때문이다.

짙은 적색이다

입술의 색이 짙은 적색인 것은 태과(太過)로 열(熱)과 실(實)을 주관한다.

홍자색과 검붉은 색 또한 열을 주관하는데, 짙은 적색이면서 어두운 것은 열심(熱深)이다. 붉으면서 붓고 건조한 것은 열극(熱極)이고, 짙은 적색이면서 건조한 것은 열성상진(熱盛傷津)이다. 상·하순 모두 붉은 것은 심열(心熱)이고, 상순은 붉고 하순은 흰 것은 심신불교(心腎不交)[2]다. 입술이 붉으면서 구토를 하는 것은 위열(胃熱)이고, 검붉은 것 역시 위열을 주관한다. 짙은 적색이면서 천식이 있는 것은 폐열(肺熱)이다.

입술과 설(舌)이 선홍색이고, 볼이 붉고 열이 있으며, 취한 듯한 눈에 눈물이 맺혀있고, 기침과 재채기를 하며, 손가락이 약간 찬 것은 장차 두진(痘疹)이 일어날 증후다.

입술이 선홍색인 것은 음허화왕(陰虛火旺)을 주관한다. 입술이 연지처럼 선홍색인 것은 충증(蟲症)의 표현으로, 대부분 장부가 오래도록 습열을 받아 온울(蘊鬱)이 풀리지 않고 회충이 생겼기 때문이다.

황색을 띤다

비허습곤(脾虛濕困)[3]의 상(象)으로 순루(脣瘻)가 함께 보인다.

입술이 누렇고 진액을 흘리는 것은 비양허극(脾陽虛極)으로 음한내성(陰寒內盛)의 징조다. 황색이 하순의 오목 들어간 부위(生髥處)에 나타나는 것은 음식이 비위를 상하게 하고 습열이 간담에 쌓인 상이다.

양 순각(脣角)이 누리끼리한 것은 한습이 비를 상하게 한 상이다. 순각의 백육처(白肉處)에 황색이 나타나고 밝으며 윤기가 나는 것은 비습화열(脾濕化熱)이다. 입술이 옅은 황색이면서 어둡고 메마른 것은 중토대허(中土大虛)의 상이므로 특히 주의해야 한다.

희뿌연 색이다

허증으로 탈혈분기(脫血奮氣)를 주관한다.

임상에서는 일체의 실혈증(대출혈이나 만성출혈 등) 및 용력과도(用力過度), 대병훼손(大病毁損), 기허불복(氣虛不復) 등에서 모두 백색이 나타날 수 있다.

입술이 희뿌옇고 어두운 것은 대부분 기혈허한(氣血虛寒)으로 입술에 영양을 충분히 공급할 수 없기 때문이다.

창백한 것은 대부분 기허로 혈을 운주할 수 없거나 폭노(暴怒)로 인한 기역혈조(氣逆血阻) 때문이다.

검푸른 색이다

옅은 청색은 한(寒)이고, 거무튀튀한 것은 한이 심한 것이다. 짙은 청색은 통(痛)을 주관하는데, 입술이 검푸른 것은 냉(冷)이 극심한 것이다.

입술이 검은 것은 대부분 위중열(胃中熱)이다. 검푸른 색은 극심한 한랭을 주관하고 심한 통증에서 보인다. 열이 울결해도 청색이 보이는데, 청색 가운데 반드시 짙은 자색을 띤다. 새까만 것은 기혈이 크게 훼손된 것이다.

자색(紫色)이 나타난다

대부분 위기허한이며 혈어에서도 볼 수 있다. 입술이 감청색이면서 메마른 것은 내유어열(內有瘀熱)을 주관한다. 하순의 점막에 자홍색의 반점이 나타나면 그 크기와 숫자를 막론하고 소화기의 암증을 매우 경계해야 한다.

입술에 짙거나 옅은 자색이 나타나고 손톱이나 눈의 흰자위에도 암자색이 보이는 것은 어혈이 내부에 정체된 것으로 외상이나 내상에서 보인다. 입술의 색이 갑자기 돼지의 간 같은 흑자색으로 변하는 것은 어혈공심(瘀血攻心)의 상이다.

남색이 나타난다

임상에서는 극히 보기 드물다. 돌림병에 감염되면 외구순에 옅은 남색이 나타나고 입술의 피부가 마르고 갈라지는데, 이는 화독치성(火毒熾盛)의 상이다.

서폐(暑閉)의 증에 옅은 남색이 보이기도 한다. 만성병에 남색이 나타나면 간장의 진기가 장차 시들게 된다. 입술의 점막에 남자색이 나타나는 것은 심폐허쇠(心肺虛衰)를 나타낸다.

여러 색이 섞여 보인다

이런 상황은 극히 적지만 현대의 몇몇 내분비계의 질환에서는 항상 색소침착이 일어나고 여러 색이 섞여 보이기도 한다.

옛사람이 기록한 바가 있기 때문에 현재 그것을 참고한다. 예를 들어, 청대(淸代)의 의서 《망진준경·진순기색조목(望診遵經·診脣氣色條目)》에서는 정신착란 환자가 웃다가 횡설수설하고, 횡설수설하다가 오히려 근심하며, 답답하여 미친 듯 날뛰는 것은 심(心)이 이미 상했기 때문인데, 입술이 붉으면 치료할 수 있고, 청·황·백·흑색이면 치료할 수 없다고 했다.

입술 주위가 백색이다

백색이 숨은 듯 살짝 보이는 것은 정상이다. 백색의 변화를 살피는 것은 비위(脾胃)의 병에 대하여 비교적 큰 진단의의가 있다.

일반적으로, 입술 주위가 백·황·적색이면 열(熱)이고, 백색이면 한(寒)이며, 청·흑색이면 통(痛)이다.

순신 살피기

순신(脣神)을 살핀다는 것은 곧 입술에 생기가 있는지 없는지를 살피는 것으로서, 질병으로 인한 생사를 판단할 수 있다.

청나라의 왕굉(汪宏)은 《망진준경(望診遵經)》에서 순신을 이렇게 해석했다. "무릇 신(神)이라는 것은 밝고 맑고 깨끗하고 윤택하여 혈색이 도는 것으로, 얻으면 살고 잃으면 죽는다." 입술이 상술한 것과 같으면 신(神)이 있다고 말한다.

입술이 건조하여 메마르고 딱딱하며 생기와 광택이 없는 것은 곧 신이 없는 것으로 죽을 징후다.

윤기 살피기

1 입술이 건조하여 갈라지고 피가 나는 것을 순열(脣裂)이라 하는데, 진액이 이미 손상되었기 때문이다. 입술이 자윤을 잃는 것은 조열(燥熱)의 사기(邪氣)를 외감했거나 비경(脾經)에 열사가 있을 때 보인다. 메마른 것은 이열(裏熱)이 이미 성하기 때문이다. 검게 타고 갈라지며 번갈(煩渴)로 물을 마시는 것은 열독이 극히 성한 때문이다.

2 상순이 바짝 마르고 소갈로 물을 마시는 것은 병이 위에 있음을 나타내며, 폐열(肺熱)과 관계있다. 상순이 바짝 말랐는데 물을 마시지 않는 것은 열사가 아래에 있음을 나타내는데, 대장에 마른 변이 있기 때문이다. 하순이 바짝 마르고 소갈로 물을 마시는 것은 열사가 족양명위경에 있음을 나타낸다. 하순이 바짝 말랐는데 물을 마시지 않는 것은 열사가 족태음비경에 있음을 나타낸다.

3 입술이 바짝 말랐으나 붉은 것은 병이 아직 가볍고 예후가 좋다. 색이 검은 것은 병이 위중하고 예후가 나쁘다. 평소에 안색이 거무튀튀하고 입술이 메마른 것은 요절할 징후다.

4 구강에 타액의 분비량이 많고 그치지 않아 자주 뱉는 것을 다타(多唾)라 한다. 대부분 비신(脾腎)의 양기부족으로 수액불화(水液不化)하여 상역(上逆)하기 때문이다. 큰 병이 나은 뒤에 침을 계속 뱉는 것은 위(胃)에 한사가 있음을 나타낸다. 입가로 침을 흘리는 것은 중풍으로 입이 비뚤어졌을 때 보이며 다시 빨아들이지 못한다. 비허습성으로 소아에게 이 증상이 나타나는 것을 체이(滯頤)라 한다.

형태 살피기

순종(脣腫)

허(虛)와 실(實)의 구분이 있다. 붉고 붓는 것은 대부분 실이고 열(熱)이며, 희고 붓는 것은 대부분 허고 한(寒)이다. 입술과 입이 모두 붉게 붓는 것은 기육에 열이 심한 것이고, 상순은 부어 커지고 하순이 작아지는 것은 복창(腹脹)이다. 입술과 혀가 모두 크게 붓고 혈변과 혈뇨를 보며 발이 붓는 것은 육절(肉絶)이다. 입술이 붓고 치아가 검게 타는 것은 비신절(脾腎絶)이다.

순루(脣瘻)

순육축소(脣肉縮小)로 혈기훼손에서 많이 보인다. 순루에 황색이 함께 나타나는 것은 비허습곤의 상이다. 순루에 설청(舌靑)과 구강건조가 함께 보이지만, 물로 입을 가시려고만 하고 넘기려 하지 않는 것은 속에 어혈이 있기 때문이다.

순반(脣反)

상순이 위와 밖으로 뒤집어져 인중을 덮는 상이다. 순반이면서 인중이 만(滿)한 것은 비패(脾敗)의 상으로 비기가 끊어져 맥(脈)이 순(脣)을 자양하지 못하기 때문이다.

순상생창(脣上生瘡)

대부분 비위온열의 증이다. 창(瘡)이 상순에 생기고 입술이 주름지고 두터워지며 자색을 띠는 것은 대부분 심폐화울(心肺火鬱)에 속한다. 하순에 창이 생기고 입술이 거칠고 검게 되는 것은 대부분 비경온열(脾經蘊熱)에 관계된다. 창이 입술 둘레에 생기는 것은 대부분 고량후미(膏粱厚味, 기름진 음식)의 사화(邪火)가 위(胃)와 대소장(大小腸)에 쌓인 것이다. 입술에 창이 생기는 것은 충증 및 상한호혹(傷寒狐惑)에서도 진단할 수 있다. 상순에 좁쌀 같은 창이 있는 것을 혹(惑)이라 하는데, 충(蟲)이 그 인후를 손상시킨다. 하순에 좁쌀 같은 창이 있는 것을 호(狐)라 하는데, 충(蟲)이 그 항문을 손상시킨다.

순상생정(脣上生疔)

상·하순 혹은 구각(口角) 옆에 좁쌀 같은 작은 정(疔)이 생기는 것을 가리킨다. 수시로 아프고 가려운데 대부분 화독(火毒)의 징후다. 상·하순에 생기는 것은 대부분 비위화독이고, 구각 옆에 생기는 것은 비심화독이 지나치게 성하기 때문이다.

순각(脣角)에 정이 생겨 입을 벌리지 못하는 것을 쇄구정(鎖口疔)이라 한다. 정이 순상(脣上)에 생기면 순이 밖으로 뒤집히므로 반순정(反脣疔)이라 한다. 이 두 증은 초기에 색이 붉고 딱딱한 좁쌀 같은데 심하게 붓고 가렵고 아프면서 한열이 교대로 일어난다. 화독의 사기가 올라와 공격하여 생기는 것으로 모두 위급한 증에 속한다. 정이 인중 위에 생기는 것을 용수정(龍鬚疔)이라 하고, 인중 옆에 생기는 것을 호수정(虎鬚疔)이라 한다. 증상이 가벼운 것은 풍열이 울결되어 생긴다. 증상이 무거운 것은 좁쌀 같으며, 통증이 뼈를 쪼는 것 같고, 뿌리가 깊어 잘 짜지지 않으며, 얼굴과 눈이 붓고, 한열이 함께 나타나는데, 화독의 사기가 올라와 옹체되어 생긴다.

입을 다물고 벌리지 못하며 정신을 잃는 증상이 나타나는 것을 주황정(走黃疔)이라 한다. 정창주황(疔瘡走黃)은 사독이 심포(心包)로 내함(內陷)했기 때문이다.

견순(繭脣)

입술에 콩 같은 것이 생겨 점차 누에고치 만하게 커지고 딱딱하며 아프다.

대부분 비위에 화기가 쌓이고 뭉쳐 생긴다. 처음에는 실화(實火)지만 오래되면 음허(陰虛)가 된다. 이 또한 담탁(痰濁)이 화기를 따라 움직이다가 입술에 유주(流注)했기 때문이다. 오래 치료해도 낫지 않고 문드러진 후에는 꽃이 핀 것 같으며 때때로 피가 나고 참기 어렵도록 아프면 역증(逆症)으로 구순암일 가능성을 고려해야 한다.

구창(口瘡)

구강 내에 백색의 작은 포진이 생겼다 곪은 후에는 백색이나 담황색의 콩알 크기만 한 궤양이 나타나고, 주위가 벌겋게 붓고 작통이 있으며 간간이 미열이 나는 것을 구창 또는 구파(口破)라 한다. 어린아이의 구창은 감질(疳疾)과 관련이 있어 구감(口疳)이라고도 부른다. 실증은 난반(爛斑)이 입안에 가득하고 선홍색인데, 심과 비에 열이 쌓여 입으로 올라오기 때문이다. 허증은 희고 작은 반점이 입안에 가득하고 담홍색인데, 대부분 음허화왕과 심신불교로 허화(虛火)가 올라와 공격하기 때문이다. 때로는 중기부족(中氣不足)[4]으로 음화(陰火)가 속에 생겨서 나타나기도 한다. 후자 역시 반복적으로 발작하며, 복발성 구창과 유사하다.

구미(口糜)

구강점막이 허옇게 짓무른다. 모양이 태선(苔癬)[5] 같고 붉으며 통증이 있는 것을 구미라 하며 항상 특수한 냄새를 풍긴다. 대부분 음허양왕으로 비경에 습열이 울결하여 사열이 위구(胃口)로 훈증하여 생긴다.

아구창(鵝口瘡)

영유아의 구강점막이 짓무르고 입안에 흰 막이 가득 퍼지고 모양이 거위 입 같이 생긴 것을 아구창이라 한다. 백설(白屑)이 가득 퍼지고 눈꽃 같으면 설구

(雪口)라고도 한다. 대부분 심(心)과 비(脾) 두 경의 열로 생기는데, 태중복열(胎中伏熱)이 심비(心脾)에 쌓여 경(經)을 순행하다가 위로 구규(口竅)를 공격하여 생기기도 한다. 백설이 인후에까지 번져 점점 부어오르고 목구멍 사이에 담이 낀 것처럼 골골거리며 얼굴은 파랗고 입술은 붉어진다. 질식으로 사망할 수도 있으므로 무시해서는 안 된다.

순풍(脣風)

입술이 가렵고 붉게 부으며 침을 흘리고 타는 듯이 아프면서 주름이 터지고 탈설(脫屑)이 생긴다. 살갗이 벗겨지고 주로 하순에 발생하는 것을 순풍 또는 여취풍(驢嘴風)이라 하는데, 주로 족양명위경(足陽明胃經)의 풍화가 위로 뻗쳐 생긴다.

순저(脣疽)

입술의 상하좌우에 대추알만 한 자색의 종기가 생기는데, 쇠처럼 단단하고 때로 목통(木痛)을 느끼고 심할 경우 한열이 교대로 일어나는 것을 순저라 한다. 비위적열로 생긴다.

첨순감(話脣疳)

소아의 입술 주위가 붉고 살갗이 벗겨지며 불시에 말라서 갈라지는 것을 첨순감이라 한다. 양명의 습열이 올라와 옹체하여 생긴다.

첨목순(話木脣)

상순이나 하순이 갑자기 붓고 만지면 타는 듯이 뜨겁지만 동통은 심하지 않다. 때로 저린 느낌이 있고 단단하지 않으며 창두(瘡頭)가 없는 것을 목순이라 하는데, 비위(脾胃)의 열이 올라와 공격해서 생긴다.

순핵(脣核)

입술이 붓고 붉으며 단단한 알맹이가 만져지는 것을 순핵이라 하는데, 비경(脾經)에 습열이 응결하여 생긴다.

순균(脣菌)

입술이 부어오르고 뒤집으면 버섯모양의 돌기가 있으며 만져도 아프지 않은 것을 순균이라 하는데, 심비적열과 기체혈어 때문이다.

순설(脣屑)

입술에 비늘이 뒤집힌 것 같은 피설(皮屑)이 생겨 자라고, 갈라져 터지고 가려우며 거북한 느낌이 있고, 뜯으면 아프고 피가 나며, 오래된 설은 떨어지고 새로운 설이 생기며 잘 낫지 않는 것을 순설이라 한다. 풍조(風燥)가 비(脾)에 있어 혈이 풍조를 적시지 못하기 때문에 생긴다.

순축(脣縮)

상·하순이 각각 수축되어 치아가 드러나고, 입술의 피부가 갑자기 짧아지거나 두 입술이 점차 짧아지고, 기육이 메마르는 상이 나타나는 것을 순축이라 한다. 노년의 순축은 정상적인 현상이다. 갑자기 수축되는 것은 대부분 그 병이 실하고, 점차 수축되고 기육이 메마르는 것은 그 병이 허하다. 실한 것은 대부분 중풍으로 인한 폐증(閉症)으로 중서(中暑)이거나 담폐(痰閉)다. 허한 것은 한중삼음(寒中三陰) 때문이거나 혹은 경궐(痙厥)이나 전간(癲癎) 때문이거나 비위 기의 쇠약이나 폭탈(暴脫)[6] 때문인데, 대부분 예후가 나쁘다.

순부포진(脣部疱疹)

입술에 쌀알이나 수수알 같은 작은 수포가 생기는데, 색이 누르스름하면서 투명하거나 혼탁하면서 핏기가 돌고 한 곳에 모여 있는 것을 순부포진이라 한다. 포진 주위의 피부는 붉게 붓지도 않고 아프지도 않으며 단지 약간 가렵고 거북하다. 이 증상은 대부분 풍열감모(風熱感冒), 마진(痲疹), 폐열천해(肺熱喘咳)와 함께 발생하며 증상이 가볍고 쉽게 낫는다.

순열(脣裂)

입술 부위가 갈라져 틈이 벌어진 것을 순열이라 하는데, 보통 상순에서 일어나며 가벼운 경우는 입술만 갈라지고, 심한 경우는 비공 부위까지 갈라져 비익이 평평해진다. 이것은 선천적 기형과 관계가 있으며 태아시기에 발육이 좋지 않았기 때문이다.

순암(脣癌)

하순과 외순(外脣)의 가장자리에 올록볼록한 응어리가 지고 뿌리가 단단하며 잘 출혈하는데, 그 후에 짓물러 터지고 악취가 나면 순암을 의심해야 한다.

순부궤란(脣部潰爛)

입술이 붓고 터지고 문드러져 농이 나오거나 덩어리져 표면이 죽처럼 되는데, 대부분 비불화습(脾不化濕)과 습열상증(濕熱上蒸)에 기인한다. 궤란점에 누렇고 탁한 색이 나타나고 주위의 점막이 홍적색이 되는 것은 대부분 습열증이다. 궤란점에 회백색이나 혼탁이 나타나고 주위의 점막이 담홍색인 것은 대부분 음허증에 속한다.

구순종창(口脣腫脹)

입술이 갑자기 붓지만 붉지도 않고 동통도 없다. 혈관신경성의 수종에서 보인다.

구순홍반(口脣紅斑)

입술에 붉은 반점이 나타나는데, 손으로 누르면 퇴색된다. 유전성 모세혈관 확장증에서 보인다.

긴순(緊脣)

입이 협소하여 여닫기 어렵기 때문에 음식을 잘 먹지 못하는 것을 긴순이라 한다. 대부분 풍담이 낙(絡)에 들어갔기 때문이다.

순순(脣瞤)

입술이 떨리는데 멈추지 못하는 것을 순순이라 한다. 대부분 혈허풍조(血虛風燥)에 기인하며, 비허혈조(脾虛血燥)로 입술이 자양을 잃거나 위화협풍(胃火挾風)으로 입술로 올라오는 자양을 교란하여 생긴다.

낙가풍(落架風)

아래턱이 빠져 입을 벌리고는 다물지 못하는 것을 낙가풍이라 하는데, 양명의 맥이 늘어진 것을 거두어들이지 못하기 때문이다.

망순진상(望脣診傷)

입술 부위에 구불구불하고 붉은 힘줄과 어혈점 혹은 작고 흰 포진이 나타나는 것은 신체에 손상이 있다는 보상순징(報傷脣徵)으로 삼을 수 있다. 일반적으로 구불구불하고 붉은 힘줄의 말단에는 어혈점이 하나 있다. 어혈점은 대부분 장방형으로 나타나고 선홍색이다. 때로 띠 모양의 포진 같은 수포점이 나타나기도 하는데, 중간은 농두(膿頭)처럼 약간 돌출했고 홍색이나 백색이다. 상징(傷徵)이 상순에 나타나면 배부(背部)손상이고, 하순에 나타나면 흉부손상이며, 양쪽에 나타나면 액하(腋下)손상이다.

하순점막 및 순계대 살피기

하순암증

하순점막에 원형이나 타원형의 흑자색 반점이 나타나는데 피부는 부어오르지 않으며 눌러도 퇴색되지 않으면 소화기 암증을 진단해 보아야 한다. 이런 사례를 검사한 결과에 따르면, 위암 양성률은 50%, 식도암 양성률은 48%, 간암 양성률은 39%, 장암 양성률은 38%로 나왔다.

하순회충반

하순점막에 좁쌀만 한 작은 홍색이나 희뿌연 색의 구진과 반투명한 돌기가 나타나는 것을 회충반 혹은 회충진(蛔蟲疹)이라 하는데, 회충병이 있음을 나타낸다.

> **아랫입술에 홍색 구진은 회충병**
>
> 입술에 회충반이 있는 환자 155명을 관찰한 결과, 90.47%의 환자에게서 실제로 장회충증이 있음이 증명되었다. 또 186명의 장회충병 환자 중 93.55%에게서 하순에 회충반이 나타났다.

하순감증

소아에게 배가 부어오르고, 배꼽이 튀어나오며, 복부에 푸른 힘줄이 드러나고, 사지가 마르며, 대변이 묽은 증상이 나타날 때는 하순을 뒤집어 점막을 살펴보아야 한다. 점막에 깨진 쌀알 같은 작고 흰 점이 보이면 감질병으로 진단할 수 있으며, 점의 밀집 정도와 감충의 숫자는 서로 대응된다. 작고 흰 점이 보이지 않으면 감질병이 아니다.

순계대 치증

상순 순계대에 하나 혹은 여러 개의 크기와 모양이 같지 않은 군더더기 살(결절이나 조삭)이 생기고 그 표면에 회백색이나 분홍색이 나타나면 치루(痔漏)가 있다. 결절이 순계대의 정중앙선상에 있는 것은 대부분 수치질이고, 결절이 순계대 옆에 있는 것은 대부분 암치질이다. 순계대 왼쪽에 있으면 치핵이 항문의 왼쪽에 많음을 나타내고, 오른쪽에 있으면 그 반대다. 결절이 순계대 정중앙 위쪽으로 1/3 지점에 있는 것은 치핵이 4~8시 방향에 있으며, 순계대 정중앙 아래쪽으로 1/3 지점에 있는 것은 치핵이 10~2시 방향에 있음을 나타낸다. 조삭(條索)이 나타나는 것은 누관(漏管)이 형성되었음을 보여준다. 조삭이 순계대의 정중선에 가까울수록 누관은 항문의 바깥 둘레에 가깝고, 정중선에서 멀수록 누관의 관경(管徑)이 깊음을 나타낸다. 그리고 순계대의 결절과 조삭의 수와 치핵·누관의 수는 서로 대응한다. 결절이 희고 단단한 것은 치핵의 생장시간이 비교적 긴 것을 나타내고, 붉고 무른 것은 치핵이 막 생겼거나 생장시간이 비교적 짧음을 나타낸다. 붉은 결절이 많고 흰 결절은 적으며 말랑말랑한 것은 항문 괄약근이 느슨해지거나 치핵으로 탈항(脫肛)되었음을 나타낸다. 중장년층에서는 가끔 치핵과 탈항이 동시에 발생하기도 하는데, 순계대에 짙은 홍색의 결절이 생기고 결절 위에 백색이 약간 비친다. 어린 아이는 순계대에 반영되는 증상이 노인보다 더욱 현저하다.

순계대 요통증

순계대에 흰색의 과립형 군더더기 살이 자라면 급만성 요통의 증상으로 진단한다. 27명의 요저관절(腰骶關節) 손상 환자를 관찰해 보니 22명에게서 이 증상이 나타났고, 77명의 저극근(骶棘筋) 손상 환자 중 18명에게서 이 증상이 나타났다.

입술과 항문의 관계

중국에서 730명의 환자를 관찰한 결과, 항문에 치루열(痔漏裂)이 있는 환자 430명 중 순계대에 결절과 조삭의 병변이 있는 경우는 388명으로 90.23%였다. 또 730명 중 순계대에 병변이 나타난 환자는 427명이었고, 그 중에서 400명이 치루열을 앓고 있어 양성부합률이 93.67%였다.

구형육태(口形六態) 살피기

구장(口張)

입을 벌리고는 다물지 못하는 것을 구장이라 하며 허증이다. 입을 벌리고 기를 내보내기만 할 뿐 들이지 못하면 장차 폐기(肺氣)가 끊어진다. 입을 물고 기처럼 벌리고 다시 다물지 못하면 장차 비기(脾氣)가 끊어진다. 중풍 환자에게 구장이 나타나면 장차 심기(心氣)가 끊어진다. 입을 벌리고 고개를 흔들며 염소 울음을 내는 것은 간증(癎症)이다. 경병(痙病) 환자가 입을 벌리고 눈을 똥그랗게 뜨며, 정신을 잃고 사람을 알아보지 못하는 것은 지극히 위험한 증상이다.

구금(口噤)

입을 다물고는 벌리기 어렵고, 이를 악물고 있는 것을 구금이라 한다. 입을 다물고 말을 하지 않으며 입에 경련이 일어나는 것은 경병과 경풍(驚風)이다. 구금과 함께 반신불수가 된 것은 중풍이 장부로 들어간 위급한 증상이다.

구섭(口攝)

입이 오므라들고 협소해져서 벌리고 다물지 못하는 것을 구섭 또는 섭구라 한다. 파상풍에서 보이는데, 소아는 제풍(臍風)에서 많이 보인다. 간풍모비(肝風侮脾)로 일어나며 지극히 위험한 증상이다. 흰 거품을 토하고 사지궐냉(四肢厥冷)[7]이 따르고 입을 오므려 굳게 다물며 혀가 단단히 굳는 것은 대부분 고치기 어렵다.

구벽(口僻)

구각의 좌측이나 우측에 괘사(喎斜)의 증상이 나타나는 것을 구벽 또는 구괘, 구왜(口歪)라 한다. 중풍 환자에게서 보이며 간경풍담(肝經風痰)이 낙(絡)을 막기 때문이다.

구진(口振)

입술 위아래가 떨리고 한율고함(寒慄鼓頷)[8]의 증상이 있는 것을 구진이라 한다. 양기부진 때문으로 학질 초기에 주로 보인다.

구동(口動)

입을 계속 벌렸다 닫았다 하면서 그치지 못하는 것을 구동이라 한다. 위기(胃氣)가 곧 끊어질 징후다.

■■■■■ 주석

1) 불급(不及) : 부족하거나 허한 것을 말한다. 태과(太過)와 상대된다.

2) 심신불교(心腎不交) : 신음(腎陰)이 부족하거나 심화(心火)가 몹시 왕성하여 심신(心腎)의 협조관계가 상실되는 것을 가리킨다.

3) 비허습곤(脾虛濕困) : 비허(脾虛)로 인해 내부에 습(濕)이 정체되는 병리를 말한다. 만성적인 위장염, 이질, 간염 등에서 주로 나타난다.

4) 중기부족(中氣不足) : 중초비위(中焦脾胃)의 기가 허약해진 병증. 비위의 허약으로 기능이 쇠퇴하면 운화기능이 무기력해져 精氣가 위로 분포하지 않는다.

5) 태선(苔癬) : 충실성의 작은 구진(丘疹)이 무수히 밀생 또는 산재하고, 비교적 장기간 같은 상태가 계속되는 피부병.

6) 폭탈(暴脫) : 땀을 많이 흘리거나 설사를 심하게 하거나 정액을 지나치게 배설하는 등 정기의 급격한 소모로 인해 음양의 조화가 깨지는 것을 말한다.

7) 사지궐냉(四肢厥冷) : 사지가 차가워지면서 의식을 잃고 인사불성이 되는 것을 말한다.

8) 한율고함(寒慄鼓頷) : 오한의 증상이 있으면서 전신을 떨고 위·아랫니를 계속 맞부딪치는 상태를 말한다.

12

잇몸 [齒齦치은]

한의학에서는 치아는 뼈의 여기(餘氣)이고 잇몸은 위(胃)의 낙(絡)이라고 생각한다. 수많은 경맥이 운행하는 치아와 잇몸은 내장과 밀접한 관계에 있다. 그 중에서 족양명위경(足陽明胃經)은 상치(上齒)로 들어가고, 수양명대장경(手陽明大腸經)은 치중(齒中)으로 들어가며, 독맥(督脈)은 하행하여 은교(齦交)[1]에 이른다.

내장의 정기가 경락의 운행으로 치아와 잇몸에 수포(輸布)되면 곧 치아와 잇몸이 강건하고 견실해져 음식을 씹고 소화시키고 발육을 돕는 등의 기능을 정상적으로 발휘한다. 장부의 정기가 쇠약해지면 치은위축과 치아탈락을 유발할 수 있다. 내장 정기의 성쇠는 치아와 치은의 생장과 건강 및 기능의 발휘와 밀접하게 연관되어 있기 때문에 치아와 치은을 관찰하면 그곳에 반영되는 신(腎)과 위(胃) 등 장부의 생리·병리 변화를 알 수 있다.

그 밖에, 치아를 검사하는 것은 또한 온열병(溫熱病)을 진단하는 독특한 방법의 하나로서, 온병을 연구하는 고금(古今)의 학자들 모두 치아를 검사하는 방법을 매우 중시했다.

청나라 섭향암(葉香巖)[2]이 저술한 《외감온열론(外感溫熱論)》에서는 "다시 온열병을 논하면, 혀를 검사한 후에는 반드시 치아를 검사해야 한다. 치아는 신(腎)의 여기(餘氣)이고 잇몸은 위(胃)의 낙(絡)이다. 열사가 위(胃)의 진액을 말리면 반드시 신(腎)의 진액이 소모된다."고 했다.

치아의 검사는 온열 사기의 경중, 체내 진액의 존망 및 병의 예후에 대하여 임상적으로 참고할 만한 중요한 가치가 있다.

치아 살피기

1 치아가 새하얗고 윤이 나며 단단한 것은 진액이 가득하고 신기가 충만하다는 표현으로 비록 병이 있더라도 아직 진액이 상하지 않은 것이다.

2 온열병 환자에게 치아의 발황(發黃)[3]과 건조가 나타나면 열사가 왕성해 진액이 상한 것이다. 치아가 돌처럼 바짝 마르는 것은 양명(陽明)의 열이 성(盛)하여 진액이 소모되고 상했기 때문으로 온병(급성 열병)이 극에 달한 때에 보인다.

3 치아가 바짝 마르는 것과 함께 한열무한(寒熱無汗)의 증상이 나타나는 것은 위양(衛陽)이 막힌 표증이다.

4 치아의 상반만 윤기가 흐르고 하반이 메마르는 경우는 신수(腎水)가 결핍되고 심화(心火)가 타오르기 때문이다. 치아가 건조하고 색택이 해골같이

광택이 전혀 없는 것은 신음(腎陰)이 이미 고갈되어 영기(榮氣)가 치아로 올라가지 못하기 때문으로 병이 위중하고 고치기 어렵다. 치아의 형태와 색깔이 마른 나뭇가지 같은 것은 정기가 장차 끊어질 징후고, 밝고 빛나는 것은 정기가 아직 고갈되지 않은 징후다.

5 치아가 건조하고 뿌리부분에 치석이 생기는 것은 화성진상(火盛津傷) 때문인데, 정기와 진액은 아직 고갈되지 않았다. 치아가 건조하면서 치석이 없는 것은 신위(腎胃)의 정기가 이미 고갈된 것으로 병은 이미 고치기 어려운 단계다. 치석이 석고 같은 것은 신위(腎胃)의 진기가 모두 고갈되고 습열이 성하기 때문으로 이 역시 고치기 어렵다.

6 대문니가 건조하고 몸에 열이 나며 눈이 아프고 코가 마르며 누울 수 없는 것은 앞으로 반진(斑疹)[4]이 생기고 코피가 날 징조다.

7 잇몸 사이에 혈판(血瓣)이 응결하고 마른 칠기 같이 자색인 것은 양명의 열사가 성하여 혈(血)에 작용하기 때문이다. 잇몸이 장판(醬瓣)같이 누런 것은 음혈(陰血)로 신음(腎陰)이 다하고 허화상염(虛火上炎)하여 혈에 작용하기 때문이다.

8 치아 사이에서 피가 솟고 구취가 심하나 치아가 흔들리지 않는 것은 위경실열증(胃經實熱證)이다. 피가 방울방울 듣고 담홍색이며 구취는 없으나 치아가 흔들리는 것은 신장(腎臟)이 훼손된 증이다.

9 치아가 성기고 흔들리며 치근이 드러나는 것은 신기(腎氣)가 훼손되어 허하거나 허화상염하기 때문이다.

10 병중에 이를 가는 증상이 나타나는 것은 대부분 위열(胃熱)로 기가 경락에 숨은 때문이다. 이를 갈면서 악 다무는 것은 간풍내동 때문으로 장차 경증(痙症)이 일어날 징후다.

11 병이 위중하고 치아가 누렇게 변하며 빠지는 것은 골절(骨絕)의 증상이다. 중병 환자의 치아가 갑자기 검게 변하는 것은 장부의 기가 크게 훼손되어 고치기 어려운 증상이다.

12 이를 악다물고 벌리기 어려운 것은 풍담조락(風痰阻絡)이나 열극동풍(熱極動風)[5] 때문이다. 잠을 자면서 치아를 가는 것은 위열(胃熱)이나 장(腸)과 위(胃)에 적체가 있기 때문이다.

13 치근이 붓고 아프며 짓무르고 때때로 농혈이 흐르며 치아가 검게 변하는 것은 치아 내에 충(蟲)이 생겼기 때문으로 우치(齲齒)[6]라 한다. 위경(胃經)에 습담이 엉기고 화기가 응체되어 생긴다.

14 소아의 치아가 삐뚤고 성긴 것은 양명의 본기(本氣)가 부족하기 때문이다. 소아가 오래도록 치아가 나지 않는 것을 치지(齒遲)라 하며 소아오지(小兒五遲)의 하나에 속한다. 주로 선천적으로 천품이 부족하고 신정(腎精)이 훼손되어 허하기 때문이다.

15 치아가 흔들리고 잘 씹지 못하는데, 피곤하면 더욱 심해지는 것은 대부분 신허(腎虛) 때문이다.

16 외상으로 인해 치아가 부러지는 것을 두치(斗齒)라 한다. 중년에 치아가

빠지는 것은 신기(腎氣)가 일찍 쇠했다는 표시다.

치은 살피기

1. 정상적인 치은은 붉고 윤택하다. 치은이 희뿌연 색이면 혈허불영(血虛不榮)이고, 치은이 붉게 붓고 출혈이 있는 것은 대부분 위화상충(胃火上衝) 때문이다. 치은에 출혈이 있으나 붉게 붓지 않는 것은 허화상염(虛火上炎)이나 기허불섭(氣虛不攝) 때문이다.

2. 치은의 살이 위축되고 색이 옅은 것은 주로 위(胃)의 진액이 부족하거나 신기(腎氣)가 결핍된 때문이다. 치은 사이에 군살이 길게 삐져나오는 것을 치옹(齒壅)이라 하는데, 대부분 동풍(動風)을 일으키는 음식을 즐겨 먹어 생긴다.

3. 치은이 빨갛게 붓고 아픈 것은 풍열사독을 외감하거나 위화상염하기 때문이다. 치은이 뜨고 부으나 충혈 되지 않고 아프기만 한 것은 풍한을 외감했기 때문이다. 치은이 약간 충혈 되나 붓지 않고, 치아가 흔들리며 음식을 씹을 때 아프고 오후에 통증이 더 뚜렷한 것은 신음부족과 음허화왕 때문이다.

4. 치은의 살이 짓무르고 피가 때때로 스며 나오는 것은 대부분 신허에 속한다. 치은이 문드러지고 농이 나오며 악취가 심하고 걸쭉하고 누런 농이 많이 나오는 것은 폐위(肺胃)에 화열이 성하고 막힌 때문이다. 하지만 농

이 맑으며 악취가 덜한 것은 신음부족과 허화상염으로 생긴다.

5. 치은에 군살이 돋아 점차 붓고 단단해지며 나중에는 문드러져 움푹 패고 악취와 통증이 심한 것은 화독담탁(火毒痰濁)의 사기가 응결하여 생기는데, 나쁜 징후에 속하고 병세가 심각하다.

6. 치은이 붓고 살점이 날로 문드러져 허물어지고 치근이 드러나며 치아가 흔들리고 항상 농혈이 나오는 것을 아선(牙宣)이라 한다. 위경적열(胃經積熱)과 외감풍한의 사기(邪氣)가 상박하거나 신기가 훼손되어 생긴다.

7. 치아 사이가 붓고 좁쌀 같은 것이 생기고 볼과 목까지 아픈 것을 아정(牙疔)이라 하는데, 위경화독이 올라와 공격하기 때문이다.

8. 치은이 벌겋게 붓고 동통이 심하며 이와 함께 오한과 발열이 생기고 볼과 귀밑이 모두 부어오르고 치아가 떠서 씹을 수 없는 것을 아옹(牙癰)이라 하는데, 위화(胃火)로 생긴다.

9. 치근의 살 속으로 바늘처럼 뾰족한 뼈가 뚫고 나오면서 굉장히 아픈 것을 찬아감(鑽牙疳)이라 하는데, 소아에게 발생하며 간(肝)과 위(胃) 두 경의 적열상공(積熱上攻) 때문에 생긴다.

10. 치은이 붉게 붓고 동통이 극심하며 썩고 냄새나는 피가 흐르고 심하면 오한과 발열이 교대로 일어나는 것을 풍열아감(風熱牙疳)이라 하는데, 풍열의 사독이 위(胃)를 공격하여 생긴다. 이와 동시에 하지가 쑤시고, 색은 검푸른 가지 같고 모양은 구름 조각 같은 파란 멍울이 생기고, 살과 근육

이 굳고 행동이 불편해지는 것을 청퇴아감(靑腿牙疳)이라 한다. 대부분 습한 곳에 오래 누워있어서 한기가 열기를 억누르는 위장(胃腸)의 울화상염(鬱火上炎)으로 생긴다.

11 치근이 급속도로 짓무르고 곧바로 검게 썩어 들어가고 한순간 치아가 빠지고 역한 악취가 코를 찌르고 심하면 뺨에 구멍이 나고 잇몸이 터지며 비주(鼻柱)가 내려앉고 오한과 발열이 극심하거나 정신이 혼미해지는 것을 주마아감(走馬牙疳)이라 한다. 이 병은 급속히 발병하고 병세가 험악하여 사성정쇠(邪盛正衰)에 이르면 고치기 어렵다. 대부분 습열의 독기가 위로 공격하여 생긴다.

12 어금니가 끝나는 부위의 뺨과 치은 사이가 붓고 아프며, 아관(牙關)을 벌리거나 다물지 못하여 물을 떠 넣기도 힘들고, 오한과 발열이 있는 것을 아교옹(牙鮫癰)이라 하는데, 양명의 실화훈증(實火熏蒸)으로 생긴다. 궤양이 아물지 않고 오래도록 낫지 않으며 썩어 치조(齒槽)결손을 일으키고 치아와 아상이 모두 내려앉는 것을 골조풍(骨槽風)이라 하는데, 기름지고 차진 음식을 많이 먹어 위장(胃腸)에 쌓이고 풍화의 사독이 소양(少陽)과 양명(陽明)의 낙(絡)에 울결하여 발생한다.

13 치은이 붓고 혹이 생겨 버섯모양이고 색이 흑자색인 것을 아균(牙菌)이라 하는데, 위경(胃經)에 화성혈열(火盛血熱)에 기체울결이 더하여 생긴다.

14 치은이 위축되고 주변이 붉게 짓무르는 것은 신음(腎陰)이 훼손되고 허화가 상염하기 때문이다. 짓무른 가장자리의 색은 옅고 치은의 살이 푸르스름한 회색인 것은 기혈이 모두 훼손되었기 때문이다.

15 유행성감기에 걸렸을 때 아상 가장자리에 붉은 선이 나타나는 것을 프랭크 씨 증(症)이라 하는데, 체내에 비타민C가 부족하다는 표현이다. 폐결핵을 앓을 때 치상에 수많은 붉은 선을 볼 수 있는 것을 프레드맥 씨 증이라 하는데, 이 또한 체내의 비타민C 결핍으로 인한 피하출혈이다.

16 치은의 가장자리에 남색의 선이 나타나는 것은 납중독의 표시다. 수은중독에도 이 남색선이 나타나며 치상에 옹종이 생긴다.

▪▪▪▪▪ 주석

1) 은교(齦交) : 독맥에 속하는 경혈로 양명경이 교회(交會)하는 곳이다.

2) 섭향암(葉香巖) : 중국 청대의 명의. 시역(時疫)과 사두(痧痘) 치료에 능하였고, 위기영혈변증강령(衛氣營血辨證綱領)을 제창하였으며, 온열병(溫熱病)의 전염경로·발병부위·변증논치 등에 대해 독창적인 논술을 하여 온병학(溫病学)의 토대를 마련하였다. 저서로는 그의 문인들이 편집 정리한 《온역론(瘟疫論)》《임증지남의안(臨證指南醫案)》《섭안존진(葉案存眞)》등이 있다.

3) 발황(發黃) : 치아의 색이 누렇게 바래는 것을 말한다.

4) 반진(斑疹) : 열병을 앓는 동안에 체표에 나타나는 반과 진 두 증후를 가리킨다. 반점이 점차 커져 편상을 이루는데, 비단무늬 같으며 만졌을 때 손에 닿는 느낌이 없는 것을 반(斑)이라 한다. 형태가 마치 좁쌀 같고 돌출해 있어 손에 닿는 느낌이 있는 것은 진(疹)이라 한다.

5) 열극동풍(熱極動風) : 열(熱)이 극에 이르면 풍(風)이 발생하고 풍이 왕성하면 화(火)가 더욱 강렬하게 번진다.

6) 우치(齲齒) : 구강이 불결하여 치아가 썩어 벌레 먹은 것처럼 되거나, 습열이 수족 양명경을 훈증하여 치은이 붓고 썩어 냄새가 나는 것을 말한다.

13

혀 [舌설]

혀를 살펴 병을 진단하는 것은 한의학의 망진 중에서도 중요한 내용이다. 속설에 '혀를 살펴 병을 진단하는 것은 한의학의 일절(一絕)'이라고 했다. 한의학에서는 병을 진단할 때 혀에 매우 주의를 기울인다. 따라서 설진은 항상 한의사가 질병을 진단하고 병세를 관찰하며 치료법을 결정하고 예후를 예측하는 중요한 근거 중 하나가 된다. 이른바 "설질을 관찰하면 오장의 허실을 판단할 수 있고, 설태를 보면 육음의 깊이를 알 수 있다"는 말은 한의학에서 설진을 얼마나 중시하는가를 설명해준다.

한의학에서는 "설(舌)은 심(心)의 묘(苗)다."[1] "설(舌)은 비(脾)의 외후(外候)다."라고 말한다. 설태(舌苔)는 위기훈증(胃氣熏蒸)으로 생긴다. 혀는 심(心)·비(脾)·위(胃)와 밀접하게 관련되어 있을 뿐만 아니라, 신체의 수많은 경맥과 직간접적으로 연계되어 있다. 이 때문에 일단 장부에 병리변화가 발생하면 반드시 혀의 표면에 반영되어 나타난다.

혀는 인체에서 유일하게 밖으로 노출하여 볼 수 있는 내장기관이다. 현대의학에서도 혀 점막의 상피세포는 생장주기가 매우 빨라 약 3일이면 새로운 세포로 교체되는데, 이는 체내에서 교체주기가 가장 빠른 소장점막의 상피세포와 비슷하다. 생장속도가 빠르고 대사가 왕성하기 때문에 체내에 어떤 영양물질이 부족할 때에는 신속하게 혀에 변화가 나타난다. 예를 들어, 체내에 비타민B군, 세포색소C, 철분과 아연의 결핍은 모두 세포 내의 산화대사에 병변을 야기해 설염(舌炎)이 나타나고, 심하면 혀 점막의 유두위축(乳頭萎縮)이 나타나기도 한다. 이는 체내의 영양결핍으로 인해 기타 기관이나 조직이 반응을 나타내기 전에 민감한 혀에 변화가 나타나는 것이다. 그 밖에 사람의 혀에는 풍부하게 혈액이 공급되고 혀 점막 또한 반투명하기 때문에 혈액성분의 미세한 변화도 신속하게 반영된다.

혀는 각 장부에 배속되는데, 일반적으로 설근(舌根)은 신(腎)에, 설중(舌中)은 비위(脾胃)에, 설변(舌邊)은 간담(肝膽)에, 설첨(舌尖)은 심폐(心肺)에 속한다.[그림 13-1]

또 위경(胃經)분할법이 있는데, 설첨은 상완(上脘)에, 설중은 중완(中脘)에, 설근은 하완(下脘)에 속한다.[그림 13-2] 이 방법은 위장병의 진단에 적합하다.

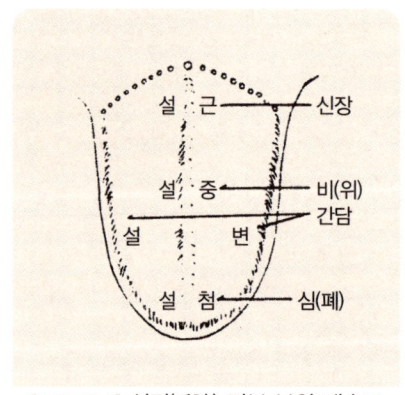

[그림 13-1] 설진(舌診) 장부 부위 배속도

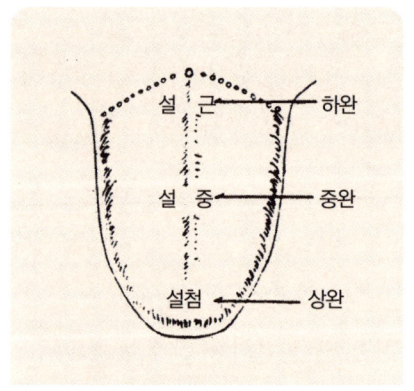

[그림 13-2] 설진(舌診) 위경(胃經) 분할도

임상에서는 주로 설질(舌質)과 설태, 두 방면으로 혀를 살핀다. 설질은 설체(舌體)라고도 하며, 혀의 기육과 맥락 조직으로, 설질을 살필 때는 다시 신(神)·색(色)·형(形)·태(態) 네 방면으로 나눈다. 설태는 설체에 부착된 한 층의 태상물(苔狀物)로, 설태를 살필 때는 또 태질(苔質)과 태색(苔色) 두 방면으로 나눈다.

정상적인 혀는 설체가 부드럽고 유연하여 자유자재로 움직이고, 담홍색에 붉은 기가 선명하다. 또한 두께와 굳기, 크기가 적당하고 형태에 이상이 없다. 설태는 색이 희고 과립이 고르게 퍼져 있으며 혀 표면에 얇게 덮여 있고 문질러도 벗겨지지 않으며, 그 아래에 뿌리가 있고 생기가 넘치며 적당히 젖어 있고 끈적거리지 않는다. 이러한 것을 간략하게 '담홍설(淡紅舌), 박백태(薄白苔)'라 한다.

설질 살피기

1. 설신(舌神)

설신은 주로 설질의 영고(榮枯)와 기민한 움직임의 방면으로 표현된다. '영(榮)'은 곧 '영윤홍활(榮潤紅活)'로, 생기와 광채가 있으면 신(神)이 있다고 하며 비록 병이 있더라도 좋은 징후다. '고(枯)'는 곧 메마르고 뻣뻣한 것으로, 생기가 전혀 없고 광채를 잃었으면 신이 없다고 한다. 이는 나쁜 징후로 예후가 불량하다.

2. 설색(舌色)

정상적인 설질은 담홍색을 띠는데 짙지도 옅지도 않다. 병을 앓을 때는 혈액의 성분과 농도에 변화가 생기므로 혀의 색택도 변하게 된다.

담백색(淡白色)

설색이 정상인의 담홍색과 비교해 좀 더 옅고, 심지어 혈색이 전혀 없거나 백지장처럼 희기도 한데, 혈색소의 수치가 지나치게 낮아 빈혈을 앓을 가능성이 많다. 이 밖에 영양실조나 만성 신염, 내분비 기능부족 등의 지병에서도 담백설을 볼 수 있다.

한의학에서는 담백설을 허증(虛症)과 한증(寒症) 및 기혈훼손(氣血毀損)과 관련짓는다.

홍설(紅舌)

설색이 담홍색에 비해 짙으며 선홍색을 띠기도 하는데, 한의학에서는 열독(熱毒)의 소치로 본다. 주로 고열증과 화농성 감염증에서 보인다. 고열이 내리지 않고 설질이 홍에서 진홍으로 변하고 환자의 정신상태가 불안하면 패혈증의 발생을 의심해야 한다. 그 밖에 설변(舌邊)이 붉은 것은 고혈압과 갑상선기능항진이나 현재 발열 중인 환자에게서 주로 보인다.

설첨이 붉은 것은 과로와 불면, 심화(心火)의 지나친 항진으로 체내의 비타민이나 기타 영양소를 과다하게 소모했기 때문이다.

설질이 붉고 혓바늘이 돋아 양매(楊梅)[2] 같은 것을 양매설이라 하는데, 성홍열이나 며칠 이상 고열이 지속되는 환자에게서 주로 보인다.

강설(絳舌)

홍설보다 더 짙은 홍색을 띤 혀를 강설이라 한다. 주로 외감에 의한 병과 내상으로 나눈다. 외감병에 혀가 진홍색이 되는 것은 온병의 열이 영혈(營血)에 들어갔기 때문이다.

내상잡병에 혀가 진홍색이 되고 설태가 적거나 없는 것은 음허화염이다. 진홍에 설태가 적고 진액으로 축축한 것은 대부분 혈어 때문이다.

청자설(靑紫舌)

설색이 피부에 불룩 튀어나오는 푸른 힘줄 같고 붉은색이 적은 것을 청설이라 하고, 설질이 자색인 것을 자설이라 한다. 대부분 혀 점막 아래의 혈관에 산소결핍이 심각하거나 혈액순환에 장애가 있어 발생한다. 만성 기관지염, 폐부 질환, 충혈성 심장기능 약화, 간경화 등의 질병에서 주로 보인다. 청자설은 질병의 특수한 증상이 아니라 수많은 부인과 질환, 심혈관계 질환, 암, 위장 질환 등에서도 나타날 수 있기 때문에 주의해야 한다. 그 밖에, 정상인 중에서 청자설이 나타나는 비율 또한 그다지 낮지 않을 뿐 아니라(정상인의 약 11%), 나이가 많을수록 청자설의 비율이 점차 높아지기도 한다. 한의학에서는 청자

> **Tip 설질이 암홍색이면 암일 확률이 높다**
>
> 중국 상해의과대학 등 33개 병원과 연구소가 공동으로 12,448명의 각기 다른 암환자를 대상으로 검사를 한 결과, 대다수 암환자의 설질에 암홍색이나 청자색이 나타났다. 그 중에서도 식도암과 분문암 환자에게 나타나는 비율이 가장 높아 80% 가량 되었고, 그 다음으로는 백혈병과 폐암이었으며, 후두암이 가장 낮아 20% 가량이었다. 게다가 말기 암 환자에게서 더 많이 나타났다.

설이 나타나는 것은 주로 혈어와 관계가 있다고 생각하기 때문에 활혈화어(活血化瘀)의 방법으로 치료를 하는데, 어혈이 제거된 후에는 설질의 색깔이 정상으로 회복된다.

설질에 장기적으로 암홍색이나 청자색이 나타나면 암증(癌症)일 가능성을 의심해 보아야 한다. 혀의 양측 가장자리에 청자색의 줄무늬나 불규칙한 모양의 흑반이 나타나는 사람은, 소수이긴 하지만 간암(肝癌) 환자일 가능성이 있기 때문에 주의를 기울여야 한다. 이런 사람은 제때에 병원에서 검사를 받아야 한다. 간암의 범위가 좁고 조기에 절제한다면 예후가 비교적 좋다.

청소년기 여자의 설첨이나 설측 부위에 청자색의 어점(瘀點)이나 어반(瘀斑)이 분산되어 나타나는 것은 생리불순, 생리통 혹은 자궁 기능성 출혈 등의 병증이 있음을 나타낸다. 성인의 설질에 이런 증상이 나타나는 것은 체내에 어혈이 있다는 표시다.

3. 설형(舌形)

노눈설(老嫩舌)

노(老)는 설질의 무늬가 거칠고 굵으며 메말라 굳고 회백색을 띠는 것으로, 설태의 색이 무엇이건 모두 실증에 속한다. 눈(嫩)은 설질의 무늬가 가늘고 매끄러우며 부어 퉁퉁하고 연한 것으로 허증에 속한다.

반대설(胖大舌)

설체(舌體)가 정상적인 혀보다 커서 입안 가득한 것을 반대설이라 한다. 대부분 수습담음(水濕痰飮)이 옹체된 때문으로 신장염 및 내분비기능저하증을 앓는 환자에게서 주로 보인다. 혀가 희뿌연 색으로 퉁퉁하고 연하며 설태가 번들거리는 것은 비신음허에 속하며 진액불화로 수기가 쌓여 음식을 먹지 않게 된다. 혀가 담홍이나 홍색으로 퉁퉁하고 크며 누렇고 미끈거리는 설태가 끼는 것은 대부분 비위습열과 담탁상박(痰濁相搏)으로 습열담음이 위로 넘치기 때문이다.

치흔설(齒痕舌)

설체의 가장자리에 잇자국이 보이는 것으로 치흔설 혹은 치인설(齒印舌)이라고 하는데, 특히 치맛자락 같다하여 군변설(裙邊舌)이라고도 하며, 항상 반대설과 함께 보인다. 체내의 영양불량, 특히 단백질 결핍 때문이며 혀의 수종을 야기한다. 혀 조직은 반응이 일반 기관에 비해 예민하고 빠르기 때문에, 이때 신체 기타 부위에는 수종의 증상이 나타나지 않을 수도 있다.

종창설(腫脹舌)

설체가 입에 담지 못할 만큼 붓고 커져서 혀를 밖으로 내밀 수밖에 없고 안으로 들이지 못하는 것을 종창설이라 한다. 이것은 소아의 갑상선기능감퇴증의 특징이다. 성인에게 이런 증상이 나타나면 갑상선기능감퇴증이나 뇌하수체 전엽의 기능항진으로 인한 지단비대증(肢端肥大症)을 앓고 있는 것은 아닌지 의심해 봐야 한다. 설체가 충혈되고 부으며 설질이 남홍색인 것은 간경화의 특이한 증상이다. 그 밖에 선천적으로 혀 부위 혈락이 막혀 혀가 붓고 자색인 경우가 있는데, 혀 혈관류(血管瘤) 환자가 그렇다.

수박설(瘦薄舌)

설체에 살이 없고 작으며 얇은 것을 수박설이라 한다. 기혈과 음액(陰液)이 부족하여 설체를 충영하지 못하기 때문이다. 한의학에서는 마르고 얇으며 색이 옅은 것은 모두 기혈양허(氣血兩虛)로 본다. 마르고 얇은데 진홍색이고 건조한 것은 대부분 음허화왕으로 진액이 소모되고 손상된 것이다. 현대의학에서는 살이 없고 얇은 혀를 만성 소모성질병의 증상으로 보며, 대부분 전신이 수척해진다.

망자설(芒刺舌)

혓바늘이 돋는 것이다. 한의학에서는 열독이 속에 잠복해 있어 심폐(心肺)에 화기가 성하고 위(胃)에 실열이 있기 때문으로 본다. 주로 고열이나 폐렴에서 보인다.

열문설(裂紋舌)

혀 표면에 깊이나 숫자가 각기 다른 각종 형태의 선명한 골이 패인 것을 열문설이라 한다. 모두 음혈이 훼손되어 혀 표면을 영윤(榮潤)하지 못한 때문이다. 진홍색 혀에 열문이 있는 것은 대부분 열사가 성해 진액을 손상시키거나 음허로 진액이 말랐기 때문이다. 희뿌연 혀에 열문이 있는 것은 대부분 혈허불윤(血虛不潤)이다. 희뿌옇고 살지며 연한 혀에 치흔(齒痕)과 열문(裂紋)이 있는 것은 비허습침(脾虛濕侵)에 속한다.

광활설(光滑舌)

혀 표면이 거울처럼 매끄럽고 반질거리며 설태가 없는 것을 광활설 또는 경면설(鏡面舌)이라 한다. 주로 위음(胃陰)이 고갈되고 위기(胃氣)가 크게 손상되어 생발지기(生發之氣)가 전혀 없기 때문이다. 설색이 무엇이건 간에 모두 위기가 장차 끊어질 위험한 징후다.

중설(重舌)

혀 아래의 혈락이 부어올라 또 한 층의 작은 혀가 생긴 것 같다하여 중설이라 한다. 두세 곳의 혈락이 함께 부어올라 이어지는 것은 연화설(蓮花舌)이라고 한다. 주로 심경(心經)의 화열이 경(經)을 따라 순행하다 솟구치기 때문이다. 소아에게서 많이 보인다.

설뉵(舌衄)

혀에 출혈이 있는 것을 설뉵이라 한다. 대부분 심경(心經)의 열이 심해 혈(血)을 누르고 망동하기 때문이다. 폐(肺)와 위(胃)에 열이 성하거나 간화(肝火), 혹은 비허(脾虛)로 통섭하지 못하기 때문에 나타나기도 한다.

설옹(舌癰)

혀에 옹이 생기고 붉게 부어오르고 커진다. 종종 아래턱까지 번져 아래턱도 붉게 붓고 단단해지며 통증이 있다. 일반적으로 심경(心經)의 화열이 번성한 때문이다. 옹이 혀 아래에 생기는 것은 대부분 비위(脾胃)에 열이 쌓여 진액이 말라버렸기 때문이다.

설정(舌疔)

혀에 콩알만 한 자색의 혈포가 생기는데 뿌리가 깊고 단단하며 극심한 통증을 동반하는 것을 설정이라 한다. 대부분 심비화독(心脾火毒)으로 생긴다.

설창(舌瘡)

혀에 좁쌀만 한 창양(瘡瘍)이 생겨 혀 상하 전체로 번지며 동통이 있는 것을 설창이라 한다. 심경(心經)에 열독이 올라와 쌓여서 생기면 창이 혀 표면으로 솟아 아프고, 하초음허(下焦陰虛)로 허화(虛火)가 부상해 생기면 대부분 창이 함몰되고 통증을 느끼지 못한다.

설균(舌菌)

혀에 악육(惡肉)[3]이 생기는데, 처음에는 콩알만 했다가 점차 닭 벼슬처럼 위는 크고 아래는 작은 형태로 변하고, 표피가 벌겋게 짓무르고, 침을 흘리는데 냄새가 고약하며, 통증이 극심해 음식을 먹을 수 없다. 그 형태가 버섯을 닮았다하여 설균이라 한다. 대부분 심비울화(心脾鬱火)와 기결화염(氣結火炎)으로 생긴다. 짓무르는 것은 대부분 암증(癌症)의 나쁜 징후이고, 악육이 자라는 속도가 지극히 늦고 짓무르지 않고 통증이 없는 것은 예후가 비교적 좋다.

4. 설태(舌態)

설강경(舌强硬)

설체(舌體)가 뻣뻣하게 굳어 마음대로 움직이지 못하고 말을 더듬는 것을 설강이라 한다. 열사가 신명(神明)을 어지럽히고 청규(淸竅)[4]를 덮기 때문이며, 주로 B형 뇌염으로 인한 고열과 혼수상태, 간혼수(肝昏睡)[5], 뇌혈관의외(腦血管意外), 뇌진탕, 뇌좌상(腦挫傷)[6] 등의 병증에서 주로 보인다. 옛사람들은 혀가 단단히 굳어 제대로 움직이지 못하는 것은 위급한 병증의 징후이므로 주의를 기울여야 한다고 했다.

설위연(舌痿軟)

설체가 연약하고 굴신할 힘이 없어 원활히 움직이지 못하는 것을 위연설이라 한다. 이는 기와 진액이 모두 훼손되고 근맥이 영양을 잃었기 때문으로 타액분비감소, 신경계질환, 설근무력 등의 증에서 보인다.

설전동(舌顫動)

설체가 떨리는데 스스로 멈추지 못하는 것을 전동설이라 한다. 기혈허약과 간풍내동으로 일어난다. 허약체질, 갑상선기능항진, 노쇠, 신경관능증(神經官能症) 등의 증에서 주로 보인다.

설왜사(舌歪斜)

설체가 한쪽으로 치우친 것을 왜사설이라 한다. 간풍(肝風)에 의한 경병(痙病)의 발작이나 중풍에 의한 반신불수 때문이며 뇌혈관의외, 혀 아래의 신경 손상, 안면신경마비 등의 증에서 흔히 보인다. 혀를 내밀 때 한쪽으로 치우치는 것은 혀 아래의 신경이 손상되었음을 나타내는 중요한 특징이 된다.

설토농(舌吐弄)

혀를 입 밖으로 쭉 내미는 것을 토설이라 하고, 혀를 약간 내밀었다가 곧바로 집어넣거나 혀로 입술의 상하좌우를 핥고 끊임없이 놀리는 것을 농설이라 한다. 보통 심(心)과 비(脾) 두 경(經)에 열이 있기 때문이다. 토설은 역독(疫毒)이 심을 공격했거나 정기가 이미 끊어졌을 때 많이 보이며 때로는 혀 전체가 자색인 경우도 있다. 농설은 동풍(動風)의 전조이거나 소아의 지능이 제대로 발달하지 않았을 때 많이 보인다.

설단축(舌短縮)

설체가 수축되어 길게 내밀지 못하는 것을 단축설이라 하는데, 허증이건 실증이건 모두 위중한 징후에 속한다. 이는 열사가 극에 달하거나 사기가 삼음(三陰)에 내함하거나 풍사가 담(痰)을 끼고 있거나 설근을 막고 있다는 표현으로, 급성심근경색으로 인한 쇼크, 간성뇌병(肝性腦病), B형 뇌염으로 인한 심한 혼수상태 등의 증에서 주로 보인다.

옛사람들은 혀가 말린 여지(荔枝)처럼 오그라들고 진액이 없는 것도 질병이 몹시 위중함을 예시하는 징후로 생각했다.

설종(舌縱)

혀가 입 밖으로 길게 나와 안으로 들이기 어렵거나 집어넣을 수 없는 것을 설종이라 한다. 이는 기가 허하고 담열이 심신을 어지럽히는 표현으로, 크레틴 병[7], 설종형 치매(癡呆), 독혈증(毒血症) 등의 증에서 흔히 보인다. 이 밖에 갑상선기능감퇴나 지단비대증 환자의 혀도 늘 밖으로 늘어져 있다.

설마비(舌痲痺)

혀에 마목감이 있고 원활히 움직이지 못하는 것을 설마비라 한다. 거의 영혈이 혀에 상영(上榮)하지 못하기 때문에 생긴다. 주된 병증으로는 혈허간풍내동이나 풍사협담(風邪挾痰)이다.

설태 살피기

1. 태색(苔色)

백태(白苔)

일반적으로 표증(表症)과 한증(寒症)에서 주로 보이는데, 상한(傷寒)에서는 태양병(太陽病)이 되고, 온병(溫病)에서는 위분증(衛分證)이 된다. 혀에 흰 가루가 쌓인 것 같은 백태가 가득하고 만져보면 마르지 않은 것을 적분태(積粉苔) 혹은 분백태(粉白苔)라 한다. 예탁부정(穢濁不正)의 기를 외감하고 독열이 내성(內盛)한 때문으로 온역(瘟疫)이나 내옹(內癰)에서 주로 보인다. 설태가 희고 두터우며 번들거리는 것은(매우 습윤하고 빛을 반사할 정도) 대부분 한습·담음·수종 때문으로, 만성기관지염·천식·기관지확장증을 앓는 환자들에게서 이런 현상을 볼 수 있다. 이런 환자들은 항상 많은 가래를 토한다.

황태(黃苔)

일반적으로 이증(裏證)이고 열증이다. 열사훈작(熱邪熏灼)으로 설태가 황색으로 변한다. 설태의 색이 옅은 황색이면 열이 가볍고, 짙은 황색이면 열이 무거우며, 옅은 갈색이면 열결(熱結)[8]이다. 외감병에 설태가 흰색에서 황색으로 변하는 것은 표사(表邪)가 안으로 들어가 열사가 된 증상이다. 혀에 항상 두터운 황태가 끼어 있으면 대부분 천표성(淺表性) 위염이거나 위궤양이 재발한 것이다. 황색의 농도와 염증의 경중은 정비례한다.

회태(灰苔)

회태는 곧 옅은 검은색이다. 주로 백태에서 어둡게 전화되어 나타나며, 이증과 관계있어 이열증(裏熱證)에서 자주 보이고, 한습증에서도 보인다. 선천적으로 몸이 약한 데에다 열성병이 더해지거나 고질병에 소화불량이 더해졌을 때에도 회색이 나타날 수 있다. 장폐색일 때는 갈색 설태가 주로 보인다.

흑태(黑苔)

흑태는 회태보다 색이 짙고 대부분 회태나 갈색태가 발전하여 나타나는데, 병이 위중한 단계에서 주로 보인다. 이증과 관계되며 열사가 극에 달하거나 한사가 성해서 생긴다. 현대의학에서는 각종 항생제를 광범위하게 사용하는 사람에게서 많이 보인다고 한다. 항생제가 설태에 기생하는 정상적인 세균을 모두 소멸시키기 때문에 항생제에 저항력이 있는 곰팡이는 이 기회를 틈타 대량으로 번식하게 된다. 곰팡이는 대부분 짙은 갈색이기 때문에 설태 또한 검은빛을 발하는 것이다. 따라서 항생제를 남용해서는 안 되며, 병인을 확실히 모를 때에는 항균제 사용을 자제해야 한다.

그 밖에, 임상에서는 폐암, 위암, 식도암을 앓는 환자가 약물치료나 방사선 치료를 자주 받게 되면 진액이 고갈되고 혈상(血象)이 낮아져 건조하고 진홍색의 설질에 검은 설태가 나타는 것을 볼 수 있다. 요독증, 악성종류 등과 같은 만성병을 앓는 환자들도 병세가 악화되면 흑태가 나타나는데, 이는 위급하다는 증상이다. 또한 만성병에 허리와 무릎이 쑤시고 아프며, 어지럽고 이명(耳鳴)이 있고, 성기능이 감퇴되는 등의 신기(腎氣)가 훼손된 증상이 나타날 때에도 흑태를 볼 수 있다. 하지만 치료 후에 신기(腎氣)가 다시 호전되면 흑태도 자연히 사라진다.

또, 사람의 정신이 고도의 긴장상태에 빠져 있을 때에도 흑태가 나타난다. 예를 들어, 자신이 암(癌)에 걸렸다고 의심하는 '공암증(恐癌症)' 환자는 며칠 지나지 않아 설태가 까맣게 변한다. 설근 부위의 설태가 아주 두텁고, 심지어 머리카락처럼 뒤에서 앞으로 비스듬히 쏟아지는데, 의사가 검사해서 암을 제거한 후에는-암이 제거되었다고 생각한 후에는-설태가 자연스럽게 사라진다.

녹태(綠苔)

녹태는 대부분 백태에서 전화되어 나타나는데, 색의 농담과 상관없이 임상에서의 의의는 회태나 흑태와 비슷하다. 하지만 녹태는 열증과 관계될 뿐 한증과는 관계없다. 혀 전체가 번들거리면서 녹색이 보이면 습열담음으로 음사화열(陰邪化熱)에 속하는데, 습열울증 때문으로 온역과 습온병에서 주로 보인다.

매장태(霉醬苔)

설태의 색이 붉은 가운데 검은색을 발하고 또 황색을 띠기도 하며 매장과 비슷하다하여 붙여진 이름이다. 위장(胃腸)에 숙구(宿垢)와 습탁이 오래도록 쌓여 열사로 변해서 생긴다.

2. 태질(苔質)

설태의 후박(厚薄)

설태의 두께는 '견저(見底, 밑이 보인다)'와 '불견저(不見底, 밑이 보이지 않는다)'를 기준으로 삼는다. 설태를 통해 설체가 희미하게 보이면 '박태(薄苔)'고, 설체가 보이지 않으면 '후태(厚苔)'다. 설태의 후박으로 사기(邪氣)의 깊이를 예측할 수 있다.

박태는 본래 위기(胃氣)로 생기는데, 정상적인 설태에 속한다. 병이 있는데 박태가 보이면 질병이 가볍고 깊지 않으며, 정기가 아직 손상되지 않았고 사기가 성하지 않은 것이다. 그러므로 박태는 외감표증(外感表證)이나 내상경증(內傷輕證)과 관계가 있다.

후태는 위기에 습탁사기(濕濁邪氣)가 끼어 훈증함으로 생긴다. 그러므로 후태는 사기가 성해 안으로 들어가거나 내장에 담음숙식(痰飮宿食)이 적체된 것과 관계가 있다.

설태의 윤조(潤燥)

정상인은 구강 내에서 끊임없이 타액이 분비되어(매분 1밀리리터 좌우) 설태는 항상 윤택하고 진액이 있다. 타액의 분비가 과다하여 손으로 혀를 만졌을 때 축축하고 미끈거리며, 심지어 혀를 내밀면 침이 뚝뚝 떨어지는 것을 '활태(滑苔)'라 한다. 타액의 분비가 부족하거나 혀 표면의 수분 증발이 지나치게 빨라, 보기에도 설태가 매우 건조하고 손으로 만졌을 때 진액이 없는 것을 '조태(燥苔)'라 하는데, 심할 경우 설태에 진액이 전혀 없어 손가락으로 만졌을 때 깔끄러운 느낌이 드는 것을 '삽(澁)'이라 한다. 설태가 건조한 것에서 더 나아가 하나하나 가시처럼 고추서는 것을 '조태(糙苔)'라 한다. 조(燥), 삽(澁), 조(糙)는 항상 정도의 차이는 있으나 진액이 손상되었음을 나타내는 현상으로 대부분 열성병의 진행과정에서 보인다. 일반적으로 설체가 윤택한 것은 진액이 충분함을 나타낸다. 혀가 진홍색이고 건조하면 영기를 잃은 것으로 음기와 진액이 이미 고갈되어 병세가 위중하다는 신호다. 옛사람들은 "한 푼의 진액이 있으면 곧 한 푼의 생기가 있는 것이다."라고 했다. 한의학에서 진액은 온열병을 판단하는 데 매우 중요하다.

외국의 문헌에 따르면, 설태의 후박과 건조는 소화계통질환과 비교적 관계가 밀접하기 때문에 변비, 만성설사, 소화불량 등의 증상에서 두텁고 끈적거리는 설태를 볼 수 있다고 한다. 장폐색일 때는 설태가 건조하고 두텁다. 평소에는 설태가 매우 적은 사람이 새벽에 일어났는데 자신의 설태가 기름을 칠한 것처럼 특별히 두텁고 미끈거리는 것을 발견함과 동시에 먹어도 맛을 느끼지 못하고 복창(腹脹)과 묽은 변이 동반되기도 하면, 이것은 며칠간 과식하여 기름기가 너무 많아서 위장(胃腸)이 적응을 하지 못하고 조성기능(造成機能)을 실조한 것으로 한의학에서는 식적(食積)이라 한다. 이때에는 즉시 음식을 조절하거나 제한하여 위장이 충분히 휴식을 취하도록 해야 한다.

임상에서는 설태의 후박과 건조, 윤택을 관찰하는 것도 병세의 경중을 분석하는데 분명 의의가 있다. 일반적으로 박태와 윤태는 병세가 가볍고, 후태와 건조태는 병세가 무겁다. 병변과정 중에 설태가 박에서 후로 변하는 것은 병사(病邪)가 표에서 이로 들어가 병세가 점차 위중해짐을 나타내고, 설태가 윤에서 조로 바뀌는 것은 열사가 성하여 음진(陰津)을 손상시킴을 나타낸다. 반대로, 설태가 조에서 윤으로, 후에서 박으로, 황색에서 백색으로 바뀌는 것은 진액이 다시 생기고 정기가 부활하고 사기가 물러나, 점차 건강을 회복하는 좋은 징조임을 나타낸다.

설태의 부니(腐膩)

태질과립이 성기고 굵으며 두터워 혀 표면에 두부찌꺼기를 쌓아 놓은 것 같고, 긁으면 벗겨지는 것을 '부태(腐苔)'라 한다. 설태의 색이 어둡고 지저분하면 '부구태(浮垢苔)'라 하고, 혀 점막이 두텁고 창농(瘡膿) 같은 것이 있는 것을 '농부태(膿腐苔)'라 하고, 혀에 흰 막이 생기거나 밥알 같은 미점(糜點)이 나타나는 것을 '매부태(霉腐苔)'라 한다. 태질과립이 아주 작고 미끈거리며 조밀하고 닦아도 벗겨지지 않고 긁어도 떨어지지 않으며 위에 기름 같은 점액이 덮여 있는 것을 '니태(膩苔)'라 하고, 과립이 끈적끈적하고 표면이 지저분하고 미끈거리는 것을 '점니태(粘膩苔)'라 한다. 설태의 부니(腐膩)를 관찰하면 양기(陽氣)와 습탁(濕濁)의 생성과 소멸을 알 수 있다. 일반적으로, 부태는 양열(陽熱)이 넘치기 때문이고, 니태는 양기가 고갈된 때문이다.

부태는 대부분 양열이 넘쳐 위(胃) 속의 부탁사기(腐濁邪氣)가 위로 끓어올라 생기는데, 주로 식적과 담탁(痰濁)[9]을 앓는 환자에게 많이 보이고 내옹과 습열구미(濕熱口糜)에서도 보인다. 일반적인 병과(病過)에서, 설태는 막히고 소통되지 않아 부(腐)하게 되는데, 부(腐)한 것이 점차 물러나고 새로운 얇은 태가 생기는 것은 정기가 사기를 이긴 태상(苔象)으로 병사가 다했기 때문이다. 폐농양(肺膿瘍), 간농양(肝膿瘍) 및 하감결독(下疳結毒) 등에서 농부태가 보이면 사기가 성해 병이 위중한 것이다.

니태는 대부분 습탁내온으로 양기가 고갈된 때문으로, 그 주요 병증에는 습탁, 담음, 식적, 습열, 완담(頑痰)[10] 등이 있다. 보통 설태가 누렇고 두터우며 번들거리는 것은 대부분 담열, 습열, 서온(暑溫), 습온, 식체 및 습담내결(濕痰內結)과 부기불리(腑氣不利) 등이 원인이다. 설태가 희고 미끈거리는 것은 습탁과 한습이 원인이다. 두텁고 번들거리지만 미끈거리지 않으며 밀가루가 쌓인 것처럼 흰 것은 대부분 계절의 사기가 습과 결합하여 저절로 생기는 것이다. 희고 번들거리며 건조하지 않고 가슴이 답답함을 느끼는 것은 대부분 비허습중(脾虛濕重)이다. 희고 두텁고 끈적거리고 번들거리며 입에서 단내가 나는 것은 비위습열로 사기가 모여 위로 넘치기 때문이다.

설태의 박락(剝落)

정상인의 혀에는 보통 얇고 흰 설태가 있는데, 설태가 벗겨지는 현상이 나타나면 체내에 병이 있다는 표시다. 설태가 전부 벗겨져서 혀의 표면이 거울 같은 것을 '광박설(光剝舌)' 혹은 '경면설(鏡面舌)'이라 하는데, 그 증상이 가벼운 것은 영양이 불량함을 나타낸다. 보통 체내에 비타민B_2나 철분이 결핍되었을 때 나타난다. 심한 것은 체액이 훼손되어 결핍한 것으로 병세가 위급함을 나타낸다. 오래도록 병을 앓고 있는 환자의 혀가 경면설이면서 진홍색을 띠면 패혈증이 나타나지 않도록 주의를 해야 한다. 노인이 경면설이면서 혀 아래 두 정맥이 굵어지고 늘어나면 보통 폐심병(肺心病)이 있음을 나타낸다.

설태 중간에 설태가 이미 벗겨진 작은 공백이 있는 것을 '천심설(穿心舌)'이라 한다. 천심설은 상음(傷陰)의 한 표현으로 체내의 영양결핍을 나타낸다. 소아에게 박태가 나타나는 것은 영양부족을 나타내는데, 편식으로 체내의 어느 영양소가 결핍되면 부분적으로 설태가 벗겨지는 현상이 나타난다. 이런 아이는 일반적으로 신체저항력이 떨어져 감기에 쉽게 걸리고 몸에 열이 잘 난다.

설질이 암홍색이고 설태가 전부 벗겨져 소고기 같은 것을 우육설(牛肉舌)이라 하는데, 악성 빈혈 환자에게 주로 보인다.

그 밖에 또 하나의 증상은 설본에 태가 끼는데, 병이 오래되면 태가 없어지거나 액체가 마른다. 이는 위기(胃氣)가 쇠약하거나 위음(胃陰)이 크게 손상되었음을 나타낸다.

예로부터 한의학에서는 위기를 중시하여 사람은 위기로써 본(本)을 삼는다고 생각했다. 따라서 위기가 쇠약하지 않으면 예후가 비교적 좋고, 위기가 이미 끊어졌으면 예후가 좋지 않다. 그러므로 '위기가 있으면 살고, 위기가 없으면 죽는다.'는 말이 있다. 이 때문에 혀의 이러한 증상을 무시해서는 절대 안 된다.

설태의 편전(偏全)

설태가 혀 전체에 퍼져 있는 것을 '전(全)'이라 하고, 전후좌우나 내외의 어느 한 곳에 치우친 것을 '편(偏)'이라 한다. 설태 분포의 편전을 살피면 병변의 소재를 진단할 수 있다.

전태는 사기가 산만(散漫)한 것과 관계있으며, 대부분 습담이 중초(中焦)에 옹체된 증이다. 편외태(설첨이 밖이다)는 사기가 속으로 들어갔으나 아직 깊지 않고 위기가 먼저 상한 것이다. 편내태(설근이 안이다)는 표사는 비록 감소했으나 위체(胃滯)는 여전히 있는 것이다. 중근부(中根部)에 태가 적은 것은 위양(胃陽)이 상증(上蒸)하지 못하고, 신음(腎陰)이 상유(上濡)하지 못하여 음정기혈(陰精氣血)이 모두 상한 것이다. 중근부에만 설태가 있는 것은 소유담음(素有痰飮)[11]이나 위장적체(胃腸積滯)에서도 보인다.

설태가 좌우 한쪽으로만 치우쳐 나타나는 것은 사기가 반표반리(半表半裏)에 있는 것이다. 이는 설변이 간담(肝膽)에 속하기 때문에, 반표반리의 병변이 많거나 간담습열 때문이다.

설태의 소장(消長)

설태가 후(厚)에서 박(薄)으로 다(多)에서 소(少)로 변하고 점차 없어지는 것을 '소(消)'라 하고, 무(無)에서 유(有)로 박에서 후로 변하여 생기고 증가하는 것을 '장(長)'이라 한다. 설태의 소장(消長)은 사기와 정기의 상쟁과정(相爭過程)을 반영하기 때문에 질병의 진퇴와 예후를 판단할 수 있다.

일반적으로 설태가 소에서 다로 박에서 후로 변하는 것은 사기가 점차 성해 병이 들어옴을 나타내고, 설태가 후에서 박으로 다에서 소로 변하는 것은 정기가 점차 회복되어 병이 물러감을 설명한다. 소(消)와 장(長)을 불문하고 점진적으로 변하는 것이 좋다. 설태가 갑자기 늘었다 줄었다 하는 것은 대부분 병세가 급변하는 증상이다. 박태가 돌연 두꺼워지는 것은 정기가 갑자기 쇠약해져 사기가 급격히 안으로 들어 온 것이다. 혀에 가득하던 후태가 갑자기 사라지는 것은 가끔 위기(胃氣)가 급작스럽게 끊어진 것을 반영하기도 한다.

설태의 진가(眞假)

뿌리의 유무를 기준으로 설태의 진가를 판단한다. 설태가 설면에 찰싹 붙어 긁어도 잘 벗겨지지 않으며 설체에서 자라나온 것 같은 것을 '유근태(有根苔)'라 하는데, 이것이 진태다. 설태가 설면에 밀착되지 않고 뜬 것 같으며 긁으면 즉시 벗겨지고 설체에서 나온 것 같지 않은 것을 '무근태(無根苔)'라 하는데, 바로 가태다. 설태의 진가를 판별하면 질병의 경중과 예후를 진단할 수 있다.

① **진태(眞苔)** : 질병의 초기와 중기에는 유근태가 무근태보다 심각하고 위중하나, 질병의 후기에는 유근태가 무근태보다 좋다. 이는 위기가 아직 존재함을 나타내기 때문이다. 설면에 한 층의 두터운 태가 떠 있는데 보기에는 뿌리가 없는 것 같지만 실제로는 그 아래에 이미 한 층의 새로운 태가 생겼다면 이는 질병이 장차 치유되는 좋은 징후다.

② **가태(假苔)** : 이하의 세 방면에서 임상적 의의가 있다. 첫째, 아침에 설태가 가득했다가 음식을 먹으면 즉시 벗겨지는 것은 가태에 속하더라도 뿌리가 있으며, 이는 병이 없기 때문이다. 벗겨진 후에 설태가 조금 남거나 없는 것은 곧 이허(裏虛)다. 둘째, 설태에 색이 있고 벗기면 없어지는 것은 병이 가볍고 얕은 것인데, 닦기만 해도 없어지는 것은 병이 더욱 가볍고 얕다는 표현이다. 셋째, 후태에 뿌리가 없지만 그 아래에 계속해서 새로운 태가 나오지 않는 것은 원래 위기가 있다가 이후에 결핍되고 허해져 상조(上潮)하지 못하는 것으로 대부분 양약(凉藥)을 과다 복용해 양기(陽氣)가 상하거나, 열약(熱藥)을 과다 복용해 음기(陰氣)가 상했기 때문이다.

위중한 설상(舌象) 살피기

1. 혀에 막을 벗긴 돼지의 신장(腎臟)이나 거울 같이 설태가 없이 반질거리는 것은 열병상음(熱病傷陰)이나 위기장절(胃氣將絶)에서 흔히 보이는데, 위중한 징후에 속한다.

2. 설면이 거칠고 혓바늘이 돋아 상어 피부 같으며, 건조하고 갈라진 것은 진액이 고갈되었기 때문으로 위중한 징후에 속한다.

3. 혀가 오그라들어 마른 여지(荔枝) 같고 진액이 전혀 없는 것은 열극진고(熱極津枯) 때문으로 위중한 징후에 속한다.

4. 설본이 마르고 돼지의 간(肝) 색깔처럼 어둡거나 홍시처럼 빨간 것은 기혈패괴(氣血敗壞) 때문으로 위중한 징후에 속한다.

5. 설질이 짧아지고 음낭이 오그라드는 것은 간기(肝氣)가 장차 끊어질 위중한 징후에 속한다.

6. 설질의 색이 검붉은 것은 신음(腎陰)이 장차 끊어질 위중한 징후에 속한다.

7. 혀에 눈 같이 흰 조각이 일어나는 것은 비양(脾陽)이 장차 끊어질 위중한 징후에 속한다.

이상의 위중한 징후는 대부분 병이 무거워 고치기 어렵다. 그리고 전신의 각 부위를 종합적으로 관찰해야만 오진하지 않는다.

■■■■■ 주석

1) 설위심지묘(舌爲心之苗) : 심장의 병증이 혀에 나타남을 말한다.

2) 양매(楊梅) : 소귀나무의 열매. 핵과(核果)로 둥글고 지름 1~2cm이며 6~7월에 진홍색으로 익는다. 또한 겉에 잔 돌기가 있고, 날것으로 먹을 수 있다.

3) 악육(惡肉) : 몸에 생긴 군살. 팥알같이 도드라지거나 소의 젖꼭지 또는 닭의 볏같이 생겼다.

4) 청규(淸竅) : 머리와 얼굴에 있는 눈, 코, 입, 귀의 일곱 개의 구멍.

5) 간혼수(肝昏睡) : 간성혼수. 일단 혼수상태에 이르면 사망하는 경우가 많은 위독 증세이다. 간부전(肝不全)이 중증화하여 일어나는 경우와 중증이 아닌데도 일어나는 경우가 있다. 심한 간기능장애로 소화기관 내의 부패독물을 처리할 수 없거나, 간경변·반티 증후군(banti syndrome)과 같은 예에서 문맥압항진증이 있고, 측부혈행로(側副血行路)의 발달 때문에 소화기관 내 부패독물이 간을 통과하지 않고 대순환으로 다량 유입하거나, 간기능의 저하로 뇌의 대사에 필요한 물질이 합성되지 않거나, 각 조직의 괴사(壞死)로 독물이 생기는 것 등이 원인으로 알려져 있다.

6) 뇌좌상(腦挫傷) : 외력에 의하여 뇌에 출혈 또는 손상을 일으킨 것. 대개 뇌진탕증을 합병하므로 초기에는 진단이 곤란하며, 의식이 회복되어 병소증상(病巢症狀)을 나타낼 경우에 비로소 뇌좌상 여부를 생각하게 된다. 그러나 뇌간손상(腦幹損傷)일 경우에는 의식장애가 장기간 지속되어 그대로 죽음에 이르기도 한다.

7) 크레틴 병 : 갑상선기능저하증의 특수형으로서 선천성의 갑상선발육부전으로 일어나는 병. 신체의 발육이 현저하게 늦어져, 성인이 되어도 유아의 체격 정도밖에 되지 않으며, 정신·지능의 발달도 늦어 백치 또는 저능이 된다.

8) 열결(熱結) : 열사가 몰려서 발생하는 병리 현상을 가리킨다. 열사가 장위(腸胃)에 엉기면 복통과 대변조결(大便燥結)의 증상이 발생하고, 혈분에 맺히면 축혈증(蓄血證)이 발생한다.

9) 담탁(痰濁) : 담습(痰濕)은 더럽고 탁한 사기(邪氣)이므로 담탁이라 한다.

10) 완담(頑痰) : 단단하게 달라붙어 잘 뱉어지지 않는 담을 말한다.

11) 소유담음(素有痰飮) : 평소에도 위내정수(胃內停水)로 진수음(振水音)이 나는 것을 말한다.

| 14 |

설하 舌下

　설하(舌下)를 살펴 병을 진단했던 가장 빠른 문헌기록은 송나라의 진자명(陳自明)이 쓴 《부인양방(婦人良方)》¹이다. 이 책에서는 "몸이 무겁고 한열이 자주 오며 혀 아래의 맥이 검푸르고 설하가 차면 뱃속의 아이는 죽는다."고 했으며, 설하 낙맥의 색택을 관찰하는 것은 태아를 검사하는 데에 효과적이라고 생각했다. 비록 고대 의서(醫書) 중에 설하의 맥락진단법에 관한 기록은 적지만 근래에 들어 설하진단법의 연구가 상당한 진전을 이루었을 뿐만 아니라, 설질이나 설태와 마찬가지로 한의학에서 혀를 살펴 병을 진단하는 방법 가운데 중요한 일부분이라고 인식되고 있다.

　《망설진병(望舌診病)》에서 이미 혀와 오장육부, 경맥은 모두 밀접하게 관련되어 있다고 밝힌 바 있고, 설하 역시 혀를 구성하는 일부분으로 심(心)·간(肝)·비(脾)·신(腎) 등의 장부 및 경락과 밀접한 관계가 있다. 설하는 오장 중에서도 비(脾)·신(腎)과 가장 관계가 밀접하다. 비(脾)의 경락은 직접 설하에 퍼져 있으며, 신(腎)의 옥액(玉液)·금진(金津) 두 혈도 설하에 분포하기 때문에 설계대(舌系帶)와 비(脾)·신(腎)은 서로 관계가 밀접하다.

이 밖에 설하의 낙맥은 뚜렷하게 드러나 있기 때문에 주위의 순환을 관찰하기에 좋은 부위가 된다. 특히 혈액병을 우선적으로 반영하는 곳이기 때문에 혈액의 허실과 한열을 가장 민감하게 반영할 수 있다. 이로써 혈어증을 조기에 진단할 수 있는 예보(預報)로서의 가치가 있다.

설하 낙맥의 분별과 장부는 상응하며, 그 분포원칙은 대체로 설면과 동일하다. 즉 설하 낙맥의 전상부(前上部)는 심폐(心肺)에 속하고, 중앙은 비위(脾胃)에 속하며, 양 측면을 보면 간담(肝膽)을 살필 수 있고, 후하근부(後下根部)는 신(腎)에 해당한다. [그림 14-1]과 같다.

설하를 검사할 때, 피검자는 충분한 자연광을 받으며 단정히 앉아서 입을 최대한 크게 벌리고 혀를 가볍게 위로 말아 올려 설첨이 상악(上顎)이나 대문

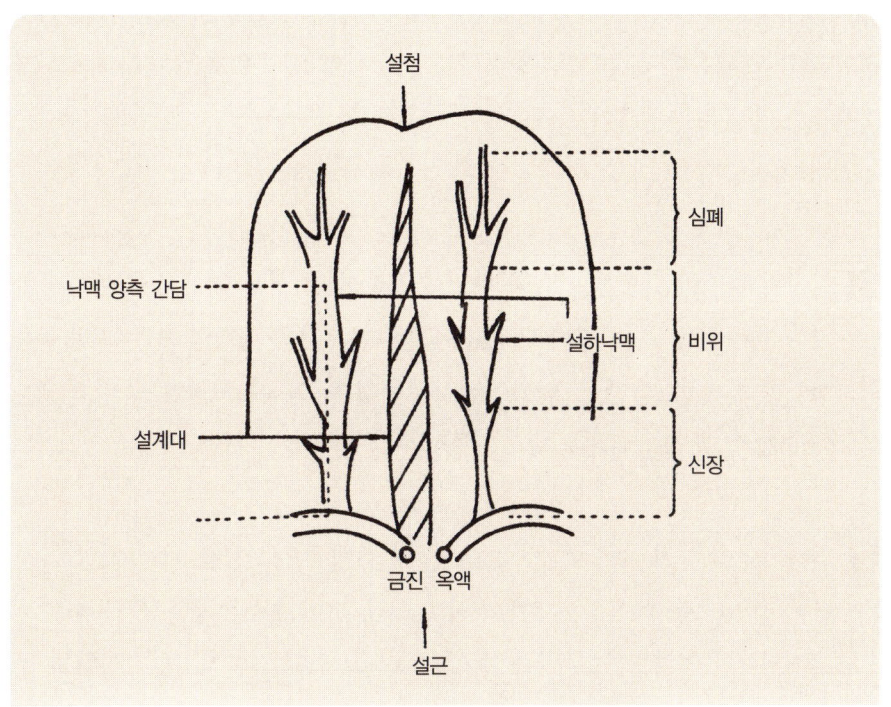

[그림 14-1] 설하낙맥(舌下絡脈) 장부 상관도

니 내측에 닿도록 하여 혀의 복면(腹面)이 충분히 드러나도록 해야 한다. 이때 설면을 자연스럽게 유지하고 절대 오므라들지 않도록 주의해야 한다. 검사자는 육안이나 확대경을 이용해 설하의 낙맥 및 어점(瘀點)의 형태와 색깔을 관찰한다. 설맥(舌脈)은 설복면 점막층의 설하정맥(舌下靜脈)을 가리키는데, 주락(主絡)과 지락(支絡)으로 나눌 수 있다. 주락은 설하정맥의 주간(主幹)이고, 지락은 설하정맥의 분지다. 설하정맥의 분지는 설첨 및 양측 가장자리와 가까울수록 많아진다. 설하낙맥(舌下絡脈)은 설하천정맥(舌下淺靜脈)으로 그 속에 정맥혈을 내함하고, 정상일 때는 설하점막을 통해 옅은 자색을 보인다.

인체의 건강상태가 정상일 때는 설하낙맥이 굵지 않고 분지와 어점이 없다. 또한 혀 아래에 담홍색이 나타나고 설질은 부드럽고 윤기가 나며 촉촉하다. 그 모세혈관은 분홍색을 띠고 형태는 가는 동아줄 모양으로 평행하며 구불구불하지 않다. 혀 아래와 위의 표면을 비교해 보면, 망진할 때에 설첨을 위로 말아 올리기 때문에 혀 아래의 중앙부는 긴장되어 색택이 옅게 변하고, 그 가장자리의 색택은 설면보다 붉게 된다.

설하의 이상병리변화는 아래와 같은 상황에서 흔히 보인다.

1 설하낙맥이 짧고 굵으며 불룩 튀어나오고, 심할 경우 둥글게 뭉쳐 빼곡하거나 내장처럼 구불구불하며 홍자색을 띠는 것을 팽창형 또는 기체혈응형이라 한다. 고혈압, 고심병[2], 관상동맥경화, 좌심실고전압 및 음허양항(陰虛陽亢)의 환자에게서 많이 보인다.

2 설하낙맥이 길고 속으로 들어가 있으며 회백색으로 붉은 기를 잃었고 지락이 선명하지 않거나 1~3개의 작고 붉은 점이 보이는 것을 창백형 또는 쇠패형이라 한다. 호흡기·소화기계통의 악성종류, 만성소모성질환과 면역기능저하 환자와 신(腎)·간(肝)·위(胃) 질병의 말기에서 많이 보인다.

3 설하맥락의 형태가 섬세한데, 심할 경우 나선형으로 말려 있거나 주간과 분지 사이에 나선형이 나타난다. 대부분 어둡고 옅은 홍색을 띠고 바늘 끝 같은 작고 붉은 점이 보이는 것을 울려형(鬱慮形) 또는 기형(氣形)이라 한다. 신경기능실조, 불면, 울려, 메니에르 증후군[3], 전간(癲癇)[4] 등과 같은 신경계 질환에서 주로 보인다.

4 설하맥락의 지락이 드러나지 않고 표면에는 수 개의 작은 점막주름이 솟아 울퉁불퉁하며, 색택은 담홍이나 담홍 위에 황색이 떠있는 것을 은닉형이라 하는데, 소모성 만성병·실혈(失血)과다·빈혈 등에서 많이 보인다.

5 설하낙맥이 옅은 홍색이거나 옅은 남색이고 맥의 형태는 가늘고 작고 짧으며, 작은 낙맥에는 변화가 없는 것은 대부분 기혈이 모두 허하거나 음양이 훼손되어 허한 증에 속한다. 구사구리(久瀉久痢), 붕루(崩漏)[5], 부녀궁한불잉(婦女宮寒不孕), 허손로증(虛損勞症), 소화불량, 완복은통(脘腹隱痛), 월경불순 등과 같은 만성 소모성 질병에서 흔히 보인다.

6 설하낙맥이 청자색이고 주간이 탱탱하게 드러나며, 맥의 형태는 굵고 길며 팽팽하고, 작은 낙맥은 청색이나 암홍색으로 팽팽하고 주머니 모양이나 자루 모양인 것은 기체혈어나 협담어조(挾痰瘀阻)의 증이다. 증(蒸), 적(積), 팽창(膨脹), 궐심통(厥心痛), 담조혈어의 천식, 해혈토뉵(咳血吐衄)의 하혈, 완복창통, 혈어통경 및 담핵 등에서 주로 보인다.

7 설하낙맥이 옅은 자색으로 구불구불하거나 작은 결절(結節)[6]이 나타나는 것은 한응(寒凝)이나 양기불운(陽氣不運), 기체혈어의 증이다. 중풍에 의한 반신불수, 흉비심통(胸痺心痛), 수종팽창, 완복냉통 및 부녀자의 월경

불순, 통경(痛經)7, 폐경 등에서 흔히 보인다.

8 설하낙맥이 자홍색이고 굵고 길며 구불구불한 것은 대부분 열옹혈어나 습조혈어의 증이다. 온병열(溫病熱)이 영혈로 들어가거나 외과의 옹종어부(癰腫瘀腐), 습열황담, 혈어두통, 붕루, 비증(痺證) 등의 병에서 주로 보인다.

9 설하에 어혈사(瘀血絲)가 청자설색(靑紫舌色)나 설면어점(舌面瘀點), 어반(瘀斑)보다 먼저 나타나는 것은 혈어증의 진단에 대해 중요한 가치를 지닌다. 뿐만 아니라 어혈사의 숫자는 혈어증의 경중과 정비례하여 혈어가 없는 사람은 설하에 어혈사가 없다. 이 증은 종류(腫瘤), 간경화, 간비종대(肝脾腫大), 관심병, 뇌혈관질환 등 병이 중한 환자에게서 고르게 나타난다.

■■■■■ 주석

1) 《부인양방(婦人良方)》: 진자명(陳自明)이 1237년에 지은 산부인과 전문서. 《부인양방집요》《부인대전》이라고도 하며 24권이다. 산부인과의 여러 가지 질병을 조경(調經)·중질(衆疾)·구사(求嗣)·태교(胎敎)·후태(候胎)·임신질병·좌월(坐月)·난산·산후(産後)의 9문(門)으로 나누고 문마다 수십 가지의 병증을 기술하여 총 296종의 논(論)을 싣고 있으며, 각 논에는 병인·증후·치료법을 기록했다. 이 책은 내용이 정밀하고 실용적이어서 후세에 큰 영향을 미쳤는데, 조선에서는 의과에 시험과목으로 채택했으며 의학교육기관의 교재로도 사용되었다.

2) 고심병: 고혈압으로 인해 발생하는 심장의 병변으로 혈압이 상승하고 혈액을 배

출하는 힘이 증가하여 심장 확대를 야기할 수 있다.

3) 메니에르 증후군 : 프랑스 이비인후과 의사 P.메니에르가 처음 기재했으며, 내이 출혈에 의한 현기증을 보고했다. 현기증은 여러 병에서 자주 나타나는 증세이나, 이것이 이명·난청 등과 합병하여 발작적으로 일어나는 경우를 말한다.

4) 전간(癲癎) : 전은 정신착란 종류의 질병을 가리키고, 간은 발작성정신이상 질병을 가리킨다.

5) 붕루(崩漏) : 붕은 생리기간이 아님에도 갑자기 음도에 대량출혈이 발생하는 것이고, 누는 출혈량은 적지만 멎지 않거나 월경기간에 출혈량이 적으면서 지속적으로 오랫동안 계속되는 것이다.

6) 결절(結節) : 주위와 비교적 뚜렷하게 구별될 수 있을 정도로 융기한 비후부(肥厚部).

7) 통경(痛經) : 매달 월경기간이나 월경 전후에 소복부와 요부에 동통이 발생하여 통증을 참을 수 없는 경우를 가리킨다.

15

인후 咽喉

　인후(咽喉)는 구강하부(口腔下部) 식도 상단에 위치하며 아래로 기도와 연결되어 폐(肺)와 통한다. 들숨과 날숨이 상하로 출입하는 문이자 음식이 통과하는 통로다.
　인후는 전신의 경맥이 순행교회(循行交會)하는 요충으로, 인체의 십사경맥은 대부분 직접 인후로 순행하고, 인후를 통과한 이러한 경맥과 내재하는 장부, 특히 폐(肺)·위(胃)·비(脾)·신(腎)·간(肝) 사이에는 밀접한 관계가 발생한다. 뿐만 아니라 장부 정기의 유양(濡養)에 의지하여 사식음(司食飮), 행호흡(行呼吸), 출성음(出聲音) 등의 생리기능을 발휘한다.
　장부가 기능을 실조했을 때는 인후가 가장 먼저 공격을 받아 수많은 병변이 생긴다. 따라서 인후를 살펴봄으로써 질병의 음양한열의 속성과 장부기혈의 성쇠 및 병의 예후 등을 판단하는 데에 도움이 된다.
　임상에서 인후를 살펴 병을 진단할 때는 아래의 몇 가지 방면에 주의를 기울여야 한다.

1 정상적인 인후는 담홍색이고 촉촉하며 매끄럽다. 인후 부위가 홍적색인 것은 폐위울열(肺胃鬱熱)과 관계가 있다. 짙은 홍색은 대부분 화독옹성(火毒壅盛)하여 인후에 맺혀있기 때문으로 실열증이다. 붉고 연약한 것은 폐(肺)와 신(腎)의 음허화왕(陰虛火旺)과 관계된다. 색이 희고 건조하며 입이 마르고 인후에 통증이 약간 있는데 진액을 삼킬 때 통증이 더한 것은 기음부족(氣陰不足) 때문이다. 인후가 부어 막히고 색은 희고 광택이 없으며 맥이 허한 것은 신기외설(神氣外泄)과 양기외월(陽氣外越)의 위험한 증이다. 색이 붉고 전체가 붓는 것은 담탁응취(痰濁凝聚)와 기체혈어 때문이다. 색이 희뿌연 것은 대부분 허한(虛寒)의 증이다.

2 정상적인 인후는 붓지 않고 통증이 없으며 음식이나 타액이 잘 넘어간다. 새로운 병에 인후가 아프고 가려우며 붉게 붓는 것은 풍사외감(風邪外感) 때문으로, 통증이 극심한 것은 이열옹성(裏熱壅盛)과 관계가 있다. 인후에 통증이 있고 오줌이 붉으며 밤에 잠을 잘 자지 못하는 것은 심화상염(心火上炎)으로 심과 신이 소통하지 못하기 때문이다. 인후에 통증이 뚜렷하지 않으면서 뭔가 걸려있는 것 같은 느낌이 있는 것은 대부분 허증에 속한다. 인후가 건조하고 아픈데 아침에는 덜했다가 저녁에 심해지는 것은 폐신음허(肺腎陰虛)로 허화상염(虛火上炎)한 때문이다. 인후통이 오전에 뚜렷하게 나타나는 것은 대부분 음허 때문이다.

3 질병의 초기에 인후의 점막이 헐어 얕은 표층으로 번지고 주위의 색이 붉으면서 약간 붓는 것은 열독상공(熱毒上攻) 때문이다. 헌 데가 조각조각 이어지거나 움푹 패는 것은 화독옹성으로 근막(筋膜)[1]을 훈작(熏灼)[2]하기 때문이다. 짓무르고 약간 부으며 적황색이고 입에서 냄새가 나며, 배가 그득하나 변을 잘 보지 못하고, 설태가 누렇고 두터운 것은 위장(胃腸)에

열이 쌓여 인후로 상증(上蒸)하기 때문이다. 오랜 병으로 인후가 짓무르고 얕은 표층으로 번지는 것이 반복되는 것은 허화상염과 관계가 있다. 짓무른 것이 오래되어 창(瘡)이 회백색이고 건조하며 윤기가 없는데 그 주변은 붉게 붓지 않으면서 진액을 삼킬 때 통증이 있는 것은 내상허증(內傷虛証)과 관계된다. 짓무른 것이 오래되고 창(瘡)의 표면이 울퉁불퉁하며 만지면 딱딱하고 거품이 인 것 같은 모양이면 기혈이 엉겨 음독(陰毒)이 속에서 생긴 것으로 고치기 어렵다. 근막이 짓무르고 부으며 거즈로 닦을 때 아픈 것은 고치기 쉽다. 동통을 느끼지 못하는 것은 살이 죽었기 때문으로 치료하기 어렵다.

4 후관(喉關)[3] 양측이 붉게 부어올라 누에 같고 국부적으로 동통이 있으며 잘 삼키지 못하고 매일 한열 등의 외감증이 나타나는 것을 '풍열유아(風熱乳蛾)'라 한다. 폐(肺)와 위(胃)의 화열이 상증하고 풍열사독이 인후에 울결했기 때문이다. 인(咽)[4]의 양쪽이 붓는 것을 '쌍아(雙蛾)'라 하고 한쪽만 붓는 것을 '단아(單蛾)'라 하는데, 전자가 비교적 증상이 무겁고 후자는 비교적 증상이 가볍다. 후핵(喉核, 편도선)이 크게 붓고 충혈 되며 무엇으로 누르면 농이 나오고 국부적으로 아프거나 가렵고 메말라 뻑뻑하며 오후에 모든 증상이 뚜렷해지는 것을 '허화유아(虛火乳蛾)'라 한다. 반복적으로 발작하는데, 대부분 폐신음허(肺腎陰虛)와 허화상염으로 생긴다. 유아(乳蛾)로 항상 크게 부어있으나 충혈 되지도 아프지도 않은 것을 '석아(石蛾)'라 하는데, 외사에 쉽게 감염되지만 사독이 그다지 심하지 않다. 사독이 인후에 적체, 응결되어 흩어지지 않기 때문이다.

5 후관이 부어 아프고 삼키기 곤란하며 말을 더듬고 침을 질질 흘리며 심할 경우 물을 마시면 코로 흘러나오고 한열의 증상이 나타나는 것을 '후관옹

(喉關癰)'이라 한다. 소아에게 갑작스레 일어나고 후(喉)[5]에 통증이 극심하며 담연(痰涎)이 옹성(壅盛)하여 기도를 막아 질식하기 쉬운 것을 '이후옹(裏喉癰)'이라 한다. 후관은 그다지 많이 붓지 않고 후경부(後頸部)의 통증이 심하며, 아래턱이 붓고 아파 이를 꽉 다물고 있으며 입을 벌리거나 삼키기 곤란한 것을 '함하옹(頷下癰)'이라 한다. 이 세 가지는 모두 비위적열(脾胃積熱)과 풍열사독이 엉겨 인후로 상행하여 근막을 훈작하기 때문에 생긴다.

[6] 인후부가 급속도로 붓고 아프며 담연이 옹성하고 호흡이 곤란하며 말을 잘 하지 못하고 심할 경우 턱관절에 경련이 일고 정신이 혼미해지는 것을 '긴후풍(緊喉風)'이라 한다. 자물쇠로 채운 듯 입을 꽉 다물고 있는 것을 '쇄후풍(鎖喉風)'이라 하고, 인후가 국부적으로 허는 것을 '전후풍(纏喉風)'이라 한다. 상기의 질병은 후옹 및 소아급후음(小兒急喉瘖), 백후(白喉)[6] 등의 병이 발전하여 생기는데, 대부분 담화역려(痰火疫癘)의 사기가 옹성하고 기혈에 담화가 쌓여 인후를 막기 때문으로 지극히 위험한 증이다.

[7] 후부(喉部)가 붉게 붓고 짓무르며 크기가 제각각인 점상이 여기저기 나타나고 흰 점 주위에는 반드시 홍훈(紅暈)[7]이 퍼져 있으며 소리를 내지 못하고 호흡이 급하거나 한열이 일어나는 것을 후감(喉疳)이라 한다. 외감풍열로 인동위화(引動胃火)하여 인후를 상공(上攻)하거나 신음부족으로 허화상염하기 때문이다. 또한 양매결독(楊梅結毒)[8]이 원인으로 나타나기도 하는데, 상악이나 후관이 붓고 짓물러 튀어나오고 그 위에 편상이나 함몰상이 나타나며, 그 색은 누렇거나 흰데 일정하지 않고 숨을 내쉬면 심한 악취가 난다. 이규(耳竅)나 비규(鼻竅)까지 침입할 수 있으며 가장 치료하기 어렵다.

8️⃣ 후관(喉關) 양쪽에 정창(疔瘡)이 생기는데, 뿌리가 깊고 모양은 화정(靴疔) 같고, 가렵고 통증이 극심하며 한열도 나타나는 것을 후정(喉疔)이라 한다. 정의 색이 붉으면 가볍고, 자주색이면 무거우며, 검은 색이면 위급하다. 폐위담화(肺胃痰火)가 인후에 번결(燔結)하여 생긴다.

9️⃣ 후부에 종기가 생기는데 모양은 용안(龍眼) 같고 붉은 실이 보이며 위는 크지만 그 꼭지는 작고 표면이 반질반질하며 만지지 않으면 아프지 않은데 잘 삼키지 못한다. 또한 소리를 못 내고 호흡이 곤란하며 심하면 질식할 수도 있는 것을 후류(喉瘤)라 한다. 간폐울열(肝肺鬱熱)과 기혈어결로 생긴다.

🔟 후두에 회백색의 콩만 한 작은 꼭지가 생겨 나오는데, 모양은 양배추 같고 인부에 이물감이 있으며 처음에는 약간 높고 두껍다가 점차 커져 단단해지고 동통이 심하다. 터지고 나면 더럽고 탁한 액체가 흘러나오고 비린내가 지독하며 목 양쪽에 핵이 있는 것을 후균(喉菌)이라 하는데, 곧 후두암이다. 노기가 쌓이고 우울하고 탄 음식을 많이 먹고 심과 위에 울화가 쌓이고 기혈에 화독이 응결하여 생기는데 치료가 어렵다.

1️⃣1️⃣ 현옹수(懸雍垂)가 굵고 길어 설근까지 이르고 인부에 이물감이 있으며 잘 때 코를 심하게 고는 것을 현옹종(懸雍腫)이라 하는데, 《제병원후론(諸病源候論)》에서는 수도(垂倒)라 했다. 열독이 상충하고 기체혈어로 생긴다.

1️⃣2️⃣ 잇몸에 자주색의 혈포가 생겨 급속히 커진다. 콩 같이 생겼으며 복숭아만큼 커지기도 하고 창통이 극심하다. 혈포가 터지고 나면 미란(糜爛)이 나타나는데 동통이 더욱 심해진다. 혈포가 윗잇몸에 나는 것을 비양후(飛揚

喉)라 하고, 현종수의 끝에 나는 것을 현기풍(懸旗風)이라 한다. 평소에 매운 음식을 즐겨서 비위적열하고 상훈구규(上熏口竅)하여 생긴다.

13 인후가 건조하고 아프다가 붉게 붓고, 헐어서 누렇고 더러운 분비물이 나오고, 모양은 태선(苔蘚) 같으며 인부가 건조하여 목소리가 쉬고 구취가 심한 것을 음허후선(陰虛喉癬)이라 한다. 음허화염으로 폐금(肺金)이 수작(受灼)하여 후부가 자양을 잃었기 때문에 생긴다.

14 인후가 붉게 붓고 작통이 있으며 삼키기 어렵고 한열의 표증이 나타나는 것을 풍열후비(風熱喉痺) 또는 홍후(紅喉)라 한다. 풍열의 사독이 인후까지 침범하여 폐(肺)의 위기(衛氣)가 손상되었기 때문이다. 인후가 담홍색이고 붓지 않았는데 약간 아프고, 잘 삼키지 못하며 한열두통에 땀을 흘리지 않는 것을 풍한후비(風寒喉痺)라 한다. 임상에서는 열이 한으로 변하는 것은 비교적 보기 드물다. 시간을 질질 끌면서 낫지 않고 인후가 아프고 가려우며 바짝 말라 뻑뻑하고 이물감이 있으며, 모든 증상이 오후와 야간에 뚜렷해지는 것을 허화후비(虛火喉痺)라 한다. 폐와 신이 음허화왕하여 점막을 태우기 때문에 생긴다.

15 인협(咽峽)에 좁쌀 같은 포진이 생기는데 색은 자홍이나 황색이며 구슬처럼 반짝이고 터진 후에는 창(瘡)이 되며 인부가 아프고 침을 흘리는 것을 염주후(帘珠喉) 또는 풍열후질(風熱喉疾)이라 한다. 비위에 열이 쌓여 위로 침범하기 때문에 생긴다.

16 인후가 유아로 붉게 붓고 동통이 극심하며 근막이 짓무르고 물을 넘기기 어렵고 목과 흉복에 사진(痧疹)이 생기는데 모래를 모아놓은 것처럼 뻑뻑

하고 비단의 무늬처럼 구불구불한 것을 역후사(疫喉痧)나 난후단사(爛喉丹痧)라 한다. 곧, 지금의 성홍열로 전염성이 아주 강하다. 외염역독(外染疫毒)과 폐(肺)와 위(胃)의 화열이 상증(上蒸)하여 생긴다. 정신이 혼미하고 헛소리를 하며, 소리를 내지 못하고 호흡이 급하며, 물 한 방울도 넘기기 어렵고, 설사가 그치지 않으며, 땀이 전혀 나지 않는 것은 심장(心臟)의 진액이 훼손되고 고갈되어 사독이 심포(心包)로 내함한 역증이다.

17 후부에 종기가 생기고 붓고 아프며 짓무르고 근골이 좀먹어 들어가고 잇몸에 구멍이 나고 인부가 문드러지며 삼키기 곤란한 것을 양매후선(楊梅喉癬)이라 한다. 양매의 독이 인후에 응결한 때문이며 대부분 폐신음허와 허화상염의 증이다.

18 인부가 아프고 건조하며, 후핵에 백부(白腐)가 생겨 회백색으로 얼룩덜룩한 것이 태막(苔膜) 같고, 편상이나 점상으로 나타나는데 긁으면 피가 나고 흰 막이 금방 다시 생기는 것을 백후(白喉) 또는 전후(纏喉)라 한다. 음허폐조(陰虛肺燥)로 외염역독한 때문이다. 이 증은 전염이 빨라 역독이 내함하기 아주 쉬우며 폐기(肺氣)를 막고 영혈과 심포(心包)까지 깊이 들어가기 때문에 극히 위험한 증이다.

19 인후 부위가 높이 부어오르고 색은 짙은 홍색이며 외감사열하거나 화독이 성하여 인후에 엉겨서 급속도로 발병하는 것은 실열증이다. 붓거나 아픈 것 모두가 분명하지 않거나 아침에는 가볍고 저녁에 무거운 것은 대부분 폐(肺)와 신(腎)의 음허화왕 때문이다. 인후가 오래도록 붓고 담홍색에 단단하며 동통이 뚜렷하지 않은 것은 대부분 담탁응집 때문이다. 인후가 단단해지고 검붉은 것은 대부분 음독결취(陰毒結聚)다. 인후가 붓고 아프

며 두경부도 붉게 부으며 가슴 앞까지 번지는 것은 독기가 심(心)을 공격하는 증후다.

20 인후부의 위막(僞膜)⁹이 부드럽고 두터우며 문지르면 쉽게 떨어지고 다시 잘 생기지는 않는 것은 위열(胃熱)이 위로 침범한 것으로 증상은 비교적 가볍다. 위막이 단단하고 질기며 잘 벗겨지지 않고 억지로 벗기면 피가 나며 벗겨진 후에는 곧바로 다시 생기는 것은 백후(白喉)로 위험한 증에 속한다. 대부분 역독이 안으로 공격하고 폐위(肺胃)의 열독이 음기를 손상시켰기 때문이다.

21 인후 부위에 농이 생기는 것은 실열증에서 많이 보이고 허증에서는 드물다. 인후부가 붉게 부어 솟아오르고 주위에 홍훈이 뚜렷하며 몸에서 열이 물러나지 않는 것은 지금 농이 생기고 있음을 나타낸다. 만졌을 때 파동감이 있고 누르면 오목하게 들어가는 것은 농이 완전히 찬 증상이다. 붓는 속도가 느리고 높이 솟아오르지 않으며 주변부와 경계가 뚜렷하지 않고 색이 연하며 통증이 심하지 않은 것은 대부분 농이 없는 증이다. 농이 누렇고 끈적끈적한 것은 실증이다. 농이 묽거나 얼룩덜룩하며 그치지 않고 계속 나오는 것은 비허습취(脾虛濕聚)로 정기(正氣)가 허해 사기를 이기지 못하는 증이다. 농이 쉽게 배출되는 것은 정기가 충만한 것으로 상처가 잘 아문다. 농이 잘 배출되지 않는 것은 정기가 허하기 때문으로 상처가 잘 아물지 않는다.

■■■■■■ 주석

1) 근막(筋膜) : 기육(肌肉)의 질긴 부분을 가리킨다. 골절에 붙어 있는 것을 근이라 하고, 근건의 바깥쪽을 싸고 있는 것을 막이라 한다.

2) 훈작(熏灼) : 사기(邪氣)가 진액을 데우고 사르는 것을 말한다.

3) 후관(後關) : 편도선·현옹수(懸雍垂)·설근으로 구성되며, 내측을 관내, 외측을 관외라 한다.

4) 인(咽) : 구강과 비강의 뒷부분으로 식도 위의 공강(空腔) 부위를 말한다. 음식물은 인을 거쳐 식도로 들어간다.

5) 후두강(喉頭腔) 내의 기관(氣管) 상단에 가까운 곳이다.

6) 백후(白喉) : 어린아이에게 발생하는 급성전염병의 하나로 인후부의 점막에 회백색의 잘 떨어지지 않는 막 같은 것이 생기고 전신에 중독증상이 나타나는 것이 특징이다. 전염되기 쉬워 '역후(疫喉)'라고도 한다. 디프테리아.

7) 홍훈(紅暈) : 변두리가 붉게 달아오른 것을 말한다.

8) 양매결독(楊梅結毒) : 매독이 골수나 관절에 침입하거나 장부로 유입되어 발병하는 것을 통칭한다.

9) 위막(僞膜) : 섬유소성 염증이 있을 때 섬유소의 일부가 삼출액과 혼합하여 막처럼 보이는 것. 주로 섬유소와 괴사 조직으로 이루어지며, 디프테리아·이질 따위에서 볼 수 있다.

16

악협 齶과 頰

혀를 들어 올렸을 때, 치아가 둘러싸고 있는 범위 안에서 닿을 수 있는 부분이 바로 '악(齶)'이다. 악은 전반부와 후반부로 나뉜다. 전반부는 경악(硬齶)이라 하는데 조직이 치밀하고 단단하여 움직일 수 없고 위에는 뼈가 있다. 후반부는 연악(軟齶)이라 하고 뼈가 없으며 부드러워 움직일 수 있다. 구강 내의 좌우 양측 벽을 '협(頰)'이라 한다.

악과 협의 점막 속에는 혈액이 풍부하게 공급되기 때문에 질병이 진행되는 동안 이 부위에는 정도는 다르지만 소정맥(小靜脈)의 곡장(曲張), 소동맥(小動脈)의 확장, 출혈 및 점막표면의 색택 변화 등이 일어난다. 이를 악협점막증이상이라고 통칭한다.

악협점막의 상피에는 혈운(血運)이 풍부할 뿐 아니라 혈관이 점막 바로 아래에 있기 때문에 잘 드러나 모세혈관의 변화를 관찰하기에 이상적인 부위다. 한의학 이론에서는 악협점막의 해부학적 위치는 비인부(鼻咽部)의 중심으로 '표(表)'와 '이(裏)'가 교차하는 곳으로 생각한다. 이 때문에 외사가 안으로 침습하던 체내에 병리변화가 발생하던 악협점막에 가장 쉽게 드러난다.

악점막의 각 부위는 하나의 장부를 대표한다.[그림 16-1] 일반적으로 악전부(齶前部)는 폐(肺)를 대표하고, 분선(分線) 및 중주(中柱)의 양측은 비(脾)와 위(胃)를 대표하고, 중주는 심(心)을 대표하고, 악후(齶後) 및 구치처(臼齒處)는 간(肝)과 신(腎)을 대표한다.[그림 16-2] 사람이(특히 소아) 병을 앓으면 내장과 상응하는 악점막 부위에 변화가 발생한다.

악협점막의 관찰은 식후 1시간에 진행해야 하는데, 수검자는 자리를 잡고 앉아 입을 크게 벌리고 고개는 최대한 뒤로 젖혀 상악과 양 협이 충분히 드러나도록 하고, 검사자는 자연광이나 손전등을 이용해 관찰한다. 악점막을 검사할 때는 점막의 혈관변화(충혈, 확장, 어혈, 출혈 등을 포함), 점막의 색조변화(단순성 빈혈의 옅은 색조, 황색을 띤 색조 등), 과립의 생성 및 작은 함몰구 등에 주의를 기울여야 한다.

협점막을 관찰할 때는 어혈반의 유무, 작은 흰색 반점이나 진홍 혹은 암홍색의 충혈대, 쌀알모양의 작고 누른빛의 알갱이나 작은 종기 등의 군집 여부를 살펴야 하고, 그것들의 형태와 위치 그리고 태막의 유무 등에 주의를 기울여야 한다. 또한 삼릉침(三棱針)¹으로 점막을 찔러 출혈시켜서 색깔과 양 및

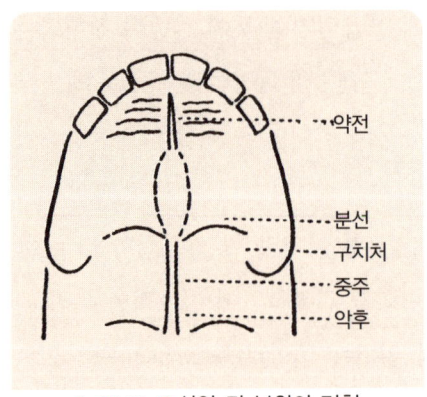

[그림 16-1] 상악 각 부위의 명칭

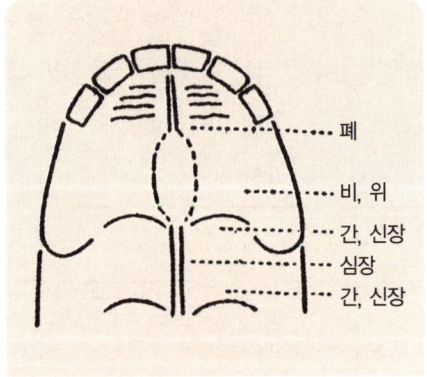

[그림 16-2] 악점막의 장부 배속도

세기 등을 관찰할 수도 있다.

건강하고 정상적인 아이는 상악 전체가 붉고 윤기가 있으며 광택이 난다. 중주·경악·연악·협점막은 전체적으로 분홍색이고, 연악과 협점막은 충혈이 거의 없으며 중주에도 역시 소정맥이 없다.

건강한 노인의 중주에는 옅은 황색이나 분홍색이 나타나고 각 부분은 윤곽이 뚜렷하며 단열(斷裂)이나 만곡(彎曲)이 없다. 표면은 깨끗하며 간혹 갈색반점이 보이나 소동맥 및 출혈점은 없고, 좌우에 각기 미세한 소정맥이 하나씩 보이기도 한다. 경악의 치아후부 점막주름은 분홍색으로 중주를 중심으로 양측으로 나뉘어 가로로 배열되어 있고 가지런하게 대칭을 이루며 출혈점 및 동정맥의 분포는 보이지 않는다. 분선의 앞부분에는 작은 적갈색의 투명한 점이 있기도 하며 중주와 가까운 쪽의 색택은 분홍 혹은 약간 자주색을 띠고, 일부가는 소정맥이 한 줄 있는 사람도 있다. 연악은 황색이고 절반가량의 사람에게는 충혈이나 울혈이 있으며, 특히 인악궁(咽齶弓)과 현옹수(懸雍垂)가 뚜렷하고, 투명한 과립 및 작은 함몰이 있는 사람도 있다.

이상의 정상적인 경우를 이해하면 임상에서 악협점막이상이 나타났을 때 질병을 진단할 수 있다. 아래의 몇 가지 이상 증후가 주로 보인다.

1 소아의 상악점막이 우유를 발라놓은 것처럼 색이 흰 것은 대부분 비위(脾胃)허약 때문이다. 상악점막에 분홍색이나 희뿌연 색이 나타나는 것은 빈혈과 기혈쌍휴(氣血雙虧) 때문이다. 상악점막이 황색인 것은 비위(脾胃)의 기능실조와 관계가 있다. 색이 짙은 황색이면 실증으로 비위습열과 관계되고, 색이 옅은 황색이면 허증으로 비기가 허하여 수습을 운화할 수 없기 때문이다. 상악점막의 색이 짙은 자주색인 것은 어혈과 출혈, 그리고 혈분에 열이 있기 때문이다. 점막의 색이 홍자색인 것은 대부분 실열증이다.

2 소아의 악전(齶前)³과 악후가 모두 짙은 홍색이고, 두 구치처에 황색과 홍색이 나타나고, 중주가 희뿌연 것은 실열형의 복사(腹瀉)와 관계가 있고, 두 구치처와 중주가 유백색인 것은 허한형(虛寒型)의 복사와 관계가 있다. 소아의 복사에 구치처가 유백색이고 두터운 것은 복사가 심하고 비(脾)와 신(腎)의 기가 허하며 병이 위중함을 설명한다. 상악의 구치처 및 악전이 유백색이고 중주의 꼭대기가 분홍색인 것은 허한형의 소아소화불량이다.

3 소아의 악전과 악후가 모두 홍색이고 중주와 분선은 옅은 황색이며 구치처가 옅은 홍색이나 건황색인 것은 열독의 역리(疫痢)⁴와 관계가 있다.

4 악전점막이 홍색이고 분선 좌우는 귤색이며 두 분선이 튀어나오고 구치처가 홍색인 것은 외감풍열과 내유정체(內有停滯)의 감기와 관계가 있다.

5 상악의 분선이 흑자색이고 중주 양 옆에는 짙은 자홍색이 나타나며 악전과 구치처 모두 자주색인 것은 대부분 혈열옹성과 출혈이 심한 환자에게서 보인다. 그리고 상악에 자홍색의 작은 출혈점이 있고, 특히 중주 양옆에 출혈점이 많이 나타나는 것은 일반적으로 출혈성 질병이다.

6 상악과 중주는 모두 정상적인 색택이거나 옅은 황색인데 오직 중주 양옆에만 2~4개의 바늘 끝 만한 작은 구멍이 있는 것은, 많을 때는 6~8개, 대부분 간신부족형의 유뇨증(遺尿症)⁵에 속한다(성인은 불면과 건망증이 많다).

7 악점막이 홍색이나 심홍 혹은 자주색이고 그 위의 소동맥에는 확장과 충

혈이 생기고, 소정맥에는 곡장과 어혈이 생기거나 출혈이 있는 것은 혈어증으로 진단할 수 있다. 일본에서 정립한 기준에 근거하여 악점막증을 아래의 네 단계로 나눌 수 있다.

- 0단계 : 기본적으로 연악과 경악점막에서는 선명한 소혈관을 볼 수 없고, 점막표면에는 담홍색이 나타난다.
- 연악점막증(이하 연악증) 1단계 : 악궁처(齶弓處) 점막이 약간 붉고 비교적 선명한 가는 소혈관이 드러나는데, 이 형은 기본적으로 정상범위에 속한다.
- 연악증 2단계 : 1단계 악증의 기본 위에 충혈 되고 확장된 소동맥과 곡장된 소정맥을 볼 수 있다.
- 연악증 3단계 : 연악점막상의 소동맥이 선명하게 충혈·확장 되거나 소정맥의 곡장어혈(曲張瘀血)이 뚜렷하다. 또한 출혈이 있거나 2단계 변화의 기본 위에 점막표면의 색이 짙은 홍색이나 어두운 자주색으로 변한다.
- 경악점막증(이하 경악증) 1단계 : 경악점막에 선명한 소혈관이 보인다.
- 경악증 2단계 : 점막의 소동맥이 확장·충혈 되거나 소정맥의 곡장어혈이 보인다.
- 경악증 3단계 : 점막에서 선명한 소동맥의 충혈과 확장을 볼 수 있거나 소정맥의 곡장과 어혈을 볼 수 있고, 또한 출혈이 있거나 2단계 변화의 기본 위에 점막표면의 색이 짙은 홍색이나 어두운 자주색으로 변한다.

상술한 연악증 2·3단계의 변화와 경악증 1·2·3단계의 변화는 모두 어혈이 있음을 반영하는데, 정도의 차이가 있을 뿐이다. 악점막의 어혈 및 충혈 증상은 부인과 질병, 간염, 심혈관병, 골관절병, 비뇨생식기 질병, 피부병, 안과 질환 및 악성 종류 등에서 쉽게 볼 수 있고, 이러한 질병들에는 모두 두세 가지의 중요한 공통점이 있다. 첫째, 모두 계속 재발하여 치료가 더딘 진행성 난치증이다. 둘째, 어혈증으로 시작해서 종합증으로 발전한다. 즉, 충혈증상(소동맥 확장), 어혈성 혈체증상(소정맥 확장), 점막 뒤의 혈허, 과립의 생성, 출혈 및 기타 증상으로 발전한다.

8 상악의 중주가 곧고 주변이 선명하며 만곡이나 단열이 없으며 대부분 중주 위에 갈색 반점이 보인다. 경악부에는 적갈색의 투명하고 작은 점이 산재해 있고, 경악은 주로 암자색이나 자색이고 연악부에 작은 함몰이 나타나는 것은 관심병의 증상이다.

9 협점막에 어혈반이나 진홍색의 충혈대 및 작은 쌀알 모양의 옅은 황색을 띤 단단한 결절이 보이는 것은 식도암의 증상이다. 일반적으로, 어반이 협점막에 보이는 것은 어체(瘀滯)가 질병이 되고 유형의 질(疾)이 식도에 쌓인 것으로 본다. 그 색이 옅은 청색이고 반(斑)의 형태가 흐릿하며 실처럼 가는 것은 거의 허한과 관계가 있으며 식도암 말기 환자에게서 많이 보인다. 어반이 띠처럼 생겼고 청자색을 나타내는 것은 대부분 사실(邪實)과 관계되며 사기와 정기가 서로 다투는 것으로 식도암 중기 환자에게서 보인다. 어반 위에 또 협막이 생기는 것은 정기가 사기를 이기지 못하여 식도의 사독이 증등상승(蒸騰上乘)한 때문이다.

10 협점막에 특수한 반점의 분포가 나타나는 것을 구반(口斑)이라 하는데, 구충병(鉤蟲病)을 진단할 수 있다. 구반의 색깔과 형태, 크기에 따라 대체로 3단계로 나눈다.
- 1단계 : 점막의 반점이 대략 바늘 끝만큼 작고 개수는 1~3개 정도이

며 푸르스름하거나 회백색이고 둘째 어금니 정도 위치의 협점막에 분포한다.
- 2단계 : 반점이 대략 바늘 끝보다는 크고 분홍색이나 황색이며 치연평선(齒緣平線) 상하에 분포한다.
- 3단계 : 반점이 밀집되어 있거나 편상을 이루고 크기는 제각각으로 큰 것은 콩만 하고 작은 것은 2단계의 반점 만하며 자주색이나 남색으로 대(大)구치처 점막에 분포한다.

일반적으로 구충감염(鉤蟲感染)의 정도와 구반(口斑)의 정도는 서로 일치한다.

11 둘째 어금니 정도 위치의 협점막에 바늘 끝만 한 흰색 반점이 나타나는 것을 마진점막반(痲疹粘膜斑, 코플리크 반점)이라 하는데, 소아에게서 많이 보이며 마진 초기의 특징적 증상이다.

12 협점막에 검푸른 색소침착이 나타나는 것은 신양(腎陽)부족 때문으로 부신피질기능감퇴(에디슨병)[6]에서 흔히 보인다.

13 협점막에 크기가 다른 어반(瘀斑)과 출혈점이 나타나는 것은 대부분 혈열망행(血熱妄行)이나 비허(脾虛)로 혈액을 통섭하지 못하여 혈액이 점막 아래로 넘치기 때문인데, 각종 출혈성질병과 비타민C 결핍 등의 중에서 보인다.

14 협점막이 충혈 되고 부으며 작은 출혈점이 있는 것을 점막진(粘膜疹)[7]이라 하는데, 항상 양쪽에 대칭으로 발생한다. 풍열사독이 병이 된 것으로, 성홍열에서 보이며 풍진 및 몇몇 약물중독에서도 보인다.

15 협점막이 짓물러 오래도록 낫지 않고 반복적으로 재발하는 것은 비기(脾氣)와 신기(腎氣)가 훼손되어 허하기 때문으로, 쇠약한 어린 환자나 노인 환자에게서 많이 보이는데, 장기적으로 항생제나 항암제를 사용한 후나 만성 재발성 구창, 아구창 등의 병에서도 나타난다.

16 상악이나 협점막에 창이 생겨 국부적으로 벌겋게 부어오르고 창통(脹痛)이 있어 음식을 먹는데 문제가 있는 것을 중악(重齶)이라 한다. 풍열사독을 외감하거나 태중복열(胎中伏熱)이 심(心)과 비(脾)에 쌓여 상공(上攻)하기 때문이다.

■■■■■ 주석

1) 삼릉침(三棱針) : 날이 세모꼴로 된 침. 타박상 따위에 피를 뽑아낼 때 쓴다.

2) 현옹수(懸雍垂) : 목젖을 말하기도 하고, 목젖이 부어서 아래로 늘어지는 병증을 말하기도 한다.

3) 악전(齶前) : 구강 상벽의 앞쪽, 즉 대문니에 가까운 부위다.

4) 역리(疫痢) : 전염성이 강하여 병세가 위중한 이질을 말한다. 소아의 경우 하리가 나타나기 전에 안면창백·맥박미약 등 혈액순환장애와, 경련·기면(嗜眠)·의식 혼탁 등 신경계장애를 보이는 경우가 있다.

5) 유뇨증(遺尿症) : 수면 중에 소변이 흘러나오는 경우, 혼미 시에 소변이 흘러나오는 경우, 정신이 들었을 때 자신도 모르게 소변이 흘러나오는 경우 및 소변이 잦으면서 참기 어려운 경우를 포괄한다.

6) 에디슨병 : 부신 피질의 파괴나 기능부전이 원인으로 코티솔, 알도스테론, 안드로

젠 등의 호르몬이 부족하게 되며 피부의 착색을 초래하는 병이다. 검은색 피부, 겨드랑이 탈모, 입안 점막에 검은 반점이 생기고 흉터나 유두 의 색깔이 눈에 띠게 짙어진다. 무기력, 피로감, 체중감소, 저혈압에 의한 현기증, 위장질환(오심 · 구토 · 설사 · 식욕감퇴) 등이 동반된다.

7) 점막진(粘膜疹) : 내진(內疹)이라고도 한다. 피부에 나타나는 피부발진에 대응하는 말이다. 예를 들면 홍역에 걸렸을 때 초기에 연구개 및 경구개에 나타나는 붉은 반점이나, 성홍열의 경우에 연구개에 나타나는 붉은 반점 등이다.

|17|

목 [頸경]

　목은 곧 경항(頸項)이다. 머리와 몸을 잇는 요충으로, 앞을 '경(頸)'이라 하고 뒤를 '항(項)'이라 한다. 경(頸) 앞의 정중부는 기관(氣管)으로 위로는 비규(鼻竅)와 통하고 아래로는 폐장(肺臟)과 연결되어 기체 호흡과 출입의 요로(要路)가 된다.
　양 옆의 인영맥(人迎脈, 경외동맥)은 혈액이 머리와 눈으로 상영(上榮)하는 총간선(總幹線)이고, 식도는 기관의 뒤 경추 앞에 위치, 위로는 구강과 통하고 아래로는 위완(胃脘)과 닿아 있어 음식이 위(胃)로 들어갈 때 반드시 통과해야 하는 길이다.
　경부(頸部)는 또 인체의 십이경맥이 순행하는 요충지로, 기혈·진액·정수(精髓)가 두뇌와 면부 오관으로 상영, 두면부와 각 장부의 연계는 모두 경부를 통해야만 한다. 그러므로 경항(頸項)은 인체의 중요 부위가 된다.
　사람들은 목의 굵기로 한 사람의 건강미를 판단하곤 하는데, 남자의 목이 너무 가늘면 위풍당당한 대장부의 기백이 결핍된 소인배처럼 보여 여자에게

안정감과 기대고 싶은 느낌을 주지 못하는 경향이 있다.

반대로 여자의 목이 가늘고 길면 아름답게 보인다. 하지만 장대처럼 삐쭉하면 바람에도 꺾일 것 같은 연약함을 느끼게 하여 여성으로서의 아름다운 매력을 잃기도 한다. 사람의 목은 인체미의 기준이 될 뿐 아니라 건강을 비추는 거울도 된다.

목의 주요 생리적 기능은 두부(頭部)를 지탱하는 것으로 머리의 운동과 밀접한 관계가 있다. 목은 또한 인체의 중요 통로로 기혈(氣血)·정수(精髓)·진액(津液)·음식물의 운행은 모두 이 통로를 거쳐야 하므로 항상 통조(通調)의 기능을 수행해야 한다. 만약 이 통로가 정체되거나 막히면 두뇌와 오관 혹은 장부(심, 폐, 비, 위, 신)의 병변을 야기하기도 한다. 반대로 장부의 생리기능 실조는 경항부에 반영되어 나온다.

목의 양측으로 비교적 굵은 혈맥(경정맥)을 희미하게 볼 수 있는데, 정상적인 상황에서 그 박동까지는 육안으로 보이지 않는다. 만져서 박동을 느낄 수 있는 곳이 인영맥(경외동맥)이다. 후항(後項)의 정중앙부는 경추로, 단정하고 곧으며 경부근육이 양측으로 대칭을 이루기 때문에 머리를 숙이고 들고 좌우로 돌리는 것을 자유자재로 할 수 있다. 정상적인 상황에서 경항의 활동범위는 좌우로 각각 75° 회전할 수 있고, 앞뒤로는 35°씩 젖히거나 숙일 수 있으며, 좌우로 각각 45° 숙일 수 있다.

❧❧❧

목이 굵은 사람은 다른 사람에게 신체가 강건하다는 느낌을 주며, 이들은 저항력이 좋아 쉽게 질병에 감염되지 않는다. 목이 긴 사람은 그 활동량에서 목이 짧고 굵은 사람을 훨씬 초과하기 때문에 경부근육의 탄성과 인성이 모두 강화되어 비교적 중풍에 적게 걸린다. 당연하지만, 목의 굵기와 길이는 각자 자신의 기준이 있는 것으로 다른 두 개체를 놓고 단순비교를 할 수는 없다. 자신의 신체비율을 따졌을 때 굵기와 길이가 적당하다면 모두 정상이다.

경부종괴(頸部腫塊)

경부종괴는 경부에 이상한 종괴(腫塊)¹가 나거나 경부의 갑상선과 임파결이 비정상적으로 붓는 것을 말한다. 경부는 인체에서 종괴가 가장 많이 생기는 부분이다. 한 연구결과에 따르면 병리검사를 실시한 종괴 중에서 경부의 종괴가 8.07%로 가장 많았다. 경부에 종괴가 잘 생기는 이유는, 머리와 전신의 임파선이 모두 모이는 곳이 경부이고, 호흡기와 소화기의 요충지이자 세균 등 유해미생물이 기체(機體)로 들어가는 것을 차단하는 중요 관문이기 때문이다. 이 밖에 경부는 배엽조직으로부터 발생하여 형성되기 때문에 선천성기형과 종괴가 잘 생기게 된다.

경부의 앞 턱 아래 후결(喉結, 기관) 양측에 종괴돌기가 생겨, 크기도 하고 작기도 하며 한쪽에만 생기기도 하고 양쪽에 생기기도 하는데, 삼킬 때마다 상하로 이동하는 것은 갑상선선류(甲狀腺線瘤)로 한의학에서는 영류(癭瘤)² 라 한다. 이 병은 항상 번조(煩躁)·이노(易怒)·심계(心悸)·기급(氣急)·한출(汗出) 등의 증상을 동반하는데, 대부분 간기울결로 담응조체(痰凝阻滯)하기 때문이다. 지방의 풍토와 연관되기도 한다.

경부 턱 아래의 종괴가 층층이 쌓여 만지면 구슬을 꿰어 놓은 것 같으며 표면이 매끄럽고 광택이 나며 움직이고 커졌다 작아졌다 하고 가벼운 압통이 있다가 없다가 하는 것은 만성임파결염으로 구강과 인후 등에 염증이 함께 발생하기도 한다. 종괴가 붉고 부었으며 열이 나고 통증이 뚜렷한 것은 급성임파결염인데, 원래 발병한 병소가 사라지고 나면 급·만성인파결염도 따라서 사라진다. 초기에는 통증 없이 붓기만 하다가 점점 짓무르고 겹겹이 파흔(疤痕)이 생길 뿐 아니라 계속해서 주위로 번지는 것은 임파결핵으로, 한의학에서는 나력(瘰癧)이라 하며, 대부분 폐신음허(肺腎陰虛)로 허화작진(虛火灼津)하고 담핵이 생긴 것으로 생각한다.

한쪽 갑상선이 붓고 단단해지며 표면이 울퉁불퉁하고 부근에 부은 임파결이 만져질 때는 갑상선암일 가능성을 의심해봐야 한다.

경부 정중앙 후결 상방에 매끄럽고 광택이 나는 원형이 나타나고 혀를 내밀 때 따라서 위로 올라가는 것은 대부분 갑상선설골낭종(甲狀腺舌骨囊腫)이다.

경부 합하(頜下)에 원형의 맨질맨질하고 말랑말랑한 종괴가 생기는데, 손으로 누르면 형태가 변하고 누르던 것을 풀면 천천히 원래의 형태로 되돌아오는 것은 대부분 합하피양낭종(頜下皮樣囊腫)이다.

이수(耳垂) 아래 경부에 경계가 뚜렷하고 크기가 일정하지 않은 단단하고 뿌리가 깊은 종괴가 나타날 때는 거의 시선혼합류(腮線混合瘤)다. 이것은 일종의 양성 종류지만 악성으로 변할 가능성이 있다.

경부에 다조직으로 크게 붓는 무통성 임파결이 나타나고 표면의 피부가 정상일 때는 임파류일 가능성을 경계해야 한다.

경부에 무통성 임파결종대가 나타나고 더불어 발열, 간비종대, 피부출혈점, 치은출혈 등이 함께 나타날 때는 백혈병일 가능성을 경계해야 한다.

쇄골상와에 단단한 종괴가 하나 생겨, 처음에는 압통이 없고 움직이다가, 종괴가 커짐에 따라 종괴가 많아지고 무리를 지어 서로 연결되고 고정되며, 종괴 표면에 확실한 혈관박동이 만져지지 않을 때는 악성종류전이성 임파종대일 가능성을 경계해야 한다.

경부혈맥노장(頸部血脈怒張)

정상적인 상황에서는 경부 양측의 혈맥(동맥과 정맥)이 잘 드러나지 않는다. 경부에 정맥노장(靜脈怒張)이 불거질 때는 뚜렷한 정맥충영을 볼 수 있으며 얼굴이 붓고 안색이 어두운 자줏빛을 띠는데 이는 정맥의 혈압이 높아졌음을 나타낸다. 우심기능부전, 협착성심포염, 심포적액(心包積液)이나 상강정맥

증후군(上腔靜脈症候群) 등에서 많이 보인다.

한의학에서는 심혈어조(心血瘀阻)나 폐기옹체, 흉우기기(胸宇氣機)의 비조불창(痺阻不暢) 때문인 것으로 본다.

안정된 상태에서 경동맥의 뚜렷한 박동이 나타나는 것은 주동맥판폐쇄부전증, 고혈압, 갑상선기능항진 및 심각한 빈혈 환자에게서 많이 보인다.

경항옹저(頸項癰疽)

옹이 결후 밖 정중앙에 생기는데, 초기에는 붉게 부어 후(喉)를 에워싸고 고열과 번갈이 오다가 점차 증세가 극심해지는 것을 결후옹(結喉癰)이라 한다. 풍열이 폐(肺)와 위(胃)로 들어가거나 심경화독(心經火毒)에 풍사가 겸하여 발생한다. 뿌리가 깊거나 단단하지 않고 쉽게 농이 생기고 밖으로 짓무르는 것은 순증이고, 반대로 단단하여 잘 짓무르지 않거나 농이 생겨 속으로 들어가는 것은 역증으로 대부분 예후가 좋지 않다.

저가 후항(後項)의 정중앙 아문(瘂門)과 풍부(風府)혈 옆에 생기는데, 단단하여 잘 짓무르지 않고 짓무르는 속도도 빠르지 않은 것을 편뇌저(偏腦疽)라 한다. 방광경에 열이 쌓여 생긴다.

저가 천주골(天柱骨, 경골) 사이에 생기는데, 초기에는 와잠(臥蠶) 같다가 움푹 꺼지고 검게 변하며 뼛속까지 가려울 정도로 심하게 가려운 것을 천주저라 한다. 상초울열(上焦鬱熱)이 독맥(督脈)에 축적되어 생긴다. 중증환자에게는 견배구급(肩背拘急), 구역오심(嘔逆惡心) 등의 증상이 나타난다. 짓무름, 정신혼미, 구토가 나타나는 것은 대부분 난치의 증상이다.

저가 경항의 양 옆에 생기는데, 복숭아 모양으로 돌처럼 단단하고 피부색은 변하지 않으며 처음에는 작다가 점차 커지고 잘 짓무르지도 않는데 짓무르고 나면 잘 없어지지도 잘 아물지도 않는 것을 석저(石疽)라 한다. 대부분 폐경울열로 기혈이 응결되거나 침한(沉寒)이 경락에 응결하여 생긴다.

초기에는 경부가 천천히 붓다가 몇 개의 종기 같은 것이 경항을 둘러싸며 생기고, 동통과 발열이 있으며, 먹는 양이 줄고, 가슴이 답답하고 해소가 있는 것을 백맥저(百脈疽)라 하는데, 대부분 뚱뚱한 사람이 먹는 것을 좋아해 풍열이 외침했기 때문이다.

사경(斜頸)

경항이 한쪽으로 기울어 똑바로 세울 수 없는 것을 사경이라 한다. 병이 오래되면 근육위축이 일어날 뿐만 아니라 근건(筋腱)이 일어나 위아래로 연결된 것이 만져지기도 한다. 이 병은 대부분 신생아의 산상실치(産傷失治)에 속하며 근육이 손상을 입었기 때문이다. 또한 성인은 경골이 손상되거나 기타 원인으로 골질(骨質)[3]에 기형이 나타나 생긴다.

항강(項强)

경항이 굉장히 당기고 제대로 움직이지 못하는 것을 항강이라 한다. 항배(項背)가 당겨 뻣뻣하고 오한과 발열이 있으며 머리가 붓고 아픈 것은 대부분 외감한 풍한이 낙(絡)으로 들어가 경기(經氣)가 순조롭게 순행하지 못하는 구한증(裘寒症)이다.

경항이 뻣뻣하게 당기고 동통이 있어 제대로 움직이지 못하며, 어깨와 팔, 손가락이 저리고 마비가 오며, 심하면 팔을 올리지 못하는 것은 풍한습비(風寒濕痺)의 증에서 많이 보인다. 때로 노년에 경추골이 비대해져 생기기도 한다.

자고 난 이후에 경항을 돌리지 못하거나 한쪽이 당기고 동통이 있는 것은 대부분 잘 때 머리의 위치가 바르지 못했거나 경항부가 풍한을 감수했기 때문이다.

항부가 당겨 불편하고 머리가 붓고 어지러우며 얼굴이 붉어지고 쉽게 화를 내며 맥이 현(弦)해지는 것은 대부분 간양상항(肝陽上亢) 때문이다.

항부가 당기고 머리가 뒤로 젖혀지며 심하면 등이 활처럼 굽는 것을 각궁반장(角弓反張)이라 하는데, 파상풍에서 많이 보인다. 열병을 외감하여 열이 성하고 상음동풍(傷陰動風)할 때와 전간병(癲癎病) 등에서도 나타난다.

이밖에, 경항의 움직임이 자유롭지 못한 것은 두부(頭部) 조직기관의 질병 때문일 수도 있다. 예를 들어, 어지럼증 환자는 두부의 활동이 증상을 더욱 악화시켜 마음대로 경항을 돌리지 못하므로 경항의 활동이 감소된다. 경항의 기육이 수축하면 두요(頭搖) 증상이 일어날 수 있는데, 간(肝)과 신(腎)의 음기(陰氣)가 훼손되거나 간의 양기가 항진하여 일어나는 간풍내동에서 많이 보인다.

경연(頸軟)

경부가 연약하고 무력하여 머리를 지탱하지 못하는 것을 경연이라 한다. 오랜 병이나 중병에 경항이 연약하고 머리가 무거워 옆으로 기울고 눈이 푹 꺼지면서 안광이 없는 것은 정기가 쇠패(衰敗)[4]하고 정신이 나갈 징조다.

영아가 4개월 이후에도 경항이 연약하여 고개를 들지 못하는 것은 대부분 선천적인 천품이 부족하거나 골격이 연약하기 때문이다. 혹은 비위실조하여 기혈이 부족하거나, 출산과정이 너무 길어 태아가 압박을 받아 뇌가 손상된 때에도 나타난다.

두경이 연약하고 무력하며, 삼키는 기능이 감퇴되고, 눈꺼풀이 쳐지고, 무표정하며, 피로하면 증상이 더욱 심해지는 것은 대부분 중기[5] 부족(中氣不足)으로 청양(淸陽)[6]이 올라가지 못하기 때문이다.

■■■■■ **주석**

1) 종괴(腫塊) : 조직이나 장기의 일부에 생긴 경계가 분명한 종기. 외상(外傷), 염증 따위를 비롯하여 여러 가지 원인이 있으나 암의 한 형태인 경우가 많다.

2) 영류(瘿瘤) : 경부에 종괴가 발생하여 붉은 색을 띠면서 돌기하거나, 작은 꼭지 같은 것이 늘어져 있으며, 앵두 같은 형상을 띠기도 한다. 대개 갑상선종대를 가리킨다.

3) 골질(骨質) : 골조직의 세포간질을 형성하는 물질로 콜라겐의 일종인데, 오소코무이드 및 오소알브모이드의 단백질로 된 유기성분이다. 대개 연령과 더불어 유기성분의 비율이 감소하여 뼈가 경화한다.

4) 쇠패(衰敗) : 쇠약해지고 몹시 손상됨을 말한다.

5) 중기(中氣) : 중초(비위)의 기와 소화운송기능, 맑은 것을 끌어 올리고 탁한 것을 하강시키는 생리기능을 뜻함.

6) 청양(淸陽) : 체내의 가볍고 깨끗한 상승하는 기.

18

흉협 胸脇

　흉협(胸脇)은 인체외각의 일부분으로, 안에는 심(心)·폐(肺)·간(肝)·담(膽) 등의 장부가 있다. 그 중에서 결분(缺盆)¹ 이하부터 배의 윗부분까지 뼈가 있는 곳을 '흉(胸)'이라 한다. 흉골체의 하단에 뾰족하게 튀어나온 부분을 '구미(鳩尾)'라 하고, 기육 부분을 '응(膺)'이라 하며, 액하(腋下) 열두 번째 늑골까지를 '협(脇)'이라 하고, 좌측 가슴 아래 심첨박동처를 '허리(虛里)'라 한다.

　흉협은 장부를 담고 있는 중요한 부위로 내장에 질환이 있으면 즉시 흉부에 반응이 나타난다. 흉부 안에는 전중(膻中)² 이 있는데, 한의학에서는 전중을 기의 바다(氣之海)이자 심(心)을 주관하는 궁성(宮城)이라 한다. 그리고 허리는 심첨박동처로 종기(宗氣, 심폐의 기)의 외후이며, 구미는 심(心)의 외후이므로, 전중·허리·구미는 심폐(心肺) 기의 성쇠를 예보하는 중요 부위가 된다. 그 밖에, 흉협부는 경맥이 조밀하게 순행하고, 수혈이 가득 분포한 곳으로 십이경맥 중에서 족태양방광경을 제외한 열한 경맥이 모두 순행하여 흉에 이른

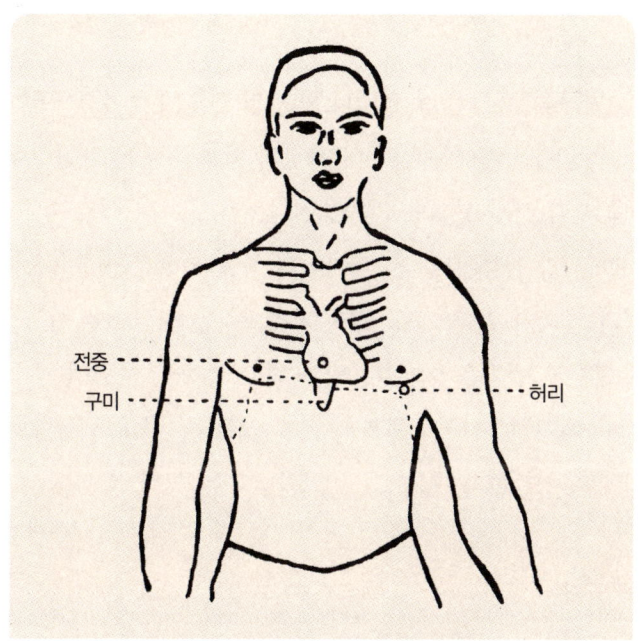

[그림 18-1] 허리·전중·구미 부위도

다. 기경팔맥 또한 대부분 흉을 지나므로 경락 및 그 상응하는 장부에 발생하는 병변은 반드시 흉협에 반영되어 나타난다.[그림 18-1]

흉협을 살필 때는 흉곽, 허리, 유방 세 부분을 포괄하여 살핀다.

흉곽 살피기

정상인의 흉곽은 좌우 대칭이며 호흡 시에 자연스럽고 고르게 움직인다. 또한 적당히 단단하고 고르게 퍼져 있으며, 함몰이나 치우침이 없고, 통 모양으로 생기지 않았으며, 늑골이 약간 드러나고, 늑골 사이사이가 부풀어 튀어나오지 않고, 기육이 충분히 발달해 있다. 하지만 정상인이라도 연령에 따라 흉곽의 형태에는 차이가 있다.

예를 들면, 아동의 흉곽은 통형이나 원주형(전후의 직경과 좌우의 직경이 비슷하다)이고, 성년 시기에는 전후의 직경이 비교적 짧은 타원형이었다가 나이가 들어감에 따라 다시 통형에 가까워진다.

양측 늑궁(肋弓)과 검돌부(劍突部) 사이의 각을 복상각(腹上角)이라 하는데, 이 또한 체형과 관계가 있다. 정상 체형의 복상각은 직각에 가깝고, 마른 사람의 복상각은 대부분 예각을 이루며, 키가 작고 뚱뚱한 사람의 복상각은 거의 둔각을 이룬다. 이상한 모양의 흉곽은 보기 싫을 뿐 아니라 몸에 병조(病竈)[3]가 있음을 암시하기도 한다.

통형흉(桶形胸)

흉곽의 전후 직경이 길어 어떨 때는 좌우의 직경과 비슷하고, 늑골궁의 앞으로 기울어진 각도가 들리고, 늑골 사이의 간격이 넓고 불룩하여 전체 흉곽이 원통형인 것을 통형 가슴이라 한다.[그림 18-2] 주로 기관지천식과 만성기관지염으로 인한 폐기종 환자에게서 보인다. 한의학에서는 대부분 담음구복(痰飮久伏)이나 폐신기허(肺腎氣虛), 폐기옹체불창(肺氣壅滯不暢)을 원인으로 생각한다.

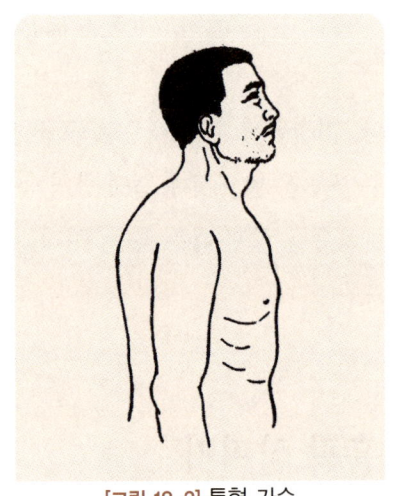

[그림 18-2] 통형 가슴

편평흉(扁平胸)

흉곽의 전후 직경이 좌우 직경의 반이 안 되어 편평한 모양으로 나타나고, 경부가 가늘고 길며, 쇄골이 돌출한 것을 편평흉이라 한다.[그림 18-3] 폐결핵 같은 만성 질병으로 지나치게 말라 영양을 충분히 보충해야 함을 나타내고, 병원에서 검사를 하여 정확하게 진단하고 즉시 치료해야 한다.

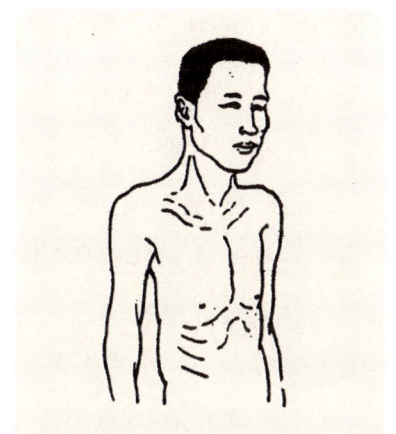

[그림 18-3] 편평한 가슴

계흉(鷄胸, 일명 새가슴)

늑골이 앞으로 돌출했을 뿐 아니라 좁고, 흉곽의 전후 직경이 좌우 직경에 비해 커 마치 닭의 흉골처럼 튀어나온 것을 계흉 또는 구루병흉이라 한다. 이것은 비타민D 결핍으로 인한 구루병에서 나타나는 골격변형의 특이한 체중이다. 이 병은 아동과 청소년에게서 많이 보인다. 한의학에서는 소아의 선천적인 천품부족과 신(腎)의 정기 훼손을 원인으로 생각한다. 또한 늑골이 연약하여 쉽게 구부러지는 유아기에 해소천식을 오래 앓거나 담연옹색(痰涎壅塞), 폐기불창 등을 원인으로 보기도 한다.

누두흉(漏斗胸)

늑골 하부가 푹 꺼져 흉곽이 깔때기 모양인 것을 누두흉이라 한다. 한의학에서는 선천적으로 신정(腎精)[4]이 손상되어 모자라거나 흉골 하부가 오랫동안 압박을 받거나 만성 폐부 질환으로 오랜 기간 호흡장애를 앓았기 때문으로 본다.

구루병천주(佝僂病串珠)

구루병 환자의 흉곽 전면을 따라 늑연골과 흉골의 이행 부위에 구슬을 꿰어 놓은 것 같은 융기가 있는 것을 구루병천주라 한다. 한의학에서는 담어구적(痰瘀久積)이나 신정부족, 골체불견(骨體不堅), 골연변형(骨軟變形) 때문으로 본다.

흉부의 한쪽 혹은 국한적 변형

양측의 흉곽이 비대칭으로 한쪽이 팽창·융기한 것을 말한다. 한쪽 흉강에 대량으로 수액이 쌓이거나 기흉이나 흉강에 종류(腫瘤)가 있을 경우에 보인다. 양쪽을 대비했을 때, 건강한 쪽은 비교적 평탄하다. 흉격의 한 부분이 튀어나오는 것은 심장확대, 심포적액(心包積液), 주동맥류(主動脈瘤), 흉내 혹은 흉격 종류 등에서 보인다.

흉곽의 한쪽이나 한 부분이 함몰되는 것은 폐부장(肺腑張), 폐결핵, 폐섬유화, 폐위축, 흉막점연(胸膜粘連) 등에서 보인다. 한쪽에 대상성(代償性) 폐기종이 있을 때는 환부가 융기한다.

흉부기형

척추, 특히 흉추의 기형 때문인데, 심각할 때는 척추가 전방이나 후방 혹은 측방이나 측전방으로 튀어나와 흉부의 양쪽이 비대칭이 되고, 늑골 사이가 넓어지거나 좁아져 흉강내의 기관과 표면의 명시적인 관계에 변화가 발생한다. 심각한 척추기형은 호흡과 순환기능에 장애를 초래한다.

흉부기형은 척추결핵, 발육기형, 구루병 등에서 주로 보인다.[그림 18-4]

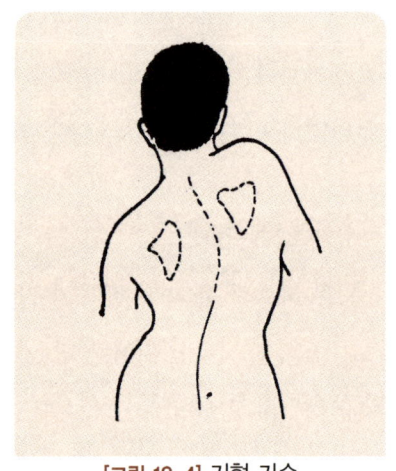

[그림 18-4] 기형 가슴

흉곽의 국부 돌기

늑골과 늑연골이 만나는 곳에 하나 혹은 여러 개의 동통이 있고 단단한 마름모꼴의 포진이 생기고 동통이 몇 주에서 몇 개월 간 지속되는 것은 늑골연골염이다.

흉곽운동

흉곽운동은 호흡기능의 주요 구성부분이다. 정상적인 성인은 매분 평균 14~20차례 호흡을 한다. 호흡의 빈도가 정상보다 빠르고 많은 것은 중초에 병이 있거나 복부에 극심한 통증이 있고, 혹은 간경화로 복수가 차고 횡격막이 하강하지 못하는 경우에 많이 보인다. 또한 열사옹폐(熱邪壅肺)의 폐렴 환자에게서도 보인다. 호흡을 할 때 견갑골도 따라 움직이는 것을 속칭 '대견호흡(擡肩呼吸)'이라 하는데, 심하면 입을 벌리고 호흡하는 것을 볼 수 있다. 호흡 시에 머리를 상하로 끄덕거리고 어깨 역시 떨리는 것을 '호흡동요진진(呼吸動搖振振)'이라 하는데, 호흡이 극도로 곤란한 표현으로 대부분 죽음이 임박했을 때 나타난다. 천천히 그리고 깊게 호흡하는 것을 '흡원(吸遠)'이라 하는데, 병이 하초에 있는 것이며, 정신이 혼미하거나 신기(腎氣)가 부족할 때 많이 보인다.

허리 살피기

허리(虛里)는 왼쪽 가슴 아래 심첨박동의 부위다. 어린아이는 그 위치가 비교적 높고, 노인은 위치가 조금 낮다. 그 박동범위는 대략 2.5평방 센티미터 정도인데, 심장(心臟)이 수축할 때 흉전격을 때리기 때문에 일어나는 박동현상이다. 똑바로 서 있거나 상체를 앞으로 숙일 때 가장 뚜렷하게 나타나지만, 비만인 사람이나 여자는 일반적으로 그 박동을 관찰하기 어렵다.

허리박동의 강약과 빈도는 종기(宗氣)의 성쇠를 반영한다. 박동구역 역시 심장의 형태와 위치에 따라 다르게 나타난다.

일반적으로 허리의 박동이 빠르거나 휴지(休止)가 있는 것은 종기가 역란(逆亂)하거나 복중에 병이 있기 때문이다. 허리박동에 간헐적인 휴지가 있고 박동범위가 확대되거나 흉곽 외측으로 이동하는 것은 심장이 확대되고 심기가 쇠약해지거나 고갈된 표현이다.

허리박동의 정지는 임상에서 사망을 뜻한다. 허리박동이 뚜렷하여 박동이 옷 밖으로도 나타나는 것을 허리대동(虛里大動)이라 하는데, 종기대설(宗氣大泄)의 표현이다.

유방 살피기

정상인은 양쪽 유방과 유두의 위치가 대칭인데, 일반적으로 아동과 남자는 유방이 뚜렷하지 않다. 유두의 위치는 대략 쇄골 중앙선과 네 번째 늑간이 만나는 곳이다. 여자의 유방은 사춘기에 점차 커져 반구형이 되고, 유두 역시 점차 커져 원주형이 된다. 임산부와 수유기 여자의 유방은 커져 앞으로 튀어나오거나 아래로 쳐지며, 유훈(乳暈)[5]은 커지고 색이 짙어지며 유방피부의 표면에 정맥곡장(靜脈曲張)이 보인다.

[1] 정상적인 여자는 앉아 있을 때 양쪽 유방이 대칭을 이루는데, 분명하게 비대칭인 것은 한쪽 유방의 발육부진, 선천적인 기형, 낭종병변, 염증이나 종류 등에서 보인다. 이때는 유방피부에 경미하고 국부적인 함몰이 있는지 주의 깊게 관찰해야 한다. 있을 경우 유선암의 초기체증일 가능성이 높다.

2 유방피부가 붉어지고 부으며 열과 통증이 있는 것은 염증 때문이다. 유방 암이 피부임파선에 침입하면 짙은 홍색이 나타나지만 열통은 따르지 않는다. 유훈은 첫 번째 임신 이후에 범위가 넓어지고 색이 짙어진다. 부신 피질의 기능이 감퇴되면 유훈이 선명한 갈색으로 변한다.

3 유두에서 분비물이 나오는 것은 유선도관에 병변이 있는 것으로 혈성분비물은 유선암에서 많이 보인다. 분비물이 맑고 남색이나 황색이면 주로 만성낭성유선염이다.

4 유방에 수종이 생긴 후에는 피부모낭 및 모낭공이 뚜렷하게 함몰되고, 피부는 귤껍질이나 돼지피부처럼 변하는데, 유선암에서 많이 보이고, 염증에서도 볼 수 있다.

5 여자의 유방이 붉게 붓고 동통이 있으며 유즙이 잘 나오지 않고 국부적으로 압통이 있으며 오한과 발열이 따르는 것을 유옹(乳癰, 급성유선염)이라 한다. 이것은 세균이 유선조직에 침입해 일으키는 급성화농성감염이다. 이러한 병은 주로 산후 3~4주의 수유 산모에게 발생하는데, 특히 초산인 산모에게 많이 보인다. 한의학에서는 이 병을 대부분 간기불서(肝氣不舒), 위열온체(胃熱蘊滯)나 유두에 상처가 생겨 외감사독이 쌓이고 흩어지지 않아 생기는 것으로 본다.

6 여자의 유방 속에 복숭아씨나 계란 같은 종괴가 있는데 형태가 뚜렷하고, 피부색에는 변함이 없으며, 피부와는 유착되지 않아 이리저리 움직이는 것을 유벽(乳癖)이라 한다. 현대의학의 유선섬유종, 유선낭종 및 유선증생에 상당한다고 본다. 대부분 간울비허(肝鬱脾虛), 기체담응(氣滯痰凝)

때문이다. 이 병은 대부분 양성인데 극소수는 악성으로 변하기도 하기 때문에 조기에 수술을 하거나 약을 복용해 치료하는 것이 좋다.

7 중년 여자의 유방에 주위조직과의 경계가 불분명한 하나 혹은 여러 개의 종괴가 생겨 점차 피부와 유착되는데, 병과가 늦어 수개월 후에 종괴가 물러지기 시작하여 농종을 만든다. 이후에 농종이 터져 농액이 나오는 것은 유방결핵이다. 이 병은 연화(軟化)[6]가 일어나기 전에 절제수술로 종괴를 제거하는 것이 가장 좋다.

8 유방에 국부적으로 종괴가 생기는데, 주로 유방의 외측 상방 즉, 액와(腋窩)[7]와 가까운 부위에 주로 생기며 손으로 만지면 딱딱하다. 광택이 없으며 처음에는 작다가 천천히 커지고 동통이 계속되며 유방피부와 유착되기 시작한 후에는 '주와(酒窩)'의 증상(피부표면이 함몰됨)이 나타나거나 피부가 귤껍질 같이 변하고, 짓물러 터진 후에는 꽃양배추 같은 모양이 되는 것을 유암(乳癌, 유선암)이라 한다. 대부분 에노우사(恚怒憂思)와 간기울결 때문이다. 이 병은 조기에 발견하여 수술을 하면 비교적 치료율이 높다.

■■■■■ 주석

1) 결분(缺盆) : 인체 부위명이자 경혈명이다. 쇄골 위의 오목한 곳을 가리킨다.

2) 전중(膻中) : 흉부에서 양쪽 유두 사이의 한가운데 부위다.

3) 병조(病竈) : 조는 곧 부뚜막으로 병을 발생시키는 소인을 말한다.

4) 신정(腎精) : 신의 정기로서 정혈(精血)과 같은 뜻으로 쓰이기도 하며, 신에 있는 생식지정(生殖之精)을 말하기도 한다.

5) 유훈(乳暈) : 유두 바깥쪽으로 담홍색을 띠는 부위다. 임신을 하면 유훈에 색소침착이 생겨 색택이 더욱 진해져 임신을 진단하는데 참고가 된다.

6) 연화(軟化) : 단단한 조직이 물러짐을 말한다.

7) 액와(腋窩) : 가슴 양쪽 옆, 어깨 밑의 오목하게 들어간 부분으로, 피하에 많은 땀샘과 지방조직이 있고, 기저부에는 중요 신경과 혈관이 통과하며, 임파결군이 있다. 수삼음경 및 족소양경이 통과한다.

19

어깨[肩견]·등[背배]·허리[腰요]

어깨는 인체 몸통의 상부로 척골을 분계로 하여 좌우 각 하나씩이며, 아래로 팔과 연결된다. 등은 몸통의 뒷부분으로 위로는 견항(肩項), 아래로는 허리와 연결되며 척골이 정중앙에 세로로 서있다. 허리 역시 몸통의 뒷부분에 위치하며 위로는 계륵(季肋)[1]까지로 배려(背膂)와 연결되고, 아래로는 가척(髂峠)[2]까지로 고미(尻尾)와 연결된다.

어깨와 등은 서로 연결된 두 부위로 어깨는 체내 폐(肺)의 분역(分域)이다. 한의학에서는 등은 흉중지부(胸中之府)이고 심폐(心肺)는 가슴 속에 감추어져 있으므로, 어깨와 등은 심폐의 외위(外圍)가 되고, 따라서 견배(肩背)와 흉내 장기(심폐) 사이에는 밀접한 관련이 있으며, 흉내 장기의 성쇠는 어깨와 등을 통해 밖으로 드러난다고 생각한다.

허리와 신(腎)은 관계가 밀접한데, 한의학에서는 '허리는 신(腎)의 부(府)'라고 본다. 또한 허리 내에는 명문(命門)[3]이 감추어져 있어 명문의 택(宅)이 된다. 뿐만 아니라 신수(腎俞)·명문 등 중요 수혈이 허리에 위치하고, 이 부위는 인체의 내장, 특히 신장(腎臟)·명문(命門)과 밀접한 관계에 있기 때문에 신기명화(腎氣命火)의 성쇠를 가장 잘 반영할 수 있다.

경락(經絡) 방면에서 보면, 어깨는 수족삼양경(手足三陽經)이 교회(交會)하는 곳이고, 기경팔맥(奇經八脈) 중 독맥(督脈)의 주간선이 척(脊)을 관통해 요배부의 중앙으로 순행하고, 족태양방광경 전체 맥은 좌우로 나뉘어 척의 양측으로 순행한다.

수혈(俞穴)[4] 방면에서 보면, 허리와 등은 요혈(要穴)이 집중되는 곳으로, 요배부는 장부의 집중반응구이다. 인체 오장육부(五臟六腑)의 중요 대표혈인 수혈은 모두 요배부 중앙선의 양측에 집중되어 있다. 요배부는 인체 전체의 중요 정보를 포함하고 있기 때문에 장부(臟腑)에 병변(病變)이 발생하면 어깨·등·허리 부위에 반영되어 나타난다. 그 중에서 어깨와 등은 심폐(心肺)와 같은 흉부장기(胸部臟器)의 병변을 예측하는데 그 의의가 비교적 크며, 요저부의 변화는 신장과 명문 및 분강(盆腔)기관(생식비뇨기관 포함)을 진단하는 주요부위가 된다.

어깨·등·허리 부위를 관찰하여 질병을 진단할 때는, 피검자는 옷을 벗어 검사부위를 충분히 드러내야 하며, 검사자는 대견(擡肩)이나 수견(垂肩)의 유무, 등과 허리 부위에 홍종과 옹저의 유무, 활동의 이상 유무 및 배부의 외형 등을 관찰해야 한다.

어깨를 살펴 병 진단하기

정상인의 어깨는 양쪽이 대칭을 이루고, 올라가지도 쳐지지도 않으며, 높이가 적당하고, 관절의 활동도 자유롭다. 병변이 발생하면 아래의 몇 가지 증상이 나타난다.

대견(擡肩)

견식(肩息)이라고도 한다. 두 어깨가 호흡을 따라 오르락내리락하는 것을 가리킨다. 이 증상은 항상 코를 벌름거리며 입을 벌리고 호흡을 하는 것과 함께 볼 수 있으며 호흡곤란의 증상이다. 대부분 폐기옹색과 식도불리(息道不利) 때문이며, 주로 천식·폐열천해(폐담)·백후(白喉) 등의 병증에서 보인다.

수견(垂肩)

견수(肩隨)라고도 한다. 두 어깨가 아래로 쳐지고 어깨를 들먹일 힘이 없다. 이것은 폐기(肺氣)가 상당히 허하고 쇠해 어깨를 올릴 수 없는 증상이다.

견응(肩凝)

오십견(五十肩)이라고도 한다. 쉰 살 이상의 사람에게 나타나는, 견관절의 활동에 제약을 받아 팔을 올리거나 옆으로 벌리기 곤란한 증상을 가리킨다. 대부분 경맥불리(經脈不利)와 기혈응체 때문이다.

견주탈구(肩肘脫臼)

견주관절이 탈구되어 들어 올릴 수 없고 환부에 동통이 심하다. 대부분 무거운 물건을 들다 손상되었기 때문이다. 어린아이는 주로 어디를 기어오를 때나 넘어질 때, 혹은 어른이 팔을 잘못 잡아당겼을 때 발생한다.

견갑골의 형태

주로 다음와 같은 몇 가지 유형이 있다.[그림 19-1]
① **정상형(正常型)** : 견갑골의 위치가 단정하고 높이가 같으며 앞이나 뒤로

> **Tip** **어깨는 내장의 상태를 말한다**
>
> 일본의 한 연구 보고서에 따르면 어깨가 아래로 쳐진 것은 내장하수(內臟下垂)의 가능성이 있음을 나타내고, 어깨가 좁은 사람은 폐결핵을 앓기 쉬우며, 어깨가 넓은 사람은 만성기관지염을 앓기 쉽고, 어깨가 올라 간 것은 천식의 징조라고 한다.
>
> 왼 어깨가 쳐진 사람(오른쪽 어깨보다 낮은 사람)은 소화효소와 호르몬의 분비가 왕성하여 소화기능이 좋다. 12세 이하의 어린아이에게 이 증상이 나타나면, 인후염·안충혈·복사·이질 등의 병을 앓기 쉽다. 45세 이상의 여자에게 이 증상이 나타나면, 안저출혈·백내장·안저병[5] 등을 앓기 쉬우며 사물이 흐릿하게 보인다. 45세 이상의 남자에게 이 증상이 보이면, 동맥경화로 인한 진전마비(振顫麻痺, 파킨슨병)와 뇌일혈 등의 질환을 앓기 쉽다.
>
> 오른쪽 어깨가 쳐진 사람은 소화효소와 호르몬의 분비가 느려 소화기능이 떨어진다. 12세 이하의 아동에게 이 증상이 나타나면 대부분 영양실조로 몸이 마르고 감기·폐문임파선종대·경부임파선종대 등의 병증을 앓기 쉽고, 전굴형(前屈型)의 체형이 되기 쉽다.

굽지 않은 것은 정상적인 형태에 속한다. [그림 19-1] (1)과 같다.

② **전굴형(前屈型)** : 견갑골의 양측이 앞으로 굽어 [그림 19-1] (2)처럼 나타난다. 이 체형의 사람은 감기, 경부임파선종대, 늑막염, 폐내임파선종대 및 폐결핵 등의 질병을 앓기 쉽다. 이는 견갑골의 바깥이 전방으로 치우쳐 두 어깨가 앞으로 굽기 때문에 흉부가 압박을 받기 쉽고, 폐(肺)의 수축과 이완에 영향을 주어 기체의 교환을 충분히 할 수 없으며, 이로 인해 정맥혈의 어체를 야기하기 때문이다.

③ **후굴형(後屈型)** : 견갑골의 양측이 [그림 19-1] (3)처럼 뒤로 기울어져 있다. 이 형태는 위장(胃腸)과 간장(肝臟), 췌장(膵臟), 비장(脾臟) 등 소화

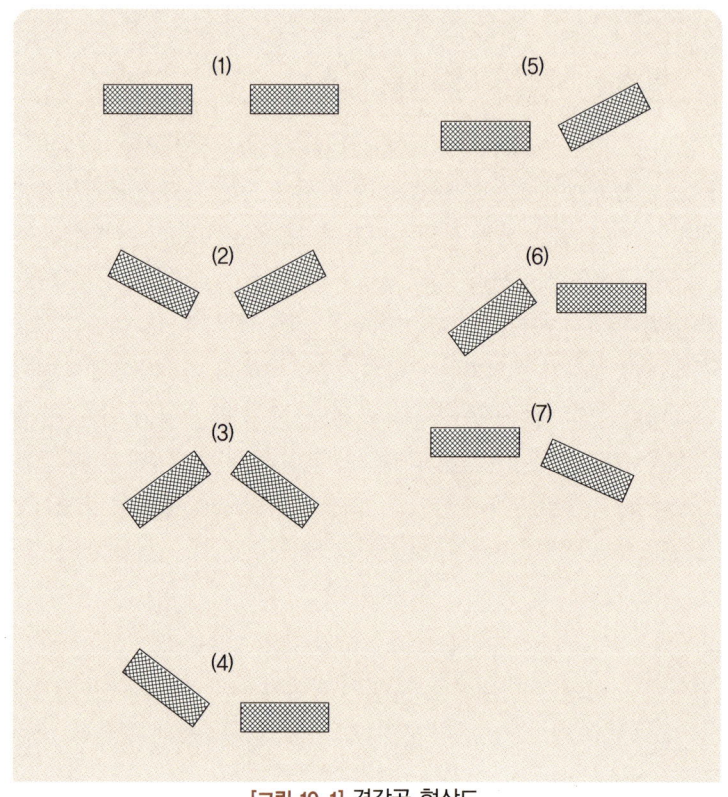

[그림 19-1] 견갑골 형상도

계통의 질병을 앓기 쉽다. 하지만 전굴형처럼 임파결핵을 쉽게 앓지는 않는다.

④ **좌전굴형(左前屈型)** : [그림 19-1] (4)처럼 좌측 견갑골이 앞으로 기울고 우측은 정상이다. 이 형의 사람은 동맥경화나 체질성 한증을 앓기 쉬우며, 좌폐와 좌심장의 혈액공급이 부족하고, 폐결핵을 앓을 때는 좌폐가 먼저 감염된다. 왼 어깨가 앞으로 기운 것은 심장이 좋지 않은 증상이다.

⑤ **우전굴형(右前屈型)** : [그림 19-1] (5)처럼 우측 견갑골이 앞으로 기울고 좌측은 정상이다. 이 형의 사람은 피부의 색택이 암자색으로 혼탁하다. 우폐와 우심장의 혈액순환이 불량하고, 정맥류와 피부병을 앓기 쉽다.

폐병을 앓을 때는 우폐가 먼저 병사의 침범을 받기 쉽다. 같은 폐결핵 환자라 하더라도 좌전굴형은 얼굴에 홍조를 띠고, 우전굴형은 암자색으로 혼탁하다.

⑥ **좌후굴형(左後屈型)** : [그림 19-1] ⑥처럼 좌측 견갑골이 뒤로 기울어져 있다. 이 형의 사람은 허리 이하 하반신에 늘 도한(盜汗)[6]이 난다.

⑦ **우후굴형(右後屈型)** : [그림 19-1] ⑦처럼 우측 견갑골이 뒤로 기울어져 있다. 이 형의 사람은 상반신에 도한이 잘 난다. 견갑골의 위치가 이상한 것은 견갑골의 안쪽 아래가 주머니 모양으로 되었기 때문으로, 이런 사람은 도한이 쉽게 난다. 좌측에 이런 증상이 나타나면 하반신에 도한이, 우측에 나타나면 상반신에 도한이 잘 난다.

어깨를 살펴 암(癌) 진단하기

견배부에 모발이 자라는데, 주로 견갑골 위와 배부 대추혈 주위에서 보인다. 머리카락 같지만 발제부(髮際部)와는 연결이 되지 않고 산재되거나 밀집한 분포를 보인다. 그리고 앞가슴이나 기타 부위에는 털이 자라지 않는다. 이럴 때는 식도암, 위암, 장암, 간암 등 소화기 암증을 함께 진단해 보아야 한다.

등과 허리를 살펴 병 진단하기

정상인은 등과 허리 부위에 근육과 살이 풍만하고 색택은 밝고 윤기가 있으며, 척추는 곧고 바르며 어깨는 넓다. 이는 내부 장기의 기가 충만하고 견실한 것을 나타낸다. 반대로, 등과 허리 부위의 근육과 살이 빈약하고 색택이 어두우며 척추가 구부정하고 어깨가 좁은 것은 내부 장기의 기가 손상되고 부실한 것을 나타낸다. 배요부에서 주로 보이는 병증은 다음과 같다.

것을 나타낸다. 배요부에서 주로 보이는 병증은 다음과 같다.

귀배(龜背)

척골(脊骨)[7]이 굽고 돌기(突起)하여 거북이등 같은 것을 가리킨다. 대부분 선천적인 천품(天稟)이 부족하고 후천적인 영양실조와 함께 골수가 충실하지 못하여 독맥의 허손과 척골의 변형을 가져오는 선천적인 기형의 하나다. 혹은 태어난 아이가 배부에 풍한을 감수하여 사독이 척골로 들어가 경기(經氣)를 막으면 한참 지난 후에 귀배가 된다. 골질이 견실하지 못한 소아가 자세를 제 때에 교정하지 못하고 구부정한 자세로 오래 앉아 있으면 역시 귀배(龜背)가 된다.

배루(背僂)

구루(傴僂)·대루(大僂)라고도 하는, 속칭 낙타등이다. 배부가 높이 솟고 척골이 돌출하며 허리가 구부정한데 펴지 못하는 것을 가리킨다. 대부분 신허와 정혈부족, 척수의 영양실조, 독맥 손상 때문에 발생한다. 또한 습열침음[8](濕熱侵淫)으로 척배의 근맥이 위축된 상태가 오래도록 지속되어도 나타날 수 있다.

척감(脊疳)

배부의 근육과 살이 말라 척골이 톱니 같이 드러나는 것을 가리킨다. 이 증상은 감증(疳證)의 후기에 보이는데, 주로 비위허손, 생화핍원(生化乏源), 척배(脊背)의 영양실조 때문이다.

배저(背疽)

척배의 정중앙에 유두저(有頭疽)가 생기는 질병을 가리킨다. 모양이 큰 것은 또 발배(發背)라고 하는데, 상중하로 구분되고 모두 독맥의 경락이 지나는 자리에 생긴다. 상발배는 천주골(제2~6경추) 아래에 생기는데, 폐(肺)를 손상시키므로 폐후발(肺後發)이라고도 한다. 중발배는 심장(心臟) 반대쪽에 생기는데, 간(肝)을 손상시키며 대심발(對心發)이라고도 한다. 하발배는 배꼽의 반대쪽에 생기고 신(腎)을 손상시키며 대제발(對臍發)이라고도 한다. 모두 증상의 초기에는 모양이 좁쌀 같고 타는 듯한 통증이 있으며 가렵고, 주위가 저리고 당기며 한열이 오락가락하다가 며칠 후에는 통통 붓는다. 모두 풍열화독을 외감하거나 습열이 속에 응결되거나 간울기체로 화독이 생겨 경락을 막고 기혈이 옹체되어 생긴다.

탑배(搭背)

탑수(搭手)라고도 한다. 유두저가 배부 및 요부 옆에 생기는 질병을 가리킨다. 초기에는 좁쌀 같은 농점(膿點)이 생기고 피부는 암홍색이며 추위에 떨고 고열이 동반되다가 나중에는 점차 부어오른다. 이 병 역시 상중하의 구분이 있으며 족태양방광경이 지나는 부위에 생긴다. 상탑수는 기가 통하지 않아 담열이 응결하여 생기고, 중탑수는 노(怒)·우(憂)·상(傷)·비(悲)·공(恐)·경(驚) 등 칠정이 지나쳐 울화가 응결하여 생기며, 하탑수는 대부분 무절제한 성생활로 진음(眞陰)이 소모되어 상화내동(相火內動)하여 생긴다.

취배(聚背)

소아의 수두가 배부에 집중되어 생기는 것을 가리킨다. 시기사독(時氣邪毒)을 외감하여 내부에 습열이 응결하여 생긴다.

각궁반장(角弓反張)

요배부가 뒤로 활처럼 굽고 두항강직(頭項強直)이 일어나는 질병을 가리킨다. 주로 파상풍이나 경증(痙證)에서 많이 보인다.

▶요배부에 국부적인 종창과 동통이 있고 피부가 청자색이며 만졌을 때 말랑 말랑한 것은 대부분 타박상에 의한 요배부 혈종이다.

▶수종병 환자의 요배부가 평평하게 변하는 것은 병이 무거워 고치기 어려움을 나타낸다.

■■■■■ 주석

1) 계륵(季肋) : 협(脇)아래 제11~12늑골 부위.

2) 가척(骼嵴) : 장골의 상부 테두리로 장골릉의 위에 있는 연약한 부분.

3) 명문(命門) : 선천적인 기가 저장되어 있는 곳으로, 인체 생화(生化)의 근원이며 생명의 근본이다.

4) 수혈(俞穴) : 심수, 독수, 격수, 간수, 담수, 비수, 위수, 신수, 삼초수, 기해수, 대장수, 관원수, 소장수, 방광수, 중려수, 백환수.

5) 안저병 : 눈 및 그 부속기관에 구더기가 기생하는 질환.

6) 도한(盜汗) : 잠을 잘 때는 땀이 나지만 잠에서 깨면 땀이 곧 멎는 것을 말한다. 침한(寢汗)이라고도 한다.

7) 척골(脊骨) : 천주골. 33개의 추골로 구성되어 있으며 신체의 가운데 축으로서 척수를 보호한다. 경추·흉추·요추·저추·미추로 나뉜다.

8) 침음은 '침해한다, 손상시킨다' 는 뜻이다.

20

척추 [脊柱척주]

척주(脊柱)는 후배부의 정중앙에 위치하며, 그 속으로는 척수신경이 통과하는 인체에서 가장 중요한 조직 중 하나다.

현대의학에서는 척주와 내장의 상응관계에 대한 수많은 연구가 잇따르고 있다. 이런 대응관계로 말미암아 내장에 질병이 있으면 병이 있는 장기와 관련된 척추 부위에 즉시 이상이 나타난다. 주로 비교적 강한 과민반응과 국부적인 피부근육의 긴장으로 나타난다.

예를 들어 신장(腎臟)이 좋지 않은 사람은 제10흉추 부위에 반응이 나타난다. 이 때문에 배부의 주요 구성부분 중 하나인 척주를 상세히 관찰함으로써 전신의 각 장부기관의 병변을 진단할 수 있다. 척추와 피부, 내장, 기관의 대응관계는 [표 20-1]에 있고, 척추골의 내장 및 전신에 대한 영향은 [그림 20-1]을 보라.

표 20-1 척신경과 피부·내장·오관의 관계

척신경	상응하는 피부·내장·오관
頸3	횡격막, 뇌, 두피, 면부피부, 귀, 코, 입, 치아, 갑상선, 심장, 폐, 간, 비장, 이자, 위장
頸4	뇌, 면부피부, 눈, 귀, 코, 횡격막, 두피, 입, 치아, 혀, 후두, 갑상선, 심장, 간, 비장, 이자, 위장,
胸1	기관지, 심장, 심포, 눈, 귀, 횡격막, 폐, 늑막, 간, 피부
胸2	심장, 기관지, 귀, 눈, 유선
胸3	폐장, 심장, 귀, 눈, 코, 유선, 늑막, 간, 체표
胸4	간, 폐, 심장, 귀, 유선, 늑막
胸5	위장, 눈, 코, 편도선, 유선, 늑막, 귀, 간
胸6	횡격막, 위장, 비장, 이자, 간, 신장, 유선
胸7	횡격막, 위장, 비장
胸8	횡격막, 이자, 간, 소장, 담낭
胸9	비장, 부신(副腎), 이선 담낭, 소장, 위횡격막
胸10	신장, 소장, 횡격막, 이자, 비장, 담낭, 수뇨관, 난소, 고환
胸11	소장, 횡격막, 복막, 대장, 신장, 수뇨관, 방광, 자궁, 고환, 난소
胸12	대장, 신장, 횡격막, 복막, 음경, 전립선, 난소, 고환, 부고환, 자궁, 정소(精巢)
腰1	방광, 대장, 소장, 음경, 난소, 전립선, 자궁, 정소(精巢), 복막
腰2	충양돌기, 음경, 고환 혹은 난소, 부고환, 정소초막(精巢梢膜), 자궁, 복막, 대장, 소장
腰3	음경, 고환 혹은 난소, 부고환, 방광, 전립선
腰4	질(膣), 방광, 자궁, 전립선, 직장
腰5	전립선, 방광, 직장
骶1	방광
骶2	방광
骶3	방광, 음경, 질(膣)
骶4	항문, 음경, 질(膣)

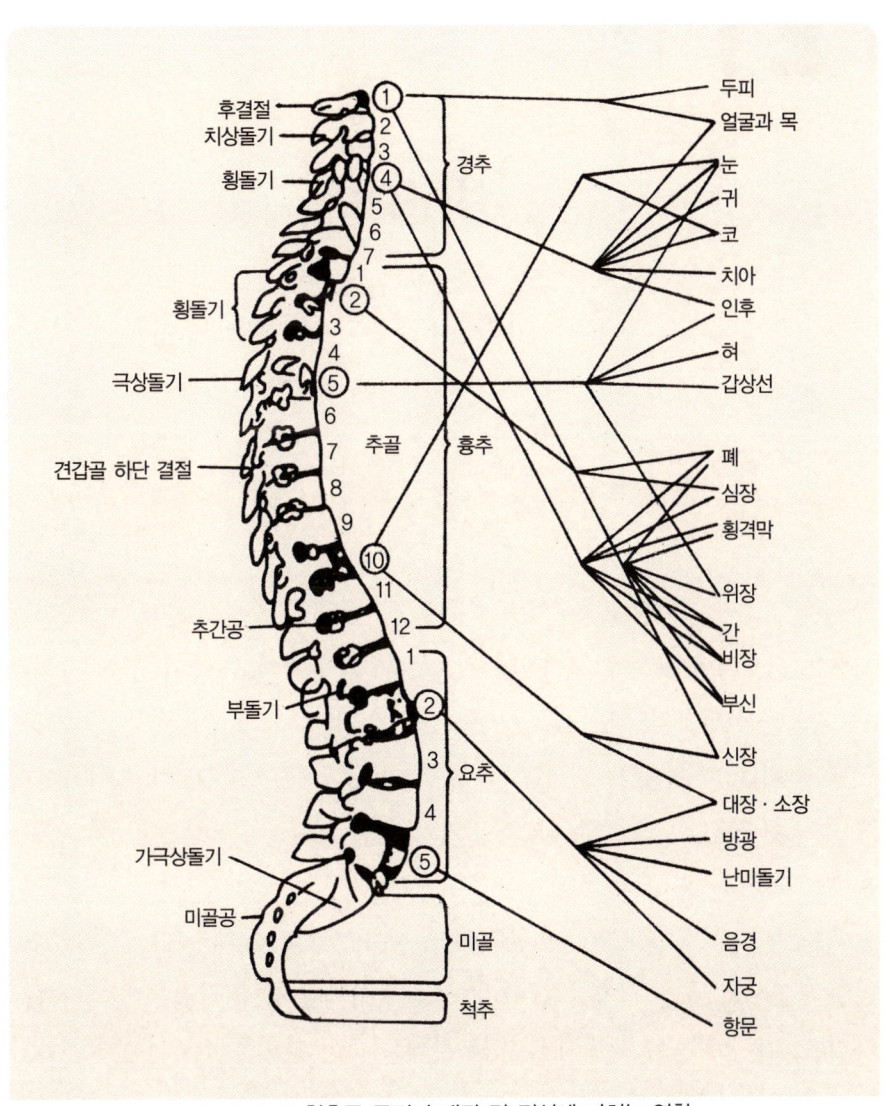

[그림 20-1] 척추골 굴절이 내장 및 전신에 미치는 영향

21

배 [腹복]

　배는 신체의 앞부분에 위치하여 위로는 가슴에 아래로는 허벅지에 연결되고, 옆으로는 옆구리와 만나고 뒤에는 등이 있다. 그 성질은 음(陰)에 속하고, 안에는 비(脾)·위(胃)·담(膽)·신(腎)·방광(膀胱)·대장(大腸)·소장(小腸)·자궁(子宮)·난소(卵巢) 등의 장기가 들어 있다. 내부 장기를 둘러싸 보호하는 작용을 한다.
　복부는 크게 심하(心下)·위완(胃脘)·대복(大腹)·소복(小腹)·소복(少腹) 다섯 부분으로 나뉜다.[그림 21-1] 검상돌기 아래를 심하, 상복부에 해당하는 부위를 위완, 배꼽 주위를 대복, 하복부에 속하는 부위를 소복(小腹), 소복의 양옆을 소복(少腹)이라 한다. 심하와 위완, 대복 부위는 또 중초(中焦)라 하고 내부에는 비(脾)와 위(胃)가 있다. 소복과 소복(少腹) 부위는 하초(下焦)라 하고 내부에는 신장(腎臟)·방광(膀胱)·대장(大腸)·소장(小腸)·자궁(子宮) 등의 장부가 들어 있다.
　복부 내부에는 후천지본(後天之本)으로 기혈생화(氣血生化)의 근본이 되는 비위(脾胃)와 선천지본(先天之本)으로 인체의 진음진양(眞陰眞陽)과 오장육부의 정(精)을 담아 생명정기의 근본이 되는 신(腎) 등 중요 장기가 있다. 이 때문에 복부는 장부의 음양기혈이 모이는 곳이다. 또 배부는 양(陽)이고 복부는 음(陰)으로, 수족삼음경(手足三陰經) 및 임맥(任脈) 등 인체의 중요한 경맥이 모두 복부로 순행하기 때문에 음맥의 바다가 되고, 주로 인체음기의 성쇠를 나타낸다. 따라서 장부기혈에 병변이 발생하여 음양의 평형이 깨지면 즉시 복부에 반영되어 나타난다.

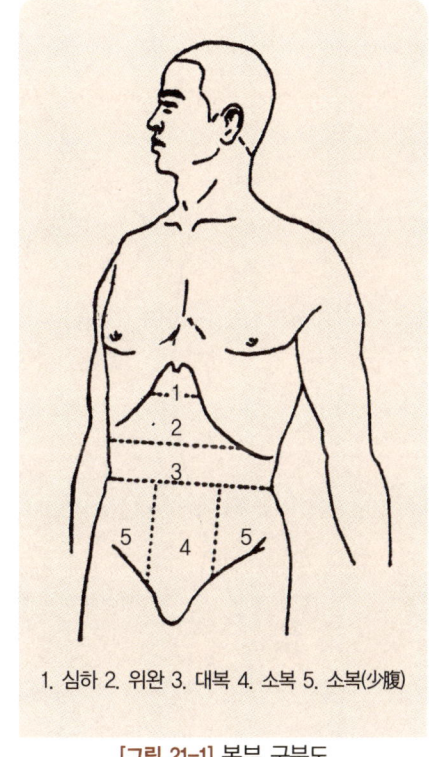

1. 심하 2. 위완 3. 대복 4. 소복 5. 소복(少腹)

[그림 21-1] 복부 구분도

이 밖에, 복부에는 경혈이 조밀하게 분포하고 있으며, 복부의 십이모혈(十二募穴)[1]은 안으로 오장육부와 통해, 외규(外竅)로부터 인체 내부의 장기를 보는 공도(孔道)가 된다. 더욱이 복부에는 또 신궐(神闕, 배꼽)과 기해(氣海) 등의 요혈이 있어 내장을 관찰하고 비위(脾胃)와 충맥(衝脈)과 임맥(任脈)을 나타내는 요지가 된다. 이 때문에 복부는 인체 내장을 들여다보는 중요한 초소다.

고대(古代) 의서(醫書)인 《황제내경(黃帝內經) 영추(靈樞)》에서는 흉복을 '장부의 울타리'라 했다. 게다가 복부모혈을 통과하는 내기(內氣)와 배수혈(背俞穴)은 상통하기 때문에 병을 진단할 때는 두 혈을 서로 참조해야 한다. 소위 '모혈을 살펴 수혈을 관찰하고, 수혈을 관찰해 모혈을 진단한다.'는 말이 바로 이것이다. 이렇게 하면 진단의 정확성을 높이는 데에 매우 유리하다.

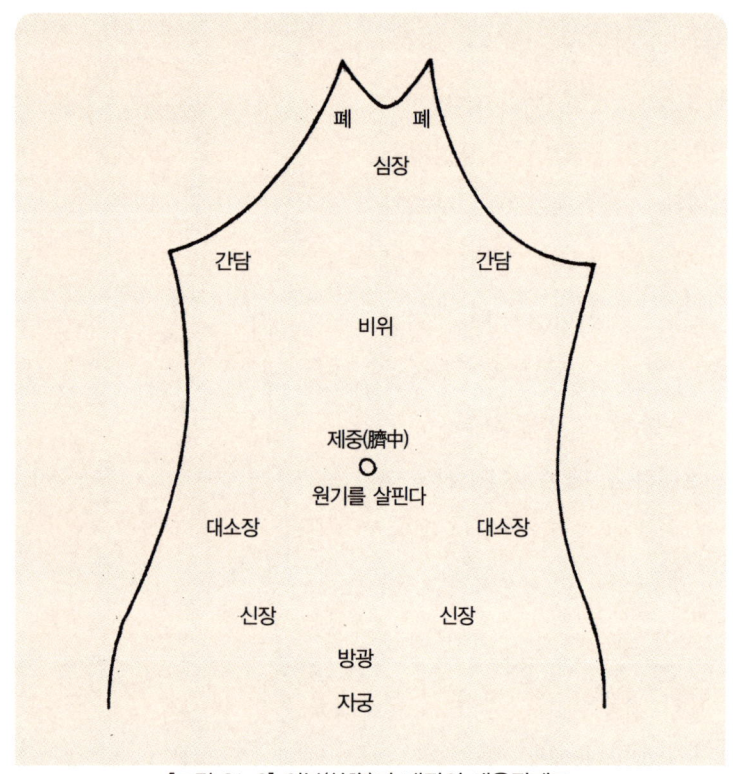

[그림 21-2] 외복(外腹)과 내장의 대응관계도

외복과 내장의 대응관계는 [그림 21-2]를 보면 된다.

　임상에서 복부를 살필 때는, 수검자로 하여금 침상에 바로 누워 두 손은 몸 옆에 두고 머리는 밑을 약간 받쳐 몸과 거의 평형이 되도록 해야 한다. 옷을 풀어 흉복 부위를 드러내고 전신의 긴장을 풀어 자연스러운 상태를 만들고 미리 대소변을 보아 내부를 비우고 마음을 안정시켜야 한다. 검사자는 수검자의 옆에 서서 심하·위완·대복·소복·소복(少腹)의 순서를 따라 위에서 아래로, 좌에서 우로 천천히 진단한다. 복부의 외형·긴장도·피부색택·성질을 관찰하고, 황달·피진(皮疹)[2]·어반·상흔·수종·궤양·정맥류 등이 있는지를 살펴야 한다.

정상인의 복부는 근육과 피부가 세밀하고 윤택하며 색깔이 자연스럽다. 상복은 약간 낮고 하복은 약간 볼록하며, 중간은 조금 들어가 있고 양옆이 조금 높다. 보통 흉골 하단부터 치골까지를 이은 선은 평행을 이루고 배꼽은 약간 들어가 있다. 어린아이와 뚱뚱한 사람은 복부가 약간 튀어나오고, 마른 사람은 푹 꺼져 있다. 정상적인 복부에는 팽만감이나 긴장감이 없고, 피부가 깨끗하고 윤이 나며, 푸른 힘줄이 솟지 않고, 황염(黃染)·피진·어반·수종·궤양 등이 없다. 병리상 다음의 몇 가지 상황으로 나타난다.

색택변화

1. 복부의 피부색이 붉다. 열증과 관계있으며 실열증과 허열증을 포괄한다. 국부적으로 타는 듯이 붉은 것은 창양(瘡瘍)이나 내옹(內癰)이다. 전신의 다른 부위의 피부는 정상인데 유독 복부의 피부만 붉게 변해, 누르면 퇴색되고 다시 놓으면 도로 붉게 변하는 것은 화열의 사기가 복부에 옹체된 증상이다. 주로 위장(胃腸)이 궤양으로 헐었기 때문으로 통상 극렬한 통증이 동반된다. 복부를 누르면 동통(疼痛)이 있는데, 눌렀던 손을 놓으면 동통이 더욱 심하다.

2. 복부의 피부색이 누렇게 변하는 것은 주로 황달(급만성간염)이나 충적(예를 들면, 장도회충증)이다. 소아에게 마진(痲疹)이 나타났다가 갑자기 사라지고 복부의 피부색이 하얗게 변하는 것은 정기가 부족하기 때문이며, 마진의 독사가 내함하여 병세가 더욱 험악해진 것이다. 복부의 피부색이 희게 변하는 것은 또 허증, 한증과 관계있다. 복부의 피부색이 청색으로

나타나는 것은 한증, 통증 및 경풍과 관계있다. 검은색으로 나타나는 것은 한증, 통증, 노상(勞傷) 및 어혈과 관계있다. 시사(時邪)를 외감하면 복부의 피부가 갑자기 검푸른 색으로 변하는데 위험한 증상이다.

3 복부의 피부색이 엷고 허리 부위에 갈색이 나타나는 것은 대부분 정상적인 현상에 속하지만, 부신피질기능이 감퇴한 신양허(腎陽虛) 환자에게서도 보인다. 왼쪽 허리 부위에 남색이 나타나는 것은 복부 내부의 출혈이 밖으로 삼투된 것으로 급성출혈성췌장염 환자에게서 보인다. 배꼽 주위에 남색이 나타나는 것은 복부 내부에 큰 출혈이 있음을 나타내는 증상으로 컬런증(cullen증)이라 하며, 급성췌장염과 자궁외임신 환자에게서 보인다. 복부와 요부의 불규칙적인 색소침착은 다발성신경섬유종에서 많이 보인다. 여자가 임신한 후에 배꼽 아래의 정중앙선 위에 흑갈색선이 나타나서 분만 후까지 지속되다가 점차 사라지는 것은 정상적인 생리변화에 속한다.

형태변화

복부함몰(腹部陷沒)

드러누웠을 때, 전복벽(前腹壁)이 늑연(肋緣)에서 치골(恥骨)까지의 수평면보다 훨씬 낮은 것을 복부함몰이라 한다. 복부함몰은 복벽(腹壁)[3]이 늘어진 것으로 대부분 허증이다.

① **국부함몰(局部陷沒)** : 대부분 수술 후 복벽의 흉터 때문에 나타나는데, 환자가 서있거나 대복이 압박을 받을 때(예를 들어 해소가 심할 때) 함몰은

누워있을 때와 비슷하거나 그보다 더 선명하다. 복직근이 분리되거나 복벽산(腹壁疝) 환자가 드러누워 있을 때 국부적인 함몰을 볼 수 있지만, 환자가 누운 자세에서 일어나거나 대복에 압박을 가할 때는 반대로 부풀어 밖으로 튀어나온다. 상복부 및 우측 계륵부에 국부적인 함몰이 나타나는 것은 위완창통(胃脘脹痛)에서 많이 보이는데, 위(胃)와 십이지장에 구멍이 뚫린 초기증상이다.

② 전복함몰(全腹陷沒) : 환자가 드러누워 있을 때 전(前)복벽에 미만성의 뚜렷한 함몰이 나타난다. 심한 경우는 전복벽이 척추에 붙을 정도로 함몰된다. 늑궁(肋弓)과 가척(장골릉), 치골이 모두 드러나고 복부 전체가 배 모양을 하는 것을 주상복(舟狀腹)이라 한다. 만성소모성질병의 말기나 소화계통의 악성종류, 당뇨병, 뇌하수체전엽기능감퇴 및 갑상선기능항진증의 말기 환자 같이 바짝 마르고 탈수가 아주 심하며 병이 아주 고질적일 때 많이 보인다. 숨을 들이마실 때 복부에 함몰이 나타나는 것은 횡격막마비와 상호흡도경색 환자에게서 볼 수 있다. 그 밖에 초기급성미만성복막염으로 일어나는 복근경련성수축과 복부 내의 장기가 흉강(胸腔)[4]으로 들어가는 탈장 시에도 전복함몰(全腹陷沒)을 야기할 수 있다.

복부팽융(腹部膨隆)

드러누웠을 때 전복벽이 늑연부터 치골까지의 수평면보다 높은 것을 복부팽융이라 한다. 임신과 비만 등 생리적인 상태에 속하기도 하지만 어떤 경우 복수·기복(氣腹) 등의 병리상태에 속하기도 한다. 병리성 복부창만·융기·복벽긴급은 대부분 실증이다. 복부의 피부가 팽팽하고 광택이 나며 만졌을 때 뜨거운 것은 내옹의 중증이다. 복부의 피부가 창만이나 복수로 인해 늘어나 무늬가 사라지는 것은 위험한 증상이다. 복팽만은 복창에서 보이는데, 심와(명치)까지는 부풀어 오르지 않았으면 병세가 아직 가벼운 것이고, 이미 심와까지 부풀어 올랐으면 병은 이미 중증이다. 마진을 앓는 아이가 복창만을 보이면 역증으로 고치기 어렵다.

1) **전복팽융(全腹膨隆)** : 모양이 공이나 개구리 배처럼 생겼다. 팽융을 일으키는 주요 원인은 비만과 복강 내의 용량 증가다. 아래의 상황에서 볼 수 있다.

① 복강적액(腹腔積液) : 복강 내에 대량으로 복수가 찼을 때는 똑바로 누우면 복벽이 늘어져 액체가 복강 양측으로 내려가 복부가 개구리 배 모양이 된다. 옆으로 누우면 복부의 한쪽이 아래로 불룩 튀어나온다. 앉아 있을 때에는 하복부가 불룩해진다. 간경화, 심기능부전, 협착성심포염, 복막전이암, 신장병합병증, 결핵성복막염 등에서 주로 보인다.

② 위장창기(胃腸脹氣) : 위장에 대량으로 기가 쌓이면 복부 전체의 팽융이 나타날 수 있는데, 이때 복부는 공 모양을 하고 양측 요부는 팽창이 뚜렷하지 않다. 몸을 움직일 때에도 형태의 변화는 크지 않으며, 장경색(腸梗塞)과 장마비(腸麻痺) 등에서 많이 보인다.

③ 거대포괴(巨大包塊) : 난소에 거대한 낭종이 있을 때 복부 전체가 팽융하여 공 모양이 된다.

④ 기복(氣腹) : 인공기복에서 보이며, 이때 복부는 공 모양으로 전체적으로 크게 부푼다.

⑤ 기타 : 임신말기나 비만일 때에도 복부 전체에 팽융이 나타나며 복부의 외형이 공 모양으로 둥글다.

2) **국부팽융(局部膨隆)** : 복부가 국부적으로 팽창해 부풀어 오르는 것으로, 복부 내에 큰 장기종류와 염성포괴(炎性包塊)가 있거나 국부적인 적액(積液)과 장곡창기(腸曲脹氣) 및 복벽에 종기가 있거나 탈장에서 보인다. 복부를 살필 때에는 국부팽융의 부위, 외형, 박동의 유무와 체형의 변화에 주의를 기울여야 한다.

① 우측 상복부의 팽융은 간종류(肝腫瘤)·간농종(肝膿腫)·어혈성간종대·담낭종대·적액 등에서 보인다. 상복부의 팽융은 각종 원인으로 발생하는 간종대(肝腫大)·위암·위확장·이선낭종 등에서 보인다. 좌측 상복부의 팽융은 비종대(脾腫大)에서 많이 보인다. 요부의 팽융은 다낭신(多囊腎)[5]·거대신상선류·거대신우적수나 적농에서 보인다. 하복부의 팽융은 임신자궁과 자궁기류, 요저류(尿潴留)에서 보이는데, 후자는 소변을 보고나면 팽융이 사라진다. 우측 하복부의 팽융은 충양돌기 주위에 농종이 있을 때 보인다. 여자 환자의 하복부가 팽융하는 것은 주로 난소농종에서 보인다. 좌측 하복부 팽융은 좌신하수(左腎下垂)에 고도종대가 동반될 때와 강결장(降結腸) 및 S상결장암에서 보인다.

② 국부팽융이 원형으로 나타나는 것은 대부분 낭종, 종류나 염성포괴다. 긴 형태로 나타나는 것은 대부분 장경색·장투첩(腸套疊)이나 거대결장증과 같은 장도(腸道)병변이다.

③ 국부종괴(局部腫塊)는 복강 내나 복벽에 있는데, 감별을 해야 한다. 감별법은 다음과 같다. 환자의 양손을 머리에 받치고 똑바로 누워 있다가 윗몸을 일으켜 앉도록 하면 복벽의 근육이 긴장하게 되는데, 종괴가 더욱 뚜렷하게 나타나면 복벽에 종괴가 있는 것으로 복근을 밀어 올리면 분명해 진다. 반대로 종괴가 잘 보이지 않거나 사라지는 것은 종괴가 복강 내에 있음을 설명하는데, 수축되어 단단해진 복근에 가려졌기 때문이다.

고창(臌脹)

단복창(單腹脹)이라고도 하며, 복부가 부풀어 커지고 피부의 색이 퍼렇고 누르스름해진다. 심하면 복부에 푸른 힘줄이 불거지는데, 사지는 붓지 않거나 약간 붓는 것이 특징이다. 기(氣)·수(水)·혈(血)이 복부 내부에 쌓여 생긴다. 병자가 똑바로 누웠을 때 복부가 흉부 높이만큼 올라오고, 앉거나 서 있을 때에는 복부가 몸 앞으로 튀어나온다. 누르면 연하고 부드러우며 오목하게 들어가는 흔적이 남지 않고, 두드리면 북 같은 소리가 나며 파동감이 없는 것은 기고(氣臌)로 대부분 기결(氣結) 때문이다. 복부가 단단하고 팽팽하며 색택이 밝고 빛이 난다. 똑바로 누웠을 때는 개구리 배 같고 누르면 주머니 속에 물이 차 있는 것 같으며 복벽에 오목 들어간 흔적이 생기고 두드리면 탁한 음이 나고 출렁이는 물소리가 나며 파동감이 있는 것은 수고(水臌)로 대부분 수적(水積) 때문이다. 복부에 푸른 힘줄이 불거지고 얼굴과 경흉 부위에 붉은 실 같은 흔적이 생기는 것은 어혈과 관계된다.

복부에 푸른 힘줄이 불거져 나오지 않으면 비록 많이 부풀었다 하더라도 고치기 쉽지만, 푸른 힘줄이 불거져 나오면 고치기 어렵다.

감적(疳積)

어린아이가 마르고 배만 북처럼 볼록하며 푸른 힘줄이 불거지고 음식 먹기를 꺼리며 변이 묽은 것은 감적으로, 영양공급이 제대로 이루어지지 않아 비위(脾胃)가 오래도록 허한 체적내정(滯積內停) 때문이다.

산기(疝氣)

똑바로 서 있거나 힘을 쓴 후에는 복벽이 반구형으로 융기하고 똑바로 누우면 복강 속으로 들어간다. 대부분 간경(肝經)에 한기가 막히거나 기가 허해 올라갈 힘이 없거나 장부의 기가 불통하여 생긴다. 제부(臍部)에 생기는 것을 제산이라 하는데, 소아에게서 많이 보이며 울 때 특히 심하다. 성인은 출산한 여자나 고도복창의 복수병 환자에게서 볼 수 있다.

복부의 정중앙선에 생기는 것을 복벽산(腹壁疝)이라 하는데, 수술반흔(手術瘢痕)이 박약한 곳에서 많이 보인다. 서혜부 중앙에 생기는 것을 고산(股疝)이라 하는데, 주로 여자에게 보인다. 복백선을 뚫고 제공(臍孔) 위에 나타나는 것은 복산(腹疝)이라 한다. 장골와(腸骨窩) 부위에 생기는 것은 복고구산(腹股溝疝)이라 한다. 일반적으로 가벼운 창통감이 있고 똑바로 누워도 들어가지 않으며 극렬한 교통(絞痛)이 생긴다.

파흔(疤痕)

복부의 파흔은 대부분 외상이나 수술 혹은 피부창양이 나은 후에 남는 흔적으로, 특히 수술파흔은 진단에 많은 도움이 되므로 자세히 물어봄으로써 과거에 앓았던 질병을 알 수 있다.

복문(腹紋)

복부의 줄무늬로 대부분 하복부에 분포한다. 백문(白紋)은 비만인 사람에게서 볼 수 있는데, 복벽의 진피가 벌어져 생긴 은백색의 줄무늬다.

여자가 임신을 하고 나면, 아랫배의 풍만한 곳에 세로 줄무늬가 많이 나타나는데, 색은 옅은 남색이나 분홍색이고 산후에는 오래지 않아 은백색으로 변하며 오래도록 남는다. 이것을 임신문(妊娠紋)이라 하는데, 회임(懷妊)한 후에 영양과 혈액이 태아에게로 가서 충맥(衝脈)과 임맥(任脈)이 영양을 잃기 때문에 생긴다.

그 밖에, 고창, 복수 및 비교적 오래 된 적취증 환자에게도 붉은 색의 복부문이 나타난다. 하지만 대부분 대퇴상부와 둔부에 붉은 무늬 및 기타 체증이 동반된다.

복문은 다량의 호르몬제를 장기적으로 복용하는 환자에게서도 볼 수 있다.

복부체모(腹部體毛)

남자의 흉골 앞 체모(體毛)는 아래로 뻗어 배꼽 주위에까지 나기도 한다. 남자의 음모(陰毛)의 분포는 대부분 뾰족한 부분이 위로 향하는 삼각형으로 나타나며, 앞의 정중앙선을 따라 배꼽 부위까지 바로 이르기도 한다.

여자의 음모는 역삼각형으로 윗부분은 일직선이고 치골과 만나는 곳에서 그치며 경계가 뚜렷하다. 복부에 체모가 많거나 여자의 음모가 남성형의 분포를 나타내는 것은 피질순증다증(皮質醇增多症)과 신상선성변태증후군(腎上腺性變態症候群)[6]에서 볼 수 있다. 복부체모가 거의 없는 것은 뇌하수체전엽 기능감퇴증과 점액성수종 및 성선기능감퇴증에서 보인다.

복근노장(腹筋露張)

복부에 청자색의 맥락노장(脈絡怒張)이 나타나는 것을 가리키며, 구병체영(久病體羸)과 혈어기체의 증에서 많이 보인다. 배꼽을 중심으로 상하로 주행하는 청근노장(靑筋怒張)이 나타나는데 그 혈류방향이 정상이면, 이는 경맥이 통하지 않고 맥(脈) 중에 기체혈어가 있기 때문으로 병세는 상대적으로 가볍다.

배꼽을 중심으로 상하좌우로 주행하는 복벽청근노장이 나타나면, 혈류는 배꼽을 중심으로 방사상으로 주행하며 항상 해조문과 실핏줄(蜘蛛痣)이 동반되어 나타난다. 대부분 경맥이 막히고 혈액이 어체되어 혈류가 제대로 통하지 않아서 생기며 병세가 비교적 무겁다. 단고창(간경화복수) 환자에게서 보인다.

호흡운동(呼吸運動)

정상일 때, 남자와 아이는 호흡을 따라 복벽이 상하로 오르내리는 복식호흡을 한다. 여자는 호흡을 할 때 복벽운동이 거의 보이지 않는 흉식호흡을 한다. 복막에 염증이 있으면 복근과 격막근이 강직되어 복식호흡에 제한을 받는다. 소화성궤양천공과 급성복막염이 생기면 복식호흡을 할 수 없다. 극렬한 통증이나 격근마비, 수종 또는 기타 원인으로 격근이 상승하게 되면 보통 복식호흡도 약해지거나 사라진다.

유신지상(有神之相)

복피(腹皮)가 두껍고 실한 사람은 신체가 건장하고, 복피가 얇은 사람은 신체가 허약하다. 복피가 두껍고 윤곽이 크며, 누르면 부드러우면서 힘이 있거나 물 위에 떠 있는 널빤지를 누를 때와 같은 반응이 있는 것은 유신지상(有神之相)으로 장수한다. 반대로, 복피가 얇고 윤곽이 작으며, 누르면 딱딱하고 탄력이 없거나 물 위의 종이를 누를 때처럼 튀어 오르려는 반응이 없는 것은 무신지상(無神之相)으로 요절한다.

태아감별(胎兒鑑別)

여자의 복피가 넓고 크면 자식을 많이 낳는다. 임신부의 복부융기(腹部隆起)가 위는 작고 아래가 크면 여아(女兒)를 회임(懷妊)한 것이고, 정 가운데가 동그랗게 높으면 남아(男兒)를 회임한 것이다. 임신부의 복부가 늘어지고 아래로 들어가면 대부분 태아가 자라지 않거나 복중에서 죽은 것이다.

내장하수(內臟下垂)

복부의 위는 오목하게 꺼지고 아래는 볼록하게 튀어나와 주머니 모양을 하는 것은 대부분 내장하수(內臟下垂, 위하수)다. 중기(中氣)가 부족하여 끌어올릴 힘이 없기 때문에 나타난다.

장통(腸痛)

복피가 메마르고 윤기가 없으며 당기고 뻣뻣한 것은 속에 어혈이 있다는 징조다. 복중에 동기(動氣)가 있는 것은 악혈(惡血)[7]이 있다는 신호다. 소복(小腹) 오른쪽이 응결되는 것은 속에 축혈(蓄血)이 있다는 표시다. 배꼽 아래에 갑착(甲錯)[8]이 있는 것은 소복(小腹)에 어혈이 있다는 증상이다. 소복이 아프고 복피에 갑착이 보이는 것은 장통(腸痛, 충수염)[9]이다.

복중연동(腹中蠕動)

복부가 선명하게 꿈틀거리는 것은 대부분 장부기능이 문란해진 병태에 속한다. 연동(蠕動)이 위완(胃脘) 부분에서 보이고, 왼쪽 협하(脇下) 근처에서 시작하여 천천히 배꼽의 오른쪽 상방으로 이동하면서 넓고 큰 파형을 그리며 오르락내리락 하고, 한 바퀴 돈 뒤에 다시 시작하는 것은 병이 위(胃)에 있는 것이다. 대부분 위하구(胃下口) 협착과 경색으로 수곡이 통하기 어려워 먹으면 토하고 대변이 염소똥 같이 마르고 단단해진다.

연동이 배꼽 주위에서 보이는데, 형태가 거의 평행하게 배열되고, 여기가 올라가면 저기가 내려가는 식이며, 모양이 새끼줄 같은데 굵기도 하고 가늘기도 하며, 복부가 융기하는 것은 병이 장(腸)에 있는 것으로, 대부분 장 속이 경색되어 통하지 않기 때문이다. 항상 구토가 그치지 않고, 대변을 보면서 기진하여 힘이 없고, 복중에 극렬한 통증이 동반되는 등의 증상이 동반된다.

피진(皮疹)

복부피부에 반점과 구진이 나타나는 것으로 급성열병 환자에게서 많이 보인다. 혹은 풍사와 습열사독이 기부(肌膚)를 침범하여 나타나기도 한다. 구체적인 내용은 〈피부〉편을 참조하면 된다.

탄성(彈性)

이는 절진(切診)과 결합하여 관찰을 진행해야 한다. 늙어 몸이 쇠약한 노인은 피육이 얇아지고 피부가 늘어져 주름이 생기며 탄성을 잃는다. 탈수가 심한 환자도 복피가 수액의 윤택(潤澤)과 유양(濡養)을 잃어 탄성이 줄어든다.

▶복부의 움직임이 높은 것은 허(虛)나 열(熱)과 관계있고, 움직임이 흩어지고 모이지 않는 것은 장부의 기(氣)가 크게 허(虛)한 상이다.

▶복부에 포괴가 생겼다 없어졌다 하는 것은 체내에 충적(蟲積)이 있는 것이다. 복중에 덩어리가 있어 불룩 튀어나오고 머리와 발이 있는 것은 한통(寒痛)이다.

■■■■■ 주석

1) 십이모혈(十二募穴) : 장부의 생리·병리 반응과 밀접한 관계가 있는 반응점으로 장부의 경기가 모이는 곳이다. 폐-중부, 심-거궐, 간-기문, 비-장문, 신-경문, 담-일월, 위-중완, 대장-천추, 소장-관원, 삼초-석문, 심포-전중, 방광-중극혈.

2) 피진(皮疹) : 발진을 말한다. 시진(視診) 또는 촉진(觸診)에 의해 알 수 있는 피부 병변.

3) 복벽(腹壁) : 복강(腹腔) 앞쪽의 벽. 피부, 근육, 복막 따위로 이루어져 있다.

4) 흉강(胸腔) : 심장, 폐 따위가 들어 있는 가슴 안쪽의 빈 부분.

5) 다낭신(多囊腎) : 신장 양쪽에 낭종이 생기는 유전성 질환. 소아형과 성인형 2가지가 있는데 소아형은 상염색체 열성 유전에 의한 것이고, 성인형은 상염색체 우성 유전에 의한 것이다.

6) 신상선성 변태증후군 : 부신성기증후군. 선천적으로 효소가 결핍되고, 특히 부신 안드로겐(남성호르몬)의 과잉을 나타낸다. 남아의 경우는 남성화가 조기에 일어나는 사춘기 조발증이, 여아의 경우에는 출생 때 음핵의 비대, 음순과 음낭의 융합(가성 반음양)을 볼 수 있어 여아를 남아로 잘못 알고 키우는 일이 있다.

7) 악혈(惡血) : 경맥 외부로 넘쳐서 조직 사이에 쌓여 괴사한 혈을 가리킨다.

8) 갑착(甲錯) : 영혈(營血)의 부족으로 살갗이 말라 거칠어진 것. 심하면 고기비늘처럼 된다.

9) 장통(腸痛) : 반장기통(盤腸氣痛). 어린아이가 비기가 부족한 데다 한사풍냉을 감수하여 장 사이에 울결됨으로써 발생한다. 복통이 허리까지 파급되어 울음을 그치지 않고, 젖을 먹지 않으며, 안색이 창백하고, 푸른똥을 설사하고, 이마에 땀이 나는 증상이 나타난다.

22

배꼽 [臍제]

　배꼽(臍)은 두제(肚臍)라고도 한다. 대복(大腹)¹ 하단의 중앙에 위치하고, 신체의 정중앙에 있어 인체의 상하좌우가 교회(交會)하는 중심이며, 인체의 황금분할점(黃金分割點)이 된다. 정상적인 상황에서 제부(臍部)의 음양은 음평양비(陰平陽秘)²의 평형상태에 있지만, 병리변화가 발생하여 음양의 평형상태가 깨질 때는 곧 배꼽에 반영된다.

　배꼽은 또 단전(丹田)이라고도 하는데, 한의학에서는 사람의 원기는 신(腎)과 명문(命門)에서 발원하여 단전에 저장된다고 여긴다. 단전은 인체의 중초(中焦)에 위치하는데, 중초는 비위(脾胃)가 주재하는 바에 속한다. 비위(脾胃)는 후천지본(後天之本)으로, 출생한 후에 인체의 각 조직기관이 정상적으로 생장 발육할 수 있는지는 후천적인 수곡정미(水谷精微)의 충영(充盈) 여부와 밀접한 관계가 있다. 이 때문에 배꼽의 변화로 '선천지본(先天之本)'인 신(腎)과 '후천지본(後天之本)'인 비위(脾胃) 및 기타 장부의 병리변화를 능히 반영할 수 있다.

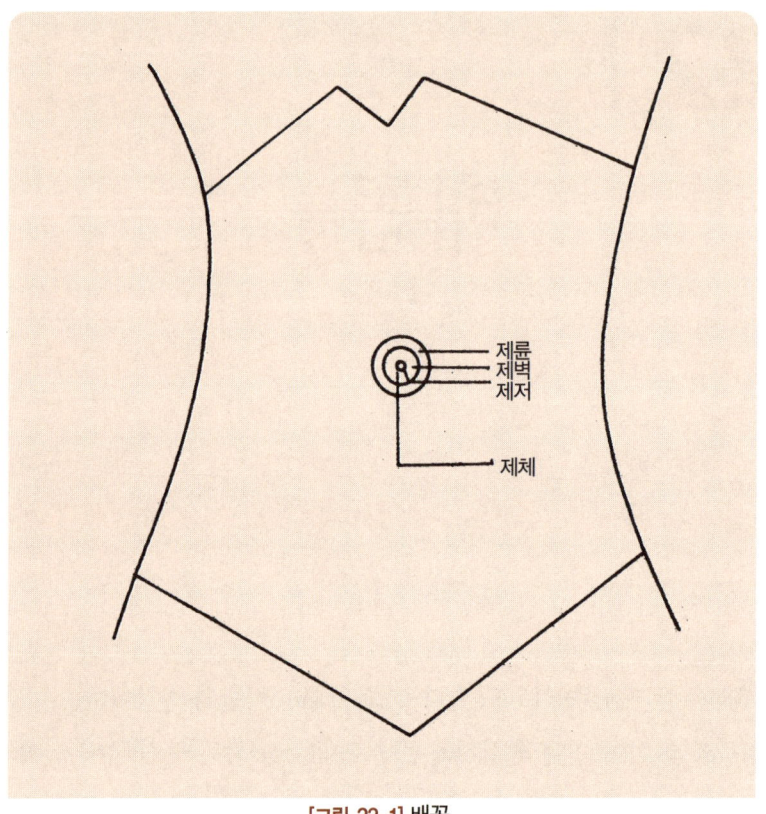

[그림 22-1] 배꼽

생리해부학적으로 말하면, 배꼽은 배태(胚胎)가 발육하는 과정에서 복벽의 최후 폐합처(閉合處)로, 전신의 피부와 비교하면 피하지방이 없고 차단기능이 가장 약하다. 외피는 근막과 복막으로 직접 연결되고, 풍부한 혈관망이 있기 때문에 외부 냉·열 등의 기후변화에 굉장히 민감하다. 배꼽의 변화는 인체의 병리변화를 아주 잘 반영한다.

배꼽을 살필 때는 환자를 똑바로 눕거나 서게 하여 두 다리는 곧게 펴고 두 손을 몸 옆에 가지런히 놓아 배꼽 부위가 자연스럽게 펴진 상태가 되도록 해야 한다. 의사는 환자의 옆이나 정면에서 배꼽(제륜(臍輪), 제벽(臍壁), 제저(臍底), 제체(臍蒂) 등을 포함[그림 22-1]) 및 그 주위의 홍적(紅赤)이나 암흑

(暗黑) 등의 색택변화와 배꼽의 각종 형태변화(돌출, 함몰, 원형, 삼각형, 역삼각형 등), 배꼽의 출혈이나 분비물의 유무 및 분비물의 성질과 상태 등을 관찰한다.

▶정상인의 배꼽은 복벽과 평행하거나 약간 들어가 있고(영유아의 제와(臍窩)는 비교적 풍만하여 복벽 표면보다 약간 올라와 있다), 형태는 대체로 원형이며, 견실하고 풍만해 보인다. 출혈 및 분비물이 없고, 제동(臍動)은 느리고 힘이 있다. 깊이 감추어져 드러나지 않기 때문에 잘 보이지 않는다. 그 밖에, 비교적 마른 사람이나 복벽의 지방이 얇은 사람 혹은 어린 사람의 배꼽은 약간 돌출하고, 뚱뚱하거나 복벽의 지방이 비교적 두꺼운 사람은 배꼽이 깊이 들어가 있다. 배꼽을 살필 때는 세심하게 관찰해야 한다.

▶제륜(臍輪)이 원형이나 타원형이고, 윤구(輪口)가 풍만하며 색택이 붉고 윤기가 나며, 가장자리가 매끄럽고 탄성이 풍부한 것은 인체장부의 정기가 충만하여 생기가 왕성함을 나타낸다. 제륜에 살이 없고 얇으며, 제구가 둥글지 않고 색택이 정상이 아니며 건조한 것은 인체 장부의 정기가 부족하고 천품이 희박하며 체질이 허약한 것을 나타낸다. 일반적으로, 배꼽의 직경이 2센티미터 이상이면 대원제(大圓臍), 1~2센티미터면 중등제(中等臍), 1센티미터보다 작으면 소제(小臍)라 한다.

▶제벽(臍壁, 또는 제곽)이 두껍고 튼실하며, 색택이 밝고 윤기가 있으며, 제우(臍宇)가 넓은 것은 정상에 속한다. 제벽이 얇고, 색택이 어둡고 메말랐으며, 제곽이 좁아진 것은 병태다. 일반적으로 제곽의 깊이가 1.5센티미터보다 깊으면 심제(深臍), 1센티미터보다 얕으면 천제(淺臍)다. 너무 깊거나 너무 얕은 제곽은 모두 비정상이다. 이 때문에 《진병기해(診病奇侅)》에서는

"배꼽이 커 오얏을 담을만한 사람은 장수할 상이다. 얕고 큰 사람 역시 장수할 상이다."라고 했다. 제우가 작다하더라도 견고하고 튼실하면 역시 병태는 아니다. 종합해보면, 배꼽의 크기가 적당하고, 배꼽 부위가 견고하고 튼실한 것은 인체에 신기(腎氣)가 충만함을 나타낸다. 반대로 제곽이 얇고 무르며 위축되고, 제우가 작고 얕은 것은 인체의 신기(腎氣)가 훼손되어 허(虛)함을 나타낸다.

▶배꼽의 색이 희고 광택이 없는 것은 인체의 폐기(肺氣)가 허하고, 심양(心陽)이 부족하거나 혈허로 항상 함몰과 복냉(腹冷)이 함께 나타난다. 배꼽의 색이 붉고 심지어 창절(瘡癤)이 있는 것은 심화(心火)가 지나쳐 열독이 속에 쌓이거나, 심화가 소장(小腸)으로 내려가 열이 복중에 쌓이거나, 부기(腑氣)가 불통하여 양명의 열독이 속에 쌓여 배꼽으로 넘쳐 나오는 것이다. 배꼽의 색이 검은 것은 인체의 신양(腎陽)이 쇠미하고 명화(命火)[3]가 패절한 나쁜 징후다. 또한 갑작스레 발병하거나 오랜 병으로 생기가 끊어질 징조로 임상에서의 증이 험악하다. 배꼽이 누렇고 유성(油性)의 분비물이 스며 나오며 가려운 것은 비위습열(脾胃濕熱)이나 간담습열의 상으로, 습열의 외사를 감수하거나 기름지고 단 음식과 술, 고기 등을 과식하여 속에 습열이 생겼기 때문이다. 배꼽에 청색이나 남색이 나타나는 것은 체내에 한적(寒積)과 수음(水飮)이 있거나 풍한이 중초와 비위(脾胃)에 내복한 것이다. 혹은 통증 때문이기도 하다. 배꼽이 자줏빛이고 어둡고 메마르며 간혹 어반이 보이는 것은 체내에 어적(瘀積)이 있는 상으로, 복강징적(腹腔癥積)과 분강종류(盆腔腫瘤)는 특히 배꼽에 반영되어 나타난다.

제저(臍底)

제저가 발그레하게 윤기가 있고, 배꼽의 뿌리와 꼭지가 가운데에 위치하며,

튼실하고 꼿꼿하여 밀어도 움직이지 않는 것은 인체에 원기가 충만함을 나타낸다. 반대로, 뿌리와 꼭지가 허약하고 무르며, 색택이 메마르거나 창백하고 혹은 푸른 힘줄이 불거져 나오며, 어둡고 칙칙한 색을 띠는 것은 모두 비정상에 속한다. 배꼽과 살이 떨어져 있는 것은 곧 원기가 패탈(敗脫)한 징조로 위험한 병증이다.

제풍(臍風)

배꼽 주위가 검푸른 색이고 배꼽이 돌출했으며 복근이 긴장되고 각궁반장(角弓反張)이 나타나면 제풍의 위험한 증상이다. 영아에게서 많이 보이는데, 출생하여 탯줄을 자를 때 풍독에 감염되어 나타나며, 병세가 위중하므로 응급 시에는 재빨리 조치해야 한다.

제돌(臍突)

배꼽이 돌출한 것을 말한다. 아이가 태어났을 때 배꼽이 돌출하고 붉고 크게 붓는 것을 적열제돌(積熱臍突)이라 하는데, 어머니의 뱃속에 있을 때 열을 감수하여 열이 복중에 쌓였기 때문이다. 아이가 태어나고 10일 후에 배꼽이 갑자기 붓는데 붉지 않은 것은 한습제돌(寒濕臍突)이라 한다. 영아가 냉한을 감수하여 한습의 사독이 비위를 침습한 것으로 기기(氣機)가 조체되어 배꼽에 엉겨 생긴다. 배꼽 부위에 반구형이나 주머니형의 돌기가 나타나는데, 크기는 호두만하고 색택은 허하고 떠있으며, 손가락으로 누르면 종기가 뱃속으로 밀려들어갔다가 재채기를 하거나 울거나 크게 떠들 때에는 다시 부풀어 튀어나오는 것을 제산(臍疝)이라 한다. 영아의 복벽근육이 연하고 얇아 소장의 지방막이 배꼽 속으로 들어갔기 때문이다. 복부가 크게 부풀어 오르고 배꼽이 돌출하는 것은 고창(간경화) 환자에게서 볼 수 있는데, 대부분 습열온적이나 한습곤비(寒濕困脾)[4] 때문이다. 복부가 부풀고 배꼽이 돌출하며 만지면 단단하고 대변이 굳은 것은 대부분 장경색과 같은 양명부실증(陽明腑實證)으로 장에 마른 변이 있기 때문이다. 병이 위중한 환자 역시 배꼽이 돌출하기도 하는데, 종창 환자의 배꼽이 돌출하는 것은 위중한 증상의 하나로 비신구패(脾腎俱敗)로 고치기 어렵다. 천창(喘脹) 환자의 배꼽이 돌출하는 것도 위험한 증후로 장차 폐(肺)와 신(腎)의 기가 끊어질 것임을 미리 알려준다. 천식에서도 배꼽돌출과 검은 색택이 나타나는데, 대부분 심양(心陽)이 끊어질 징조다. 제부궤란(臍部潰爛)이 단단하고 움직이지 않으며 돌출한 것은 대부분 암증(癌症)이다. 극심한 해소 및 폐기창복(閉氣脹腹)이 있을 때에도 배꼽이 돌출하는데, 이는 병태에 속하지 않는다. 제산(臍疝)이 발생하면 병태에 속한다.

제요(臍凹)

배꼽이 깊숙이 들어가 있는 것을 제요 혹은 제함이라 한다. 체질허약 및 설사나 말기암(末期癌) 등과 같은 만성허성병(慢性虛性病) 환자에게서 많이 보인다. 오래도록 설사하여 원기가 거의 빠져나가거나 갑작스럽게 토한 후에도 보인다. 배꼽이 갑자기 움푹 속으로 들어가는 것은 정허사폐(正虛邪閉)의 흉조로, 소아의 온역염신(溫疫染身)과 독사내함의 증에서 많이 보인다.

제위하이(臍位下移)

배꼽의 위치가 아래로 이동하여 몸의 중심선 아래로 떨어지는 것으로, 신허로 인한 중기부족의 표현이다. 대부분 복벽이 늘어지고 물러지는 증과 함께 보이는데, 위부하수(胃腑下垂)·간신하수 및 탈항(脫肛)·자궁탈출 등과 같은 내장하수를 나타낸다.

제위상이(臍位上移)

배꼽이 위로 이동하여 중심선을 넘어가는 것으로, 폐위지기(肺胃之氣)의 상

배꼽이 웃어야 건강하다

한의학계에서는 임상경험을 근거로 배꼽의 형태를 보면 사람의 건강상태를 알 수 있다고 한다.

① 원(圓)형 : 동글동글하고 하반부가 도톰하며 위를 향한 배꼽은 남자의 배꼽 중에서 가장 좋은 형태다. 이런 배꼽은 혈압이 정상이고, 간(肝)·장(腸)·위(胃) 등 내장이 모두 건강하며 정력이 넘친다.

② 만월(滿月)형 : 배꼽의 모양이 풍만하고 알차 보이며, 하복부에 탄력이 있는 것은 여자의 배꼽 중에서 가장 좋은 것으로, 심신이 모두 건강하고 난소의 기능이 좋음을 나타낸다.

③ 상향(上向)형 : 배꼽이 위로 길어 거의 삼각형과 비슷한 형태다. 이런 배꼽형태를 가진 사람은 남녀를 불문하고 대부분 위(胃)와 담낭(膽囊), 췌장(膵臟)의 기능이 좋지 않다.

④ 하향(下向)형 : 상향형과 반대의 형태다. 위하수(胃下垂), 변비 등의 질병을 앓고 있음을 나타낸다. 만성위장병 및 부인과 질환에 주의를 기울여야 한다.

⑤ 우편(右偏)형 : 간염, 십이지장궤양 등의 질환을 앓기 쉽다.

⑥ 좌편(左偏)형 : 위와 장이 좋지 않으므로 변비, 대장점막의 병변 등에 주의해야 한다.

⑦ 작고 얕은 형 : 배꼽의 깊이가 얕고 작은 것은 남녀를 불문하고 비교적 신체가 허약함을 나타낸다. 이런 사람들은 체내의 호르몬 분비가 비정상적이고 항상 무기력증을 느낀다. 기의 순환기능에 편차가 있는 사람과 정신장애를 앓는 사람의 배꼽은 항상 이런 형태를 나타낸다.

⑧ 물뱀형 : 정맥확장으로 배꼽 주위가 물뱀이 똬리를 튼 것 같은 형태를 나타낸다. 이런 배꼽형태는 간경화 같은 간질환의 징조로 본다.

⑨ 돌출형 : 뱃속에 다량의 적액(積液)이 있거나 난소낭종이 있을 때 배꼽이 밖으로 돌출한다.

⑩ 함몰형 : 뱃속에 점연성결핵성복막염 같은 염증이 생기면 배꼽이 속으로 함몰된다.

역이나 간기(肝氣)의 승발(升發)이 너무 지나치거나 간울기체 등과 같은 기역기체(氣逆氣滯)의 반응이다. 이 밖에 속에 징가적취(癥瘕積聚)[5]가 있어도 제상이(臍上移)가 나타난다. 제상이의 복벽은 항상 긴장되어 당기는 형태로, 임상에서 병을 진단할 때는 복부도 함께 살펴보아야 한다.

제종(臍腫)

영아의 배꼽이 밤톨이나 포도알 만큼 크게 붓고 동통이 있는 것을 제종(臍腫)이라 한다. 대부분 풍습의 침습이 원인이다.

제통(臍痛)

배꼽이 약간 붓고 약한 통증이 있다가 점차 부어올라 돌출하거나 연줄기만큼 크게 부으며, 피부색은 붉거나 희고, 만지면 통증이 극심한 것은 제옹(臍癰)이다. 대부분 위생이 불결하여 사독에 감염되었기 때문이다. 일반적으로 짓무른 후에 농이 나오는데 걸쭉하지만 악취가 없으면 순증으로 쉽게 아문다. 하지만 짓무른 후에 냄새가 심하고 더러운 농이 나오며, 심할 경우는 가루 같은 것이 섞여 나오면 오래도록 잘 아물지 않는다. 속에 구멍이 생기고 제공부(臍孔部)의 군살이 솟아나오며, 제공부 정중앙 하부에 새끼줄 같은 단단한 결절이 생기는데, 이는 제루(臍漏)나 장루(腸漏)로 생기며, 누제창(漏臍瘡)이라고도 한다. 배꼽에서 때로 누런 점액이 나오고, 아프지는 않고 가려운 것은 대부분 비위습열의 제루에 속한다. 농액이 묽고 아프거나 가렵지 않은 것은 대부분 기혈구허(氣血俱虛)의 제루에 속한다. 제루가 오래도록 낫지 않거나 열독에 감염되어 농루가 생기는 것은 풍을 유발하여 사망할 수도 있다. 이 때문에 임상에서는 조기에 치료해야 한다.

제습(臍濕)

탯줄이 떨어지고 나서도 배꼽 속이 오래도록 습윤하고 마르지 않거나 작은 홍종이 돌출하는 것을 제습(臍濕)이라 한다. 이는 제부가 수습(水濕)이나 요습(尿濕)에 젖어 더러운 사독에 감염되었기 때문이다. 제때에 치료하지 않으면 제창이나 제옹이 된다. 배꼽이 함몰되고 점액 같은 분비물이 나오는 것은 대부분 습열을 감수했기 때문이다. 물 같은 분비물이 나오면서 지린내가 나는 것은 대부분 선천성 기형으로 제뇨관(臍尿管)이 닫히지 않았기 때문이다.

제혈(臍血)

배꼽에 출혈이 있는 것을 제혈이라 하는데, 탯줄을 자를 때 제대로 묶지 않았기 때문이다. 영아가 태어난 첫 주, 탯줄이 떨어지기 전후로 배꼽 부위에서 피가 스며 나오는 것은 대부분 태열내성(胎熱內盛)으로 혈액이 제멋대로 돌기 때문이다. 배꼽에서 때때로 피가 스며 나오는 것은 신수부족(腎水不足)이나 간신음허로 신화편항(腎火偏亢)을 유발하여 음허로 내열(內熱)이 생겼기 때문이다.

제하계동(臍下悸動)

배꼽 아래가 쿵쿵 뛰는 것을 제하계동이라 한다. 대부분 신기(腎氣)가 부족하고 허하기 때문이며 충맥(衝脈)의 병이다. 배꼽 아래가 뛰고 게거품을 토하며 소변이 잘 나오지 않는 것은 본래 양기가 허하거나 땀을 많이 흘려 양기가 상했기 때문이다. 양기가 허해 수기(水氣)를 제어하지 못하면 수기(水氣)가 하초에 쌓여 두근거리게 된다. 제하가 뛰는 것이 배꼽까지 이어지고 숨이 가쁘며 때때로 심하게 헐떡거리는 것은 신불납기(腎不納氣)[6]의 제하계동으로, 대부분 신기부족과 기불섭납(氣不攝納)으로 아래가 고동치는 것이다. 혹은 표증으로 심하게 땀 흘리고 설사를 해서 기혈이 크게 부족하게 되면 신기불납을 일으켜 하초가 뛰는 증상이 생긴다.

▶배꼽 주위의 맥락이 꼬이고 확장되거나 세락(細絡)이 밀집하며, 배꼽이 돌출하고 복창이 있는 것은 대부분 간비혈어 때문으로 고창병(간경화)에서 주로 보인다. 주위 피부에 직경 2.5센티미터 정도의 자주색 반점이 생기고 (Cu-llen증이라 한다), 상복부 간동맥의 수축기에 바람이 부는 것 같은 잡음이 있으면 간암(肝癌)으로 확진할 수 있다.

■■■■■ **주석**

1) 대복(大腹) : 복부의 상부로 흉부와 배꼽 사이를 말한다.

2) 음평양비(陰平陽秘) : 음기가 평온하고 양기가 조밀하면 양자가 상호 조절작용을 함으로써 상대적 평형을 유지한다.

3) 명화(命火) : 명문지화(命門之火). 생명 본원의 화(火)로서 신음 중에 머무는데, 성기능과 생식능력의 근본이 되고, 신체의 생장·발육·노쇠와 밀접한 관계가 있으며, 오장육부를 온양(溫養)한다.

4) 한습곤비(寒濕困脾) : 곤(困)은 '둘러싸다, 포위하다'의 뜻이다.

5) 징가적취(癥瘕積聚) : 징가와 적취는 모두 뱃속에 덩어리가 있거나, 복부창만이나 동통이 발생하는 병증이다. 징과 적은 형태가 있고 고정되어서 통증 부위가 일정하고, 병이 장에 있고 혈분에 속한다. 가와 취는 형태가 없고 통증 부위가 일정하지 않고, 병이 부에 있으며 기분에 속한다.

6) 신불납기(腎不納氣) : 신기허(腎氣虛)로 인해 폐기를 납입하지 못하는 것이다.

23

사지 四肢

  사지(四肢)는 손발을 포괄한 인체 상하지의 총칭으로, 내부에 장부 등 중요 장기를 담고 있지는 않지만, 손과 발은 인체의 십이경맥(十二經脈)이 반드시 지나는 곳으로, 손가락 끝과 발가락 끝은 인체의 음양이 교회하는 곳이다. 고로, 손과 발은 신체 음양의 실조 여부를 반영하는 중요 부위이다.

  '십지연심(十指連心)'이란 말에서도 수족과 내장이 긴밀히 연관되어 있음을 충분히 알 수 있다. 현대 생물전식학(生物全息學)[1]에서는 손바닥, 팔뚝, 발등, 종아리, 허벅지 등에 인체의 모든 장부와 기관이 축영되어 있다고 말한다.[그림 23-1]

  사지는 피(皮)·육(肉)·근(筋)·골(骨)·맥(脈) 등 조직의 조합으로 이루어지며, 피모(皮毛)는 폐(肺), 육(肉)은 비(脾), 근(筋)은 간(肝), 골(骨)은 신(腎), 혈맥(血脈)은 심(心)과 관계된다. 오장과 사지의 밀접한 관계로 말미암아, 오장의 허실과 병증은 사지에 반영되어 나타난다. 한의학에서는 '비주사지(脾主四肢)'라 하여 오장 가운데서도 비(脾)와 사지(四肢)의 관계가 가장 밀접한

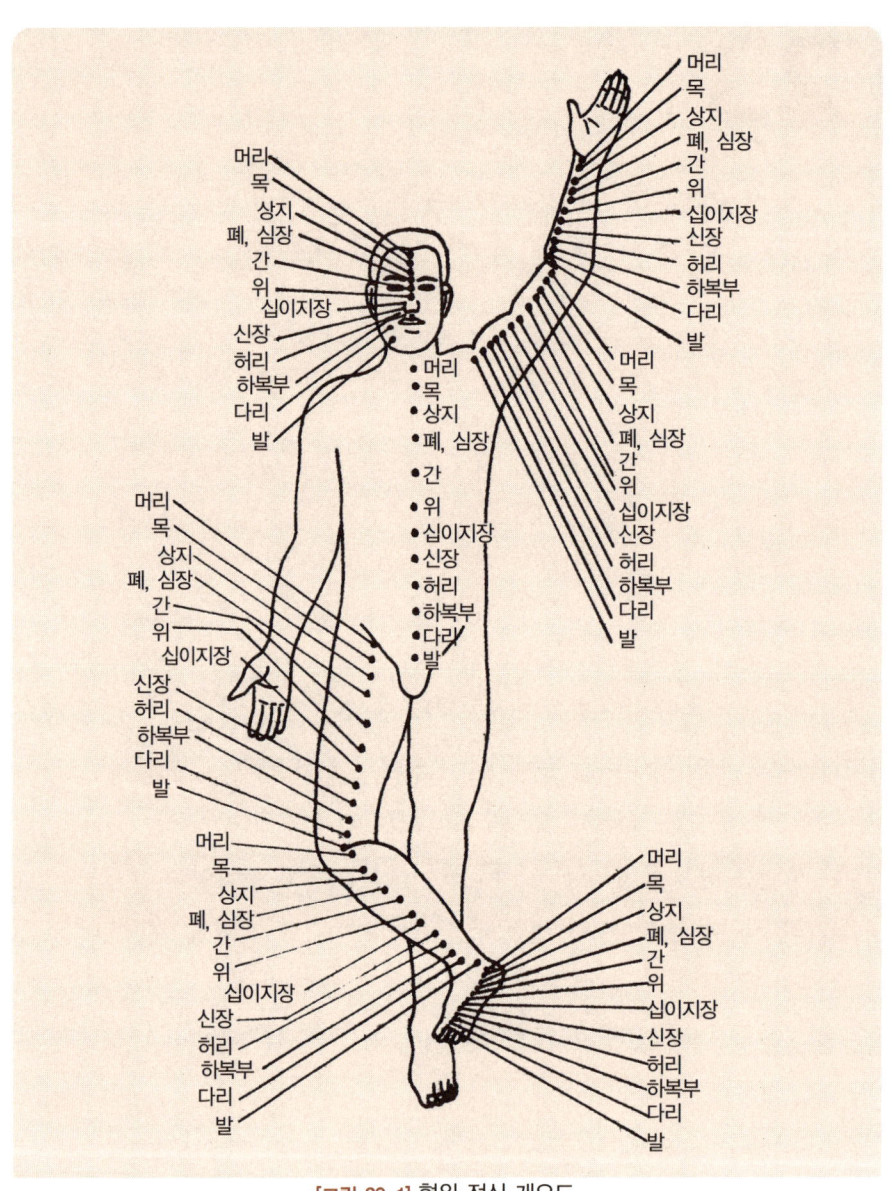

[그림 23-1] 혈위 전식 개요도

것으로 본다.

경락의 순행 면에서 보면, 수삼음경(手三陰經)은 오장에서 손으로 가는데, 팔뚝 내측으로 주행한다. 수삼양경(手三陽經)은 손에서 머리로 가는데, 팔뚝 외측으로 주행한다. 족삼양경(足三陽經)은 머리에서 발로 가는데, 발 외측으로 주행한다. 족삼음경(足三陰經)은 발에서 배와 가슴으로 가는데, 발의 내측으로 주행한다.

십이경맥의 모든 경맥은 팔이나 다리로 순행하기 때문에 십이경맥 및 그에 상응하는 장부에 병리변화가 발생하면 즉시 사지에 나타난다. 사지와 장부경락과의 밀접한 관계로 말미암아 사지는 기체에서 일어나는 다방면의 병변 상황을 반영할 수 있으며, 사지 중에서도 특히 상지(上肢)는 한의학의 망진 방면에서 머리 다음으로 중요한 부위다.

사지를 살펴 병을 진단할 때는 피검자의 소매와 바짓단을 끌어올려, 필요하면 벗겨, 사지가 충분히 드러나도록 해야 하며, 사지가 앙상한지, 부었는지, 마비가 있는지, 반신불수인지, 강직(强直)이 있는지, 구급(拘急)[2]이 있는지, 경련이 일어나는지, 떠는 증상이 있는지, 푸른 힘줄이 불거졌는지 등 안팎의 상황을 골고루 관찰해야 한다.

정상인의 사지는 기육이 풍부하고 실하며, 골격이 견고하고, 근육이 부드러우면서 질기고, 조화롭고 자유자재로 움직이며, 관절이 붓거나 마비되거나 당기는 등의 병리현상이 없다. 또한 좌우의 굵기나 길이가 같고 기형이 없으며 근력이 적당하다. 팔꿈치를 쭉 펴면 상박(上膊)[3]과 하박(下膊)[4] 사이에 5~15°의 외번각(外翻角)이 생긴다. 두 다리를 곧게 펴고 서서 가지런히 하면 두 무릎관절이 맞붙는다. 사지에 나타나는 병리변화는 다음과 같다.

사지기형(四肢畸形)

팔꿈치를 쭉 폈을 때 상박과 하박 사이의 외번각이 큰 것을 주외번(肘外翻)이라 하고, 외번각이 작은 것을 주내번(肘內翻)이라 한다. 두 다리를 곧게 뻗어서 두 발을 가지런히 했을 때 두 무릎관절이 붙지 않고 밖으로 활처럼 휘어 'O' 자형이 되는 것을 슬내번(膝內翻) 또는 'O' 형 다리라 한다.[그림 23-2]

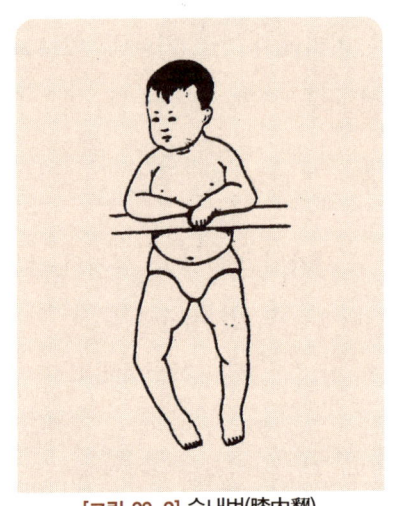
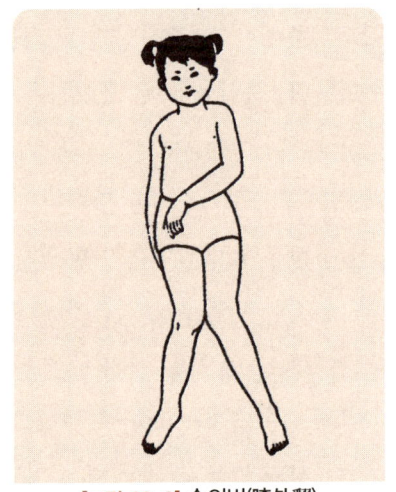

[그림 23-2] 슬내번(膝內翻)　　　　[그림 23-3] 슬외번(膝外翻)

똑바로 서서 두 무릎을 붙였을 때 두 종아리가 밖으로 향해 발목관절이 붙지 않고 하지가 'X'자형으로 나타나는 것을 슬외번(膝外翻) 또는 'X'형 다리라 한다.[그림 23-3]

슬내·외번은 대부분 신정(腎精)이 부족하여 뼈가 충분히 영양을 공급받지 못했기 때문으로, 임상에서는 구루병에서 많이 보인다. 무릎과 팔꿈치의 변형은 외감열병(外感熱病), 열극생풍(熱極生風), 근맥구급(筋脈拘急)이나 외상의 후유증에서도 볼 수 있다. 외상 후에 사지나 관절에 극렬한 동통이 있고, 사지의 위치가 이상하거나 관절기형·활동장애 등이 동반되는 것은 대부분 탈구나 골절의 표현이다.

사지수삭(四肢瘦削)

상하지의 기육이 위축되고 말라 장작 같은 증상을 가리키며, 위증(痿證)과 학슬풍(鶴膝風) 등에서 주로 보인다. 대부분 비위(脾胃)가 허약하고 기혈이 부족하여 생긴다. 사지수삭이 견비부(肩臂部)에 뚜렷하고, 상지가 무력하며, 오리처럼 뒤뚱거리며 걷고, 전신이 권태로운 등의 증상이 보이는 것은 비위(脾胃)허약에 속한다. 사지수삭에 머리와 눈이 어지럽고, 가슴이 뛰고 숨이 가쁜 등의 증상이 동반되면 곧 기혈이 부족한 것이다. 이 밖에, 본래 몸이 허약하거나 오랜 병을 앓은 후에도 사지수삭이 나타나는데, 동시에 사지가 무력하며 떨리고, 허리와 무릎이 쑤시며, 오심에 번열이 있는 것은 간신음허에 속한다.

사지수삭에 몸과 손발이 차고, 소변이 맑고 대변이 묽으며, 음경이 발기가 되지 않고 몽정을 하는 것은 비신양허에 속한다. 이 증상이 소아에게서 보이는 것은 곧, 선천적으로 천품이 부족하고 후천적으로 영양을 잃어 신정이 부족하고 수해(髓海)[5]가 충실하지 못하며, 근골기육이 영기를 잃었기 때문이다. 항상 오지[6](五遲. 입지, 행지, 발지, 치지, 어지)와 오연[7](五軟. 두연, 항연, 수족연, 기육연, 구연)의 증상을 동반한다.

관절종대(關節腫大)

① 사지의 관절이 크게 붓고 변형이 일어나며(팔꿈치, 손목, 손가락, 관골, 무릎, 복사뼈 등의 관절), 쑤시는 통증이 동반되고, 활동이 자유롭지 못한 것은 풍한과 습열의 모든 사독이 침습하여 일어나는 비증(痺證, 풍습성관절염에 속한다)이다. 혹은 비증이 오래되어 기혈이 부족하거나 간신(肝腎)이 손상을 입어 사독이 관절에 모여 일어나기도 한다.

② 허벅지와 정강이는 바싹 마르고 무릎만 크게 부어 학의 무릎 같으며, 피부색은 변하지 않는 것을 학슬풍(鶴膝風)이라 한다. 대부분 족삼음이 손상되고 부족하여 풍한습사가 올라와 침범하니 비(痺)가 무릎에 쌓여 생긴다. 어린 아이가 이 병을 앓는 것은 선천적으로 천품이 부족하여 음한의 사기가 무릎에 뭉치기 때문이다.

③ 사지관절이 점점 부어 굵어지고 동통이 있으며, 활동에 제한을 받고 기육이 위축되고, 산이나 구릉지에서 많이 발생하는 것을 속칭 유괴자병(柳

拐子病, 대골절병)이나 주판병이라 하는데, 대부분 비신의 정미(精微)가 결핍되어 정기(正氣)가 부족하고 허한 데에다 풍한을 감수하여 생긴다.
④ 관절이 크게 붓고 타는 듯이 붉고 뜨거운 통증이 있으며, 짓물러 터져서 농이 흐르는 것은 주옹, 슬옹 등과 같은 관절옹(關節癰, 농종)이다. 대부분 사열이 엉기고, 영위(榮衛)의 조화가 깨지고, 기혈이 옹체되어 생긴다.

하지정맥류

하지의 근맥이 노장융기(怒張隆起)[8]한 것을 근류(筋瘤, 하지정맥노장)라 한다. 무릎 아래 안쪽이나 뒤쪽에 많이 발생하며, 나뭇가지 모양이나 띠 모양, 지렁이 모양의 청자(靑紫)색 노장(怒張)과 만곡(彎曲)이 나타나는데, 서 있을 때 더욱 선명하다. 항상 붓고 무거운 느낌이 있으며, 서서 일하거나 무거운 짐을 지는 노동자나 임신부에게 잘 발생한다. 대부분 습열이나 한습의 어체나 기허혈어로 낙도(絡道)가 막혀 오래도록 쌓여서 생기는 병이다.

하지정맥류에는 하지가 붉게 붓고 뜨거운 동통이 수반되며, 시큰거리는 것은 습열어체(濕熱瘀滯) 때문이다. 하지가 퉁퉁 붓고 마비가 오며 시리고 통증이 있으며 음한의 천기가 가중되는 것은 한습어체(寒濕瘀滯) 때문이다. 하지가 퉁퉁 붓는데, 힘든 일을 한 후에 더욱 심해지는 것은 기허혈어(氣虛血瘀) 때문이다.

수족정창(手足疔瘡)

손발에 국부적으로 홍종과 열통이 나타나고 저리고 가려우며, 붓는 것이 점차 확대되면서 동통이 더욱 심해지고, 환부의 가운데가 짓물러 누르면 황백색의 농과 함께 걸쭉한 점액이 나오고, 점차 붓기가 빠지면서 통증이 그치는 질병을 가리킨다. 생기는 부위와 형태에 따라서 이름이 다르다. 손가락 끝에 생기면 사두정(蛇頭疔)이라 하고, 손톱 안에 생기면 연조정(沿爪疔)이라 하며,

손톱 옆에 생기면 사안정(蛇眼疔)이라 하고, 손가락의 지문에 생기면 나정(螺疔)이라 한다. 각 손가락과 발가락 사이에 생기는 것을 수족아정(手足丫疔)이라 하고, 손바닥 가운데에 생기면 탁반정(托盤疔)이라 하며, 발바닥 가운데에 생기면 족저정(足底疔)이라 한다. 대부분 장부에 화독이 응결하여 생긴다.

먼저 수족의 정(疔)이 생긴 부위나 피부의 다친 부위에 홍종과 열통의 증상이 있다가, 이어 하박이나 종아리 내측 피부에 붉은 줄이 생겨 빠르게 몸통 쪽으로 뻗어 나가는 것을 홍사정(紅絲疔)이라 한다. 대부분 수족에 정이 생기거나 피부에 상처가 나서 독기에 감염됨으로써 독기가 경맥을 타고 흘러 위로 뻗기 때문에 생긴다.

부골저(附骨疽)

독기가 깊이 가라앉아 썩은 뼈의 심부 농양에 부착된 것이다. 사지의 장골에 잘 발생하며, 국부적으로 크게 붓고, 근골에 달라붙어 밀어도 움직이지 않으며, 동통이 뼛속까지 스미고, 짓물러 터진 후에는 농이 그치지 않으며, 쉽게 아물지 않고 누관(漏管)이 생기며, 근골을 손상시키는 것이 특징이다. 이 병은 아동에게 많이 발생하는데, 환부에 따라 이름이 다르다. 대퇴 외측에 생기면 부골저라 하고, 대퇴 내측에 생기면 교골저(咬骨疽)라 한다. 손발과 팔다리 등에 생겨 짓물러 터진 후에 썩은 뼈가 나타나는 것은 다골저(多骨疽)라 한다. 대부분 여독습열(餘毒濕熱)이 근골에 남아있거나, 타박상에 다시 사독을 감수하여 근골에 응체되거나, 풍한습사가 근골에 쌓여 생긴다.

사지위연(四肢痿軟)

① 사지의 근맥이 느슨해져 연약하고 무력하며, 심하면 손으로 물건을 움켜쥘 수 없고, 발로는 몸을 지탱하지 못하며, 팔꿈치·손목·무릎·복사뼈 등의 관절이 모두 빠진 것 같은 느낌이 들고, 기육이 위축되는 것은 위증

(痿證)에서 많이 보일뿐 아니라 하지위연으로 많이 나타나기 때문에 위벽(痿躄)이라고도 한다. 주로 폐열상진(肺熱傷津)이나 습열침음(濕熱侵淫), 비위허약, 간신휴허, 외상으로 인한 어혈조체 때문에 생긴다.

② 다리가 연약무력하고 마비가 오고 저리며, 당기거나 붓거나 마르거나 정강이가 붉게 붓고 열이 나는 것을 각기(脚氣) 또는 각약(脚弱)이라 하는데, 대부분 습사풍독을 외감하거나 맛이 강한 음식을 먹어서 습사가 쌓이고 열사가 생겨 그것이 다리를 유주하기 때문이다. 혹은 경락이 막히거나 진혈(津血)이 소모되거나 손상되어도 생긴다.

③ 사지위연이 소아에게 보이면 연각온(軟脚瘟)·연풍(軟風)·위역(痿疫)이라고도 한다. 5세 이하의 소아에게서 많이 보이고(1~2세의 발병률이 가장 높다), 전염성이 있고 계절을 타고 발병하는(여름과 가을에 많이 보인다) 특징이 있다. 사지위연은 대부분 발열 후에 나타나는데, 습열조락(濕熱阻絡)과 기허혈어 때문이다. 소아연탄[9](小兒軟癱. 약증, 연증이라고도 한다) 중에서 수족연(手足軟)은 대부분 태아시기에 천품이 부족하거나 출생 후에 후천적으로 영양을 잃어 생긴다.

사지탄탄(四肢癱瘓)

사지를 쓸 수 없는 증상을 가리킨다. 증상이 가벼우면 팔다리는 비록 움직일 수 있지만 관절이 무력하여 부축을 하거나 지지를 해야 한다. 증상이 중하면 사지가 마비되어 전혀 움직일 수 없다. 대부분 간신휴허와 기혈부족, 그리고 풍한습열담의 사기(邪氣)가 올라와서 생기며, 간울혈허나 외상으로 인한 혈어로도 앓을 수 있다. 늘 근심이 많고 감상적이며, 일희일비하고 눈물을 잘 흘리는 환자는 한번 격노하면 사지탄탄이 돌발한다. 그러나 사지의 기육이 오랜 병으로도 많이 마르지 않았을 뿐 아니라 피부가 윤택한 것은 간울혈허다.

좌측이나 우측 상하지가 마비되어 쓸 수 없는 것을 편고(偏枯) 혹은 반신불수, 반지풍 등으로 부른다. 항상 마비가 오는 쪽의 면부에 구안와사가 따르며, 오래되면 사지가 바짝 마르고 마비되어 감각이 없어진다. 중풍의 후유증에서 늘 보이며, 대부분 기허혈체나 간양상항(肝陽上亢)으로 맥락이 막혀 생긴다. 하지가 무겁고 무력하여 움직이기 어렵거나 저리고 주찬통(走竄痛)이 있지만, 상지는 정상인 것을 절탄(截癱, 하반신불수)이라 한다. 풍비(風痹)의 한 종류로 외상 및 척추의 병변으로 생긴다.

사지강직(四肢强直)

사지의 근육이 단단하게 굳어 쭉 펴서는 구부릴 수 없거나, 사지의 관절이 경직되어 구부리거나 펼 수 없는 질병을 가리킨다. 대부분 외사(外邪)가 낙맥을 막거나 간양화풍(肝陽化風)으로 생긴다.

사지강직에 두항강직(頭項强直)과 발열오한(發熱惡寒)이 함께 보이는 것은 풍사가 침입했기 때문이다. 사지관절이 강직되어 굽히거나 펼 수 없고, 주찬통·냉통·열통·산통이 있는 것은 풍한습열이 사지관절에 오래도록 쌓여 생긴다.

풍비(風痹, 行痹), 한비(寒痹, 痛痹), 습비(濕痹, 著痹)와 열비(熱痹)로 나눈다. 상하지는 쭉 펴져 강직되고 손목과 손바닥은 오그라들고 손가락은 한데 모이거나, 혹은 반신불수에 정신이 흐릿하고 머리는 아프고 어지러우며 귀가 울리고 눈앞이 아찔한 것은 간양화풍에 속하는 증으로, 대부분 양기가 사기(邪氣)로 급변하였기 때문이다.

이 밖에, 노년에 몸이 허약해지거나 오랜 병을 앓은 후에 사지가 점차 강직되고 머리가 어지럽고 눈앞이 아찔하며 귀에서 매미소리 같은 것이 들리고 정신이 흐릿한 것은 간신음허 때문이다. 손발이 차고 인사불성이 되며 소변과 대변을 참지 못하는 것은 양기허쇠 때문이다. 외상(두부외상과 출산 시의 외상 같은)이나 중독 후에 사지강직으로 구부릴 수 없고 의식이 흐리며 소변과 대변을 참지 못하고 오래되면 피부갑착이 생기는 것은 혈어기체 때문이다.

사지구급(四肢拘急)

사지의 근맥에 경련이 일어나고 당겨서 펴거나 굽히기 힘든 것을 사지구급이라 한다. 대부분 풍한외습, 습열침음, 한습온결, 열성상음, 간혈휴허 등이 원인이 되어 경기가 잘 소통되지 않고 근맥이 영양을 잃어 생긴다. 이 증은 병변상황을 근거로 다음 두 가지로 나눈다.

① 전근(轉筋) : 팔다리의 근맥에 경련이 일고 당기는 것으로, 예를 들어 유전급통(扭轉急痛)은 항상 종아리 부위에서 보이는데, 심하면 음낭과 복부에까지 미친다. 이를 전근이라 하고, 속칭으로는 추근(抽筋)이라고 한다. 대부분 혈기부족에 풍냉이나 한습이 침습하여 생긴다. 이 증상이 곽란(霍亂)의 구토설사 뒤에 보이면 조각사(吊脚莎)라고도 하는데, 대부분 양망액탈(陽亡液脫)의 중증으로 위험하다.

② 계조풍(鷄爪風) : 손가락은 오그라들어 곧게 펴지 못하지만 손목 이상의 부위는 활동이 정상적인 것을 속칭 계조풍이라 한다. 대부분 음혈부족으로 근육이 영양을 잃었기 때문이다. 손가락이 갑자기 오그라들고 극심한 통증이 있는 것은 한응맥급(寒凝脈急) 때문이다. 간헐적으로 손가락이 오그라드는데, 정신상태가 개선됨에 따라 풀어지는 것은 정신이상과 기기불창(氣機不暢) 때문이다.

사지추휵(四肢抽搐)

① 추풍(抽風) : 사지가 제멋대로 굴신하고 계속 실룩거리는 것을 추풍이라 하는데, 경증(痙證)·간증(癎證)·파상풍·경풍 등의 병증에서 흔히 보인다. 대부분 풍동(風動)의 증상으로, 외풍과 내풍 모두 병을 초래할 수 있다. 사지추휵에 발열오한과 항배강직 등이 동반되는 것은 대부분 풍사

가 경락을 막아(외풍) 기혈의 운행이 순조롭지 못하기 때문이다. 혹은 창상(創傷)에 풍독의 사기가 침입하여 영위(榮衛)가 잘 소통하지 못하여 생기기도 한다. 사지추휵에 장열번갈(壯熱煩渴)과 신혼섬어(神昏譫語), 각궁반장이 동반되는 것은 열극생풍 때문이다. 어지러워 쓰러질 것 같고 잡아당기는 것 같이 머리가 아픈 것은 간양화풍 때문이다. 허리와 무릎이 쑤시고 힘이 없으며 오심에 번열이 있고 광대뼈가 붉어지고 식은땀이 나는 것은 음(혈)허생풍 때문이다. 이 모두는 내풍에 속한다. 이 밖에, 중독으로도 사지추휵이 일어난다.

② **소아경풍** : 소아가 사지추휵에도 힘이 있는 것은 급경풍으로, 대부분 사열을 감수하여 화화생풍(火化生風)한 때문이다. 혹은 담열내성(痰熱內盛)하여 인동간풍(引動肝風)하거나, 갑자기 놀라 정신이 불안정할 때에도 일어난다. 소아의 사지추휵이 완만하게 일어나고 무력한 것은 만경풍으로, 주로 열병상음(熱病傷陰), 간신부족(肝腎不足), 음휴풍동(陰虧風動)으로 일어난다. 때로는 비위가 허약하여 간목모토(肝木侮土)하니 비허생풍(脾虛生風)하기 때문이다.

③ **수족휵닉(手足搐搦)** : 영아의 수족에 경련이 일어나며, 비교적 빈번히 발작하지만 풀어진 후에는 곧 정상이 되는 것을 영아수족휵닉증이라 한다. 봄에 많이 발병하고, 주로 외감사독과 놀람으로 유발된다. 주로 선천적인 천품부족과 후천적인 영양부족으로 비기(脾氣)와 신기(腎氣)가 모두 부족하니 원기가 결핍되고 근맥이 유양을 잃게 되는데, 거기에 다시 풍사를 외감하여 생긴다.

④ **경행추휵(經行抽搐)** : 여자의 사지에 경련이 일어나는데, 월경을 시작할 때 발작하고 월경이 끝나면 낫는 것을 경행추휵이라 한다. 대부분 혈허로 근(筋)을 자양하지 못하기 때문이다.

⑤ **간증(癎症)** : 갑자기 정신을 잃고 쓰러진 후에 사지에 경련이 일어나고,

입에 거품을 물며, 두 눈은 위로 치켜뜨고, 이를 꽉 다물거나 양 같은 소리를 내고, 의식이 돌아와서는 피로한 느낌 말고는 정상인과 똑같으며 때때로 반복적으로 발작하는 것을 간증(간질)이라 한다. 태병(胎病), 전병(癲病), 양간(羊癎), 저파풍(猪婆風) 등으로도 부른다. 대부분 놀라거나 감정을 조절하지 못하고, 음식을 절제하지 않고, 과도하게 노동을 하여 간(肝)·비(脾)·신(腎) 삼경(三經)이 손상되어 풍담(風痰)이 기를 따라 상역하기 때문에 생긴다.

⑥ 임신풍경(姙娠風痙) : 사지의 경련이 출산 바로 전이나 바로 후의 임산부에게 일어나는 것을 자간(子癎)이라 하는데, 임신풍경·아풍(兒風)·자모(子冒)라고도 한다. 대부분 평소에도 간(肝)과 신(腎)의 음기가 허한데다 임신 후에 태아를 자양하느라 음혈이 더욱 허해지니 음허양항(陰虛陽亢)하여, 간양상항(肝陽上亢)하고 간풍내요(肝風內擾)하니, 허화상염(虛火上炎)으로 인동심화(引動心火)하여, 풍화상선(風火相煽)함으로 생긴다.

⑦ 경증(痙症) : 사지경련과 함께 목과 등에 강직이 보이고 심하면 각궁반장(角弓反張)[10] 하는 것을 경증이라 한다. 대부분 사기가 경락을 막거나 열성상음, 음혈휴허, 어혈조체로 생긴다. 환자에게 경증의 증상이 나타나면서 안면근육에 경련이 일어나고 쓴웃음을 짓는데, 발작이 반복되는 것을 파상풍 또는 금창경(金創痙)이라 한다. 대부분 창상 후에 풍독의 사기가 피부경락에 침입하여 영위(榮衛)가 잘 소통되지 않아 생긴다. 경증이 산후 산모에게 발생하는 것은 산후라 혈이 허한 데에다 풍한을 감수하고 불결하여 사독이 침입해 경락을 막기 때문이다.

사지진전(四肢振顫)

손이나 발을 떨거나 움찔거리는 병증을 가리킨다. 임상에서는 수전(手顫)이 많이 보이며, 족전(足顫)은 주로 수전에 동반되어 나타난다. 대부분 간양화풍(肝陽火風)이나 풍담조락(風痰阻絡), 풍한습침(風寒濕侵), 비허·혈허·음허로 인한 내풍(內風) 때문이다. 성인에게 많이 발생하지만 간혹 소아에게서 보이기도 한다. 대부분 수전으로만 그치지 않으며, 손을 평행하게 들면 더욱 심하게 떤다. 부들부들 떨며 무서워하는 것은 두려움이 신기(腎氣)를 상하게 하고 그것이 간까지 미쳐 근맥이 자양을 잃었기 때문이다. 이 밖에, 찬 술을 마시는 사람은 수전증을 많이 앓는데, 이는 술 때문에 습열이 생기고, 또 찬 것을 마셔 비위(脾胃)가 상하여 한습이 생기고 한열이 손 부위에 엉겨 근맥이 약속(約束)[11]을 잃어 생긴다.

근척육윤(筋惕肉瞤)

사지의 어느 부위 근육이 제멋대로 경련을 일으켜 떨리는데, 수시로 발작했다 그쳤다 하는 병증을 가리킨다. 대부분 지나치게 땀을 많이 흘려 기와 진액이 소모되고 상했기 때문이다. 혹은 본래 몸이 허한데다 출혈을 하여 영혈이 부족하기 때문이거나, 한습으로 양기를 상하고 수기(水氣)가 조화롭지 못하는 등 근맥이 유윤온후(濡潤溫煦)를 잃어 생긴다.

살수악권(撒水握拳)

두 손을 벌리고는 팔도 움직일 수 없는 것을 살수(撒水)라 하는데, 중풍의 탈증(脫證)[12] 중 하나다. 두 주먹을 꼭 쥐는 것을 악권(握拳)이라 하는데, 중풍의 폐증(閉證)[13] 중 하나다. 모두 병이 위중함을 나타낸다.

촬공인선(撮空引線)과 순의모상(循衣摸床)

두 손으로 허공의 물건을 잡으려는 것을 촬공(撮空)이라 하고, 두 손으로 실을 양쪽으로 당기는 것 같은 자세를 인선(引線)이라 한다. 그리고 옷에 무엇인가 묻어 있어 쓸어내리는 것 같은 행동을 순의(循衣)라 하고, 손으로 침대를 더듬으며 무언가 찾으려는 듯한 행동을 하는 것을 모상(摸床)이라 한다. 이상은 모두 환자가 정신이 혼미할 때 나타나는 무의식적인 팔 동작으로, 열사가 심포(心包)에 내함(內陷)하거나 담탁(痰濁)이 심규(心竅)[14]를 가리기 때문에 나타난다. 정신이 산만해지고 허양(虛陽)이 부월하는 병증에서도 보인다. 모두 실신(失神)의 임상적인 표현으로 사망의 징조가 된다.

사지부종(四肢浮腫)

수종(水腫)과 기종(氣腫)으로 나눈다. 피부종창에 물색이 있고, 누르면 함몰되었다가 다시 올라오기도 하고 잘 안 올라오기도 하며 전혀 올라오지 않기도 하는 것은 수종이다. 풍수범람(風水泛濫)이나 수습침지(水濕浸漬), 습열하주(濕熱下注), 한습하조(寒濕下阻), 비양부진(脾陽不振), 신양쇠미(腎陽衰微)로 생긴다.

사지부종이 두면이나 안검 부위의 부종 이후에 나타나고, 누르면 들어갔다가 금방 올라오는 것은 풍수범람 때문이다. 사지부종에 누르면 손가락이 들어가고 전신의 부종이 보이며 팔다리가 피로하고 무거운 것은 수습침지 때문이다. 양 발의 부종에 피부가 반질반질한 것은 습열하주(濕熱下注) 때문이다. 양 발목이 크게 붓고 누르면 들어가 올라오지 않으며 하지가 무겁고 무력한 것은 각기병에서 보인다. 대부분 한습하조(寒濕下阻)나 비양부진으로 수습의 사독이 경락에 침입하여 기혈이 막히고 잘 소통되지 않기 때문이다. 하지부종에 누르면 잘 회복되지 않으며 변이 묽어지고 피곤하며 팔다리가 찬 것은 비양부진(脾陽不振)의 증상이다. 하지부종에 누르면 들어가서 올라오지 않고 허리에 냉통이 있으며 쑤시고 묵직하며, 가슴이 뛰고 숨이 가쁜 것은 신양쇠미(腎陽衰微)의 증후다.

임신 말기에 정강이 부위에 부종이 생겨서 점차 하지는 물론 머리를 포함한

몸 전체로 퍼지고, 피부는 얇고 반질반질해지며, 누른 흔적이 쉽게 올라오지 않는 것을 자종(子腫) 또는 취각(脆脚)이라 한다. 대부분 평소에 비(脾)와 신(腎)의 양기가 허한데다 태아가 점차 자람에 따라 기기불창(氣機不暢)하여 운화수포작용에 장애가 발생해 수습(水濕)이 넘쳐 사지로 흐르기 때문에 생긴다. 출산 후의 사지부종이 누르면 들어가 잘 올라오지 않는 것은 기허혈휴, 기체혈어, 비신양허, 습열하주 때문이다.

사지의 피부가 부어오르고 누르면 즉시 올라오고 피부색에 변화가 없는 것을 기종(氣腫)이라 하는데, 대부분 기체습울 때문이다. 한쪽이나 양쪽 하지가 퉁퉁 붓고 피부 표면이 두껍고 거칠어져 상수리나무 껍질 같은 것을 상피종(橡皮腫)이라 하는데, 사충병(絲蟲病)[15]에 감염되어 생긴다.

사지외상(四肢外傷)이나 골절 후에 환부가 붓고, 피부색이 변하지 않거나 암홍 혹은 청자색의 어반이 생기는 것은 낙맥이 손상되어 영혈이 경을 떠나 피부에 어체되고 진액의 운행을 막기 때문이다.

하지홍종(下肢紅腫)

하지홍종이 편상(片狀)으로 나타나고 약간 부으며 통증이 있는데, 누르면 아주 뜨거운 것을 유화(流火)라 한다. 단독(丹毒)[16]의 한 종류로, 신(腎)의 화기(火氣)가 안에 쌓이고 습열이 하주하여 생긴다. 병이 가벼우면 일주일이면 물러가고, 병이 무거우면 한열두통이 일고 가슴이 답답하고 구역이 나며 변비와 혈뇨 등의 증상이 동반된다.

족경고조(足脛枯燥)

정강이 부위가 마르고 거칠어지는데, 당기는 듯 아프고 저리며, 먹는 양이 줄고 변비가 생기며, 소변이 누렇거나 붉고, 때때로 헛구역질을 하는 것을 건각기(乾脚氣)라 한다. 풍열이 지나치게 성하여 진혈(津血)을 손상시키기 때문에 생긴다.

Tip 비장이 튼튼하면 손아귀 힘이 세다

중국에서 실시한 실험결과에 따르면, 비기(脾氣)가 허한 환자의 악력(握力)[17]은 뚜렷하게 저하되어 39.56킬로그램이었는데, 비기(脾氣)를 보(保)하는 처방과 치료 후에는 눈에 띄게 증가하여 평균 43.16킬로그램으로 나타나 치료 전후의 차이가 현저했다.

Tip 지극측량법(指極測量法)-일본

두 손을 좌우로 수평 되게 뻗어 오른손가락 끝에서 왼손가락 끝까지를 지극(指極)이라 하는데, 키에서 지극을 빼는 방법이다. 2~4센티미터 사이가 나오면 신체가 건강한 것이고, 2센티미터 이하면 폐(肺)기능이 약한 것이며, 4센티미터 이상이면 뇌일혈을 앓기 쉽다고 한다.

일본에서는 손가락과 내장의 관계에 대하여 다음과 같이 인식한다.

- 식지(食指, 집게손가락)는 사람의 간(肝)·위(胃)·장(腸)·비(脾) 등 소화영양기관을 주관하는데, 오른손은 간장(肝臟)의 기능을, 왼손은 위(胃)의 기능을 나타낸다. 식사량이 많은 사람은 식지(食指)가 단단해진다.
- 중지(中指, 가운뎃손가락)는 심장(心臟)과 신장(腎臟) 그리고 혈관을 주관하며 하지(下肢)와도 관계가 있다. 정신적인 면에서는 내성적인 성격을 나타낸다.
- 무명지(無名指, 약손가락)는 신경계통을 주관하는데, 전간·만성풍습열·신경통 등을 앓는 사람과 벙어리는 무명지의 기능이 떨어진다.
- 소지(小指, 새끼손가락)는 폐(肺)와 생식기관을 주관하는데, 소지가 굽은 사람은 같은 쪽에 늑막유착이 있고, 소지가 짧은 여자는 자궁이 작

[다음 페이지에 계속]

사지기력(四肢肌力)

　기력(肌力)의 세기는 환자에게 손을 쥐거나 팔꿈치를 굽히거나 물건을 들거나 무릎을 굽히거나 다리를 들거나 하는 동작을 시켜 검사한다. 일반적으로, 새로운 병에는 기육(肌肉)이 마르거나 기력이 줄지 않는다. 고질병이나 중병 혹은 습사가 조체되었을 때는 기력이 뚜렷하게 감퇴된다. 중풍으로 반신불수인 사람은 한쪽의 기력이 감퇴되거나 소실된다. 관절이 뻣뻣하여 활동에 지장이 있으면 기육위축으로 인한 기력감퇴를 진단할 수 있다.

수족한출(手足汗出)

　손발의 가운데에 땀이 나는데, 추운 겨울에 특히 심한 것은 대부분 습열내

아 태아가 위험하다. 그 밖에, 손의 모양이 손목에서 시작하여 소지 방향으로 굽고, 상지(上肢)를 좌우로 수평이 되게 펼쳤을 때 손이 소지 방향으로 굽는 사람은 체내가 지나치게 알칼리화 되어 암(癌)에 걸릴 가능성이 높다.

- 손목에서 시작하여 대무지(大拇指, 엄지손가락)쪽으로 굽는 사람은 체내가 지나치게 산성화 되어 폐병(肺病)을 앓기 쉽고, 어느 한 손의 손가락 사이가 넓으면 같은 쪽의 폐(肺)에 병이 있다.

　더하여, 길을 걸을 때 무기력하고 걸음걸이가 무거운 사람은 대부분 대퇴 내측의 기육수축이 불량하고 허벅지 안쪽이 말랐거나 위축된 것으로, 그런 사람은 생식기능이 쇠퇴하여 성기능이 떨어진다. 대퇴 내측의 기육이 현저하게 말라 움푹 들어간 것은 노쇠했다는 표시다. 한쪽의 정강이뼈와 종아리뼈 사이의 간격이 지나치게 넓으면 발목을 움직이기 곤란한데, 곧 그쪽의 신장(腎臟)에 병이 있다.

음(濕熱內淫)과 양승기음(陽勝其陰) 때문이다. 여자의 두 손의 피부가 쪼글쪼글해지고 손바닥이 붉고 뜨거우며 땀이 줄줄 많이 나고 월경불순이 있는 것은 대부분 실혈의 오랜 병으로 음혈이 소모되고 손상되어 심(心)과 간(肝)의 음혈이 부족하기 때문이다.

손발 및 전신에 열이 나고 동시에 손발에 땀이 줄줄 나는 것은 사기가 족양명위경(足陽明胃經)에 있는 것이다. 손발에 땀이 물을 짜듯 나는 것은 양명조열(陽明燥熱)이나 양명조실(陽明燥實)로 사기가 진액을 훈증하여 밖으로 배출되는 것이다. 대부분 대변이 말라 단단해지는 증상이 동반된다.

▶그 외에도 어떤 학자들은 다음과 같이 주장한다. 왼다리를 항상 오른다리 위에 놓고 얼굴이 항상 붉은 사람은 동맥경화와 고혈압 그리고 뇌일혈 등의 질병을 앓기 쉽다. 오른다리를 항상 왼다리 위에 놓고 얼굴이 암회색인 사람은 감기를 앓기 쉽다. 두 무릎을 세우고 자는 사람은 호흡기계통이나 위장의 질병을 많이 앓는다.

■■■■■ 주석

1) 생물전식학 : Embryo Containing the Information of the Whole Organism. 생물체의 국부에 그 생물체의 모든 정보를 담고 있다는 학설.

2) 구급(拘急) : 사지 및 복부에 발생하는, 지체(肢體)가 땅겨 불편하거나 근(筋)이 오므라들어 굴신에 장애가 오는 증상을 말한다.

3) 상박(上膊) : 어깨에서 팔꿈치까지의 부분.

4) 하박(下膊) : 팔꿈치 아래 부분.

5) 수해(髓海) : 신(腎)은 정(精)을 저장하고, 정은 수(髓)를 자라게 하고, 수가 두강(頭腔)에 모여 뇌를 형성하므로, 뇌를 수해라고도 한다.

6) 오지(五遲) : 서고 걷고 머리카락과 이가 나고 말하는 것이 늦음을 말한다.

7) 오연(五軟) : 머리·목·손발·근육조직·입이 연약하고 무력한 것을 말한다.

8) 노장융기(怒張隆起) : 혈관 등이 부풀어 오르는 것을 말한다.

9) 탄(癱)은 사지가 틀리고 마비가 오는 증상을 말한다.

10) 각궁반장(角弓反張) : 항배부가 뻣뻣하면서 몸이 활처럼 뒤로 젖혀지는 증상이다.

11) 약속(約束) : "肌肉之精爲約束"《황제내경 영추·대혹론(皇帝內經 靈樞·大惑論)》

12) 탈증(脫證) : 질병이 경과하는 과정에서 음양기혈이 대량으로 소모되어 생명이 위험하게 되는 병리를 탈이라 한다. 정기가 갑자기 외부로 빠져나가는 것이 특징이라 외탈이라고도 한다.

13) 폐증(閉證) : 질병이 급격하게 변화하는 과정에서 정기가 지탱하지 못하고 사기가 내부로 들어가서 장부기능이 막히고 통하지 않게 되는 병리를 말한다. 병사가 내부를 막기 때문에 내폐라고도 한다.

14) 심규(心竅) : 심신(心神)의 규(竅)를 말한다. 심규가 사기에 의해 가로막히면 신혼전광(神昏癲狂)이 발생한다.

15) 사충병(絲蟲病) : 필라리아증. 사상충이 림프관이나 혈관 속에 기생하여 일으키는 병. 림프관의 국부 종창, 다리의 부종, 상피병, 혈뇨 따위의 증상을 보인다.

16) 단독(丹毒) : 피부의 헌데나 다친 곳으로 세균이 들어가서 열이 높아지고 얼굴이 붉어지며 붓게 되어 종창, 동통을 일으키는 전염병.

17) 악력(握力) : 손으로 물건을 쥐는 힘. 악력측정은 체력테스트의 하나로 이용된다.

24

손 [手수]

손은 상지(上肢)의 끝에 위치하며, 수삼음경(手三陰經)과 수삼양경(手三陽經)이 교회(交會)하는 곳으로, 인체 음양의 실조 여부를 반영하는 중요한 부위다.

현대의 생물전식연구에서는 손·상박·대퇴·소퇴·발 등은 모두 전신 장부기관의 축영으로 인체의 각 조직기관의 병변은 모두 손에 나타나므로, 손을 진찰하면 각 장부조직과 기관의 생리·병리 상황을 알 수 있다는 것을 발견했다. [그림 24-1]은 손등 전식반응구도, [그림 24-2]는 손바닥 전식반응구도다.

손에 주로 나타나는 질병

탈저(脫疽)

손가락색이 검붉고, 터진 후에는 궤양이 생기며, 통증이 극심하고, 이상한

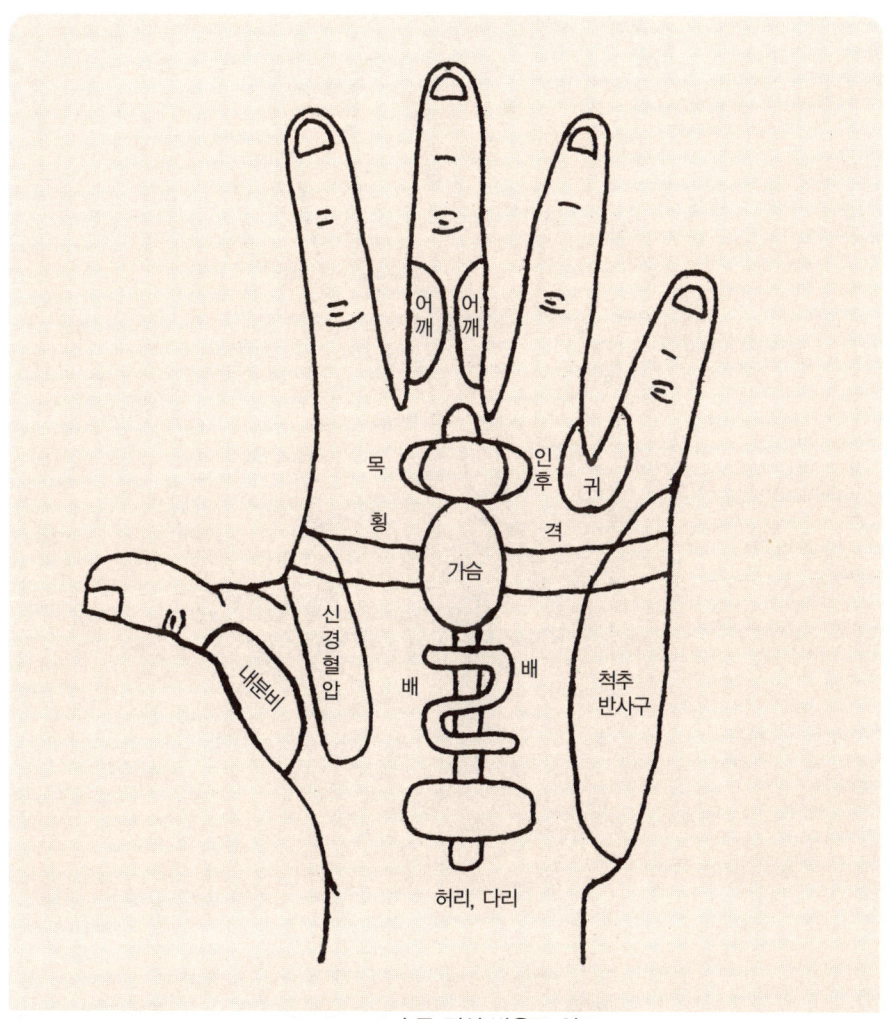

[그림 24-1] 손등 전식 반응구 약도

냄새가 코를 찌르며, 손가락이 괴사하여 떨어져 나가는 질병을 일으킬 수 있는 것을 탈저(脫疽)라 한다.

대부분 한습(寒濕)과 습독(濕毒)이 침음(浸淫)하거나 음허화왕(陰虛火旺)하여 생긴다.

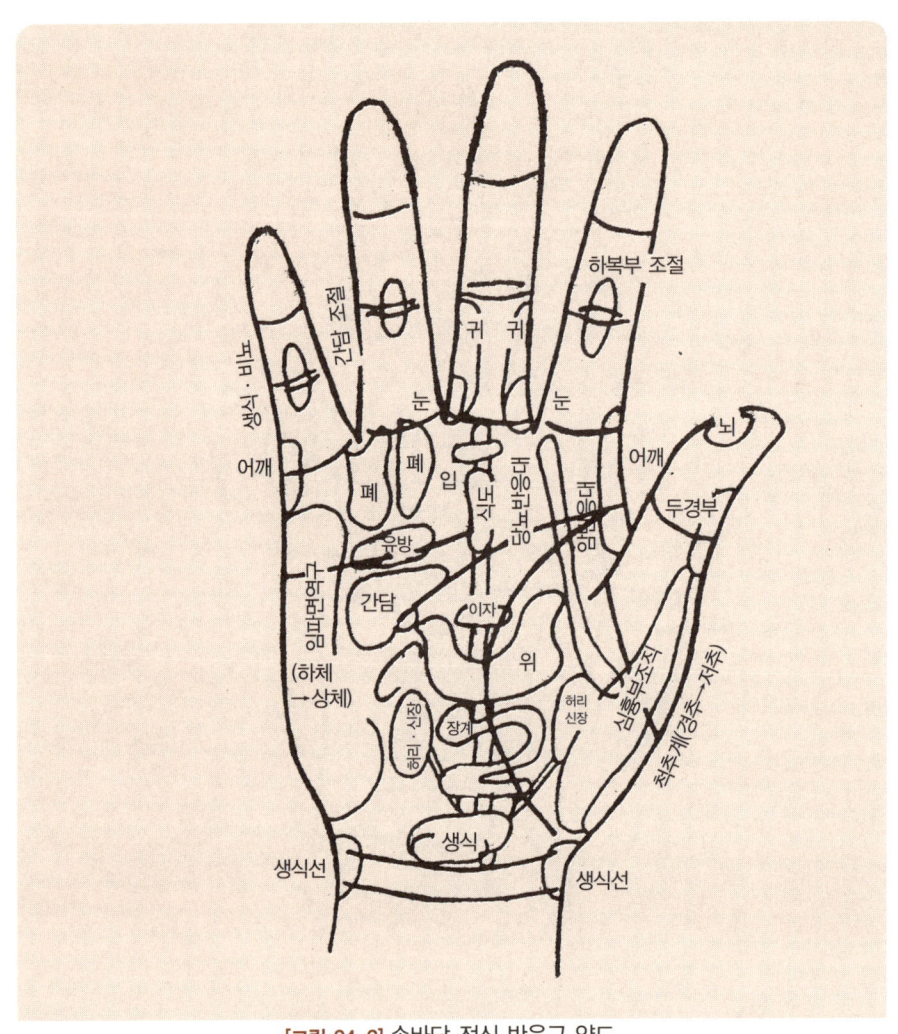

[그림 24-2] 손바닥 전식 반응구 약도

주사장(朱砂掌)

손의 어제(魚際)[1] 및 손가락 끝 복면피부의 색이 선홍빛인데 누르면 퇴색되고 피부가 얇아지는 것을 주사장(朱砂掌)이라 한다. 주로 어혈이 간(肝)에 울체되었기 때문이다. 두 손에 청락(靑絡)이 비교적 많은 것은 양허로 음한이 내성하여 생긴다.

아장풍(鵝掌風)

손바닥 가운데가 뜨겁고 가려우며, 계속 백피(白皮)가 일어나고, 피부가 건조하여 갈라지는 증상이 손바닥 가운데에서 시작해 손 전체로 번지지만 손등을 침범하지는 않는 것을 아장풍(鵝掌風)이라 한다. 대부분 혈조생풍(血燥生風)한 때문이다.

개창(疥瘡)

손가락이 갈라지는 부위에 겨자씨 같은 것이 생기며, 참기 어렵게 가려운데 열에 닿으면 더욱 가렵고, 긁어 터진 후에는 피나 진물이 흐르며, 엉겨 딱지가 앉고, 오래되면 농이 생기면서 가렵고 아픈 것을 개창(疥瘡)이라 한다. 임상에서는 건개·습개·농개로 나누는데, 모두 풍습이 쌓여 독이 생기기 때문이다.

▶ 손가락의 지문이 말라 쪼글쪼글해지고 속으로 들어가는 것은 대부분 구토나 설사 및 수액폭탈로 일어나는데, 주로 곽란(癨亂) 환자에게서 보인다.

손가락 형태

손가락은 상지의 말단으로, 기혈의 유주(流注)[2]가 이곳에 이르러 다시 되돌아간다. 따라서 손가락을 살피는 것은 임상에서 중요한 의의를 갖는다. 인체의 다섯 손가락은 각기 다른 연령대의 건강상태를 반영한다. 예를 들면, 대무지는 주로 유년기의 신체상황을 반영하고, 식지는 청년기, 중지는 장년기, 무명지는 중년 후기, 소지는 노년기의 신체상황을 반영한다.

Tip 소아과 분경찰문법(分經察紋法)

〈중국 절강성의 명의(名醫) 루쯔지(陸紫笈)가 연구 발표〉

■ 손가락 각 부위의 지문(指紋)과 장부경맥(臟腑經脈)의 관계

- 대무지(大拇指, 엄지손가락)의 횡문(橫紋)은 폐(肺)에 속하고, 대어제(大魚際)[3] 부위는 위(胃)에 속한다.
- 식지(食指, 집게손가락)의 첫째 마디 횡문은 대장(大腸)에 속하고, 둘째 마디 횡문은 비(脾)에 속한다.
- 중지(中指, 가운뎃손가락)의 첫째 마디 횡문은 삼초(三焦)에 속하고, 둘째 마디 횡문은 심포(心包)에 속한다.
- 무명지(無名指, 약손가락)의 첫째 마디 횡문은 간(肝)에 속하고, 둘째 마디 횡문은 폐(肺)에 속한다.
- 소지(小指, 새끼손가락)의 첫째 마디 횡문은 신(腎)에 속하고, 둘째 마디 횡문은 방광(膀胱)에 속하며, 셋째 마디 횡문의 뒤와 소어제(小魚際)[4]의 대횡문 앞은 소장(小腸)에 속한다.
- 장심(掌心, 손바닥 한가운데)은 심(心)에 속하고, 소어제 부위는 담(膽)에 속한다.

■ 각 부위의 문형과 색깔에 관계되는 병후는 다음과 같다.

- 대무지 횡문 중앙에 선명하게 문형이 드러나는 것은 폐경(肺經)의 병과 관계있다. 병에 걸린 아이는 모두 해수가 있는데, 횡문의 색이 옅으면 증세가 가볍고 짙으면 증세가 심하다. 대무지(大拇指) 뒤 어제(魚際) 부위에 산문(散紋)이 있으며, 색이 푸른 것은 한식적체(寒食積滯) 때문이

[다음 페이지에 계속]

손가락의 강약

일반인은 식지와 대무지의 힘이 가장 세다. 다섯 손가락이 모두 통통하고 힘이 있으며 발육이 좋은 것은 신체가 건강하다는 표현이다. 다섯 손가락 중에서 어느 한 손가락이 특별히 마르고 약한 것은 그 손가락과 대응되는 연령

- 고, 색이 누른 것은 비허상식(脾虛傷食) 때문이다.
- 식지의 둘째 마디 횡문 위에 옅은 문형이 있는 것은 설사 때문이고, 맥문(脈紋)[5]이 자주색인 것은 변비 때문이다. 첫째 마디 횡문에 담홍색의 맥문이 있는 것은 비허(脾虛)다.
- 중지의 첫째와 둘째 마디는 모두 열병과 관계있는데, 둘째 마디 횡문에 문형이 뚜렷하게 나타나는 것은 열이 심포(心包)로 들어갔기 때문이고, 첫째 마디에 붉은 횡문이 있는 것은 이미 열이 심해 열사가 삼초(三焦)에 가득 찼기 때문이다.
- 무명지의 첫째 마디 횡문은 간경(肝經)의 병과 관계가 있다. 청색의 맥문이 보이는 것은 경풍 때문이고, 청자색이 보이는 것은 학질과 비괴(痞塊)[6] 때문이다. 둘째 마디 횡문에 자주색의 맥문이 보이는 것은 폐(肺) 속에 담열(痰熱)이 비교적 성하기 때문이다.
- 소지의 첫째 마디에 청색 횡문이 보이는 것은 신원허냉(腎元虛冷) 때문으로 소변이 말갛고 오래 누며 빈도가 잦다. 둘째 마디에 자주색의 맥문이 보이는 것은 방광열(膀胱熱) 때문으로, 소변이 붉고 짧게 눈다. 소지 뒤 소어제 대횡문 앞에 선명하게 맥형이 드러나는 것은 소장(小腸)에 열이 있기 때문으로, 소변을 짧게 누고 양이 적다. 심하면 막혀 나오지 않는다. 소어제 부위에 청색의 산문이 보이는 것은 경궐(驚厥)과 관계있다.
- 손바닥 한가운데에 산란한 붉은 맥문이 보이는 것은 심화작열(心火灼熱) 때문이다. 혹은 아혈(牙血)이나 비혈(鼻血)의 증에서도 보인다.
- 열 손가락의 횡문에 모두 맥문이 보이는 것은 감적(疳積) 때문이다.

대의 건강상황이 비교적 좋지 않음을 나타낸다.

손가락의 곡직

건강한 사람의 다섯 손가락이 모두 살이 풍만하고 윤기가 있으며 힘이 있다면, 그 다음으로 손가락이 굽지 않았는지 관찰해 봐야 한다. 어느 한 손가락이 현저하게 굽었고, 특히 다섯 손가락을 가지런히 폈을 때 손가락 사이의 공간이 넓은 것은 어느 한 연령대의 건강상황이 좋지 않음을 나타내는데, 대부분 비위(脾胃)허약 때문이다.

그 밖에, 일부 고혈압 환자는 손가락을 폈을 때 엄지손가락 방향으로 휘기도 한다.

손가락의 길이

정상인은 새끼손가락이 적당히 길고, 엄지손가락은 적당히 굵고 튼튼하며, 집게손가락과 가운뎃손가락 그리고 약손가락은 잘 조화를 이루어야 한다.

일반적으로 가운뎃손가락은 약손가락과 집게손가락에 비해 반 마디 정도 길고, 약손가락과 집게손가락의 길이는 서로 비슷하다. 집게손가락이 너무 길거나 비교적 짧다면, 대부분 소년기에 영양이 불량했거나 여러 병을 앓은 것이다. 반대로 약손가락이 너무 길거나 비교적 짧은 것은 중년기에 장기기능에 손상을 입었다는 상징이다. 유아는 발육이 완전히 끝나지 않았기 때문에 약손가락과 집게손가락 길이가 그다지 큰 의미를 나타내지는 않지만, 중년에는 분명 참고할 만한 가치가 있다. 가운뎃손가락이 너무 길거나 비교적 짧은 것은 항상 중년의 병태를 반영한다. 새끼손가락이 비교적 짧은 사람은 대부분 노년기에 심혈관계통과 소화계통 및 내분비계통을 포함한 심(心)·비(脾)·신(腎)의 기능이 허약해지는 질병을 앓기 쉽다.

손가락의 청근

정상인의 손가락에는 은은하고 옅은 청근(靑筋)이 비친다. 하지만 너무 많거나 툭 불거진 청근은 곧 병태다.

손가락의 혈색

손가락 끝이 붉고 윤기가 흐르는 것은 인체의 기혈운행이 양호하다는 표현이다. 손가락 끝이 창백하면 기혈이 부족한 것이고, 어두운 자주색이면 대부분 어혈이 있는 것이다. 하지만 기후(氣候)요인이나 작업환경 그리고 돌발적인 정서상의 파동 등에 기인한 일과성 반응은 제외해야 한다.

자주 보이는 손가락 형태

① 방지(方指) : 손가락 끝이 평평하고 곧으며 모서리가 분명한 사각형이라 방지라 하며, 보통 신체가 건강함을 나타낸다. 만일 손가락에 어암(瘀暗)이 보이면 신경쇠약이나 결석 등의 병을 앓고 있다는 표시다. 이런 사람은 정서가 불안하고 조바심을 잘 내며 욱하는 성질이 있고 지복(指腹)에 땀이 잘 나는데, 감기나 호흡기감염 등의 질병을 앓기 쉽다.[그림 24-3]

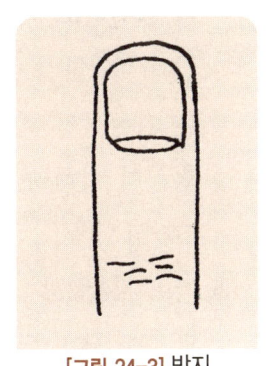

[그림 24-3] 방지

② 탕시지(湯匙指) : 손가락 끝 마디의 끝이 넓고, 모든 손가락이 중국의 숟가락(탕을 떠먹는 숟가락) 같이 생겼다. 이런 손가락의 사람은 고혈압과 심장병 그리고 뇌혈관 질환을 앓기 쉽고, 당뇨병이 있을 때는 합병증이 꼭 따른다.

③ 세장지(細長指) : 손가락이 가늘고 길며 색이 창백하고 힘이 없다. 비위(脾胃)의 기능이 좋지 않음을 나타내는데, 우울하고 걱정이 많다. 편식의 경향이 있으며, 갑상선기능(甲狀腺機能)이 저하된 사람에게서도 쉽게 보인다.[그림 24-4]

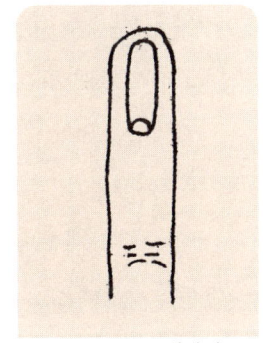

[그림 24-4] 세장지

④ 죽절지(竹節指) : 각 손가락관절이 튀어나와 대나무의 마디 같다고 해서 죽절지라 한다. 호흡기와 비뇨계통(泌尿系統)의 질병을 앓기 쉽다. 생식기계통의 질병에도 주의를 기울여야 한다. 이런 손가락의 사람은 정서가 불안하고 다른 사람과 비교하길 좋아하며 자존심이 세고 독립심이 강하다.[그림 24-5]

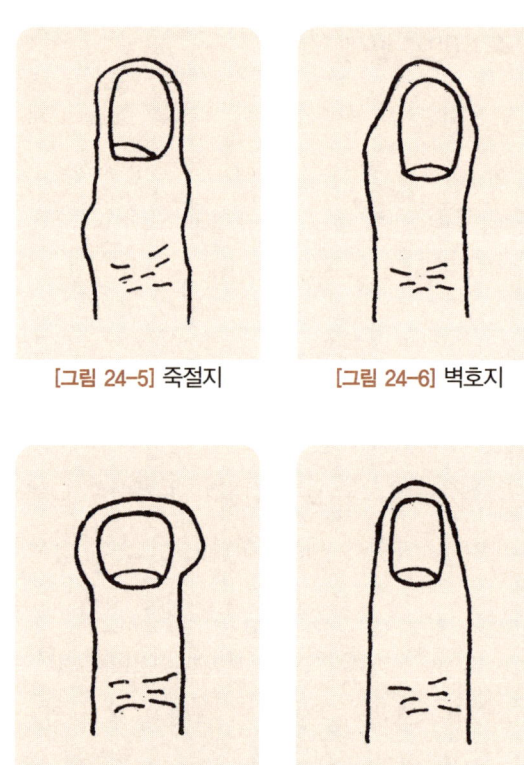

[그림 24-5] 죽절지   [그림 24-6] 벽호지

[그림 24-7] 고추지   [그림 24-8] 원추지

⑤ 벽호지(壁虎指) : 끝마디 관절이 돌출하고 마디 끝부분이 뾰족하게 나왔다. 손가락이 벽호(壁虎)[7]의 머리처럼 생겼다 하여 붙은 이름이다. 심장병을 앓기 쉬우며 호흡계통 또한 질병에 걸리기 쉬우므로 주의해야 한다.[그림 24-6]

⑥ 고추지(鼓槌指) : 손가락의 마지막 마디가 전부 둥글고 굵게 돌출하고, 손가락 끝 모서리가 비교적 분명하고, 손가락 등의 피부가 거칠며 북채 같은 형태를 고추지라 한다. 이런 손가락의 사람은 만성호흡기계통 질병 및 순환기계통 질병을 앓기 쉽다.[그림 24-7]

⑦ 원추지(圓錐指): 손가락이 둥글고 길며, 손가락 끝은 약간 뾰족하고 원추형으로 생겼다. 일반적으로 신체가 건강함을 나타내는데, 저항력이 강하

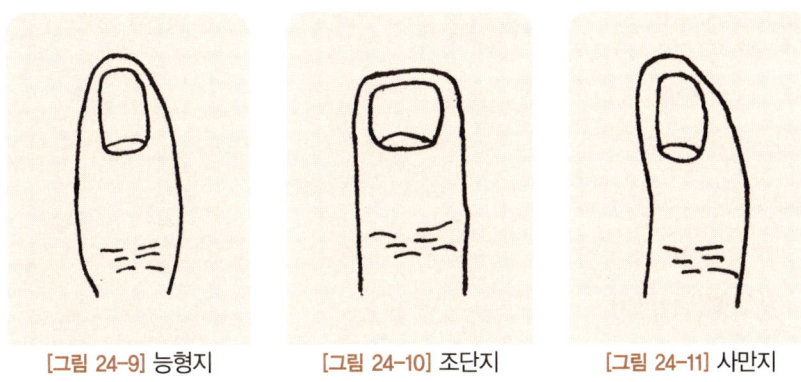

[그림 24-9] 능형지　　[그림 24-10] 조단지　　[그림 24-11] 사만지

지 않아 흉부질환을 앓기 쉽고, 감기에 걸리면 쉽게 인후부터 붓고 통증이 시작됨을 자각한다. 이런 사람은 비교적 정서가 안정적이다.[그림 24-8]

⑧ **능형지(棱形指)** : 손가락 가운데 관절이 굵고 크게 돌출하고, 모든 손가락이 중간은 넓고 아래위는 좁은 마름모꼴이다. 이런 손가락의 사람은 신경계통의 질병과 골다공증, 귓병 등을 앓기 쉽다.[그림 24-9]

⑨ **조단지(粗短指)** : 손가락이 짧고 굵어 중지의 길이가 손바닥 길이의 2/3 이하이고, 대어제가 발달했으며, 손가락의 뿌리 또한 통통하다. 신체가 건장하고 순간적으로 힘을 잘 씀을 나타내지만, 고혈압과 간(肝) 및 신장(腎臟)의 병을 앓기 쉽다.[그림 24-10]

⑩ **사만지(斜彎指)** : 손가락 끝 마디가 휘었는데, 대부분 소지나 식지다. 유전병이나 생식기능장애를 앓는 사람에게 많이 보이고, 기타 계통의 기관에 중증이 있는 사람에게도 보인다.[그림 24-11]

수형으로 병 진단하기

수형(手型)은 곧 손의 외형적 특징이다. 임상에서는 주로 다음의 일곱 가지 수형을 볼 수 있다.

원시형(原始型)

손의 외형이 짧고 만곡(彎曲)이 있으며, 마디가 나무뿌리처럼 굵고 거칠며 단단하다. 지배(指背)에는 삼약문(三約紋)이 어지럽고, 장배(掌背)에는 청근이 불거지고, 피부의 색택은 비교적 짙다.[그림 24-12] 이런 수형의 사람은 일반적으로 체력이 좋아, 병이 있어도 아주 경미하다. 하지만 정신적으로 쉽게 긴장하고, 간화(肝火)[8]가 잘 일어나며, 고혈압이 잘 발생하는 경향이 있고, 호흡기계통의 질병에도 잘 걸린다.

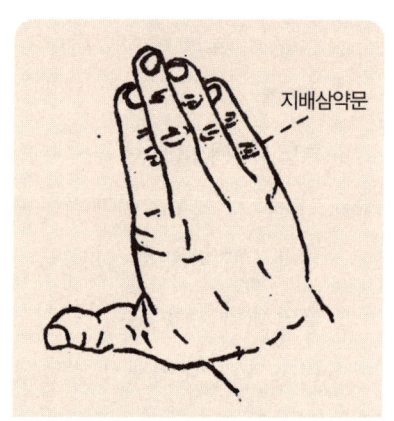

[그림 24-12] 원시형

사방형(四方型)

손의 외형이 곧고 네모지며, 근골이 두텁고 견실하다. 손가락을 제외한 손목 부위도 비교적 사각형에 가깝고, 수배삼약문(手背三約紋)이 비교적 옅다.[그림 24-13] 이런 수형의 사람은 체력이 좋고 정력이 넘치며 각 방면의 발육이 좋아 건강한 유형에 속한다.

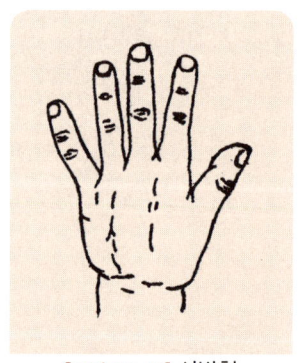

[그림 24-13] 사방형

죽절형(竹節型)

손의 외형이 가늘고 길며, 골 관절이 약간 솟았고, 수배삼약문이 비교적 뚜렷하다. 피부의 색은 비교적 짙고 손등의 근육과 혈관이 융기해 있다.[그림 24-14] 이런 손의 사람은 사고력이 우수하지만, 때로는 과도하게 뇌를 써서 체력이 저하되고 호흡기와 비뇨기 및 생식기 계통의 기능이 저하된다.

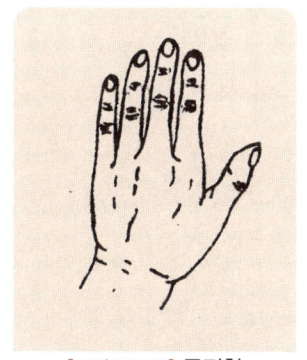

[그림 24-14] 죽절형

원추형(圓錐型)

손과 손가락이 모두 가늘고 길며 손가락 끝이 약간 뾰족하여 섬세하고 부드러운 형태다. 피부색은 비교적 희고, 지배삼약문은 약간 옅으며, 청근은 불거지지 않았고, 기육이 부드럽고 탄력있다.[그림 24-15] 이런 수형의 사람은 비위(脾胃)의 기능이 비교적 떨어져 소화기계통의 질병을 앓기 쉽고, 중년 이후에는 풍습비통증(風濕痺痛症)이 발생하기 쉽다.

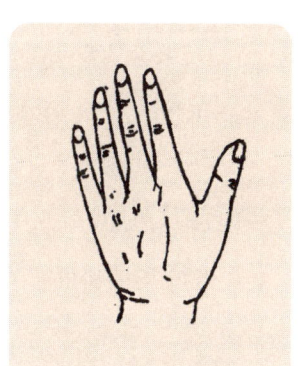

[그림 24-15] 원추형

탕시형(湯匙型)

손가락 끝이 일반인과는 다르게 굵었다가 점차 가늘어 지는데, 굵은 부분은 탕을 떠먹는 숟가락 같다. 근골이 튼튼하고 힘이 있으며, 손바닥과 손가락이 두껍고 네모졌다.[그림 24-16] 이런 수형은 체형이 큰 사람에게 많이 보이는데, 건강상태는 양호하지만 성격이 조급해서 고혈압과 당뇨병

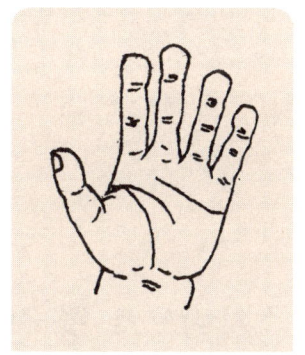

[그림 24-16] 탕시형

등의 질병을 앓기 쉽다. 특히 손등에는 청근이 굵게 불거진다.

고추형(鼓槌型)

수형이 탕시형과 비슷하지만, 손가락 끝이 병을 앓은 후에 점차 굵어지기 때문에, 손가락이 시작되는 부위는 상대적으로 가늘고 손바닥도 얇고 약하다.[그림 24-17] 이런 수형은 선천성 심장병 환자와 심장병으로 인한 순환기계통 질환자와 폐결핵 말기 환자에게서 많이 보인다.

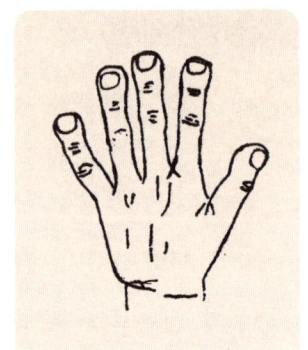

[그림 24-17] 고추형

유약형(柔弱型)

손가락이 유약하고 힘이 없으며, 손가락과 손바닥이 얇고 만곡이 약간 있다. 손가락 끝은 비교적 뾰족하고 피부색은 희며, 손등의 청근이 비교적 뚜렷하다.[그림 24-18] 이런 수형의 사람은 일반적으로 건강상태가 좋지 않고, 신경쇠약에 잘 걸리고 겁이 많다. 호흡기계통의 질병에 잘 걸리고, 비뇨기와 생식기 계통의 기능 또한 좋지 못하다.

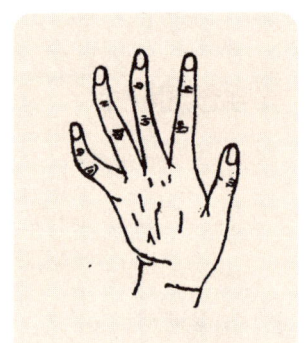

[그림 24-18] 유약형

손가락으로 병 진단하기

대무지(大拇指, 엄지손가락)

엄지손가락을 관찰하면 인체 유전형질의 좋고 나쁨과 뇌수기능의 강약을 추측할 수 있다.

 엄지가 둥글고 길며 튼튼하고 마디의 길이가 균등한 것은 건강함을 상징한다. 엄지가 지나치게 굵은 사람은 성격이 너무 격해 간화(肝火)가 일어나기 쉽다. 엄지가 너무 편평하고 얇은 사람은 체질이 허약하고 신경질적이며 일을 하는 데에 인내력이 부족하다. 거기에 더하여 엄지가 굽은 사람은 대부분 신경쇠약(神經衰弱)이다. 엄지가 짧고 작은 사람은 정서가 불안정하고 담(膽)이 약하며 의지가 굳지 못하다. 엄지의 둘째 마디에 있는 횡문이 많고 산란하며 굴문선(屈紋線)이 어지럽고 뚜렷하지 않은 사람은 긴장을 잘하고, 두통과 불면 등의 질환을 앓기 쉽다. 엄지의 마디가 짧은데다 지나치게 뻣뻣해 잘 구부러지지 않는 증상은 고혈압과 두통 그리고 심장병 및 중풍 환자에게 잘 발생한다.

식지(食指, 집게손가락)

 집게손가락이 둥그스름하게 잘 생겼고 튼튼하며 세 마디의 길이가 고르거나 아래에서 올라갈수록 점차 짧아지는 것은 좋다. 외형이 곧고 가운뎃손가락과 밀착되어 있는 것은 간(肝)과 담(膽)의 기능이 좋다는 표현이다. 집게손가락의 첫째 마디가 지나치게 긴 사람은 건강상태가 대부분 좋지 않다. 둘째 마디가 너무 굵은 사람은 칼슘 흡수를 제대로 하지 못해 골격과 치아가 일찍 상한다. 셋째 마디가 지나치게 짧은 사람은 신경정신과 질환을 앓기 쉽다. 집게손가락이 창백하고 말랐으며 약한 것은 간(肝)과 담(膽)의 기능이 좋지 않음을 나타낸다. 이런 사람은 쉽게 피로하고, 항상 의기소침하다.

 집게손가락이 굽었고 마디 사이간격이 크며 무늬가 어지러운 사람은 대부분 간담(肝膽) 질병의 영향으로 비위(脾胃)의 납식운화(納食運化)기능의 상실을 초래한다.

중지(中指, 가운뎃손가락)

가운뎃손가락을 살피면 심혈관기능의 강약을 판단할 수 있다. 가운뎃손가락이 길고 둥글며 튼튼하고, 세 마디의 길이가 비슷하며, 마디가 부드러우면서 약하지 않고, 또한 너무 단단하지도 않으며, 곧고 휘어지지 않은 것은 건강상태가 양호하고 원기가 충만함을 나타낸다. 가운뎃손가락이 창백하며 작고 가늘며 약한 것은 심혈관기능이 좋지 않거나 빈혈이 있음을 나타낸다. 가운뎃손가락이 휘고 마디가 넓은 것은 심장(心臟)과 소장(小腸)의 기능이 비교적 약함을 나타낸다. 가운뎃손가락의 세 마디가 비대칭이고 중간의 한 마디가 특별히 길면, 대부분 정력이 부족하고 인내력이 모자란다. 또한 체내 칼슘대사기능이 비정상이어서 뼈와 치아의 질병에 걸리기 쉽다.

가운뎃손가락은 다섯 손가락의 중심으로 다른 네 손가락보다 길다. 하지만 정상범위를 벗어나게 길면 우울증을 앓기 쉽기 때문에 더욱 자신의 정신수양에 힘써야 하고 명랑하고 활달한 마음으로 일에 임해야 한다. 가운뎃손가락이 지나치게 짧은 것은(손등의 가운뎃손가락이 시작하는 마디부터 가운뎃손가락의 끝까지를 재서 길이가 손등보다 짧은 것을 중지편단[中指偏短]이라 한다), 그 사람의 신체는 건강하지만 노년에는 폐(肺)와 신장(腎臟) 질환을 잘 앓는다는 것을 나타낸다. 가운뎃손가락이 긴 사람은 성격이 온화하고 감상적인데, 심혈관계와 뇌 질환을 앓기 쉽다.

손가락이 고루 긴 사람은 심신(心身)의 음양기혈이 모두 평형을 이루기 때문에 신체가 대부분 건강하다.

무명지(無名指, 약손가락)

약손가락의 강약과 인체건강, 특히 비뇨생식기계통 및 근골의 강약과는 관계가 밀접하다. 일반적으로 약손가락이 동그스름하게 예쁘고 튼튼하며, 마디의 길이가 고르고, 곧고 한쪽으로 휘지 않았으며, 길이가 가운뎃손가락 첫째 마디의 중간보다 약간 길고, 굴문(屈紋)이 깨끗하면 좋다. 약손가락이 너무 긴 사람은 생활이 불규칙하여 건강에 영향을 줄 수 있다. 약손가락이 너무 짧은 사

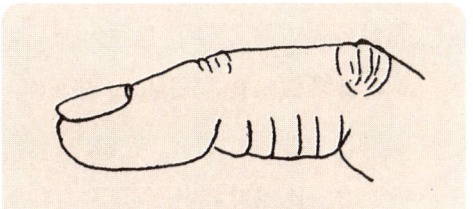
[그림 24-19] 무명지 병약문

람은 대부분 원기가 부족하고 체력이 약하다. 약손가락 뿌리 부위의 마디는 생식능력과 내분비기능을 나타내므로 너무 가늘고 약하면 안 된다. 약손가락의 굴문이 어지러운 것은 인체의 기능이 비교적 떨어진다는 표현으로, 여자가 아이를 가졌을 때는 적당히 칼슘을 보충해야 한다. 약손가락 둘째 마디 가장자리에 줄무늬가 있는 것을 '병약문(病約紋)'이라 하는데, 현재의 건강상태가 좋지 않음을 나타낸다. 이 줄무늬는 건강의 호불호에 따라 증감한다.[그림 24-19] 약손가락의 둘째 마디가 지나치게 길거나 창백하고 말랐을 때는 칼슘 흡수가 잘 안 되어 골격과 치아 모두 쇠약해질 수 있다. 약손가락의 끝이 휘었고 마디의 간격이 넓은 사람은 비뇨기계통의 질병을 앓기 쉽거나 칠정상감(七情傷感)[9]하고 신경쇠약에 걸리기 쉽다.

약손가락이 가운뎃손가락 첫째 마디의 절반을 넘어 거의 가운뎃손가락과 길이가 비슷한 것은 선천적으로 체질이 좋음을 나타낸다.

소지(小指, 새끼손가락)

새끼손가락으로는 소화기계통과 생식기능의 강약을 판단할 수 있다. 일반적으로 새끼손가락이 가늘고 길며 곧고, 마디의 길이가 고르면 좋다. 새끼손가락의 표준길이는 통상 약손가락의 첫째 마디와 비슷하거나 약간 긴데, 이는 비위(脾胃)의 기능이 양호하고 신체가 건강함을 나타낸다. 새끼손가락이 창백하고 마른 것은 대부분 체내의 소화흡수기능에 장애가 있거나 배변이 원활하지 못하거나 설사를 하기 때문이다. 새끼손가락 끝이 휘고 마디의 간격이 지

나치게 넓은 사람은 상술한 병증이 더욱 뚜렷하게 나타난다. 새끼손가락이 휜 것은 폐활량이 작음을 나타낸다. 새끼손가락 뿌리 부위의 마디에 굴문이 어지러운 사람은 일반적으로 신체기능이 떨어진다. 새끼손가락이 한쪽으로 휘고 손바닥이 건조한 사람은 소화흡수기능이 좋지 않다.

장형으로 병 진단하기

원형(圓型)

대부분 신체 건강하고 정력이 넘치며 근성이 있고 성격이 외향적이고 밝아 칠정울증(七情鬱證)[10]의 질병을 잘 앓지 않는다.[그림 24-20]

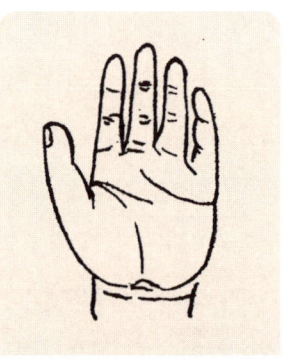

[그림 24-20] 원형

방형(方型)

손바닥이 네모진 사람은 건강상태가 일반적으로 좋은 편이다. 한 보고에 따르면, 이런 장형(掌型)의 사람은 매사에 진지하고 소홀함이 없지만 간혹 고집이 세다. 일정한 나이에 이르면 심장(心臟)과 뇌혈관 질환에 걸리기 쉽다.[그림 24-21]

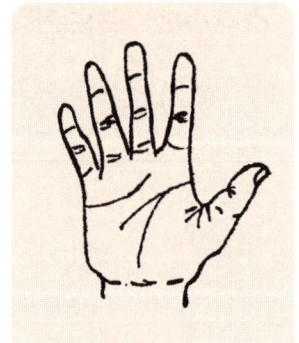

[그림 24-21] 방형

탕시형(湯匙型)

대형장(臺型掌)이라고도 한다. 이런 장형(掌型)의 사람은 대부분 손목이 굵고 손가락 또한 비교적 굵고 크다. 성격이 밝고 체력이 좋으며 자신감이 있다. 흡연과 음주를 좋아하는데 절제를 못하기 때문에 일정한 나이에 도달하면 쉬 늙고 마음이 번조(煩燥)하며 요통을 앓기 쉽다.[그림 24-22]

장방형(長方型)

이런 장형(掌型)의 사람은 손에 살이 별로 없다. 내성적이고 신경질적이며 긴장을 잘 한다. 또한 매우 민감하고 감상적이며 겁이 많기 때문에 건강에도 영향을 미쳐 정력이 잘 소모되고 건망증이 심하다.[그림 24-23]

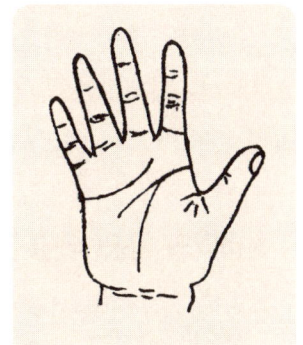

[그림 24-22] 탕시형

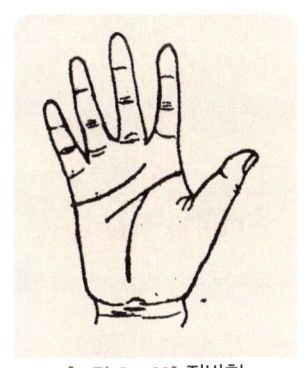

[그림 24-23] 장방형

손바닥으로 병 진단하기

손바닥의 두께

손바닥이 두꺼운 사람은 대부분 정력이 넘치고 생기가 충만하다. 손바닥의 기육이 연약하고 얇은 사람은 정력이 약하고 몸이 약해 병이 많다. 손바닥은 비록 두꺼우나 연약하고 힘이 없는 사람 또한 정력이 부족한 유형에 속한다. 손바닥의 기육이 뻣뻣하고 굳으며 탄력이 없는 것은 상대적으로 적응능력이 부족한 것이다. 따라서 기육의 단단하고 부드러운 정도가 적당하고 탄력이 있는 손바닥은 체질이 강건하고 정력이 왕성하다는 것을 나타낸다.

손바닥에 살이 없고 딱딱한 것은 소화기계통의 기능이 좋지 않음을 나타낸다. 소어제와 소지(小指) 가장자리의 기육이 푹 꺼지고 피부에 광택이 없는 것은 대부분 체액이 부족하기 때문인데, 만성적으로 설사나 하리(下痢)를 앓는 환자에게서 많이 보인다.

손바닥의 청근(靑筋)

손바닥 가운데에 선명하게 청근(정맥)이 보일 뿐만 아니라 손가락 마디 사이에서도 얕게 드러나는 것은 장 내에 숙변이 있고 마른 변이 차 있다는 것을 나타낸다. 이런 사람은 습관성변비와 치질 혹은 정맥류 등을 많이 앓는다. 대변을 시원하게 볼 수 있도록 배변습관을 고치면 손바닥에 불거졌던 정맥이 점차 얕고 흐리게 변하며 사라지고, 치질로 인한 출혈 또한 따라서 치유된다.

손바닥의 색깔

정상인의 손바닥은 담홍색이나 분홍색이며 윤기가 있고 탄력이 풍부하고 쥐었을 때 힘이 있다. 기후나 정신 및 물리적이거나 화학적인 자극 등의 영향을 제외하고, 일단 색이 짙어지거나 옅어지면 건강에 반드시 이상이 생긴다.

① 손바닥의 색이 흰 것은 폐(肺)에 질병이 있음을 나타낸다. 어둡고 혈색이 없으면 신장(腎臟)에 병이 있는 것이고, 자주색이면 혈액순환에 이상이 있는 것이다. 남색이면 장(腸) 기능에 장애가 있고, 녹색이면 빈혈이나 비위(脾胃)의 병을 나타내며, 황금색이면 간(肝)의 질환을 나타내고, 진홍색이면 심화(心火)가 왕성함을 나타낸다. 희뿌옇거나 암청색이면 빈혈·울혈·고혈압·저혈압·심장병·통풍·잠출혈(潛出血)[11] 등의 병증이 있음을 나타낸다. 손바닥의 세 가닥 큰 주선에도 이 색이 나타나면 이 병리적 의의를 더욱 실증하게 된다. 손바닥의 색이 선명하지 않고 청근(靑筋)이 불거진 사람은 치질을 앓기 쉽다. 손바닥에 붉은색의 그물 같은 모세혈관이 나타나는 것은 비타민C의 결핍을 의미한다.

② 소어제(小魚際)와 대어제(大魚際) 부위가 편상(片狀)으로 얼룩덜룩한데 홍적색이거나 진홍색인 것을 주사장(朱砂掌)이라 하며, 이는 어느 시기에 간염을 앓았다는 것을 나타낸다. 따라서 간장(肝掌)이라고도 한다. 암자색이 나타나면 병세가 이미 넓게 퍼졌거나 간세포 대부분이 이미 손상되었음을 나타낸다. 비타민결핍 및 폐결핵 환자도 홍반(紅斑)이 나타날 수 있다. 계통성홍반낭창(系統性紅斑狼瘡) 환자는 손바닥 전체가 주홍색이다.

③ 암(癌)환자의 손바닥은 황토색이며 광택이 없다. 화학치료를 거친 후에는 암갈색이 나타난다. 일정 시간이 지나고 양손바닥과 손가락이 칠흑처럼 검어지면 말기의 사독이 침입해 독소가 이미 사지로 퍼진 것으로 고칠 수 없다.

장문으로 병 진단하기

장문(掌紋)과 인체건강은 관계가 밀접하여, 형태 및 출현하는 부위에 따라 건강과 질병상황이 다르게 나타난다.

장문의 형태적 특징 [그림 24-24]

① **성문(星紋)** : 세 가닥 혹은 네 가닥의 짧은 선이 한 중심을 교차하면서 별 모양을 만든다. 이 무늬가 나타났다고 해서 건강에 그다지 큰 문제가 있는 것은 아니지만, 손바닥의 주문(主紋) 위에 나타나면 건강상태가 좋지 않은 것이다.

② **십자문(十字紋)** : 두 가닥의 짧은 선이 교차해 십자를 이룬다. 출현 부위

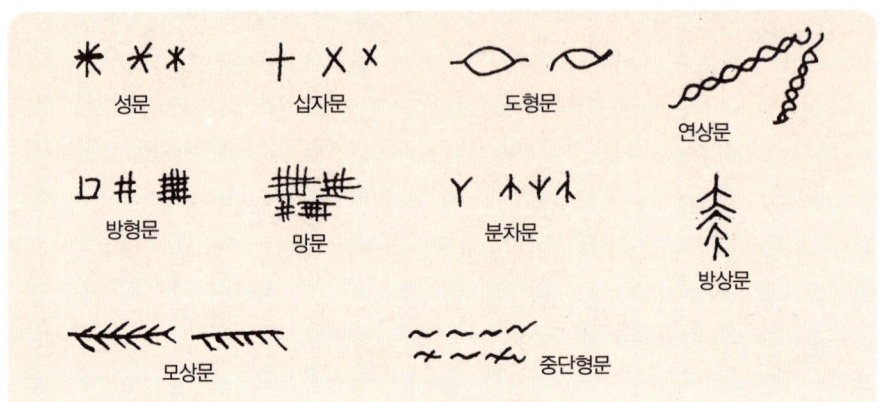

[그림 24-24] 장문 도형

에 따라 상응하는 부위의 병변을 나타낸다. 십자문이 다른 장문 중간에 나타나는 것은 흉조고 단독으로 떨어져 있는 것은 길조다.

③ 도형문(島形紋) : 두 가닥의 짧은 활 모양이나 버드나무 가지가 꺾인 모양의 선으로 만들어진 속이 빈 무늬로, 몸이 허약하거나 현재 병을 앓고 있음을 나타낸다.

④ 연상문(鏈狀紋) : 주선 위에 작은 고리가 끊어지지 않고 이어지거나 교차선이 한데 얽혀 쇠사슬 모양이다. 이 무늬는 건강이 좋지 않고 정신상태가 불안정함을 나타낸다.

⑤ 방형문(方形紋) : 사방문(四方紋), 정자문(井字紋), 격자문(格子紋) 등으로도 부른다. 네 가닥의 짧은 선이 사각형이나 '井'자형 또는 마름모형을 만든다. 이 무늬는 체내의 면역력이 강해 발병을 하더라도 예후가 좋음을 나타낸다. 또한 어느 보고에 따르면, 많은 사방문이 한데 모여 격자문을 이루면 대부분 흉조로 예후가 좋지 않다고 한다.

⑥ 망문(网紋) : 많은 짧은 선이 종횡으로 교차하여 모눈형을 만들어 형태가 그물눈 같다. 이 무늬의 출현은 심리활동이 비교적 빈번하고 긴장하며 쉽게 격동하는 심리상태임을 나타낸다.

⑦ 분차문(分叉紋) : 차상선(叉狀線) 혹은 고선(股線)이라고도 한다. 즉, 선의 처음이나 끝이 양 갈래 혹은 여러 갈래로 나뉜 모양이다. 여러 갈래가 아래로 갈라졌으면 건강이 좋지 않음을 나타낸다.

⑧ 방상문(房狀紋) : 유소선(流蘇線)[12]이라고도 한다. 주선이 끝나는 곳에서 한 가닥 한 가닥 짧은 지선이 분출해 술 모양으로 나타난다. 이 무늬는 주선에 원래 있던 장점을 없애거나 약하게 만든다.

⑨ 모상문(毛狀紋) : 모상선이라고도 한다. 여러 장문의 양쪽 또는 아래쪽으로 가는 털 같은 짧은 선이 분출하는 것으로 각 주문과 상응하는 부위의 우세를 약화시킨다. 정력이 부족하고 쉽게 피로하거나 신경쇠약에 걸리는 것을 나타낸다.

⑩ 중단형문(中斷形紋) : 단절의 상으로, 생명문(生命紋)에 생기면 생명이 위독함을 나타낸다.

팔괘 및 오행 각 방위의 장문형태와 건강의 관계

팔괘의 방위로 장문형태와 인체 건강과의 관계를 진찰하는 것은 중국에서 오래도록 써 온 방법으로, 팔괘의 방위에 오장육부를 대응시킨다. 주로 해당 부위 기색의 호불호와 청근의 기복 및 부위가 아래로 꺼졌는지 등을 살펴 진단한다. 손바닥과 팔괘방위의 분할법은 [그림 24-25]와 같다.

서양에서는 중국의 오행위치분할법을 모방해 '구(丘)'로 나눈 장

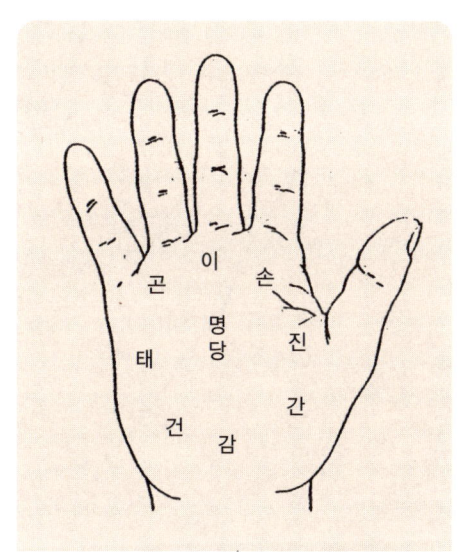

[그림 24-25] 손바닥 팔괘 방위 분할도

문형태진단법을 제시했는데, 해당 위치와 위치 사이의 문선과 주선의 강약 등을 측량한다. 두 방법은 대동소이하다.[그림 24-26]

① **진위(震位)** : 손바닥 대무지구(大拇指球)의 상반부, 즉 대어제 곡선범위의 내상방에 위치하는데, '제1화성구(第一火星丘)' 구역에 해당한다. 오행으로는 목(木)에 속하고, 심장(心臟)과 발(足)을 주관한다. 주로 신경계통의 기능 상태를 반영한다. 이 위치의 척문(嵴紋)이 어지러운 것은 정신이 긴장상태에 있고, 생활의 리듬을 잃었음을 나타낸다.

② **손위(巽位)** : 식지(食指) 아래에 위치하며 '목성구(木星丘)' 구역에 해당한다. 오행으로는 목(木)에 속하고, 간담(肝膽)과 허벅지를 주관한다. 주

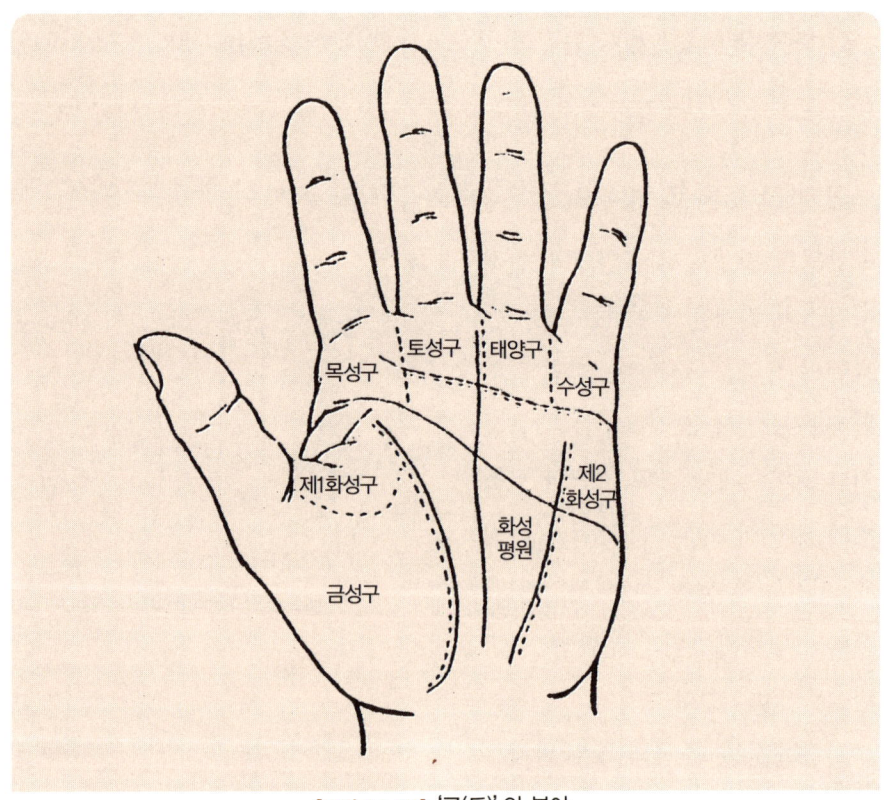

[그림 24-26] '구(丘)'의 분야

로 간담(肝膽)의 기능 상태를 반영한다. 이 위치의 척문(脊紋)이 어지럽고 피부가 거칠고 색이 어두운 것은 간담(肝膽)의 기능이 쇠약함을 나타낸다.

③ 이위(離位) : 중지(中指)와 무명지(無名指) 아래에 위치하며 '토성구(土星丘)'와 '태양구(太陽丘)' 구역에 해당한다. 오행으로는 화(火)에 속하고, 소장(小腸)과 눈을 주관한다. 주로 심장(心臟)의 기능 및 눈의 시력상태를 반영한다. 이 위치의 척문이 어지럽고 색이 어두운 것은 심장기능과 시력이 떨어짐을 나타낸다.

④ 곤위(坤位) : 소지(小指) 아래에 위치하며, '수성구(水星丘)' 구역에 해당한다. 오행으로는 토(土)에 속하고 배와 임맥(任脈)을 주관한다. 주로 위장(胃腸)과 비뇨생식계통의 기능 상태를 반영한다. 이 부위의 척문이 어지럽고 색이 비교적 어두운 것은 위장(胃腸)의 소화흡수기능 및 신장(腎臟)과 방광(膀胱)의 배뇨와 축뇨(蓄尿) 기능이 비교적 약함을 나타낸다. 이 부위가 아래로 꺼지고 근육이 들뜨고 뼈가 튀어나오며, 피부색이 희고 혈색이 없는 것은 생식기능이 약함을 나타낸다.

⑤ 태위(兌位) : 곤위의 아래로, 즉 소지(小指)의 뿌리 아래 횡굴선(橫屈線)과 소어제 포물선의 중간으로 척골에 가까운 위치인 '제2화성구(第二火星丘)' 구역에 해당한다. 오행으로는 금(金)에 속하고, 폐(肺)와 대장(大腸) 그리고 입을 주관한다. 주로 호흡기계통의 기능 상태를 반영한다. 이 부위의 척문이 어지러운 것은 호흡기계통의 기능이 비교적 약해 감기와 인후염 등에 잘 걸리는 것을 나타낸다. 이 부위가 꺼지고, 청근이 불거지며, 피부색이 창백한 것은 만성기관지염과 폐기종 같은 폐부 병증이 있음을 나타낸다.

⑥ 건위(乾位) : 태위 아래, 척측 완횡문(腕橫紋) 상방에 위치하며, '월구(月丘)' 구역에 해당한다. 오행으로는 금(金)에 속하고, 머리와 독맥(督脈)

을 주관한다. 주로 호흡계통의 기능 및 심리상태를 반영한다. 이 부위의 척문이 어지럽고 색이 어두운 것은 번조로 화를 잘 내고, 두통이 있으며, 가슴이 답답하고, 탄식을 잘 하며, 신경쇠약 등의 증상이 있음을 나타낸다. 이 부위에 청근이 불거지고 피부가 건조하고 흰 것은 폐부에 만성적인 병증이 있어 호흡기능이 쇠약함을 나타낸다.

⑦ **감위(坎位)** : 손바닥 하방, 완횡문 정중앙 상방에 위치하며, '지구(地丘)' 구역에 해당한다. 오행으로는 수(水)에 속하며, 신장(腎臟)과 방광(膀胱), 귀를 주관한다. 주로 비뇨생식계통의 기능 상태를 반영한다. 이 부위의 척문이 어지럽고 피부가 거칠며 색이 어두운 것은 대부분 유년기에 신체가 허약하고 성년이 된 후에도 원기가 부족하여 쉽게 피로함을 나타낸다. 이 부위에 청근이 불거지고 얇고 살이 없으며, 완횡문이 어지럽고 완전하지 않은 것은 신장기능이 쇠약함을 나타내며, 빈뇨증이나 야뇨증, 유뇨증, 월경불순 등에 걸리기 쉽다.

⑧ **간위(艮位)** : 대무지(大拇指)구의 하반부, 즉 대어제 곡선범위 내의 하반부에 위치하며, '금성구(金星丘)' 구역에 해당한다. 오행으로는 토(土)에 속하고, 비위(脾胃)와 손을 주관한다. 주로 위(胃)의 기능 상태를 반영한다. 이 부위의 척문이 어지럽고, 피부가 거칠며 어두운 색의 타원형이 나타나고, 청근이 불거지는 것은 비위(脾胃)의 기능이 좋지 않음을 나타낸다. 청색이 뚜렷하면 위(胃)에 병이 막 발생했음을 나타낸다. 일반적으로 누구나 이 부위에는 경미하게 청근이 불거지는데, 아주 뚜렷하지 않으면 임상에서의 의의는 그다지 크지 않다.

⑨ **명당(明堂)** : 손바닥의 정중앙, 즉 장심처에 있으며, '화성평원(火星平原)' 구역에 해당한다. 오행으로는 화(火)에 속한다. 주로 심화(心火)의 강약과 심리상태를 반영하며, 위(胃)의 병변을 반영하기도 한다. 이 부위의 척문이 어지러운 것은 대부분 칠정이 혼란스럽고 마음이 우울하여 밝

지 않고 신체가 허약함을 나타낸다. 이 부위의 기색이 암청색이면 위(胃)의 기능이 약하거나 만성위염이나 궤양이 있음을 나타낸다. 이 부위에 괴선 형태의 선홍색이 나타나면 위 부위의 염증이 급성으로 발작했음을 나타낸다. 장심이 뜨겁고 붉은 것은 심화항성(心火亢盛)함을 나타낸다. 장심이 차갑고 창백한 것은 심화가 부족하고 기혈이 허약하거나 비신(脾腎)의 양기가 허하기 때문이다.

주석

1) 어제(魚際) : 손등이나 발등 부위의 피부색이 짙고 옅은 경계 부위.

2) 유주(流注) : 인체의 기혈이 쉬지 않고 흘러 각부로 관주하는 것을 말한다.

3) 대어제(大魚際) : 엄지손가락 하단의 볼록한 부분.

4) 소어제(小魚際) : 새끼손가락 하단의 볼록한 부분.

5) 맥문(脈紋) : 정맥혈관, 즉 혈맥.

6) 비괴(痞塊) : 복강 내의 종괴 혹은 간경에 습열이 쌓인 간적(肝積)을 가리킨다.

7) 벽호(壁虎) : 도마뱀붙이. 도마뱀과 비슷한데 몸의 길이는 12cm 정도이며, 등이 어두운 회색이고 띠 모양의 검은색 무늬가 불규칙하게 있다. 꼬리가 잘 끊어지나 다시 나고 발바닥에 빨판이 있어 다른 물건에 잘 달라붙는다. 야행성으로 주로 인가 가까이 살며 작은 소리로 운다.

8) 간화(肝火) : 간의 기능이 항진되어 나타나는 열상(熱象) 혹은 충역(衝逆)증상을 통칭한다.

9) 칠정(七情) : 희(喜), 노(怒), 우(憂), 사(思), 비(悲), 공(恐), 경(驚).

10) 칠정울증(七情鬱證) : 칠정의 과도한 자극과 울결로 발생하는 병증. 칠정이 울결되어 오래되면 병이 되는데, 허겁(虛怯) · 열격(噎膈, 먹은 음식이 막혀 위로 들어가지 못하고 토하는 증상, 혹은 음식이 내려가지 않고 대변이 막히는 증상) · 비만(痞滿) · 복창(腹脹) · 협통(脇痛) 등이 발생하고, 여자는 폐경 · 유산 · 대하 · 붕중(崩中, 갑자기 음도에서 대량의 피가 흘러나오는 것) 등이 발생한다.

11) 잠출혈(潛出血) : 화학 검사를 해야만 알 수 있을 정도로 아주 적은 양의 혈액이 대변에 섞여 나오는 일. 소화관, 특히 위나 장에 이상이 있을 때에 나타나는 증상으로, 소화관의 궤양이나 악성 종양 따위를 진단하는 데에 중요하다.

12) 유소는 기(旗) 따위에 달던 술을 말한다.

25

손톱 [指甲지갑]

　한의학에서는 손톱을 조갑(爪甲)이라고도 한다. 손톱은 딱딱한 각화상피(角化上皮)로 구성된 피부 부속의 하나다. 손가락의 말단에 위치하며 임신 3개월을 전후해 자라기 시작해서 5개월 전후가 되면 완전히 형성되며, 매일 0.1밀리미터 정도씩 자란다.

　일반적으로 오른손을 많이 쓰기 때문에 오른손 손톱이 왼손 손톱보다 빨리 자란다. 같은 손이라도 중지(中指)의 손톱이 가장 빨리 자라며, 대무지(大拇指)와 소지(小指)의 손톱이 가장 느리게 자란다.

　손톱의 자라는 속도는 발톱의 4배에 달한다. 손톱의 생장은 여러 요인에 영향을 받는다. 예를 들면, 청소년과 장년은 영유아와 노인보다 손톱이 빨리 자라고, 중년 이후에는 성장 속도가 점차 감소한다. 또, 남자가 여자보다 손톱이 빨리 자라고, 여자는 임신했을 때에 평상시보다 빨리 자란다. 손톱에 손상을 입어 빠지거나 수술로 뺀 후에 새로운 손톱이 자라 정상적인 형태로 회복되기까지는 약 100일이 소요된다.

손톱은 손가락의 덮개로, 한의학에서는 손톱이 근(筋)에서 파생되고, 간(肝)과의 관계가 가장 큰 간담(肝膽)의 외후(外候)로 생각한다. 때문에 《황제내경(黃帝內經) 소문(素問)·오장생성론(五臟生成論)》에서는 "간(肝)과 어울리는 것은 근(筋)으로, 근의 영화는 손톱에 나타난다(肝之合筋也, 其榮爪也)."고 했다.

손톱은 사지(四肢)의 말단이기는 하지만 인체의 경락계통에서 중요한 작용을 한다. 십이경맥(十二經脈)의 기지(起止)와 교접(交接)의 중추로, 수삼양경(手三陽經)과 수삼음경(手三陰經)이 모두 손톱 뿌리 근처인 갑상처(甲床處)에서 표리의 경기를 소통한다.

현대의학에서도 갑상에는 혈관과 말초신경이 풍부해 미세한 순환의 변화를 관찰하기 좋은 요지로 생각한다. 갑상에는 풍부한 경락망이 분포하고 기혈의 흐름이 지극히 왕성하기 때문에 체내 장부경락의 병변을 밖에서 관찰하기에 아주 좋다.

손톱과 장부의 대응관계는 다음과 같다.

대무지(엄지손가락)의 손톱은 전신(全身)을 주관하고, 식지(집게손가락)의 손톱은 대뇌와 심장(心臟)의 생리병리변화를 반영하며, 중지(가운뎃손가락)의 손톱은 위(胃)·간(肝)·담(膽)·이(胰)·비(脾)·장(腸) 등 소화계통의 병리변화를 중점적으로 반영하고, 무명지(약손가락)의 손톱은 흉부(胸部)·폐(肺)·종격(縱隔)[1]·심장내막의 병리변화를 주관하며, 소지(새끼손가락)의 손톱은 신장(腎臟)과 요부(腰部)의 질병 그리고 남성 생식계통의 병리변화를 주로 반영한다.

최근 중국의 왕원화(王文華)는 사람의 열 손가락의 손톱은 몸 전체로 볼 때 하나의 독립된 부분이면서 또한 전신의 정보를 담고 있다고 말했다. 다섯 손가락을 구부려 가운데가 비도록 쥐고 열 손가락을 마주하면 손톱의 분포가 마치 인체와 같음을 발견하게 된다. 오관을 모두 갖추고 몸을 웅크린 형상으로,

태아의 축소판처럼 보인다.[그림 25-1] 손톱 뿌리와 가까운 부분은 배부(背部)를, 뿌리에서 먼 쪽은 복부(腹部)를 나타낸다. 엄지손톱은 머리와 목, 식지손톱은 가슴과 등, 중지손톱은 배와 허리를 나타낸다. 장부기관은 기본적으로

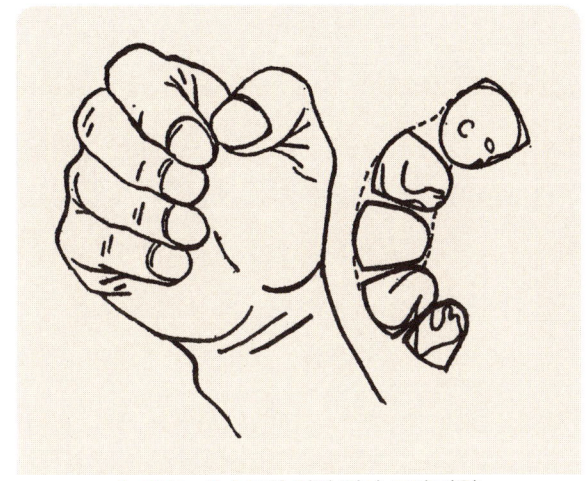

[그림 25-1] 손톱의 인체 전식 투영도(우)

각기 그 속에 포함되며, 손과 팔은 식지손톱에, 엉덩이와 무릎은 무명지손톱에, 발과 발목은 소지손톱에 분포하며 좌우 양측이 대칭된다.

임상에서 손톱을 관찰할 때는 빛이 좋아야 하며(자연광이나 형광등 조명), 기온이 적당해야(20도 전후) 한다. 수검자는 손을 자연스럽게 펴고 책상에 편하게 올려놓는데, 심장과 동일한 높이가 가장 적당하다. 검사자는 손에서 30센티미터 정도 떨어져서 육안으로 직접 관찰하거나, 확대경을 이용해 관찰해도 된다. 진찰 시에는 각 손가락의 갑체(甲體), 갑상(甲床), 월흔(月痕)[2], 주름, 손락(孫絡) 등의 순으로 하나하나 검사하는 것이 좋다. 일반적으로 두 손의 손톱을 상호 대조해가며 봐야 하고, 손톱에 오염이 있으면 깨끗이 씻어야 한다. 그리고 오염이 있거나 외상을 입은 적이 있는 손톱은 제외시켜야 한다.

정상인의 손톱은 보통 장방형, 방형, 사다리형, 대패형을 띤다. 손톱의 표면은 볼록하고 매끄러우며 윤기가 나고 반투명하다. 안에는 발그스름한 색이 나며 색택이 고르다. 단단하고 질기며 어느 정도의 탄성이 있고 두께가 적당하다. 위에는 아주 미세하고 평행한 세로문이 있다. 갑판(甲板)의 길이는 평균 12.8밀리미터이고 폭은 일정하지 않으며 두께는 약 0.5~0.8밀리미터다. 손

톱의 뿌리 부위에는 유백색의 반월호(半月弧, 반월갑)가 있는데, 앞부분에는 담홍색의 호선이 있고, 뒷부분은 손톱주름과 이어지며, 양옆은 갑구(甲溝)에 접한다. 호선은 아주 희미하게 볼 수 있으며, 반월호는 연한 백색으로 손톱 총 길이의 1/4을 넘지 않고 가장자리가 가지런하다. 갑체는 누르면 흰색으로 변했다가 누르는 것을 멈추면 즉시 담홍색으로 회복된다. 아이의 손톱은 성인의 손톱보다 얇고 연약하며, 노인의 손톱은 두껍고 거칠게 변하거나 건조해지고 울퉁불퉁해지기도 하는데, 이 또한 정상적인 현상에 속한다.

정상손톱의 상술한 특징을 이해한 후에야 손톱의 이상변화를 관찰하여 질병을 알 수 있는데, 주요한 내용으로 아래의 몇 가지가 있다.

손톱의 색택 살피기

한의학에서는 손톱 아래의 색과 안색이 같고, 눌러도 색이 흩어지지 않거나 흩어져서는 오래도록 회복되지 않는 것을 혈사(血死)의 증상으로 본다. 현재 일반적으로 혈색의 회복이 늦는 것은 기체(氣滯)나 혈어 때문이고, 붉은색이 돌아오지 않는 것은 대부분 혈휴(血虧), 흩어지지 않는 것은 어혈로 본다.

백색(白色)

① 손톱이 약하고 메말랐으며 누르면 하얗게 변하고 핏기가 없는 것은 대부분 기혈휴허. 일반적으로 색이 창백한 것은 대부분 비신(脾腎)의 양기가 쇠한 허한(虛寒) 때문이다. 색이 옅은 것은 대부분 혈허이거나 기혈양허 때문이다.

② 손톱이 밀랍색으로 광택이 없는 것은 궤양병이나 구충병으로 인한 만성

실혈증이 있다는 표현이다.
③ 손톱의 외표가 항상 흰 것은 신체에 혈액이 충분하지 못하고 빈혈이 있음을 나타낸다.
④ 손톱 아래가 대부분 희고, 정상적인 분홍색이 감소하여 손가락 끝 부분에만 조금 나타나는 것은 간경화의 징조일 가능성이 많다.
⑤ 석면 같은 흰색 손톱의 끝 부분에 홍갈색이 비치는 것은 만성신기능부전으로 나타나는 고질소혈증(高窒素血症)에서 볼 수 있다.
⑥ 손톱에 가로로 관통하는 백색선이 나타나는 것은 비소나 납 등의 중금속 중독이나 호지킨병(Hodgkin's disease)[3]과 조피병(糙皮病, pellagra)[4] 등에서 볼 수 있다.
⑦ 손톱에 가로로 관통하는 백색의 두 줄이 나타나는 것은 왕왕 혈중의 백단백이 감소했음을 나타내는데, 만성신장병의 저단백혈증에서 많이 보인다.
⑧ 갑판표면에 점상이나 선상의 흰 반점이 나타나는 것은 거의 영양장애 때문으로, 대부분 만성간질환과 간경화, 신장질병의 증상이다.
⑨ 손톱이 평시에도 회백색인 것은 폐결핵 말기이거나 폐원성심장병으로 인한 심력(心力)의 고갈과 쇠약의 징조일 가능성이 많다.
⑩ 갑반월 및 손톱이 편평하고 회백색인 것은 갑상선기능저하의 징조다. 하지만 손톱 전체가 흰 것은 선천적이거나 직업에 의한 것일 수도 있다. 노인의 손톱에 백색반점과 세로무늬가 주기적으로 나타나는 것은 노년에 주로 보이는 변화로 병태가 아니므로 걱정하지 않아도 된다.

홍색(紅色)
① 손톱이 붉은 것은 대부분 열 때문으로, 일반적으로는 기분(氣分)에 열이 있는 것이고, 선홍색이면 대부분 혈분(血分)에 열이 있는 것이다. 붉은

가운데 자주색이 보이거나 갈라진 틈이 보이는 것은 풍열독성(風熱毒盛) 때문으로 사기가 심경(心經)을 침범한 것이다. 홍자색에 어둡거나 푸른 색이 비치는 것은 사혈어체(死血瘀滯)다. 하지만 손톱의 색이 붉은 것은 음주나 목욕 후에 보이는 정상적인 현상이기도 하다.

② 손톱 뿌리와 가까운 부분은 새빨갛고 가운데와 앞부분은 희뿌연 색이면 대부분 해소와 각혈증을 앓고 있는 것이다. 반대로 손톱 끝에 가까운 반쪽은 분홍이나 홍색이고, 보호막에 가까운 반쪽이 백색인 것은 거의 만성적인 신장(腎臟)쇠약의 징조다.

③ 손톱 전체가 새빨간 것은 초기 폐결핵 및 장결핵의 증상이다. 손톱을 눌렀을 때 혈색이 빨리 회복되면 병이 가벼운 것이고, 회복속도가 느리면 병과가 비교적 오래된 것이다.

④ 손톱 아래에 붉은 반점이나 붉은 세로 줄무늬가 생기는 것은 모세혈관의 출혈을 나타내는데, 고혈압이나 피부병, 심장감염 및 몇몇 위중한 질병이 잠재해 있을 가능성이 높다.

⑤ 손톱 주위에 홍반이 나타나는 것은 피부근육염이나 전신성 홍반낭창일 가능성이 많다.

⑥ 손톱의 앞부분에 가로로 붉은 띠가 생기는 것은 위장에 염증이 있거나 심장판막탈수와 심방실중격결손이 있다는 것을 나타낸다.

⑦ 손톱이 짙은 홍색이고 눌러도 색이 변하지 않는 것은 어느 내장기관에 심각한 염증이 있을 가능성을 나타낸다.

황색(黃色)

① 손톱이 누렇게 변하는 것은 일반적으로 간(肝)에 문제가 있음을 나타낸다. 대부분 황달형 간염이며, 만성 출혈성 질환에서도 볼 수 있다.

② 손톱이 누렇게 두꺼워지고 측면의 휜 각도도 커지면서, 매주 0.2밀리미

터 이하로 자라는 속도가 느리고, 이에 더하여 흉강삼출액(胸腔滲出液)과 원발성임파수종(原發性淋巴水腫)이 있으면, 이는 '황갑증후군(黃甲症候群)'을 앓는 것이다.
③ 손톱이 망치로 때린 황동모양으로 우굴우굴한 것은 일종의 자기면역성 탈모증으로 야기되는데, 이런 병에는 부분적이거나 전체적인 탈모가 일어날 수 있다.
④ 손가락의 끝 주위가 황색으로 변한 것을 발견하면 악성흑색소류(惡性黑色素瘤)일 가능성을 의심해봐야 한다. 갑상선기능감퇴, 신증후군과 카로틴혈증 등의 병에서도 모두 황갑(黃甲)이 나타날 수 있다.
⑤ 테트라시클린 제제를 장기 복용해도 손톱에 황색이 나타날 수 있다. 노인은 손톱의 퇴행성변화로 옅은 황색이 약간 나타나고, 장기흡연자도 손톱이 누르스름하게 변할 수 있다. 하지만 이런 것은 손톱의 병태라 할 수 없다.

청색(靑色)

한의학에서는 손톱이 청색인 것을 대부분 한증으로 본다. 실증에 청자색이 보이면 심혈어조(心血瘀阻)이고, 허증에 청자색이 보이면 대부분 나쁜 징후에 속하며 예후가 좋지 않다.

급복증(急腹症, 급성복통) 환자는 사지가 차고 손톱이 갑자기 청색으로 변한다. 태아가 복중에서 죽은 임신부의 손톱은 계속 청색을 띤다.

이 밖에, 관찰한 바에 의하면 손톱에 청색반점이 생기는 것은 중독이나 초기 암증(癌症)을 나타내기도 한다. 손톱이 청자색인 것은 선천성심장병이나 대엽성폐렴(大葉性肺炎)과 중증폐기종(重症肺氣腫) 등 폐질환에서 많이 보인다.

자주색(紫朱色)

손톱에 자주색이 나타나는 것은 심장병과 혈액병의 특징으로, 혈액 내의 산소결핍이나 어느 성분의 이상을 반영한다. 자주색과 푸르스름한 색이 교대로 나타나는 것은 지단동맥경련증(肢端動脈痙攣症)에서 볼 수 있다.

검은색

① 손톱에 검은색이 나타나는 것은 대부분 외상 때문이다. 외상을 입어 손톱 아래에 출혈이 있으면 처음에는 자홍색이었다가 오래되면 흑자색이 된다. 이 때문에 한의학에서는 손톱이 검으면 주로 어혈이 있어 아프거나 사혈이 속에 응체된 것으로 본다.

② 갑상(甲床)에 검은 색소가 증가하고 중금속이 침착하면 손톱이 흑갈색이 된다. 손톱 아래나 주위 가장자리에 녹농간균에 감염된 갑구염(甲溝炎)이 있을 때는 검은색이나 남색으로 변한다. 만성신기능감퇴에서는 항상 손톱의 먼 끝 쪽에 선명하게 검은색이 나타나는 것을 볼 수 있다. 비타민 B12결핍, 부신피질기능감퇴, 위장식육증후군(胃腸瘜肉症候群, 포이츠-예거증후군)[5] 등에서는 손톱이 검은 회색으로 변하는데, 장기간 기름이나 석탄과 접촉해도 같은 색이 나타난다.

③ 손톱에 검은색 혹은 갈색이 나타나거나 작반(雀斑)이 나타나면, 특히 손톱과 그 주위조직에 갈색이나 검은색이 나타날 때는, 악성종류(흑색소류)가 있을 가능성이 있다. 엄지손가락과 엄지발가락에 가장 잘 발생하며 특별히 주의를 기울여야 한다.

④ 손톱뿌리 부위에서 몇 가닥의 검은 선이 생겨 자라면(통상 손톱의 중앙부까지 자란다) 체내에 지금 막 혹은 이미 암이 발생한 것으로, 하루빨리 정확히 진단하고 조기에 치료를 해야 한다.

녹색(綠色)

손톱이나 손가락 전체가 녹색이고 눌러도 퇴색되지 않는다. 녹농간균이나 녹색곡매균(綠色曲霉菌)에 감염된 사람은 때로 손톱이 녹색으로 변하기도 하는데, 이에 더하여 손톱이 벌어지고 갑구염이 있는 것을 '녹갑증후군(綠甲症候群)'이라 한다.

그 밖에 장기간 비누나 세제를 많이 만지는 여자들에게도 녹색손톱이 나타날 수 있다.

회색(灰色)

손톱이 회색으로 변하는 것은 전신성질병, 점액성수종, 풍습성관절염이나 반신불수 환자에게서 볼 수 있다.

영양이 불량하면 손톱이 두꺼워지거나 오그라들고 색소침착이 일어나거나 회색을 띠게 된다. 엄지손톱 아래에 회색의 물결무늬가 나타나는 것은 녹내장에서 주로 보인다.

남색(藍色)

① 손톱뿌리 부위에 남색의 반월형이 나타나는 것은 환자에게 혈액순환장애가 있거나 심장병이나 레이노증후군이 있음을 의미한다. 때로는 풍습성관절염이나 자기면역성질병, 홍반낭창과 관련되기도 한다.
② 백후(白喉)[6], 대엽성폐렴, 급성 장전염병과 식도가 이물로 막힌 환자는 손톱이 청람색으로 변한다. 간혹 간두상핵변성(肝豆狀核變性) 시나 체내의 구리대사가 문란할 때에도 손톱에 남색이 나타난다.
③ 신선하지 않은 채소를 먹어서 생기는 장원성청자증(腸原性靑紫症) 및 아소산염 중독은 정상적인 저철분 혈홍단백을 산화시키거나 고철분 혈홍단백의 산소 운반기능을 상실시켜 조직의 산소결핍을 유발하므로 피부가 감청색으로 변하고 손톱이 남색이 된다. 유황, 아소산염, 아테브린, 인산염 등의 몇몇 약물도 남색손톱을 유발할 수 있으므로 주의를 기울여야 한다.

손톱의 혈기부호 살피기

손톱을 9개[그림 25-2] 혹은 4개[그림 25-3] 구역으로 나누고, 손톱의 각 구역에 나타나는 혈기부호(혹은 신호)의 형태와 색택의 변화를 근거로 질병을 진단할 수 있다.

손톱에서 주로 보이는 혈기부호(血氣符號)는 그 형태와 크기가 각양각색이다. 일반적으로 원형, 반원형, 타원형, 월형, 막대형, 바늘형, 팔자형, 삼각형, 추형, 아령형 및 점상, 선산, 편상, 봉상, 운무상, 물결상 등이 있다.[그림 25-4] 하지만 모든 형상이 절대적으로 일치하는 것은 아니며, 같은 형상 간에도 차이가 있다.

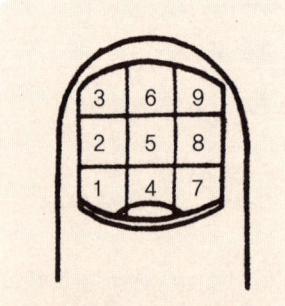

1,2,3 요측 근단, 요측 중단, 요측 원단으로 구분/4,5,6 중부 근단, 중부 중단, 중부 원단으로 구분/7,8,9 척측 근단, 척측 중단, 척측 원단으로 구분

[그림 25-2] 9개 구역의 명칭(좌)

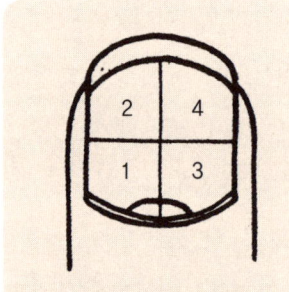

1,2 요측 근단, 요측 원단으로 구분/3,4 척측 근단, 척측 원단으로 구분

[그림 25-3] 4개 구역의 명칭(우)

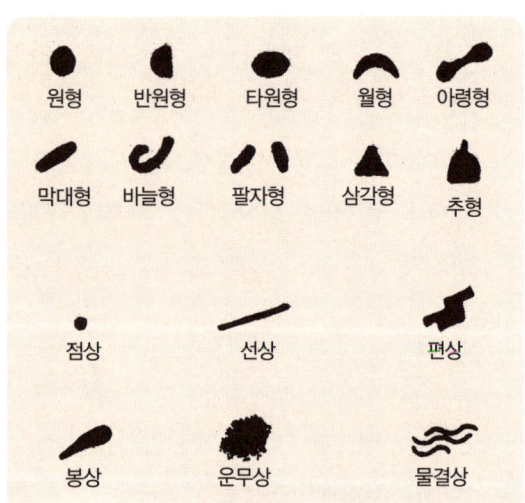

[그림 25-4] 혈기부호 형상도

병변의 정도와 병세의 변화는 혈기부호의 색택으로 손톱에 반영되어 나타나는데, 주로 보이는 혈기부호의 색깔은 홍·담홍·자홍·흑자·흑·황·담황·백·회색 등이 있고, 광택 또한 영윤하고 선명한 것과 어둡고 메마른 구분이 있다.

임상에서는 일반적으로 질병의 급성기나 병변활동기에는 혈기부호의 색택이 선홍이나 자홍으로 나타나고, 완화안정기에는 담홍색으로 변하며, 병세가 가중될 때에는 자주색과 흑색으로 변한다.

부호의 색택이나 형태 및 위치를 관찰할 때는 집어보고, 비틀어보고, 밀어보고, 죄어보고, 눌러보는 등의 방법으로 혈기부호를 비교하여 식별한 후에 손톱에 나타난 부호의 위치로 병변의 위치를 판단한다.

대무지(大拇指)손톱

뇌, 눈, 귀, 코, 인후, 구강 및 목을 포함하는 두경부의 질병을 반영한다. 양손 대무지손톱은 같지만 좌우 방향이 반대이다.

주로 보이는 병증으로는 기도감염, 편두통, 비염, 부비강염, 인후염, 편도선염, 구강염, 치주염, 충치, 중이염, 시력감퇴, 경임파결종대, 뇌종류 등이 있다.[그림 25-5]

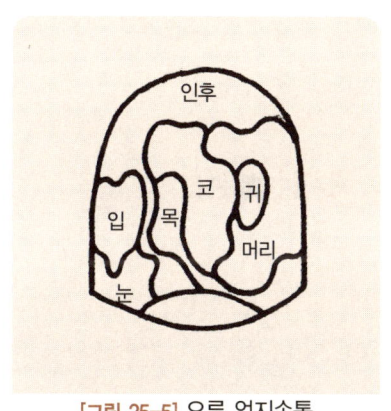

[그림 25-5] 오른 엄지손톱

식지(食指)손톱

상초(上焦), 상지(上肢) 및 부분적인 인후부와 중초의 질병을 반영한다. 오른손 식지손톱은 주로 폐·기관·식도·유방·흉배·손·팔꿈치·어깨 및

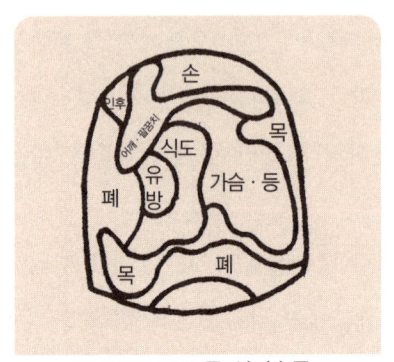 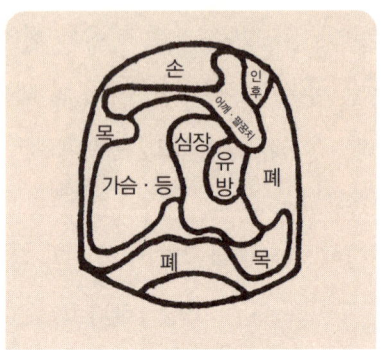

[그림 25-6] 오른 식지손톱   [그림 25-7] 왼 식지손톱

인후와 경부의 병증을 반영하는데, 급만성기관지염·기관지천식·폐렴·폐결핵·폐기종·흉막염·식도염·식도종류·인후염·유방종류·경흉추비대 등의 질환이 주로 보인다.[그림 25-6] 왼손 식지손톱은 오른손 식지손톱과 기본적으로 같으나 좌우 방향이 반대이고, 심(心)의 병증을 포함한다. 주로 보이는 병증으로는 오른손 식지손톱과 같은 병증 이외에 고혈압과 저혈압 등이 있다.[그림 25-7]

중지(中指)손톱

중초(中焦) 및 부분적인 상(上)·하초(下焦)의 질병을 반영한다. 오른손 중지손톱은 위, 십이지장, 횡격막, 간, 이자, 신장, 폐 및 흉부, 요부, 대장 등의 병변을 반영한다. 주로 보이는 병증으로는 위통, 만성위염, 위 및 십이지장의 구부(球部)궤양, 유문과 분문의 질환, 횡격막염, 간종대, 신질환 등이 있다.[그림 25-8] 왼손 중지손톱은 심(心)을 포함하는 것 말고는 오른손 중지손톱과 같으며 다만 좌우 방향이 반대다. 나타나는 병증으로는 관심병, 풍심병, 심근염, 심동과속(心動過速), 조박(早搏), 주동맥경화, 좌심실확대 등의 심혈관질환 및 위염, 이선염, 당뇨병 등이 있다.[그림 25-9]

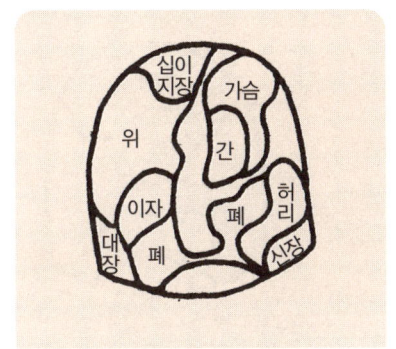
[그림 25-8] 오른 중지손톱

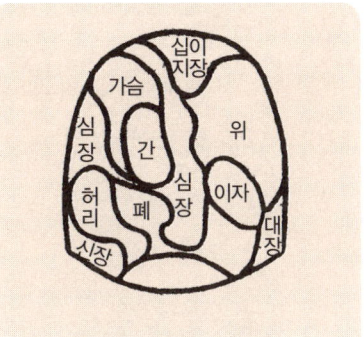
[그림 25-9] 왼 중지손톱

무명지(無名指)손톱

하초(下焦) 및 부분적인 중초(中焦)의 질병을 반영한다. 오른손 무명지손톱은 간, 담, 이자, 신, 대소장, 방광, 생식기 및 무릎, 요부의 병변을 반영한다. 주로 보이는 병증으로는 간염, 간경화, 트랜스아미나제 수치 상승, 담낭염, 이선염, 결장염, 신염, 풍습성관절염, 요추비대 및 자궁, 항문의 질환 등이 있다.[그림 25-10] 왼손 무명지손톱에는 비, 이, 자궁, 요도, 수란관, 외음부, 항문 등의 병변이 반영된다. 주로 보이는 병증으로는 비종대, 이선염, 신염, 수란관염, 직장염 및 자궁, 요도, 전립선, 외음부, 항문의 질환이 있다.[그림 25-11]

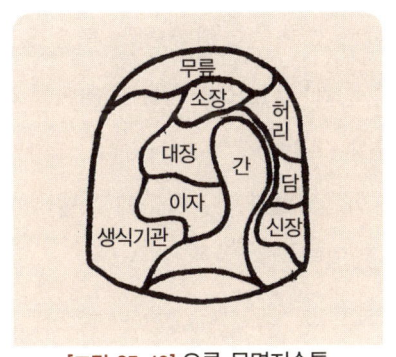
[그림 25-10] 오른 무명지손톱

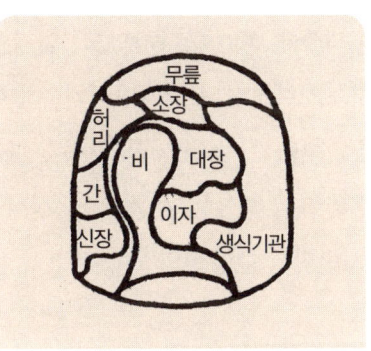
[그림 25-11] 왼 무명지손톱

소지(小指)손톱

근골(跟骨), 척골(蹠骨) 부위의 병증처럼 대부분 무릎 이하의 질병을 반영한다.[그림 25-12]

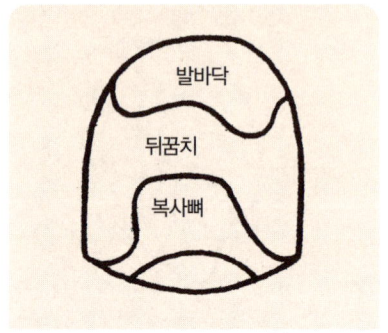

[그림 25-12] 오른 소지손톱

손톱의 형태 살피기

건고갑(乾枯甲)

손톱이 메마른 것은 대부분 간열(肝熱)과 관계가 있다. 심음부족, 간혈휴손, 혈운불창일 때도 건고갑이 나타난다. 손톱이 메마른 것은 항상 나쁜 징후에 속한다. 또 '어린갑(魚鱗甲)'이 있는데, 손톱이 물고기의 비늘처럼 메마른 것으로 대부분 신기쇠갈(腎氣衰竭)이나 비실건운(脾失健運), 기화불행(氣化不行), 수액체류 때문이다.

한 보고에 따르면 손톱이 건조하고 빠지는 것은 십이지장구부의 궤양과 관계가 있다고 한다. 일찍이 간기(肝氣)가 위(胃)를 침범한 십이지장구부궤양 환자를 변증한 바가 있는데, 심각하게 증상이 발작할 때는 두 발의 엄지발톱 내측의 색깔에 변화가 나타났고, 엄지발톱이 두껍고 건조해졌으며, 손으로 긁으니 한조각한조각 떨어져나갔다. 하지만 통증은 없었으며 손톱이 메마르고 광택이 없어졌다. 매년 겨울 발병할 때는 항상 같은 증상이 나타났다. 그러나 궤양이 완화된 후에는 손톱 역시 정상으로 회복되었다. 이 때문에 손톱의 영고(榮枯)변화를 궤양병의 발작전조로 삼을 수 있다.

위축갑(萎縮甲)

손톱이 마치 막 고치에서 나온 벌레의 날개처럼 말려 있다. 대부분 심음허손(心陰虛損)으로 인한 혈행장애에 속한다. 때로는 여풍대독(癘風大毒) 때문에 생기기도 한다.

선천성 손발톱발육불량증이 보이는 것은 대부분 천품이 부족하고 정혈이 휴손되어 손발톱이 자윤과 영양을 잃었기 때문이다.

박리갑(剝離甲)

갑판과 갑상이 죽순이 벗겨지는 것처럼 점차 분리되기 때문에 죽순갑(竹筍甲)이라고도 한다.[그림 25-13] 초기에는 손톱이 가장자리로부터 유리되어 희게 틈이 벌어지다가 이후에는 갑근부(甲根部)로 점차 번지며, 무광택의 회백색으로 변하고 무르고 얇아진다. 대부분 손톱에서 발생하며 한 손가락에서 발생하기도 하고 여러 손가락에서 발생하기도 한다. 대부분 실혈과다(失血過多)와 영혈휴손(營血虧損) 때문이다. 혹은 신체의 간혈부족(肝血不足), 간경혈조(肝經血燥), 기혈부제(氣血不濟), 음양실조, 기기불창(氣機不暢)으로 조갑이 영윤을 잃기도 한다. 소화관출혈 및 기타 출혈증과 영양불량 등으로 인한 빈혈에서 주로 보인다. 외상이나 갑선(甲癬)으로도 나타난다.

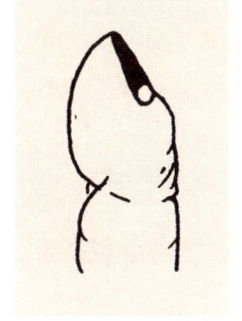
[그림 25-13] 박리갑

탈락갑(脫落甲)

손발톱이 저절로 떨어져나가는 것으로 대갑(代甲) 혹은 폭탈갑(暴脫甲)이라고도 한다.[그림 25-14] 대부분 표저(瘭疽), 사정(蛇疔), 탈저(脫疽), 여풍(癘風) 등의 병

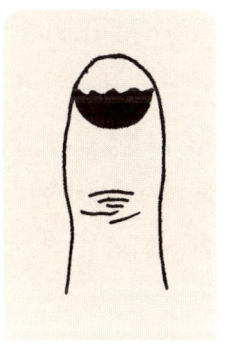
[그림 25-14] 탈락갑

으로 일어난다. 외과질환의 병후로 인한 탈락을 제외하고 다시 나지 않는 것은 위험한 징후로 명문(命門)의 화(火)가 쇠미함을 나타내고, 신체가 극도로 허약한 사람은 회복되기 어렵다.

취열갑(脆裂甲)

갑판이 무르고 인성(靭性)이 없어 잘 부러지고 갈라지며 한 꺼풀 한 꺼풀 벗겨지는 것을 취열갑이라 한다. 그 중에서 가운데가 양쪽으로 갈라지는 것을 종열갑(縱裂甲)이라 한다.[그림 25-15] 대부분 자체적인 장애 때문이지만, 때로 혈허풍조(血虛風燥)로 손톱을 영윤하지 못하면 손톱이 물러지고 갈라지기 쉽다. 이 증상은 주로 순환기계통의 질병이나 치매를 앓을 가능성이 많음을 나타낸다. 외상을 입은 환자나 갑선 환자에게도 보인다.

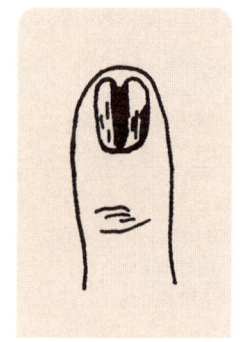
[그림 25-15] 취열갑

연박갑(軟薄甲)

생리적으로 무르거나 얇은 것은 손톱이 그 견인성(堅靭性)을 잃지 않지만, 병태적으로 무르고 얇은 것은 손톱이 인성을 잃어 보호기능을 상실하며 손톱아래의 색이 옅고 반월이 반듯하지 않으며 손톱의 주름 역시 고르지 않다.[그림 25-16] 이것은 대부분 기약혈휴(氣弱血虧)와 혈행장애 때문에 음정(陰精)을 수포하지 못해 손톱이 영양을 잃은 것이다. 실혈증과 칼슘결핍증을 앓기 쉬운데, 때로는 여풍(癘風)과 구비(久痹)를 앓아 일어나기도 한다.

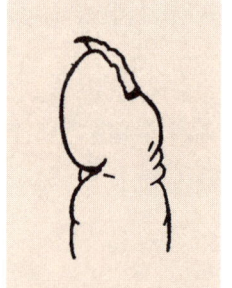
[그림 25-16] 연박갑

조후갑(粗厚甲)

손발톱의 원단(遠端)이나 측연이 점차 두꺼워지고 손톱표면이 광택을 잃어 회백색으로 나타난다. 손톱표면의 고저가 고르지 않고 거칠고 두꺼우며 메마르고 좀먹은 것 같거나 결손이 나타난다. 갑판의 아래에는 누런 반점이 나타나고 발가락 사이가 항상 습한 것이 조후갑이다.

아조풍(鵝爪風)이나 갑선 환자에게서 보이는데, 대부분 기허혈조에 풍사를 받아 손발톱이 영양을 잃어 거칠고 두꺼워지기 때문이다. 수습침지(水濕浸漬)나 습독외침으로 기혈이 막히고 고갈되어도 일어난다.

구상갑(鉤狀甲)

갑판이 손가락 끝을 향해 아래로 구부러지고 중간은 융기하여 볼록해져 매의 발톱 같다하여 응조갑(鷹爪甲)이나 응조풍(鷹爪風)이라고도 한다. 손톱의 표면이 거칠고 고르지 않으며 검은색이나 짙은 회색 또는 검푸른 색을 띠고 투명하지 않고 광택이 없다.

대부분 외상으로 생기거나 선천적이지만 기울혈어(氣鬱血瘀)로 경락이 조체(阻滯)되어 조갑을 유양하지 못할 때에도 생긴다. 주로 풍비(風痺)와 근련(筋攣) 환자에게서 보인다.

작형갑(勺形甲)

갑판이 얇고 물러져 가장자리가 말려 올라가고 가운데가 오목해져 작은 숟가락 같은 것을 작형갑 혹은 반갑(反甲)이라 한다. 손톱 아래 한쪽이 창백하고 손톱주름이 고르지 않으며 때로 손톱에 작고 흰 점이 나타나는데, 손톱에 많이 생기고 발톱에 생기는 경우는 드물다.[그림 25-17] 대부분 기허혈휴나 간혈부족, 비실건

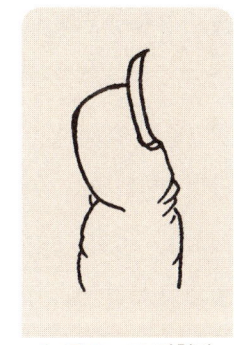

[그림 25-17] 작형갑

운(脾失健運), 영양불량으로 조갑이 영양을 잃어 생긴다. 빈혈이나 영양불량을 앓기 쉬움을 나타낸다.

큰 병을 앓은 후나 비위소허(脾胃素虛)하고 신체가 허약하며 징가(癥瘕)나 적취(積聚) 및 구비(久痹)를 앓는 사람에게 주로 보인다.

횡구갑(橫溝甲)

갑판의 표면에 함몰로 가로 골이 생기는데, 숫자는 일정하지 않다. 올록볼록하고 투명도가 떨어지는 것을 횡구갑이라 한다.[그림 25-18] 대부분 사열폐조(邪熱肺燥)와 기진불포(氣盡不布), 간기울결, 기허혈어로 조갑이 영양을 잃어 생긴다.

주로 간(肝) 기능에 이상이 있음을 나타내는데, 갑하(甲下)에 어혈이 있는 것은 대부분 외상 때문이다.

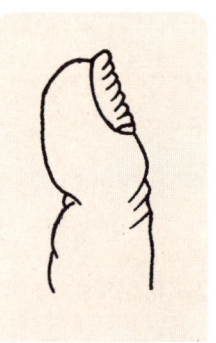

[그림 25-18] 횡구갑

척릉갑(脊棱甲)

갑판에서 원단으로 종행하는 구릉이 일어나는데, 숫자는 일정하지 않고 평행하게 세로 골이 형성되어 표면이 올록볼록한 것을 종구갑(縱溝甲)이라 한다.[그림 25-19] 대부분 간신부족(肝腎不足), 간양상항(肝陽上亢), 기혈쌍휴(氣血雙虧)나 갑상손상(甲床損傷)으로 인한 음양실조와 기혈실화로 생긴다. 이런 손톱의 사람은 영양불량증, 과민증, 호흡계통질병에 쉽게 걸린다. 최근의 한 연구보고에 따르면 종릉갑(縱棱甲)은 심(心)·폐(肺)·간(肝) 등 장기의 만성질환에서 많이 보이고, 병은 대부분 혈분(血分)에 있다고 한다.

횡릉갑(橫棱甲, 손톱의 생장 방향과 직각을 이룬다)

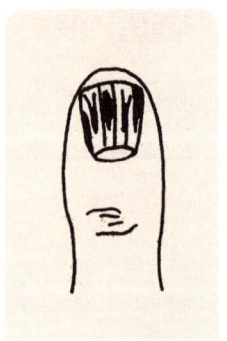

[그림 25-19] 척릉갑

은 외감(外感)·온역(瘟疫) 등 급성병에서 많이 보이고, 병은 대부분 기분(氣分)에 있다고 한다.

편평갑(扁平甲)

갑판이 점차 편평해지고 표면은 매끄럽지 않고 무늬가 교차해 테니스라켓 같아진다. 손톱의 원단은 넓고 편평해지며, 손가락마디는 짧아지고 갑구(甲溝)가 붓는다. 영유아에게 많이 발생하는데, 손가락을 빨거나 손톱을 물어뜯는 나쁜 습관 때문에 기혈이 원활히 순행하지 못함으로 인해 손톱이 영양을 잃어 편평하게 변한다.

장갑(長甲)

손톱이 가늘고 길며, 빛에 비춰보면 일반적으로 희미한 종행의 골 무늬가 보인다. 정면에서 보면 표면이 비교적 매끄럽고, 손톱 아래의 색은 명윤함이 약간 옅다. 반월은 정상적이고, 손톱과 피부가 만나는 곳의 주름에는 때로 손거스러미가 일어나기도 한다.[그림 25-20] 호흡계통이 비교적 약하고, 위장 기능이 쉽게 문란해지고, 정서가 불안정함을 나타낸다.

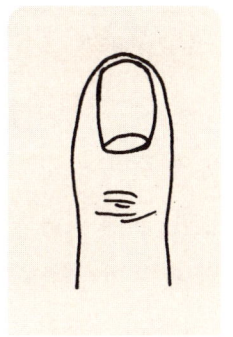

[그림 25-20] 장갑

단갑(短甲)

손톱의 길이가 손가락 마지막 마디의 1/3 정도로 짧지만, 손톱과 손톱 아래의 색은 정상이다. 반월은 아주 작아 때로 손톱뿌리 부위의 주름 속으로 감춰지기도 한다.[그림 25-21] 이런 손톱의 사람은 일반적으로 건강 상태가 양호하고 신체가 건장하며 순발력이 좋다. 하지

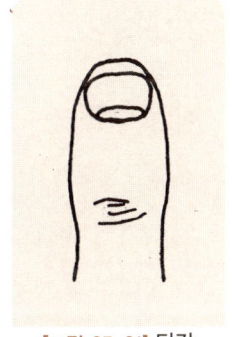

[그림 25-21] 단갑

만 정서가 불안정하고 쉽게 화를 내는 경향이 있어 조절하지 않으면 고혈압이나 간질환에 잘 걸린다.

원갑(圓甲)

손톱과 좌우의 살 부위가 바짝 붙어 있고, 손톱의 상단과 살의 경계 부위가 함께 반원형을 이룬다. 손톱주름은 가지런하지 않지만 손톱과 손톱 아래의 색은 비교적 정상이다.[그림 25-22] 이런 손톱의 사람은 순발력이 강하고 신체가 건장하다. 하지만 정서가 불안정하고 어지럼증이나 편두통 및 대사 장애에 잘 걸린다.

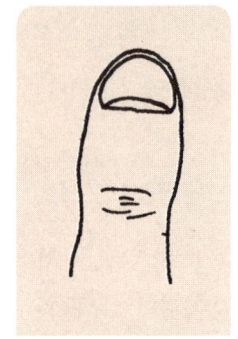

[그림 25-22] 원갑

난갑(卵甲)

손톱의 가장자리와 뿌리 부위가 난형으로 전체 손톱면의 주위가 둥그스름한 곡선으로 모서리에 각(角)이 없다. 빛에 비춰보면 희미한 세로무늬가 보이고, 손톱과 손톱 아래의 색 그리고 반월은 정상이다.[그림 25-23] 이런 손톱의 사람은 신체는 건강하지만 정서가 불안정하고 불만이 많아 위장병 및 두통, 불면증 등에 잘 걸린다.

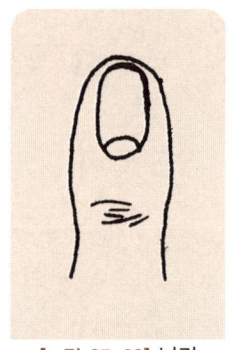

[그림 25-23] 난갑

착갑(窄甲)

손톱의 좌우 폭이 좁고 양측 살 부위가 비교적 넓어 좌우 직경이 손톱길이의 1/3 정도 된다. 자세히 관찰하면 손톱의 색이 고르지 않고 희미하게 가로무늬를 볼 수 있다.[그림 25-24] 이런 사람은 경추와 요추의 병 및 골질증생(骨質增生)과 심장병에 걸리기 쉽다.

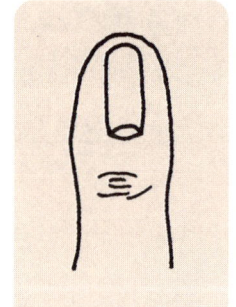

[그림 25-24] 착갑

활갑(闊甲)

손톱의 가로 직경이 크고 손가락 끝의 살 부위가 분명하게 드러난다. 손톱뿌리 부위가 오목하고 넓어 반월도 따라서 길다. 빛에 비춰보면 가로무늬를 볼 수 있지만 희미하고, 손톱과 손톱 아래의 색은 정상이다.[그림 25-25] 갑상선 기능의 변이성 질환을 앓기 쉽고 생식기능이 저하되기 쉽다.

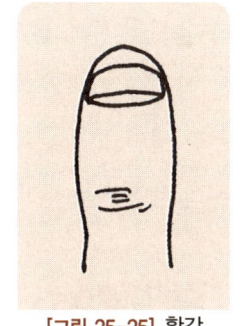

[그림 25-25] 활갑

방갑(方甲)

이 형의 손톱은 가로 직경은 활갑에 못 미치고, 길이는 손가락 마지막 마디의 절반에 못 미친다. 손톱은 네모나고 손톱과 손톱 아래의 색 및 반월은 정상이다. 손톱에 간혹 붉은 반점이 나타나면 손톱 아래의 색도 자홍색으로 같다.[그림 25-26] 순환계통의 질병을 앓기 쉽고 심장병을 앓을 가능성이 많다.

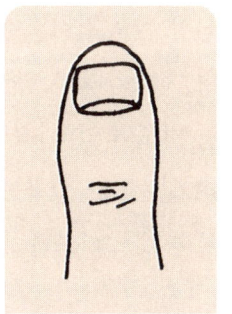

[그림 25-26] 방갑

제갑(梯甲)

손톱 상단의 가로 직경이 뿌리 부위의 직경보다 작지만 길이는 적당하여 전체적으로 사다리꼴이다. 손톱과 손톱 아래의 색 및 반월은 비교적 정상이다. 간혹 반월이 삼각형이나 사다리꼴로 나타날 수 있다.[그림 25-27] 이 형태는 폐렴, 기관지염 같은 호흡계통 질환을 앓기 쉬움을 나타낸다.

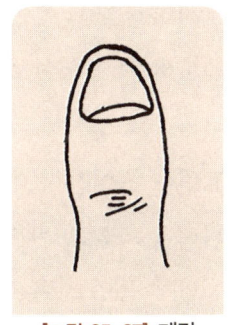

[그림 25-27] 제갑

삼각갑(三角甲)

손톱 상단의 가로 직경이 뿌리 부위보다 크고 반월이 대부분 삼각형으로 나타난다. 손톱과 하부의 색은 대체로 정상인데, 간혹 손톱 아래에 흰색과 자주색이 엇갈려 나타나기도 하며 누르면 색의 회복이 비교적 더디다.[그림 25-28] 이런 손톱의 사람은 중풍과 뇌혈전을 앓기 쉽다.

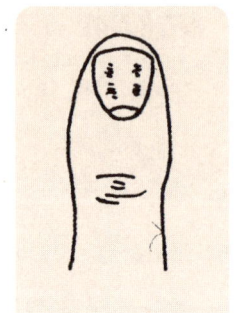
[그림 25-28] 삼각갑

흑선갑(黑線甲)

손톱 표면에 한 가닥 혹은 여러 가닥의 가늘고 검은 선이 세로로 나타나고, 손톱 아래의 색은 고르지 않으며, 손톱주름은 가지런하지 않고, 반월은 붉은색을 띠고 기울어 있다.[그림 25-29] 이런 손톱의 사람은 내분비기능실조, 월경불순, 월경통, 뇌력 및 체력소모과다 등이 잘 나타난다.

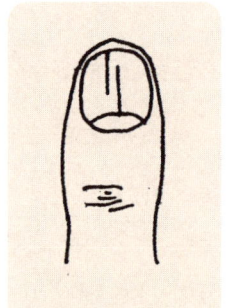
[그림 25-29] 흑선갑

철갑(凸甲)

이런 손톱은 중앙이 주위보다 볼록하게 올라와 있고 손톱의 끝 부위가 아래로 구부러져 있어 조개껍질이나 숟가락을 엎어놓은 모양을 한다. 빛에 비춰보면 손톱 표면에 들어간 점이 보이고, 손톱과 손톱 아래의 색은 흰색에 가깝고 반월은 분홍색에 가깝다.[그림 25-30] 이런 손톱의 사람은 결핵에 걸리기 쉬운데, 뿌리 부위에 자주색이 나타나면 더욱 주의를 기울여야 한다.

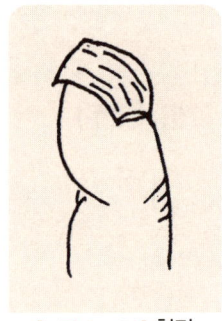
[그림 25-30] 철갑

요갑(凹甲)

이런 손톱은 중앙부가 주위보다 낮게 들어가 있으며 손톱 표면에는 요점(凹點)과 세로무늬가 보이고 손톱 아래의 색은 고르지 않다.[그림 25-31] 이런 손톱의 사람은 간(肝)과 신장(腎臟)의 기능이 좋지 않아 쉽게 피로하고 정력이 부족하여 불임증에 걸리기 쉽다.

관주갑(串珠甲)

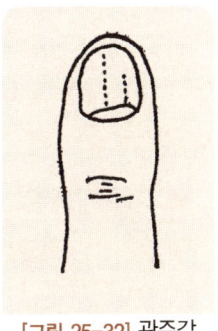

[그림 25-31] 요갑　　[그림 25-32] 관주갑

이 손톱은 표면에 올록볼록하게 세로로 구슬을 꿴 듯한 모양이 세로로 나타나거나 손톱 아래에 구슬을 꿴 듯한 반점이 나타난다.[그림 25-32] 이런 손톱의 사람은 영양이 불량하거나 장의 흡수기능에 문제가 있어 체내 미량원소[7] 결핍 및 소화기관에 국부적인 병변이 발생한다.

편월갑(偏月甲)

이런 손톱의 반월은 한쪽으로 기울어져 바르지 않고, 더 이상 반월이 형성되지 않는다. 손톱 아래는 분홍색이거나 분홍색에 창백하고 어두운 구역이 나타난다.[그림 25-33] 이런 손톱의 사람은 체력소모가 크거나 영양흡수가 불량하여 영양의 소모가 공급보다 커 신체저항력이 크게 떨어진다.

결월갑(缺月甲)

손톱에 반월이 없다.[그림 25-34] 반월이 엄지에만 있고 나머지 손톱에는 없으며 손톱 아래가 어두우면서 분홍색이 나타나는 것은 최근의 식생활이 불규칙하고 정서적으로 긴장되고 피

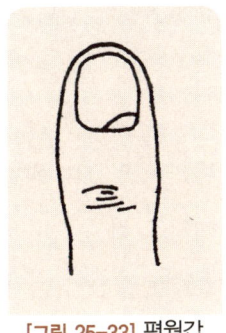
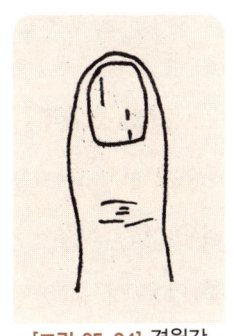

[그림 25-33] 편월갑　　[그림 25-34] 결월갑

로하여 신체저항력이 저하되었음을 나타낸다. 모든 손가락에 반월이 없는 사람은 순환계통의 질병 및 혈액병을 앓기 쉽다.

통상갑(筒狀甲)

이런 손톱은 가운데가 둥근 통처럼 말려있고 누르면 색깔이 창백해지며 손을 땐 후에도 창백한 색의 변화가 뚜렷하지 않다.[그림 25-35] 이런 손톱은 오랜 병으로 몸이 허약하거나 게으르고 움직이길 싫어하는 사람에게 많이 보인다. 대부분 기와 혈이 모두 허하여 신체저항력이 매우 약해 위급하고 무거운 병을 앓기 쉽다.

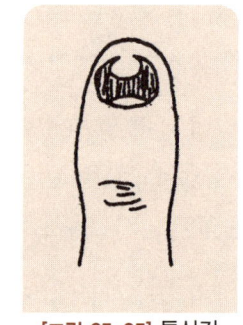

[그림 25-35] 통상갑

도갑(倒甲)

감갑(嵌甲)이라고도 한다. 이 손톱은 좌우 양끝이 좌우의 살 속으로 깊이 들어가 상감을 한 것 같으며 손톱이 거꾸로 살을 찌르고 들어간다. 손톱 표면의 투명도가 떨어지고 때로는 반월도 고르지 않다.[그림 25-36] 이런 손톱의 사람은 신경관능증(神經官能症), 식물신경계(자율신경계) 기능문란, 선천성심장병 등 신경계통의 질병이나 순환계통의 장애를 앓기 쉽다.

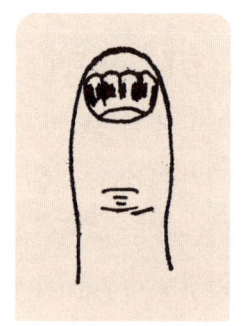

[그림 25-36] 도갑

시강갑(柴糠甲)

손톱 표면이 어둡고 광택이 없으며 원단 양측부터 두꺼워진다. 손톱이 건조해지고 썩은 나무색이 나타난다. 좀 먹은 것 같은 가루형태의 결손이 생기며 표면의 높낮이가 고르지 않다.[그림 25-37] 이런 손톱의 사람은

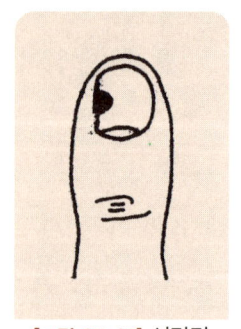

[그림 25-37] 시강갑

순환기능에 장애가 있고 사지 말단에 영양이 잘 공급되지 않아 풍습(風濕)의 침범을 잘 받는다. 맥관염(脈官炎, 혈관염이라고도 한다), 근육위축, 갑선 등에서 많이 보인다.

운반갑(雲斑甲)

손톱의 중앙부에 막대나 작은 조각의 형태로 가장자리가 매끄럽지 않은 흰색 구름무늬가 나타나는 것을 갑운반이라 한다.[그림 25-38] 이런 손톱은 소아에게 많이 보이며 체내에 회충이 있음을 나타낸다. 갑운반이 크고 색이 짙으면 회충이 많고, 갑운반이 작고 색이 옅으면 회충 또한 적다.

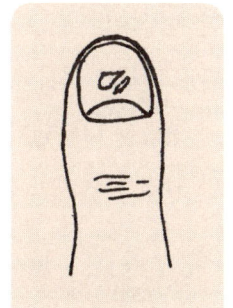
[그림 25-38] 운반갑

화갑(花甲)

어린아이의 대무지와 식지의 손톱에 대두침의 끝만 한 크기의 둥글고 흰 반점이 생겨 흰색과 붉은색이 교차되는 것을 화갑이라 한다.[그림 25-39] 이 또한 회충병의 증상이다. 흰 반점이 크고 색이 짙으며 여러 손가락에 나타나면 회충이 많고, 반점이 작고 색이 옅으며 나타난 손가락이 적으면 회충도 적다.

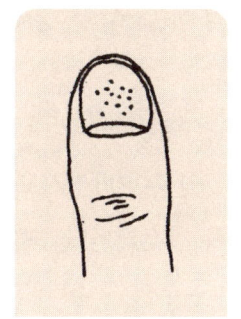
[그림 25-39] 화갑

홍반갑(紅斑甲)

손톱표면에 붉은 반점이 있고, 손톱 아래는 암자색이나 홍백색이 교대로 나타난다. 반월은 모양이 반듯하지 않고 손톱주름도 가지런하지 않다.[그림 25-40] 이는 심내막염, 만성출혈증, 혈소판감소 등 순환계통 질병에

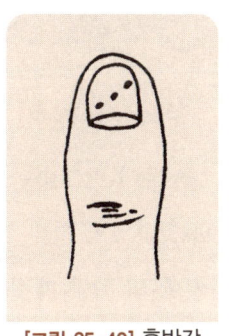
[그림 25-40] 홍반갑

잘 걸림을 나타낸다.

화반갑(花斑甲)

손톱표면의 감촉이나 색이 매끄럽지 않고 누르스름한 반점이 있으며 세로무늬가 약간 나타나기도 한다.[그림 25-41] 소화계통에 질병이 있으며 장에 회충이 있음을 나타낸다. 또한 장기적인 신경쇠약으로 피로와 권태를 쉽게 느낀다.

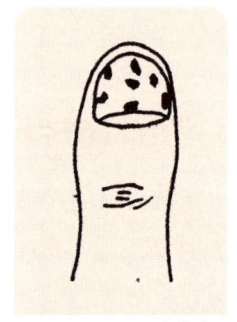

[그림 25-41] 화반갑

유곡갑(扭曲甲)

손톱이 비틀리고 광택을 잃는 것을 유곡갑이라 한다. 대부분 간기가 허하거나 혈(血)이 근(筋)을 자양하지 못해 조갑이 실영(失榮)한 때문이다.

구형갑(球形甲)

갑판이 밝아지고 손가락 끝을 향해 굽어 구면체가 된다. 지단(指端)이 마늘쪽 만하게 굵고 커져 산두갑(蒜頭甲)이라고도 한다. 대부분 기허혈어 때문이다. 누르면 손락(孫絡)이 생사처럼 뻗치는 것은 대부분 기기(氣機)와 혈행이 엉기고 막혔기 때문이다. 주로 천식, 담음, 폐위(肺痿), 노채(勞瘵), 심양허쇠의 흉비(胸痹) 및 간울의 징가적취(癥瘕積聚)에서 보인다.

별라갑(癟螺甲)

손톱이 오그라들고 갑상이 창백한 것을 별라갑이라 하는데, 속칭 별라사(癟螺痧)라고도 한다. 대부분 대토(大吐)·대설(大泄)·대한(大汗)으로 인한 기진(氣津)의 폭탈 때문이며, 혹 갑작스런 병으로 망음(亡陰)[8]이 심한 사람은 진액이 고갈되어 손톱이 오그라든다.

은결갑(齦缺甲)

어린아이가 스스로 손톱 끝을 깨물어 결손이 생기는 것으로 대부분 감적 때문이거나 몸속에 충적이 있는 것이다.

노육갑(胬肉甲)

손톱주름이 증식하여 갑상을 뚫고 들어오고, 군살이 손톱뿌리 부위에 자라 갑판에 결손이 일어나는 것을 노육갑이라 한다. 혈이 경맥을 순행하지 못하여 쓸모없는 군살이 생기기 때문이다.

징가갑(癥瘕甲)

갑하에 종물(腫物)이 생겨 갑판이 솟아오르는 것으로 갑하췌우(甲下贅疣)라고도 한다. 사마귀 같은 것이 말랑하면 혈우고, 단단하면 골우(骨疣)로, 모두 기혈어체 때문이다.

저상갑(杵狀甲)

손가락과 발가락의 말단이 비대해지고, 갑판 역시 종횡으로 커져 볼록하게 튀어나오고 손가락과 발가락의 끝 부분이 손톱의 만곡을 포위하는 것을 저상갑이라 한다. 대부분 기혈의 순행이 원활하지 못하고 낙맥에 막혀있기 때문에 생긴다.

수족역려(手足逆臚)

손톱뿌리의 피부주름이 벗겨져 일어나는 것을 속칭 도창자(倒槍刺)라 한다. 풍사가 피부로 들어가 혈기가 조화롭지 못한 때문이다.

갑구미열(甲溝糜裂)

좌측이나 우측의 갑구가 부추잎 같은 모양으로 짓물러 벌어지고 만지면 통증이 있다. 전 손가락의 갑구에 나타나면 회충병의 증상이다. 성인이나 어린아이나 임상의의는 같다.

호선이상(弧線異常)

호선은 담홍색으로 가장자리가 가지런하고 흐리게 보이는 것이 정상인데, 넓고 뚜렷하게 변하는 것은 외감풍한, 심마진(蕁麻疹), 영위불화(營衛不和) 등의 증에서 많이 보인다.

갑인이상(甲印異常)

정상적인 갑인(반월)은 손톱 전체 길이의 1/4을 넘지 않고 가장자리가 매끈하다. 갑인이 너무 큰 것은(일반적으로 손톱 길이의 1/3을 초과) 대부분 기혈이 왕성하기 때문이고, 갑인이 너무 작거나(가장자리만 약간 드러난 정도) 없는 것은 대부분 기음(氣陰)이 부족한 때문이고, 갑인의 가장자리가 가지런하지 않은 것은 대부분 기혈부조(氣血不調) 때문이다.

보상갑증(報傷甲證)

갑하에 별모양이나 조각 형태의 눌러도 흩어지지 않는 어혈반점이 나타나고, 색깔은 암홍이나 청자·흑색·황색 등으로 나타나는 것을 보상갑증이라 하며, 손상 부위를 나타낸다. 갑하의 반점이 눌렀을 때 바로 흩어지면 가성갑증(假性甲證)으로 진단의의가 없다.

상증(傷證)이 대무지갑(大拇指甲)에 있으면 두부손상(頭部損傷)을 나타내고, 식지갑(食指甲)에 있으면 '혈장부(血臟部, 쇄골 이하 격막 이상)' 손상을 나타낸다. 중지갑(中指甲)에 있으면 '심간부(心肝部, 격막 이하 배꼽 이상)' 손상을 나타내고, 무명지갑(無名指甲)에 있으면 '장두부(腸肚部, 배꼽 이하 치골연합 이상)' 손상을 나타낸다. 상증이 소지갑(小指甲)에 있으면 '명문부(命門部, 치골연합 이하)' 손상을 나타낸다. 또,

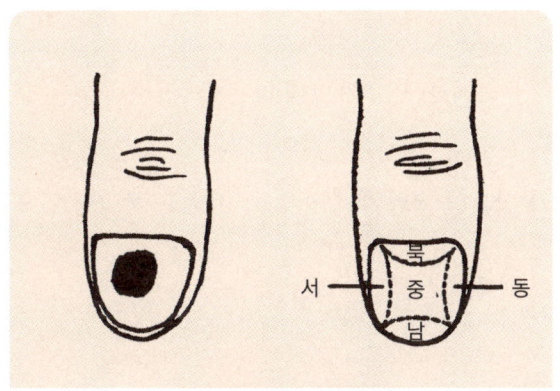

[그림 25-42] 보상갑증

각 손톱을 동서남북과 중앙 5개 방위로 나누어 상응하는 손상부위를 나타낼 수도 있다.[그림 25-42] 대무지를 예로 들면, 보상갑증이 대무지갑 정중앙에 있으면 두부 정중앙에, 동쪽에 있으면 두부 좌측 상부에, 서쪽에 있으면 우측 상부에 손상이 있는 것으로 기타 손가락도 유추하면 된다. 보상갑증이 어느 손가락의 남북과 중앙 세 개 방위를 관통하면 등과 척추의 상응부위에 손상이 있는 것이다. 동쪽이나 서쪽에서 갑구로 뻗으면 배부의 좌측이나 우측에 손상이 있다.

상증의 색이 암홍색이면 3~5개월 이내에 경상을 입은 것으로, 기분(氣分)[9]에 손상이 있고 예후가 좋다. 청자색인 것은 반년에서 2년 이내에 비교적 무거운 손상을 입은 것으로, 영분(營分)에 손상이 있으며 손상을 받은 시간이 비록 짧더라도 중상이다. 하지만 예후는 비교적 좋다. 상증이 검은색이면 2~5년 이내에 혈분(血分)에 손상을 받은 것으로 매우 중하며 예후가 나쁘다. 황색으로 나타나는 것은 5년 이상 되었거나 시간은 비록 짧지만 손상이 지극히 중하며, 기분과 혈분 모두 손상을 받아 예후가 대부분 좋지 않다.

갑하의 어혈점이 점 형태로 나타나는 것은 대부분 둔기에 의한 손상이고, 막대 형태로 나타나는 것은 대부분 열상이거나 몽둥이에 의한 손상이고, 조각 형태로 나타나는 것은 대부분 눌려서 생긴 손상이다.

지갑잉증(指甲孕證)

중국의 한 연구보고에 따르면, 임신 시에는 손톱에 항상 지갑잉증이 나타난다고 한다. 월경이 멈춘 후, 대무지손톱을 눌렀을 때 붉은색이 선명하고 윤기가 있으면 회임의 증상이고, 어둡고 광택이 없으면 월경병이라고 한다.

지갑암증

지갑(指甲)의 변화는 암증(癌症)과도 관련이 있다. 한 보고에 따르면, 갑상에 나타나는 종지문(縱指紋)은 색의 농도나 굵기가 일정하지 않는데, 짙은 색은 검은색으로, 옅은 색은 갈색으로 나타난다. 폭은 0.1~0.4센티미터 사이며, 한 손가락이나 여러 손가락에 한 가닥이나 여러 가닥이 동시에 나타나면 양성이다.

임상에서의 검사결과에 따르면 위암 양성률은 53%, 간암 양성률은 49%, 장암 양성률은 46%, 식도암 양성률은 39%다.

다른 보고에 따르면, 대무지·식지·중지의 손톱에 검은 무늬와 자주색 무늬가 나타나는 것을 소화기 종류(腫瘤) 및 여성의 생식계통 종류의 징조로 삼는다. 그 특징은, 손톱의 뿌리 부위와 수직이 되고, 한 가닥 혹은 여러 가닥이 나타나며, 굵기는 일정하지 않지만 머리카락 굵기(0.3밀리미터)이고, 대부분 오른손에서 보인다. 그 중에서 대무지와 식지의 자주색 무늬는 식도암과 위암에서 많이 보이는데, 전조(前兆)로서 진단가치가 있는 것은 국부임상증상이 나타나기 3년 전에 보이기 때문이다. 대무지와 중지의 자주색 무늬는 여성생식기 종류의 초기에 볼 수 있다.

■■■■■ **주석**

1) 종격(縱隔) : 좌우 흉막강(胸膜腔) 사이에 있는 부분으로 앞쪽은 흉골, 뒤쪽은 척추, 아래쪽은 횡격막에 의하여 경계 지어진다. 종격전부와 종격후부로 나뉘는데, 전부에는 심장과 심장에 출입하는 대혈관을 비롯하여 흉선(胸腺)·내흉동맥·내흉정맥·횡격신경 등이 포함되고, 후부에는 식도·미주신경·흉대동맥·기정맥(奇靜脈)·흉관 등의 중요한 기관이 있다.

2) 월흔(月痕) : 손톱 뿌리 부위에 있는 유백색의 반월호를 가리킨다.

3) 호지킨병 ; 악성림프종의 하나다. 원인은 불명하지만, 어떤 종류의 병원체에 의한 염증이라고도 보고 있다. 증상은 림프절 종대(腫大), 특히 경부(頸部)의 림프절 종대가 현저하다. 그 밖에 액와(腋窩)·서혜부(鼠蹊部)도 종대한다. 종대한 림프절은 무통성이고 서로 유착한다. 발열이 있고 발한이 심하며, 황달을 일으킬 수도 있다.

4) 조피병(糙皮病) : 니코틴산 결핍증후군이라고도 한다. 열대나 아열대지방에 많다. 알코올중독·결핵·위장병 등이 있으면 걸리기 쉽다. 옥수수를 주식으로 하는 지방에 유행한다. 손발·목·얼굴 등과 같이 햇볕을 쬐는 피부에 생기는 홍반 및 신경장애와 위장장애가 주요 증세다.

5) 위장식육증후군 : 여러 개의 용종이 장을 틀어막는 유전병이다. 피부와 점막에 색소가 침착되면서 위장관에 여러 개의 용종이 생기는 희귀병이다. 유전성색소반이라고도 한다.

6) 백후(白候) : 어린아이에게 발생하기 쉬운 급성전염병의 하나로, 인후부의 점막에 회백색의 잘 떨어지지 않는 막 같은 것이 생기고 전신에 중독증상이 나타나는 것이 특징이다. 겨울과 봄에 주로 발생한다. 디프테리아.

7) 미량원소 : 생물이 정상적으로 생장하는 데는 종류에 따라 차이가 있으나 반드시 필요불가결한 원소가 있다. 이 중에서 어떤 원소들은 극히 미량이나마 그것이 존재해야만 정상으로 생장하게 된다. 현재는 철(Fe)·망간(Mn)·아연(Zn)·구리

(Cu)·염소(Cl)·요오드(I)·몰리브덴(Mo) 등이 미량원소로 알려져 있다.

8) 망음(亡陰) : 음액(陰液)이 소모되어 나타나는 일종의 병리적 반응. 주로 열이 나고 땀을 많이 흘리며, 답답하고 불안하며, 찬물을 찾고, 호흡이 거칠어지고, 맥이 허약하고 빠른 등의 증상이 나타난다.

9) 기분(氣分) : 기분은 중초의 양명경을 위주로 하는데, 폐·담·비·위·대장 등의 장부를 포괄한다. 혈분(血分)은 심·간·신 등에 병이 생기는 것을 포괄하고, 영분(營分)은 기분과 혈분 사이에 있다.

26

피문 皮紋

　인류와 영장류의 손바닥과 발바닥의 피부표층에는 수많은 특수한 무늬의 선이 지나가고 있는데, 이를 피문(皮紋)이라 한다. 피문은 척(嵴)과 구(溝) 두 부분으로 구성된다. 척문은 손가락피부 표면에 돌기한 줄무늬로 땀샘이 있고, 구문은 두 가닥 척문 사이의 오목 들어간 부분이다. 척과 구의 주행방향과 분포가 다름으로 해서 각종 피문의 특징이 나타난다. 피문 중에는 세 부분의 평행하는 척문들이 한 점에서 만나 각기 약 120°의 세 개 각을 이루는데, 이를 삼각구라 하고, 피문의 특징을 설명하는 중요 지표가 된다.

　중국은 피부이론을 가장 일찍 의학에 응용한 국가로, 2,000여 년 전의《황제내경(黃帝內經)》을 보면 이미 피부무늬의 중요 의의에 주의를 기울였을 뿐만 아니라 임상진단에 응용했음을 알 수 있다. 〈영추(靈樞)·오변(五變)〉에서는 "피부의 무늬가 거칠고 기육이 견실하지 않은 사람은 비병(痺病)에 잘 걸린다."고 했다. 이후 민간에서 수상학(手相學)이 유행하기는 했지만, 의학서적 중에서 피문을 살펴 병을 진단한 기록은 극소수에 불과하다. 당대(唐代)에 이르러 사람마다 지문이 같지 않음을 인식하게 되었고, 계약서나 영수증에 지인(指印)을 찍어 개인의 신용을 증명하는 근거로 사용하기 시작했으며 지금까지 이어지고 있다.

18세기에 들어서자 사법부문에서는 개개인 지문의 독특한 척선(嵴線) 배열을 근거로 지문을 분석해 개인을 판별하고 사건해결의 수단으로 삼기 시작했다. 1892년 영국의 골턴(F.Galton)은 피문에 대한 연구를 통해 비교과학의 분류방법을 제시하였고 지금까지 이용되고 있다.

의학계에서 지문의 척선 배열에 흥미를 느끼기 시작한 것은 100년도 채 되지 않는다. 1926년 커민스(H.Cummins)를 비롯한 몇몇 사람이 '피부문리학(皮膚紋理學)'이라는 단어를 창시했고, 1936년 선천적 저능아에게는 특수한 피문의 변화가 있다고 보고했다. 중국에서는 1977년부터 피문과 질병과의 관계에 대한 연구를 시작했다. 현재 피문 연구는 이미 피문학으로 발전했으며, 인류 피부 척문의 계통적 형태, 특징, 기능 및 임상응용까지 전문적으로 연구되고 있다. 피문학은 인류학, 유전학, 법의학 및 임상의학과도 관련되는 신흥 경계학문이다. 피문을 살펴 병을 진단하는 주요 방법은 피문의 형태와 특징을 관찰해 유전성질병을 포함한 각 과의 질병을 진단하는 것이다.

피문은 수문과 족문을 가리키는데, 수문은 장문과 지문을 말하며 합하여 수상학이라 한다. 족문은 지문(趾紋)과 척문(蹠紋)을 포함하며 합하여 족상학이라 한다.

수족의 피문은 타고나는 것으로 후천적인 변화는 극히 적다. 발생학적 측면에서 보면, 태아는 3~4개월부터 지문이 생기기 시작하여 6개월이 되면 뚜렷하게 형성되고, 이후부터는 나이가 들어감에 따라 무늬가 굵어지거나 작은 변화가 일어나게 된다. 하지만 절대 지문이 갖는 특성의 범위를 넘지는 않는다. 미라를 검사해본 결과, 1천여 년이 지난 시체의 지문이 흐트러지지 않은 사실은 지문이 안정성이 강하고 잘 훼손되지 않는 특성을 갖고 있다는 점을 설명한다.

한의학에서는 신(腎)을 선천(先天)이라 하여 장정(藏精)과 생식의 기능을 담당하므로, 부모의 신정(腎精)이 충만한가의 여부는 자녀의 태어나기 전후 신체 상태와도 관련이 깊다고 생각한다. 이 때문에 수족의 피문을 관찰하면 체질의 강약을 이해할 수 있고, 특히 몇몇 선천성, 유전성질병에 대해서는 중요한 진단가치가 있다. 따라서 피문의 관찰은 유전학 영역의 연구에서 매우 중요한 위치를 점한다.

수십 년의 연구 결과, 다방면의 질병이 수족 피문에 반영된다는 것을 밝혀냈다. 수족 부위에는 오장육부의 투영구역이 고르게 분포하고 있으며, 손바닥과 발바닥에는 인체의 오장육부가 비교적 전면적으로 축영되어 있다. [그림 26-1] [그림 26-2]

피문을 관찰하는 방법은 크게 두 가지로 나뉘는데, 직접 관찰하는 방법과

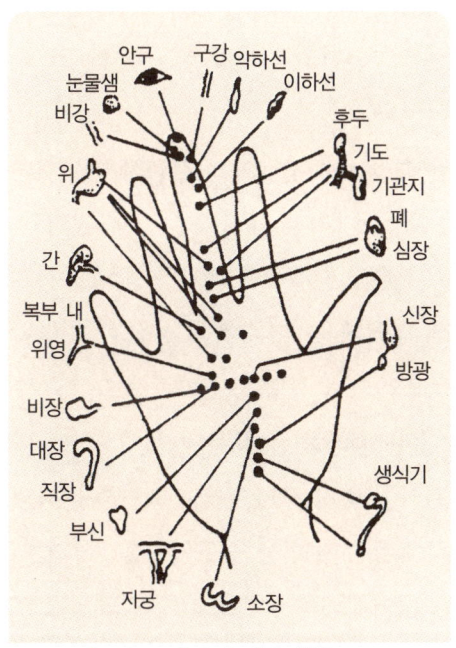

[그림 26-1] 손과 내장 상관도

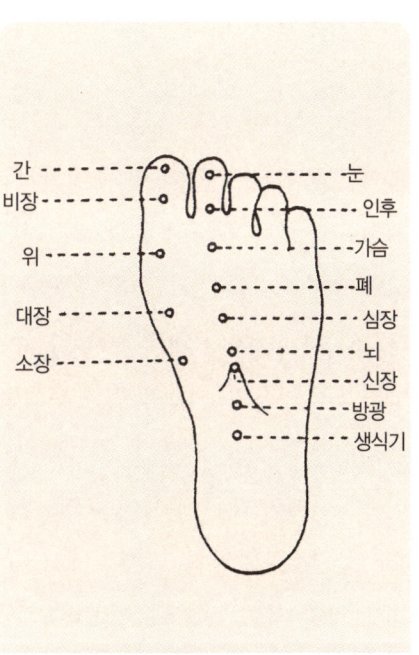

[그림 26-2] 발과 장부 상관도

먼저 피문을 찍은 후 찍힌 흔적으로 관찰하는 간접검사법이 있다. 최근 들어서는 컴퓨터기술도 피문검사의 영역에 활용되기 시작했다.

직접관찰법도 두 가지로 나눈다. 하나는 밝은 곳에서 육안이나 확대경으로 피검자의 손바닥과 발바닥에 분포하는 피부무늬를 직접 관찰하는 검사방법으로, 일반직관법이라 한다. 때로는 가늘고 작은 피문의 구조를 보다 선명하게 드러내기 위하여 먼저 잉크와 같은 착색제로 염색을 한 다음 관찰하는 방법을 쓰는데, 착색직관법이라 한다. 직관법은 간단하고 행하기 쉬울 뿐만 아니라, 특히 피부에는 보통 검사지 위에 찍거나 촬영하는 방법으로는 피문의 구조가 잘 드러나지 않는 사각구(死角區)가 있기 때문에 꼭 필요한 방법이다.

피문을 찍는 방법에도 표준법과 특수법 두 가지가 있다. 표준법은 잉크, 인주, 특수용액, 감광지, 면유(面油), 검댕가루, 투명한 테이프 등을 가지고 피문의 흔적을 찍은 후에 관찰하고 분석하는 방법이다. 특수법은 초음파나 방사선으로 피부를 촬영하거나 형을 떠서 피문의 흔적을 얻는 방법이다. 이런 방법은 피문의 도안을 영구적으로 보존할 수 있다. 따라서 피문을 찍어내는 기술은 이미 피문학 연구의 중요한 부분이 되었다.

피문을 검사할 때는 먼저 피검자의 수족피문에 대하여 직간접적으로 전반적인 관찰을 진행하여 종합적인 진단을 내려야 한다. 그리고 손가락, 발가락, 손바닥과 발바닥 양측(특히 소어제 외측 부위), 손가락과 발가락(특히 새끼손가락과 새끼발가락)의 뿌리 부위, 수족의 대어제 구역, 수족의 장심부, 손바닥 발바닥의 주름과 손목의 주름 등 쉽게 빠뜨리거나 선명하게 찍히지 않는 부분에 주의를 기울여야 한다. 그 다음으로 손은 손가락 끝 부분에서 시작하여 마디 · 대어제와 대무지 사이 구역 · 식지부터 무명지 사이 구역 · 소어제 구역의 순으로, 발은 발가락 끝 부분에서 시작하여 족무지의 둥근 구역 · 둘째부터 넷째 발가락 사이 구역 · 족 소어제 구역 · 대어제 구역 · 발꿈치 구역의 순으로 검사를 진행하여, 측량과 검사 결과를 기록하고 분석과 진단에 활용한다. 피문 측량의 지표로는 무늬의 강도, 척문계수(峭紋計數), 척문의 폭, atd각, 주선지수(主線指數) 등이 있다.

지문의 형태

지문(指紋)은 손가락 첫째 마디의 피부문형으로, 궁형(弓形)·기형(箕形)·

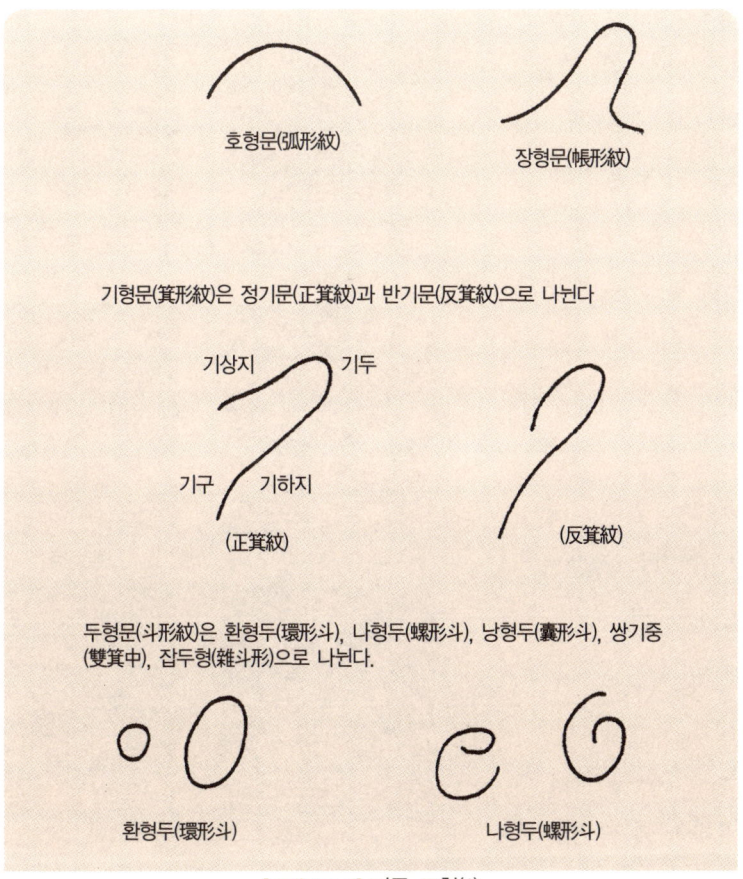

[그림 26-3] 지문 도형(1)

두형(斗形)의 세 가지 주요 유형이 있다(미국의 샤우만과 알터 공저의 《피부 문리학과 질병》 및 곽경원(郭景元) 주편의 《법의학》에서).[그림 26-3] [그림 26-4] 그리고 무늬의 방향과 삼각구의 유무에 따라 유형을 구분한다. 두형문(斗形紋, 과형문이라고도 한다)은 동심원형이나 나선형으로 나타나는데, 그 좌우 아래에는 각기 한 개의 삼차(三叉)가 있다. 기형문(箕形紋)은 곡식을 까부르는 키를 닮았는데, 한쪽을 향해 열려 있고 삼차가 하나뿐이다. 새끼손가락을 향해 열려 있으면 척기(尺箕)라 하고, 엄지손가락을 향해 열려 있으면 요기(橈箕)라 한다. 두 개의 기형문이 하나로 얽혀 있으면 쌍기형문이라 한다.

궁형문(弓形紋)은 지문이 높낮이가 다른 활 모양으로 나타나고 지복(指腹)을 가로로 지나며 삼차가 없다. 삼차(三叉)란 세 방향으로부터 나온 척선이 교차하여 '人'자를 만드는 지문의 구조를 가리킨다. 중국인의 지문은 두형문이 가장 많고, 기형문이 그 다음이며, 백인은 기형문이 가장 많다.

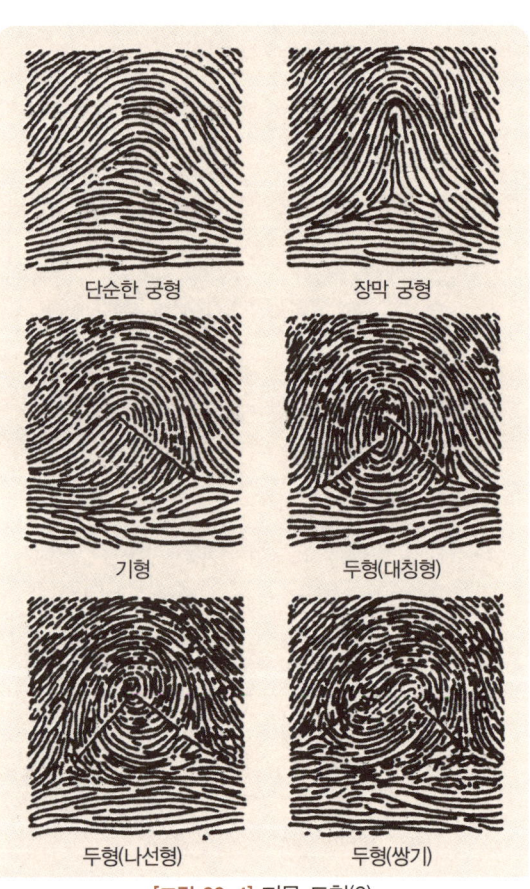

[그림 26-4] 지문 도형(2)

❋❋❋

지문은 유전성질병, 특히 염색체 병변 방면의 질병에 대해 상당한 진단의

> **Tip 지문이 없는 사람도 있다**
>
> 일본학자 후루야(古屋)의 조사에 따르면, 163만 명 당 한 명 꼴로 열 손가락 모두에 지문이 없는 사람이 있다고 한다. 그리고 부분적으로 손가락(대무지나 식지)에 지문이 없는 사람은 0.75%로, 지수로 계산하면 0.08%를 차지한다고 한다. 이는 상염색체의 현성유전(顯性遺傳)[2] 때문이라고 한다.
>
> 지능의 발육이 부진한 저능아 중에는 지문이 없는 사람이 비교적 많아 28.43%에 달하며, 손가락 수의 4.52%를 점한다는 보고가 있다.

의를 갖는데, 지문의 형태 및 지문선 총 수의 변화가 주요 특징이다. 그 중에서 지문형태의 변화는 상염색체의 변이를 나타내고, 지문 총 수의 변화는 성염색체의 변이를 나타낸다. 염색체변이 환자는 모두 지문에 이상이 있으며, 수많은 염색체병에는 각기 특징적인 지문변화가 있음이 이미 실증되었다. 형식은 각기 다르지만 수문변화에는 아래와 같은 몇 가지 공통점이 있다.

① 궁형문이 많아진다.
② 두형문이 많아진다.
③ 무명지와 소지는 모두 반(反) 기형문이다.
④ 쌍기형문이 많아진다.
⑤ 통관수(通貫手)다.
⑥ 'Y'를 엎어놓은 것 같은 t가 장심으로 이동하고, atd각이 60°보다 크다.

❈❈❈

열 손가락의 지문이 모두 기형문이고 통관수(장심의 수문이 한 가닥이다.[그림 26-8])이면, 그 가족 중에는 통상 지능감퇴, 발육부진 등의 후유증을 일으키는 유전성질병을 앓는 환자가 있다. 그리고 보통 사람처럼 장심의 주름이 두 가닥이 아니라 한 가닥이라는 것이 수문의 특징이다.

왼손 지문이 오른쪽으로 향하면 유방암 조심

미국 뉴욕대학의 연구결과에 따르면, 열 손가락이 모두 척측기형문(尺側箕形紋)인 사람은 대부분 노년에 노인성치매를 앓는다고 한다. 선천성 정신지체자는 척측기형문이 많고, 산모가 풍진을 앓으면 태아의 지문은 두형문이 많다. 선천성 심장병 환자는 궁형문이 감소하고, 정신분열증 환자는 궁형문이 증가한다. 중증 근무력증 환자는 두형문이 증가하고, 지문이 아주 뚜렷한 사람은 심장 이첨판(二尖瓣)에 결손이 있을 가능성이 있다고 한다. 장기적인 임상관찰을 통해 발견한 사실에 따르면, 당뇨병을 앓는 환자는 식지에 둥근 테의 무늬가 나타나고 엄지발가락 아래에는 삼각환형문(三角環形紋)이 나타나는 경향이 있으므로, 이로써 당뇨병을 조기에 예측하고 예방조치를 취할 수 있다고 한다.

미국의 하와이대학 암센터는 왼손 지문 중 오른쪽을 향해 열린 지문형이 많은 여성은 유방암을 앓을 가능성이 높음을 발견했다.

정신분열증, 전간(癲癇), 당뇨병, 우피선(牛皮癬), 마풍(麻風), 선천성녹내장 등 유전성질병을 앓는 사람의 손바닥에도 상술한 것과 유사한 수문현상이 나타날 수 있다.

장문의 형태

1. atd각

손바닥의 대무지(大拇指)를 제외한 네 손가락의 마디 기저부(굳은살이 생기는 부분)에는 각기 'Y' 형의 삼차(三叉)가 하나씩 있는데, 순서에 따라 a·b·

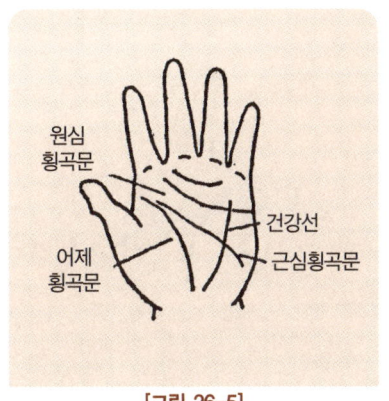 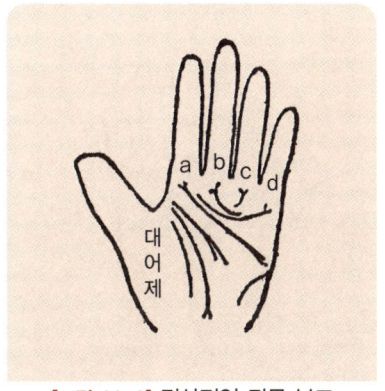

[그림 26-5]   [그림 26-6] 정상적인 장문 분포

c·d 지삼차(指三叉)라 하고, 손목에 가까운 부분에는 뚜렷하게 'Y'자를 거꾸로 한 삼차가 있는데, 이를 't'라 한다.[그림 26-6] a-t-d 세 개의 삼차선을 선으로 연결하면 t부위에 협각이 생기는데, 이를 atd각이라 한다. 각도기로 협각의 각도를 재면, 두 손의 각도를 계산, 일반적으로 정상인의 atd각은 40°를 넘지 않는다(48°를 넘지 않으면 정상이라는 설도 있다). 만약 40°보다 크면 이상으로 본다. 여기에서 각도의 크기를 결정하는 것은 t로, 거꾸로 된 'Y'형 삼차의 위치가 높을수록 각도는 커지고, 이는 중요한 건강지표가 된다. 대부분의 염색체병 환자는 거꾸로 된 'Y'형 삼차의 위치가 높다.[그림 26-7] 예를 들어 다운증후군의 atd각은 81°이고, 터너증후군[3]은 66°다.

2. 장습문(掌褶紋)

사람 손바닥의 습문(수장굴근이 형성한 주름선)은 통상 세 가닥으로, 근심횡곡문(近心橫曲紋, 근측횡곡문이나 소어제포물선 또는 뇌선이라 하기도 한다), 원심횡곡문(遠心橫曲紋, 원측횡곡문이나 소지근하횡곡문 또는 심장선이라 하기도 한다), 어제횡곡문(魚際橫曲紋, 어제곡선이나 생명선이라고도 한다)이 있다.[그림 26-5]

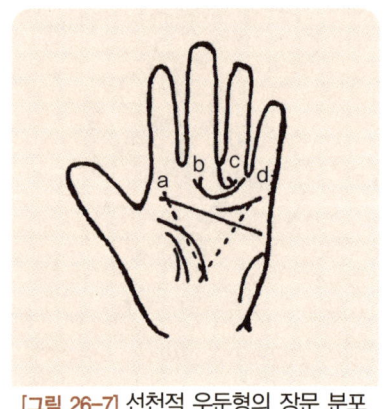
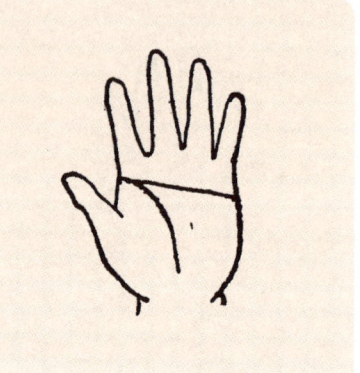

[그림 26-7] 선천적 우둔형의 장문 분포　　　　[그림 26-8] 통관수

　일반적으로 정상일 때는 어제횡곡문, 근심횡곡문, 원심횡곡문은 모두 주름의 무늬가 깊고 뚜렷하며, 머리부터 꼬리까지 끊김이 없다. 보다 자세히 말하자면, 어제횡곡문이 굵고 깊으며 길고, 옅은 분홍색을 띠고 어지럽지 않으며, 선 끝이 점차 가늘어지다가 없어지는 것은 신체가 건강하고 정력이 넘치며 질병에 잘 걸리지 않음을 나타낸다. 근심횡곡문이 굵고 깊으며 길고, 뚜렷하고 끊김이 없으며, 붉고 윤기가 나고, 약간 아래로 쳐지며, 만곡이 잘 빠진 활 모양을 띠고, 장심에 가까운 말단에 분지가 있는 것은 신체가 건강하고 활력이 넘침을 나타낸다. 원심횡곡문이 깊고 길며 뚜렷하고, 붉고 윤기가 나며, 아래를 향한 지선은 적고 위를 향한 지선이나 보조선이 많은 것은 심장기능이 건강하고 정상임을 나타낸다.

　상술한 세 가닥 문선 이외에 건강선이 있는데, 질병을 예측하는 데에 중요한 역할을 한다. 건강선은 어제횡곡문에서 시작하여(보통 어제횡곡문과는 닿지 않는다) 소지 방향으로 사행하여 원심횡곡문으로 뻗는다. 건강선의 형태는 세 문선과는 다르며, 길고 깊을수록 건강상태가 좋지 않다. 일반적으로 신체가 건강한 사람은 건강선이 아주 적다. 건강선은 대부분 정신노동을 하거나 신체가 허약한 사람의 손에 나타나며, 육체노동을 하거나 건강한 사람의 손에는 거의 나타나지 않는다. 이 때문에 건강선은 나타나지 않는 것이 좋고, 있더라도 가늘고 끊어지지 않고 이어지며, 어제횡곡문과 만나지 않는 것이 좋다.

어떤 학자는 정상적인 상황에서의 장문의 무늬는 뚜렷하고 어지럽지 않으며, 곧고 만곡이 적으며, 색택이 붉고 윤기가 나며, 분지가 많지 않아야 한다고 한다. 반대로 무늬가 선명하지 않고, 문선이 짧고 분지가 많은 것은 좋지 않다. 특히 문형 및 무늬의 골에 이상이 있을 때에는 어떤 질병(특히 유전성질병)이 있음을 나타낸다. 예를 들어 통관수는 선천성 정신지체의 표시로, 체내에는 반드시 세포염색체의 변이가 존재하며, 유전성대사병과 기관의 결함에 대해 상당한 진단의의가 있다. 그리고 장문의 결손, 특히 소지 굴문의 결손은 대부분 염색체변이를 나타낸다.

수문(手紋, 손금)은 또한 사람의 기질 및 장수 여부와 관계가 있다. 수문이 길고 뚜렷하며 밝고 윤택할 뿐만 아니라 어지럽지 않은 사람은 대부분 장수한다. 분차(分叉)가 많고 어지러우며 선명하지 않은 사람은 상대적으로 단명하며, 성격이 괴팍하고 의심이 많다. 수문이 굵고 길며 만곡이 없는 사람의 성격은 대부분 강직하고 용기가 많다. 수문이 가늘고 짧으며 만곡이 진 사람의 기질은 대부분 유약하고 겁이 많으며 위축되어 있다. 수문이 굵은 사람은 대부분 흉포(凶暴)하다. 수문이 가는 사람은 대부분 선량하다.

아래에서 수문의 이상과 질병의 관계를 살펴본다.

> **Tip 살인범을 대상으로 한 수문조사**
>
> 한 보고서에 따르면, 400여 명의 살인범을 대상으로 통계를 내 본 결과 손바닥의 한 횡문이 서로 비슷하다는 사실을 발견했다고 한다. 살인의 문제는 물론 개인의 도덕적인 수양과 관련이 있지 선천적으로 타고 나는 것은 아니지만, 적어도 수문과 사람의 성격기질은 상당한 관련이 있을 가능성을 배제할 수는 없다.

어제횡곡문(魚際橫曲紋) 이상

① 어제횡곡문(魚際橫曲紋)의 기점이 몇 가닥의 종선으로 단절되고[그림 26-9], 어제횡곡문과 근심횡곡문에 수많은 작고 둥근 무늬가 나타나는 것은[그림 26-10] 폐결핵에서 주로 보인다.

② 어제횡곡문 말단이 비교적 크게 열린 것은 풍습병(風濕病)에서 주로 보인다.[그림 26-11]

③ 어제횡곡문 말단에 삼각형의 선이 있고, 때로 손바닥에 십자형이 있는 것은 심장병에서 주로 보인다.[그림 26-12]

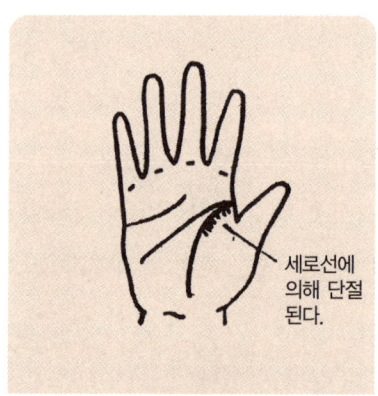

[그림 26-9]

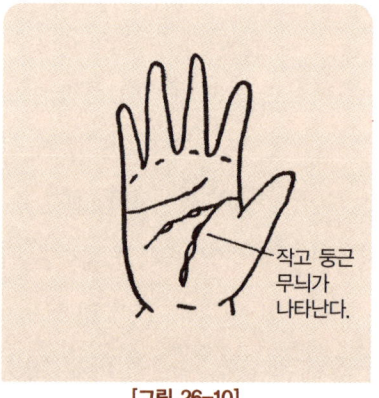

[그림 26-10]

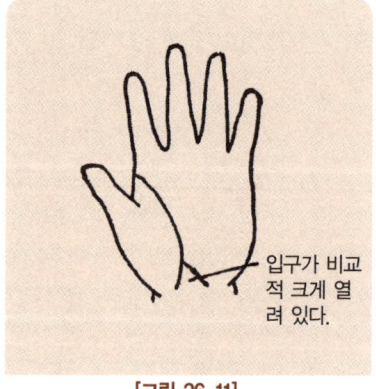

[그림 26-11]

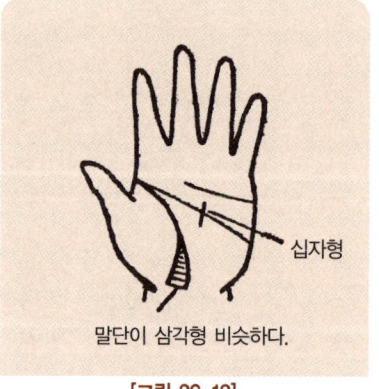

[그림 26-12]

④ 어제횡곡문이 말단에서 돌연 칼로 자른 듯이 끊어지는 것은, 나이가 들어감에 따라 중풍을 앓을 가능성이 많음을 나타낸다(뇌일혈 포함).[그림 26-13]

⑤ 어제횡곡문이 얕고 옅으며, 어제횡곡문과 원심횡곡문, 근심횡곡문 모두에 갈색의 작은 덩어리가 있으며, 손으로 눌러도 색이 변하지 않는 것은 뇌출혈에서 주로 보인다.[그림 26-14]

⑥ 어제횡곡문이 중간에서 끊겼다 이어지는 것은 중간에서 어떤 모양으로 끊어졌든 모두 위험한 신호다. 한 손바닥만 중간에 끊어졌으면 상황이

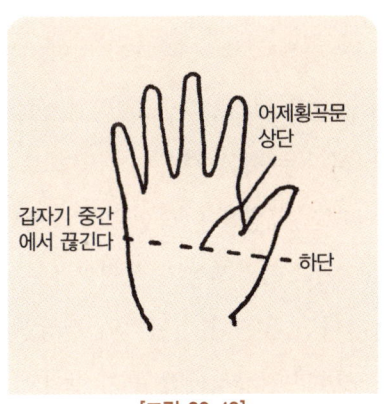

[그림 26-13]

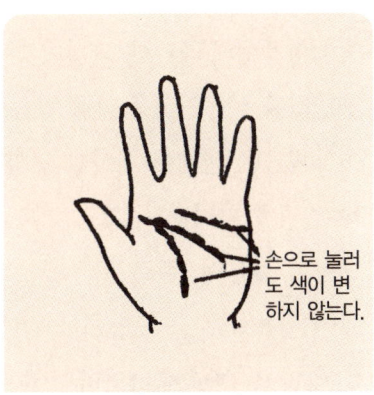

[그림 26-14]

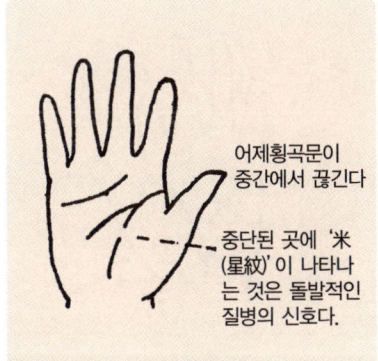

[그림 26-15]

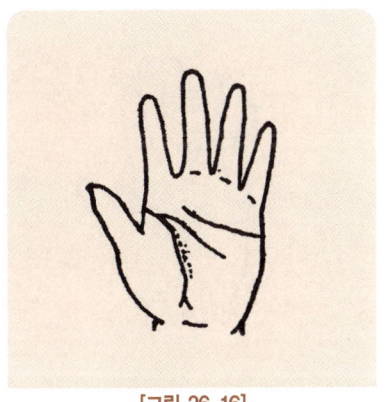

[그림 26-16]

비교적 가볍고, 두 손바닥 모두 중간에 끊어졌으면 질병이 발생하기 쉬움을 나타낸다. 중단된 곳에 별무늬(米자 형)가 나타나는 것은 주로 돌발적인 질병의 신호다.[그림 26-15] 전설적인 발레 무용수의 대어제횡곡문이 이런 형상이었는데, 중년에 돌연 병사했다. 이 때문에 이런 장문이 있으면 곧바로 건강검진을 받고 미연에 질병을 예방해야 한다.

⑦ 어제횡곡문이 넓어지는 것은 주로 만성적인 설사나 영양이 불량한 경우에 보인다.

⑧ 어제횡곡문이 완전한 활 모양이 아니고 직선으로 아래로 뻗어 있거나 파형으로 나타나는 것은 주로 당뇨병에서 보인다.[그림 26-16]

⑨ 어제횡곡문의 중간에 파형이 나타나는 것은 주로 심혈관이 허약하고 동맥경화나 심근경색을 앓을 가능성이 많음을 나타낸다.[그림 26-17]

⑩ 어제횡곡문 전체에 쇠사슬 모양이 나타나는 것은 체질이 허약하고 병에 잘 걸림을 나타낸다.[그림 26-18] 어쩌면 일생을 만성병으로 고생할 가능성이 높은데, 주로 위(胃)와 장(腸) 등 소화기계통의 질병이 대부분을 차지한다. 쇠사슬 모양이 상단에 나타나면 유년과 청년기의 건강상태가 좋지 않고, 하단에 나타나면 중년과 노년의 건강상태가 좋지 않다.

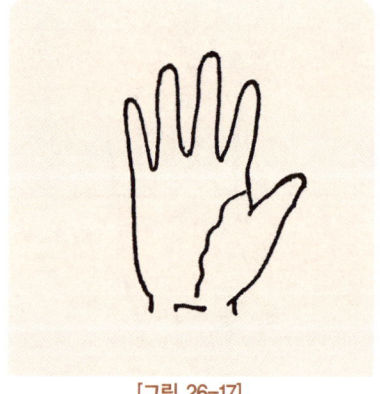

[그림 26-17]

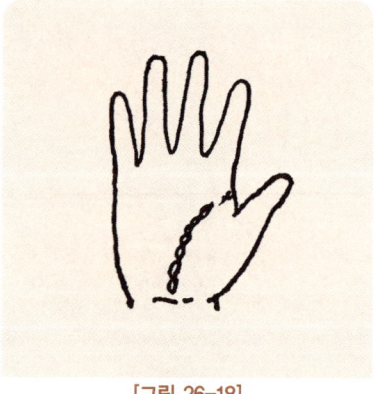

[그림 26-18]

근심횡곡문(近心橫曲紋) 이상

① 근심횡곡문(近心橫曲紋)의 기단(起端)이 곧게 손바닥 가장자리까지 뻗어 있는 것을 '시드니 선'이라 한다(호주의 시드니에서 많이 발견되어 명명 되었다).[그림 26-19] 해외에서는 시드니 선이 백혈병과 관련 있다는 보고가 이미 있었으며, 중국에서도 백혈병과 기타 암 환자 중에는 시드니 선이 있는 숫자가 적지 않음이 관찰되었다. 이 때문에 근심횡곡문이 시드니 선으로 나타나면 적극적으로 암(癌)을 예방하도록 일상생활에서 특별한 주의가 필요하다.

② 근심횡곡문이 무명지의 하단에서 그치고, 이 부분에 크고 둥근 모양이 나타나는 것은 대뇌신경에 병변이 있을 가능성을 나타낸다.

③ 근심횡곡문과 어제횡곡문 그리고 원심횡곡문 말단에 절단문선이 있는 것은 폐병에서 주로 보인다.[그림 26-20]

④ 근심횡곡문이 어제횡곡문을 끼고 아래로 뻗다가 중간에 끊어져 여러 갈래의 종선이 생기고, 소어제의 근부에도 많은 종선이 생기는 것은 방광염에서 주로 보인다.[그림 26-21]

⑤ 근심횡곡문의 굵기가 일정하지 않아, 혹 가늘거나 끊어진 것은 뇌출혈에

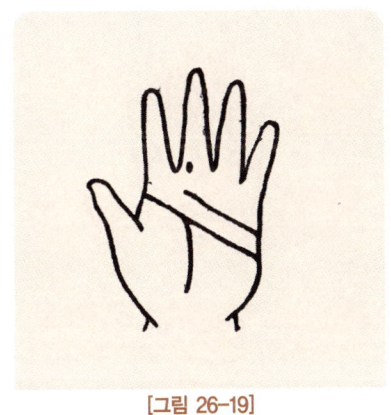

[그림 26-19]

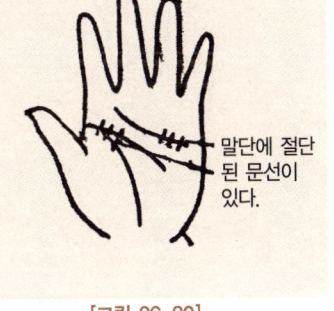

말단에 절단된 문선이 있다.

[그림 26-20]

서 보인다. [그림 26-22]

⑥ 근심횡곡문이 희미하고 아주 얕으면 대뇌신경에 이상이 있을 가능성이 아주 높다. 정신지체자는 거의 이 선이 불분명하거나 없는 경우가 많다.

⑦ 근심횡곡문이 대무지구(大拇指丘) 방향으로 휘었으면 정신질환일 가능성이 높다.[그림 26-23]

⑧ 근심횡곡문에 뚜렷한 물결무늬가 나타나는 것은 신경계통질환을 앓기 쉬움을 나타낸다.[그림 26-24]

⑨ 근심횡곡문에 작은 눈들이 생기는 것은 주로 대뇌에 병이 있음을 나타낸

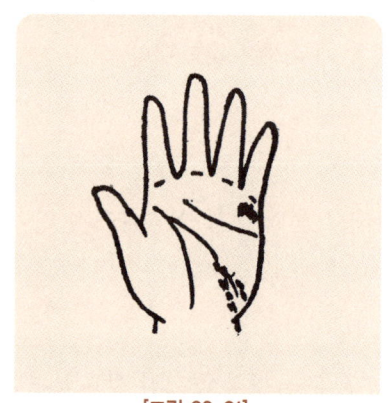

[그림 26-21]

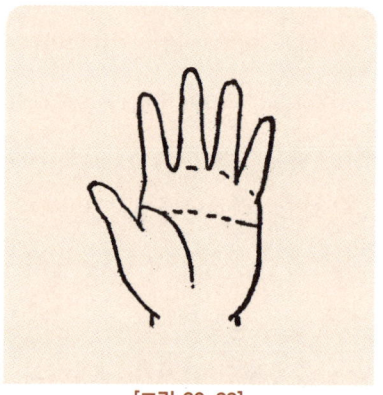

[그림 26-22]

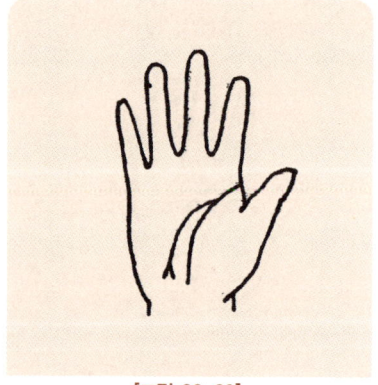

[그림 26-23]

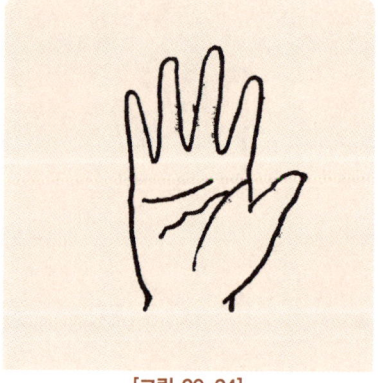

[그림 26-24]

다.[그림 26-25]

⑩ 근심횡곡문에 검은 점이나 얼룩덜룩한 점이 생기는 것은 뇌에 종양이 있을 가능성이 있다.[그림 26-26]

원심횡곡문(遠心橫曲紋) 이상

① 원심횡곡문(遠心橫曲紋)이 시작되는 지점에 두 가닥 수문이 있는 것은 통풍병(痛風病)에서 주로 보인다.[그림 26-27]

② 원심횡곡문의 말단에 칼에 베인 듯한 늑골상(肋骨狀)이 생기는 것은 폐

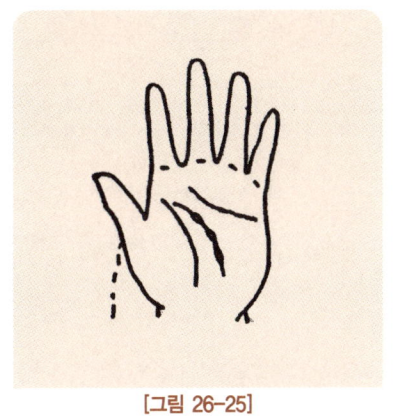

[그림 26-25]

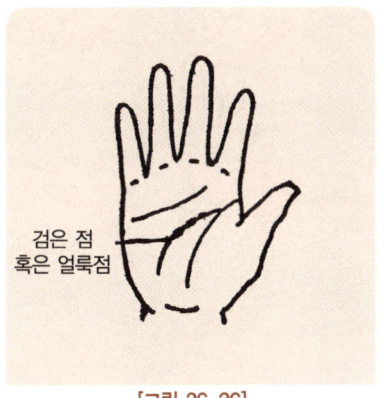

[그림 26-26]

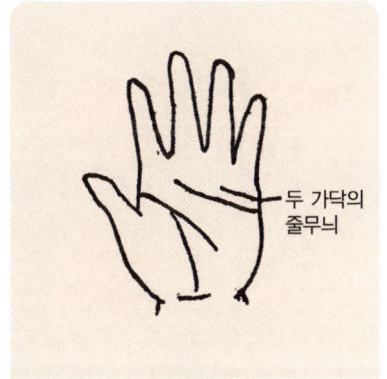

[그림 26-27]

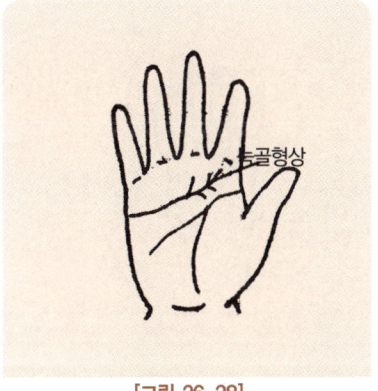

[그림 26-28]

결핵에서 주로 보인다.[그림 26-28]

③ 원심횡곡문이 무명지 하방에 위치하고, 두 가닥의 짧고 곧으며 굵은 선으로 잘린 것은 고혈압에서 주로 보인다.[그림 26-29]

④ 원심횡곡문의 하단에 수많은 모상허선(毛狀虛線)이 생기는 것은 심흉혈관계통에 병변이 있음을 나타낸다.[그림 26-30]

⑤ 원심횡곡문이 중간에 끊어졌는데, 그 지점이 중지나 무명지 아래고 간격이 넓은 것은 순환계통이나 호흡기계통의 질환을 잘 앓음을 나타낸다.[그림 26-31] 소지 아래에서 끊어지고 간격이 넓은 것은 간장 질환을

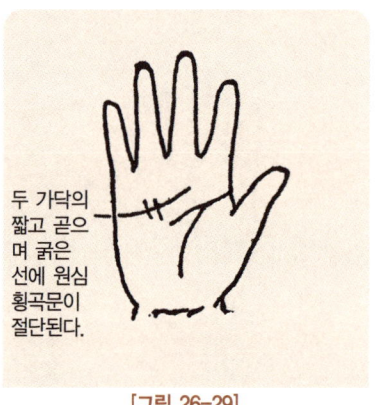

[그림 26-29]

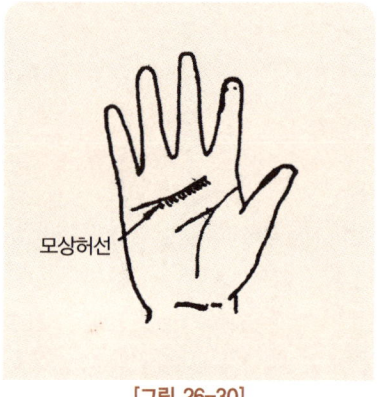

[그림 26-30]

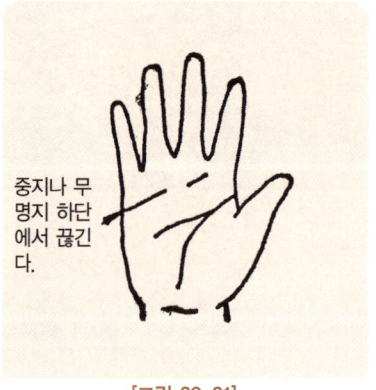

[그림 26-31]

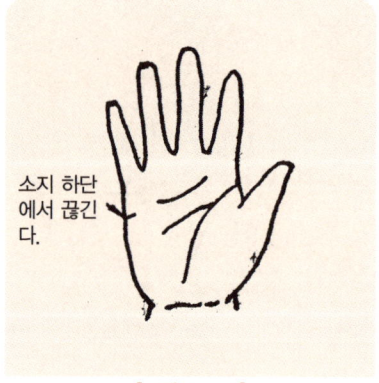

[그림 26-32]

앓기 쉬움을 나타낸다.[그림 26-32]

⑥ 원심횡곡문이 매우 흐리면서 만곡이 물결형에 절단문(切斷紋)이 나타나거나[그림 26-33], 원심횡곡문과 근심횡곡문 사이나 원심횡곡문과 어제문 사이에 몇 가닥 사선이 끼어 있는 것은[그림 26-34] 심장병에서 주로 보인다.

⑦ 원심횡곡문에 종선이 생기는 것은 인후염을 잘 앓거나 후두암이 생길 가능성이 있음을 나타낸다. [그림 26-35]

⑧ 원심횡곡문이 지나치게 긴 것은 신경성 위장병(胃腸病)을 앓기 쉬움을

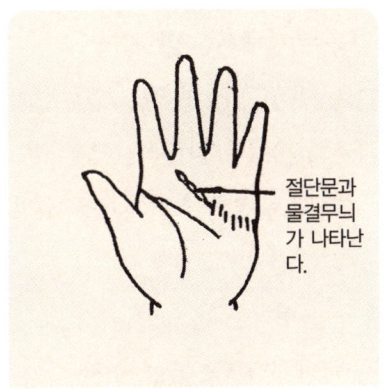

[그림 26-33]

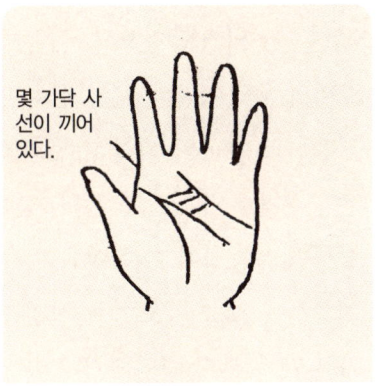

[그림 26-34]

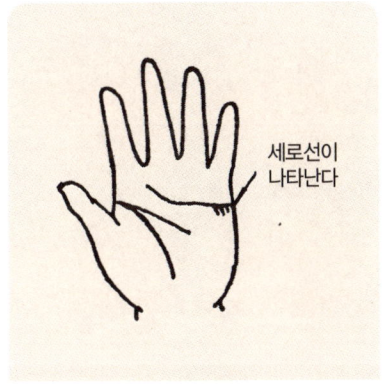

[그림 26-35]

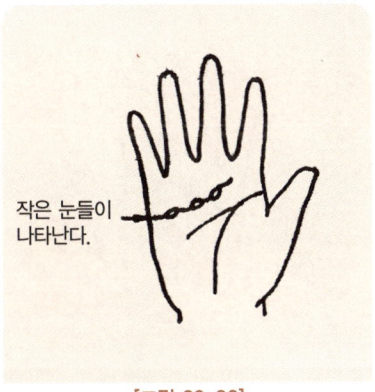

[그림 26-36]

나타낸다.

⑨ 원심횡곡문에 작은 눈들이 생기는 것은 신경쇠약에서 주로 보인다.[그림 26-36]

건강선(健康線) 이상

앞에서 이미 밝혔지만, 건강선(健康線)은 나타나지 않는 것이 좋다. 하지만 건강선이 있다고 해서 반드시 질병을 앓고 있다는 것을 의미하지는 않는다. 때로 건강상태가 좋지 않을 때는 건강선이 선명해지기도 하지만, 건강이 회복되면 다시 희미해진다. 그러나 그런 짧고 변색이 된 건강선은 종종 중증질환의 경고신호가 되기도 하므로, 짧은 건강선을 무시해서는 안 된다.

① 손바닥 중앙에 짧은 건강선이 나타나는 것은 심장병에서 볼 수 있는데, 건강선과 부근의 색이 어두운 색(옅은 회색)이나 암홍색, 갈색, 홍색(옅은 분홍색은 정상으로 본다) 등으로 나타나는 것은 소화기계통에 병변이 발생할 가능성이 아주 많음을 나타낸다.[그림 26-37]

② 건강선이 짧고 깊으며 원심횡곡문과 근심횡곡문의 중간을 자르고 지나가는 것은 주로 대뇌에 병변이 있음을 나타낸다.[그림 26-38]

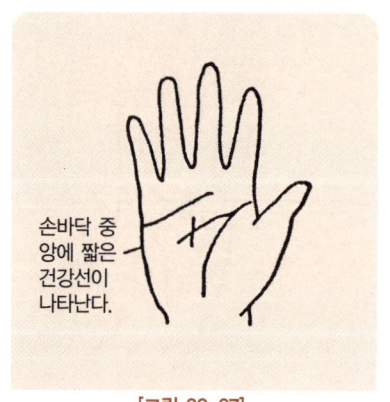

[그림 26-37]

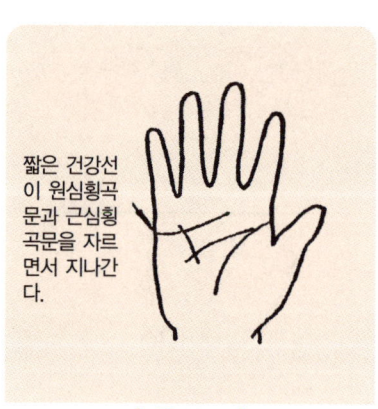

[그림 26-38]

③ 건강선이 어제횡곡문까지 미치는 것은 심혈관질환에서 주로 보인다.[그림 26-39]

④ 건강선이 어제횡곡문을 관통하는 것은 장부, 특히 심장쇠약을 나타낸다.[그림 26-40]

⑤ 건강선이 점선으로 이어지는 것은 간에 병이 있음을 나타낸다.[그림 26-41]

⑥ 건강선에 작은 눈들이 많고 쇠사슬 모양으로 나타나는 것은 호흡계통의 질병에서 주로 보인다.[그림 26-42]

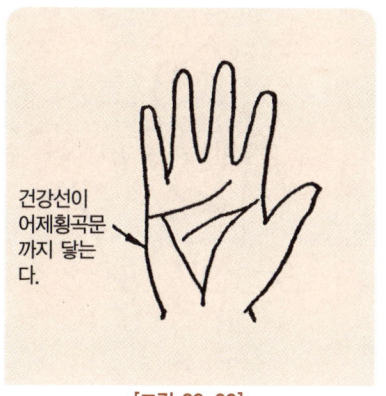

[그림 26-39]

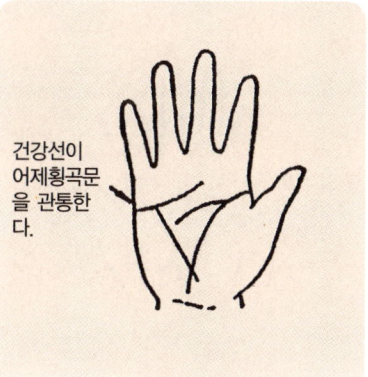

[그림 26-40]

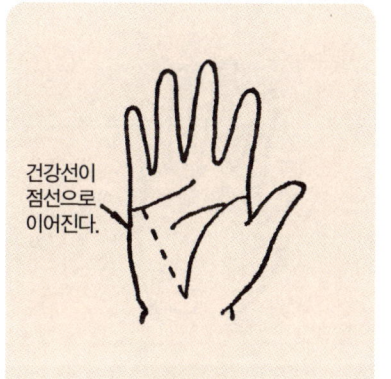

[그림 26-41]

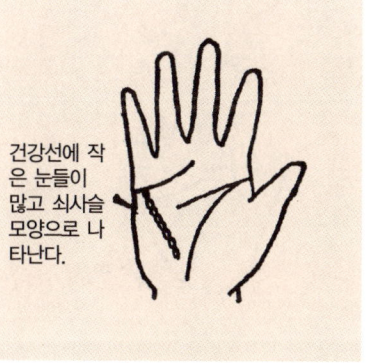

[그림 26-42]

⑦ 건강선 위에 암갈색의 반점이 있는 것은 주로 중병이 있음을 나타내는데, 특히 암일 가능성을 경계해야 한다.[그림 26-43]
⑧ 건강선과 원심횡곡문이 만나는 곳이 암홍색인 것은 심장병일 가능성이 높음을 나타낸다.[그림 26-44]
⑨ 건강선의 무늬가 뚜렷하지 않거나 중간에 끊김이 있는 것은 대개 초기 간염일 경우가 많다.[그림 26-45]

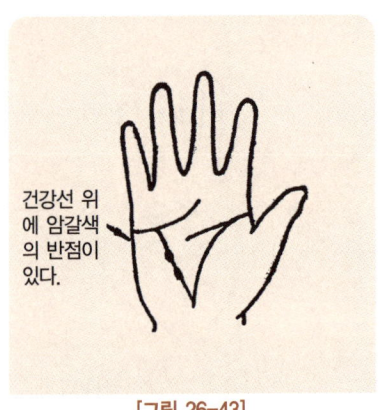

[그림 26-43]

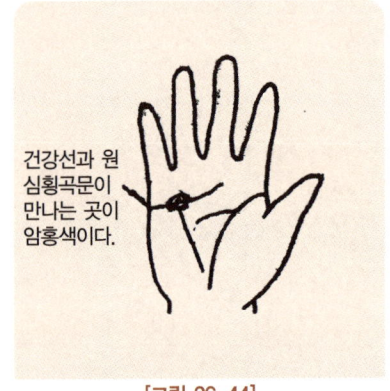

[그림 26-44]

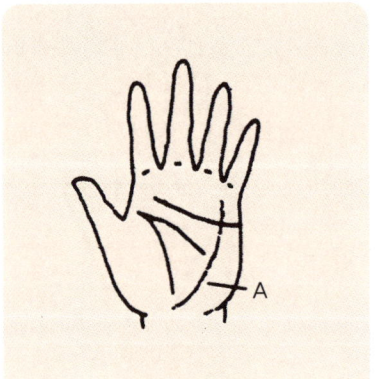

[그림 26-45]

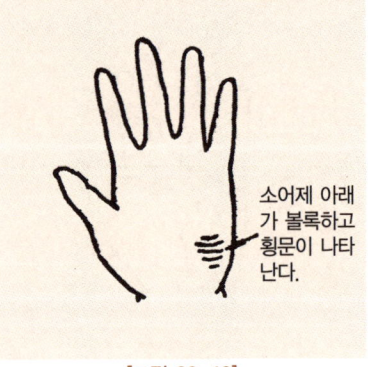

[그림 26-46]

기타 수문의 색택 이상

① 소어제 아래가 볼록하고 횡문이 있는 것은 신장병에서 주로 보인다.[그림 26-46] 목욕 후에 수문이 많아지는 것은 심장병이나 신장병으로 인한 부종을 뜻한다.

② 소어제 부위에 횡선이나 짧은 활 모양의 선이 있는 것은 당뇨병에서 자주 보인다.[그림 26-47]

③ 소어제 외측에 주름이 많은 것은 위장병에서 많이 보인다.[그림 26-48]

④ 고혈압 환자의 손바닥 전체가 홍차 같은 색을 띠는 것은 뇌출혈(腦出血)의

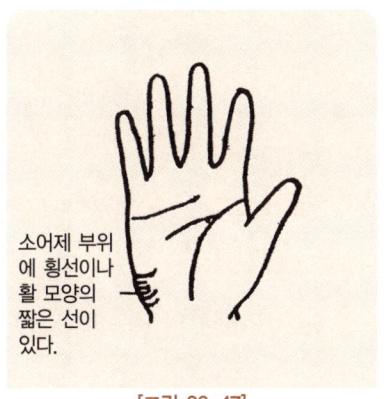

[그림 26-47]

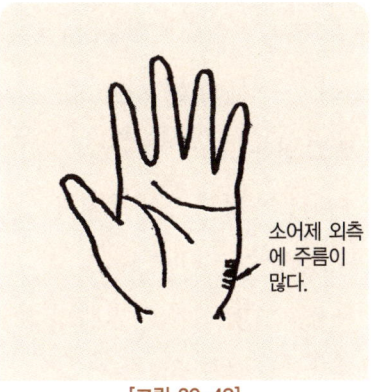

[그림 26-48]

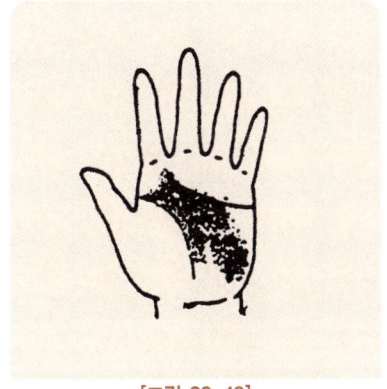

[그림 26-49]

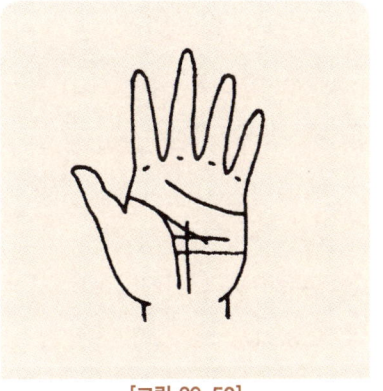

[그림 26-50]

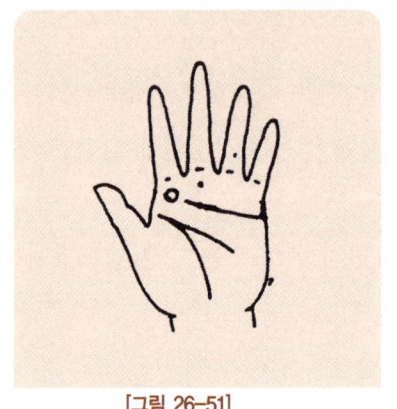
[그림 26-51]

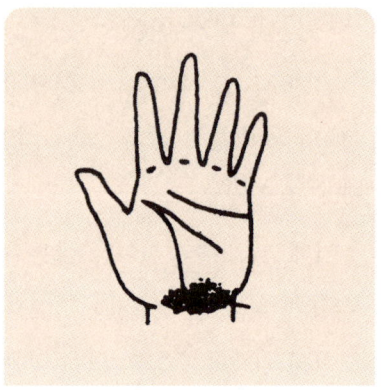
[그림 26-52]

징조다.
- ⑤ 손바닥 전체에 암홍색이나 자주색 반점이 나타나는 것은 간질환에서 주로 보인다.[그림 26-49]
- ⑥ 손바닥 중앙에 십자무늬의 선이 나타나는 것은 심장병에서 많이 보인다.[그림 26-50]
- ⑦ 식지구(食指丘)가 기타의 구보다 높은 것은 뇌출혈의 징조일 가능성이 높다.[그림 26-51]
- ⑧ 손목부터 소어제까지 검은색이나 암자색이 나타나는 것은 풍습으로 인한 요통을 표시한다.[그림 26-52]

3. 각 질병의 장문 이상

심장병

- ① 손바닥에 붉은 색이 나타나서는 병세에 따라 짙어지면서 점차 암자색으로 변한다.
- ② 손바닥이 붓고, 손가락이 저리고 마비현상이 나타난다.

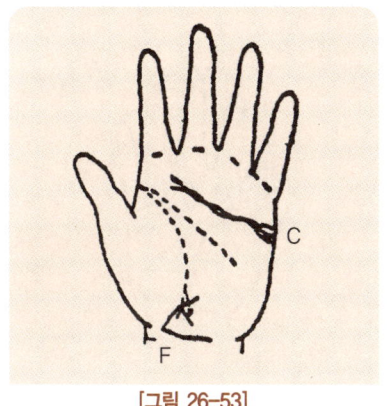
[그림 26-53]

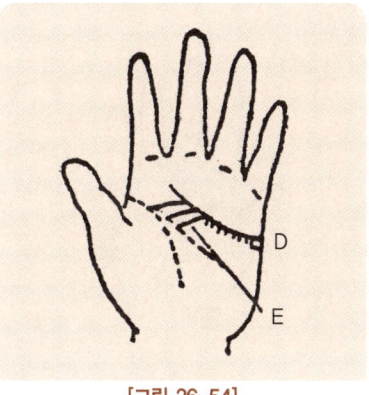
[그림 26-54]

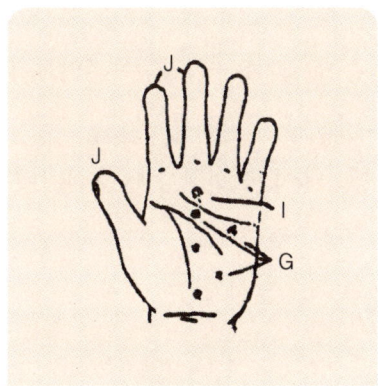
[그림 26-55]

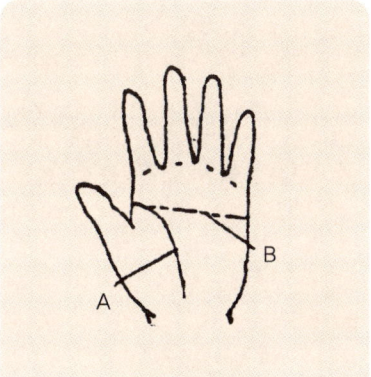
[그림 26-56]

③ 원심횡곡문이 매우 흐리고, 파도 무늬가 나타나거나 철사가 꼬인 듯한 무늬가 나타나기도 한다.[그림 26-53 C]

④ 원심횡곡문 위에 수많은 종선이 나타난다.[그림 26-54 D]

⑤ 원심횡곡문과 어제횡곡문 사이에 몇 가닥 사선이 끼어 있다.[그림 26-54 E]

⑥ 어제횡곡문의 말미에 삼각주 같은 선이 나타난다.[그림 26-53 F]

⑦ 흡연량이 많은 사람은 일단 심장병이 생기면 손바닥에 담배연기 같은 반점이 생긴다.[그림 26-55 G]

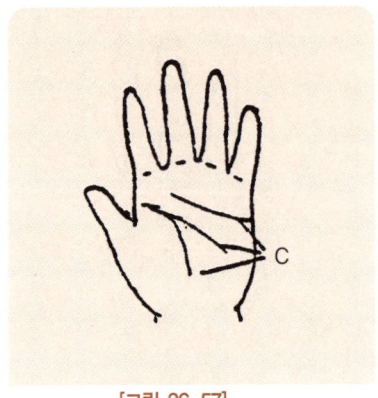
[그림 26-57]

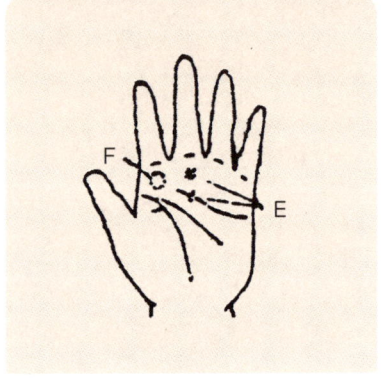
[그림 26-58]

⑧ 심포염을 앓을 때 왼손 손가락에 통증이 생기고, 원심횡곡문의 중간 부위가 검게 변하며 항상 동통을 느낀다.[그림 26-55 I]
⑨ 굵고 짧아 북채 같은 손가락은 선천성 심장병과 선천성 폐병 환자에게서 많이 보인다.[그림 26-55 J]

뇌출혈

① 어제횡곡문이 얕고 색이 옅으며 비교적 넓어 보이고 늘어져 있다.[그림 26-56 A]
② 근심횡곡문의 굵기가 일정하지 않고, 혹은 가늘거나 혹은 끊어졌다 이어졌다 한다. [그림 26-56 B]
③ 어제횡곡문과 원심횡곡문 그리고 근심횡곡문에 모두 갈색의 작은 반점이 있고 손으로 눌러도 색이 변하지 않는다.[그림 26-57 C]
④ 고혈압 환자의 손바닥 전체에 차홍색이 나타나는 것은 뇌일혈의 징조다.
⑤ 중지 아래와 소어제 아래에 성상선(星狀線)이나 잡선문(雜線紋)이 매우 많고, 환자가 온종일 머리가 붓고 어지러우며 아픈 증상을 느끼는 것은 중풍의 징조다.[그림 26-58 E]

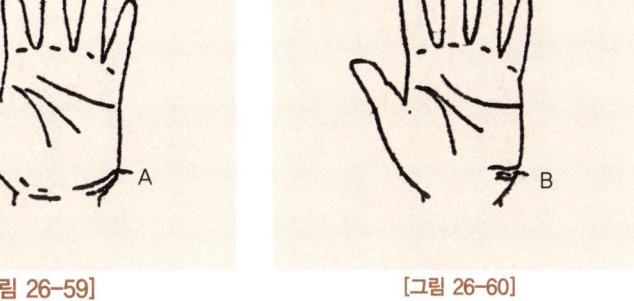

[그림 26-59]　　　　　　　[그림 26-60]

신장병

① 신장병으로 인해 부종이 생기면 소어제 아래가 불룩해진다.[그림 26-59 A]
② 소어제 위에 횡선이 생기는 것은 비교적 심각한 신장병을 앓고 있음을 나타내는데, 때로는 당뇨병 환자에게도 이런 수문이 생긴다.[그림 26-60 B]
③ 목욕 후 손에 주름이 많아지는 것은 심장병이나 신장병으로 인한 부종이다.

방광염

① 근심횡곡문이 소어제의 중부를 따라 아래로 뻗다가 중간에서 끊기고 가는 선이 무수히 생긴다.[그림 26-61 A]
② 소지의 뿌리 부위에 수많은 종선이 나타난다.[그림 26-61 B]

위장병

① 손가락 끝이 가늘고 체질이 허약한 사람은 위하수나 기타 위장병에 잘

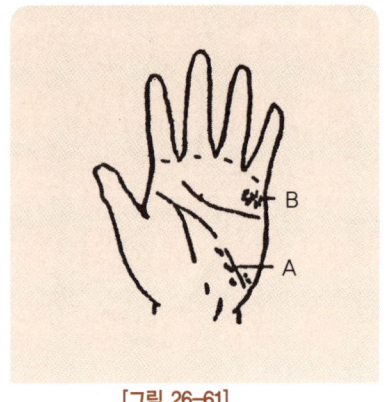

[그림 26-61]

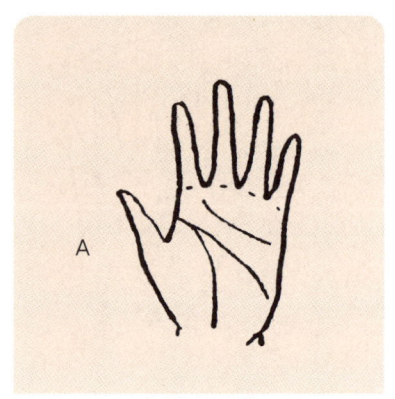

[그림 26-62]

걸린다.[그림 26-62 A]

　② 손바닥에 중앙에 갈색이 나타난다.[그림 26-63 B]

　③ 소어제 외측에 주름이 많다.[그림 26-63 C]

　④ 손가락 끝이 차고 창백한 것은 대부분 만성 위장병이나 위암을 앓는 것이다.

　⑤ 어제횡곡문이 넓어지는 것은 만성 설사인 경우가 많은데, 영양이 불량하거나 흡수보다 소모가 크고 비위가 허약하며 기혈이 모두 소진된 경우에도 나타난다.[그림 26-63 E]

당뇨병

　① 소어제 부위에 횡선이나 활모양의

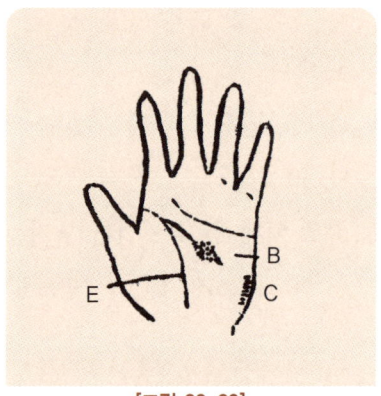

[그림 26-63]

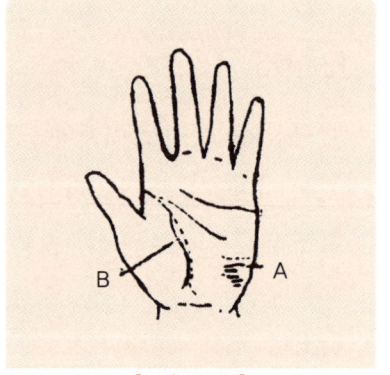

[그림 26-64]

짧은 선이 있다.[그림 26-64 A]
② 당뇨병을 오래 앓은 환자는 어제횡곡문이 활모양을 이루지 못하고 직선으로 내려오거나 물결무늬를 띤다.[그림 26-64 B]
③ 손톱이 숟가락 같이 변한다.

풍습병(風濕病)

① 손바닥이 반질거리고 손가락관절이 부으며 늘 동통을 느낀다.[그림 26-65 B] 대부분 풍습관절염이거나 풍습성관절염이다.
② 통풍병 환자의 원심횡곡문은 문선이 시작되는 부위에 줄무늬가 두 가닥이다.[그림 26-65 C]
③ 대무지구(大拇指丘)와 소어제가 볼록하지 않고 팔에 힘이 없는 것은 운동량이 많이 부족함을 나타낸다.
④ 어제횡곡문의 말단이 둘로 갈라지고 그 입구가 넓은 것은 관절의 굴신이 자유롭지 못하고 보행이 불편함을 말하는데, 이는 풍습병 말기에 나타난다.[그림 26-65 E]
⑤ 소지와 무명지가 휘는 것은 풍습성관절염이나 풍습성마비증을 나타낸다.[그림 26-65 F]
⑥ 손가락관절이 붓고 기형으로 변하며 동통이 있는 것은 대부분 풍습성관절염에 속한다.[그림 26-65 B]

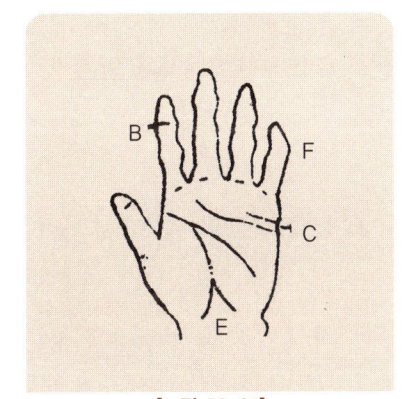
[그림 26-65]

폐결핵

① 어제횡곡문이 시작되는 지점에 몇 가닥 종선이 나타난다.[그림 26-66 C]
② 원심횡곡문의 말단에 작은 주름들이 늘고 어긋난 나뭇가지 같은 모양이

나타난다.[그림 26-66 D]

③ 어제횡곡문과 근심횡곡문 위에 작은 눈들이 많이 생긴다.[그림 26-67 E]

④ 소지가 굽는 것은 흉부에 폐렴이나 폐결핵 같은 염증이 있음을 나타낸다.

⑤ 소지와 무명지의 관절 부위에 청근(青筋)이 불거지는 것은 이 사람이 흉어증(胸瘀症)이나 폐병을 앓았음을 나타낸다.

⑥ 손톱이 아주 얇고 굽은 것은 호흡계통의 기능이 떨어지고 병에 대한 저항력이 감퇴했음을 나타낸다.

⑦ 손톱에 가로로 골이 생기고 미열에 광대뼈 부위가 붉으며 식은땀이 흐르면서 힘이 없고 마른기침을 하는 것은 대부분 폐결핵이다.

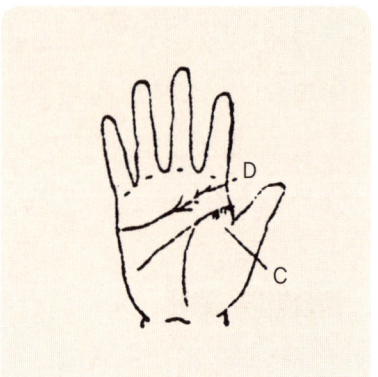

[그림 26-66]

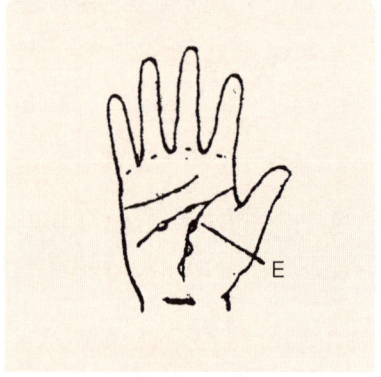

[그림 26-67]

감기와 인후염

① 손바닥이 선홍이나 자홍색으로 변하고 소지와 무명지에 청근이 불거지는 것은 감기와 발열의 징조다.[그림 26-68 A]

② 원심횡곡문 위에 종선이 나타나면 인후염과 후두암에 걸리기 쉽다.[그

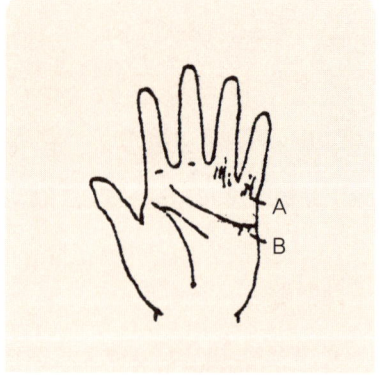

[그림 26-68]

림 26-68 B]

③ 손가락이 차고 두통에 찬 것을 싫어하면 풍한으로 인한 감기다.

신경계통의 질병

① 근심횡곡문 위에 벌어진 틈이 생기면 두통, 어지럼증, 기억력감퇴, 불안증 등을 잘 앓는다.[그림 26-69 A]
② 근심횡곡문 위에 작은 눈들이 생기는 것은 뇌신경기능장애, 두통, 어지럼증 등을 나타낸다.[그림 26-70 B]
③ 근심횡곡문이 희미해 모호한 것은 대부분 뇌신경쇠약과, 뇌신경경도인지장애[4]에서 보인다. 근심횡곡문이 없으면 대부분 지능이 저하되거나 제대로 발달하지 않은 것이다.

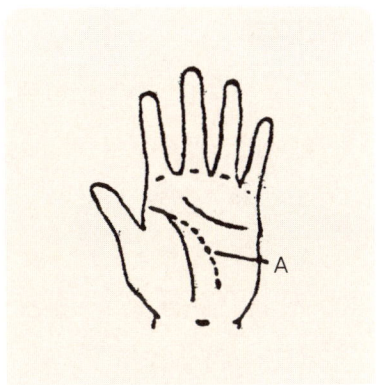

[그림 26-69]

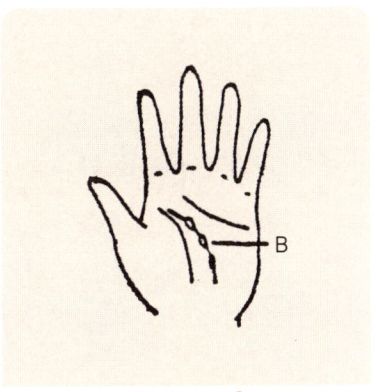

[그림 26-70]

정신병

① 원심횡곡문 위에 작은 눈들이 생기는 것은 신경쇠약, 초조, 번민, 불면 등을 나타낸다.[그림 26-71 A]
② 근심횡곡문이 대무지구 방향으로 굽는다.[그림 26-71 B]
③ 근심횡곡문이 어제횡곡문의 중간에서 시작하여 아래로 뻗는 것은 대부분 내성적 정신병을 나타낸다.[그림 26-72 C]
④ 근심횡곡문 위에 검은 점이나 얼룩덜룩한 점이 생기는 것은 뇌질환 및 뇌종양 환자에게서 볼 수 있다.[그림 26-73 D]

부인과병

① 손목 아래 1센티미터, 손목 내측 1센티미터 되는 곳에 박동이 느껴진다.[그림 26-74 A]

② 소어제가 늘어지고 혈색이 없는 것은 생식기계통기능저하의 징조다.[그림 26-74 B]

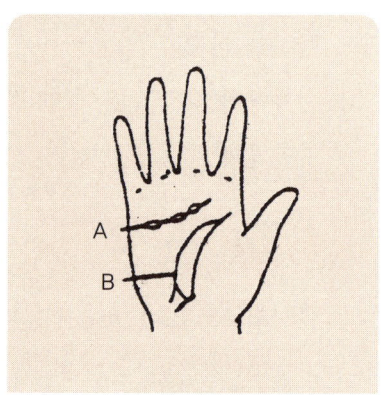

[그림 26-71]

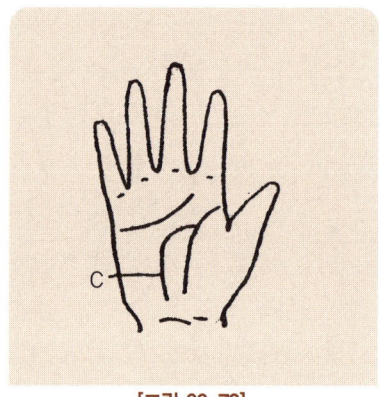

[그림 26-72]

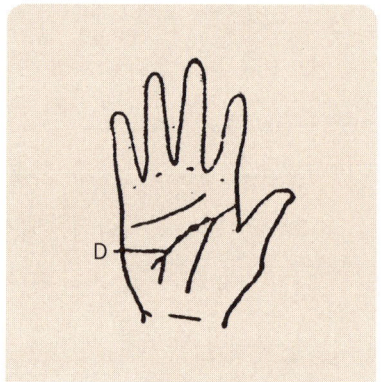

[그림 26-73]

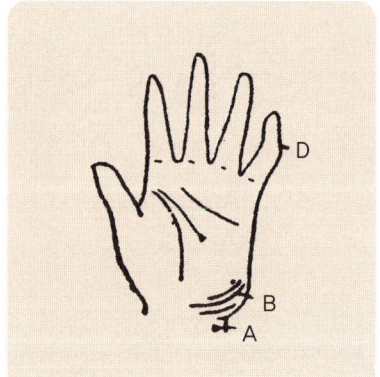

[그림 26-74]

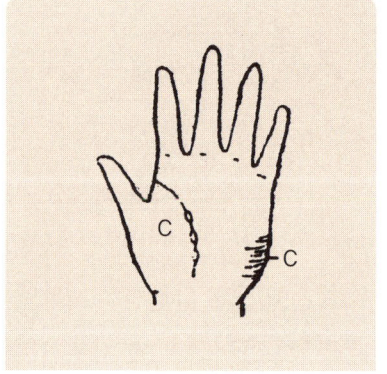

[그림 26-75]

③ 어제횡곡문 위에 물고기모양의 작은 눈이 있고, 소어제 부위에 많은 횡문선이 있는 것은 자궁기능이 안 좋아 불임증에 걸리기 쉬움을 나타낸다.[그림 26-75 C]

④ 소지가 휜 것은 난소기능이 안 좋아 불임증, 폐경, 월경불순 등을 앓기 쉬움을 나타낸다.[그림 26-74 D]

족문의 형태

족피문(足皮紋)은 각 발가락의 지문(趾紋) 및 무지구구(拇趾球區. 척문의 하나)를 포함하며, 지문(趾紋)의 문형은 손의 지문처럼 궁형과 두형, 기형이 있다. 이 밖에 대무지근부(大拇趾根部) 및 나머지 지간(趾間)의 문형도 궁형과

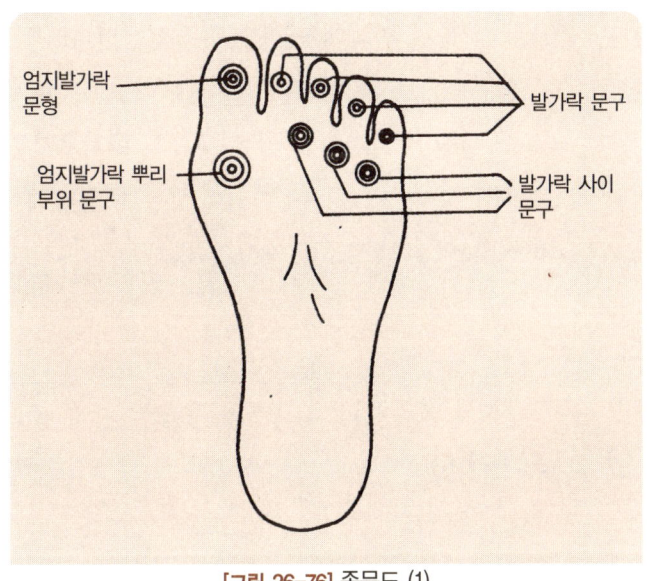

[그림 26-76] 족문도 (1)

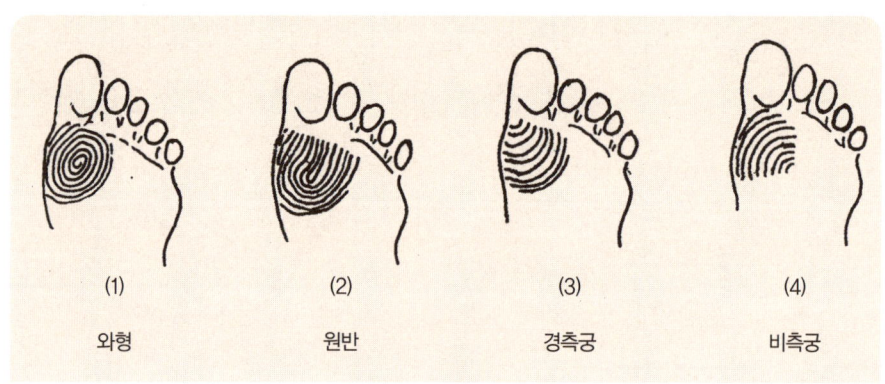

[그림 26-77] 족문도 (2)

두형, 기형이 있는데, [그림 26-76]과 같다.

족문 중에는 척문(跖紋)의 하나로 조기진단 면에서 의의가 있는 무지구구가 있다. 무지구구는 발바닥 내측 대무지근부에 있으며, 피문의 형태는 손바닥의 소어제와 비슷하다. 와형(渦形)·원반(遠攀)·경측궁(脛側弓)·비측궁(腓側弓)으로 나뉘는데, 유전성질병의 진단 방면에서 매우 중요한 의의를 갖는다.[그림 26-77]

지문, 지간문 및 척문의 문형 변화에 근거한 유전성질병의 진단은 상당한 가치가 있다.

보고에 따르면 지능의 발달이 완전하지 않은 사람은 족저무지구(足底拇趾區)에 궁형문이 나타난다고 한다. 성기능에 이상이 있는 여자는 두형문이 8개 이상이고, 성기능 이상의 남자는 궁형문이 많아진다.

각 질병의 피문 이상

피문의 변이를 근거로 성염색체변이성질병, 상염색체변이성질병, 유전자변이성질병 및 기타 유전질병을 포함한 많은 선천성유전질병을 예측할 수 있다. 피문변화의 특징은 문형의 변화가 손가락, 발가락, 손바닥, 발바닥에서 다양하고 종합적으로 일어나며 일정하지 않다는 점이다. 선천성유전성질병은 주로 염색체변이에 의해 결정된다.

인체에는 모두 23쌍 46개의 염색체가 있다. 성별을 결정짓는 염색체는 한 쌍으로 성염색체라 하는데, 남자는 XY염색체고 여자는 XX염색체다. 나머지는 상염색체로 22쌍이다. 이 두 염색체는 유전자 즉, 유전물질을 담고 있으며, 인체의 생장과 발육에 결정적인 작용을 한다. 염색체에 구조적인 이상이나 수량의 증감 등 이상이 발생하면 각종 선천성유전병(염색체질병이라고도 한다)을 유발하게 된다.

선천성정신지체(다운증후군)

체격과 지능의 발달이 정상인에 못 미친다. 머리가 작고 짧으며 침골과 얼굴이 편평하다. 코가 작고 비량이 낮으며 귀의 위치가 정상인보다 낮다. 목은 짧고 굵으며 혀가 항상 입 밖으로 나와 있다. 사지가 짧고 선천성심장병의 빈도가 높으며 생식계통에도 이상이 있다.

피문의 특징은 다음과 같다.
① 지문(指紋)은 80% 이상이 기형문인데, 척측 소지 및 무명지의 기형문은 주로 반기문(反箕紋)이다.
② 장문(掌紋)은 굴근선에 결손이 있고, 대부분 통관수(성성문 猩猩紋)다.
③ 장문의 atd각이 점차 커져 둔각이 되는데 약 75.9°를 이룬다.

이를 선천성우형피문기변삼연증(先天性愚型皮紋畸變三聯症)이라 한다. 족문으로 말하자면, 지문(趾紋) 역시 기형문이 많고 발바닥 앞의 척문은 경측궁(脛側弓)으로 나타난다.

에드워즈증후군

18삼체(三體)증후군이라고도 한다. 대다수 에드워즈증후군 아이는 태아 때 제동맥(臍動脈)[5]이 하나밖에 없어 생장과 발육이 부진하고 지능이 떨어진다. 이 증후군을 앓는 아이는 체중이나 정신, 반사신경 및 각종 기능면에서 모두 정상 아동에 못 미치며 다양한 선천성기형이 나타난다. 그 중에서 손의 기형이 가장 특이한데, 손가락이 굽어 펴지 못해 항상 주먹을 쥔 상태며, 식지가 중지 위에 겹쳐 있거나 때로는 소지가 무명지 위에 겹쳐 있다.

피문의 특징은 다음과 같다.

① 손가락 끝에 궁형문이 나타나는 빈도가 현저히 높아, 전체 손가락 끝 지문의 90% 이상을 차지하며, 열 손가락에 전부 궁형문이 나타나는 비율은 40%를 넘는다.
② 척측 기형문과 두형문은 뚜렷하게 감소한다.
③ atd각이 커진다. 환자의 75%에서 통관수가 나타나고, 그중 25%는 양손이 모두 통관수다.
④ 족문이 현저하게 감소하고 선명도 역시 떨어져, 심한 경우는 13삼체증후군과 다운증후군보다 낮고, 족무지구구의 진실화문(眞實花紋)도 정상보다 선명도가 낮다.

13삼체증후군(13三體症候群)

D_1삼체증후군 혹은 파타우증후군이라고도 한다. 소안구증과 구순열이나 구개열이 나타나고, 손톱이 좁고 길며 융기되고, 발이 말발굽처럼 안으로 구부러지는 등 각종 기형이 나타난다. 또한 생장발육장애가 있고, 선천성심장병 등이 나타난다.

피문의 특징은 다음과 같다.

① 손가락 끝에는 궁형문이, 요측에는 기형문이 현저하게 많아지고, 척측의

기형문과 두형문은 감소한다.
② atd각이 현저하게 커져 다운증후군과 에드워즈증후군보다 훨씬 크다.
③ 71% 이상의 환자 손바닥에는 모두 요측 종점의 A주선이 있다.
④ 발바닥의 족문은 아주 희미하다. 족무지구구에 가장 흔히 보이는 피문은 비측궁형문이나 'S형' 비측궁형문이다.

선천성난소발육부전증후군(先天性卵巢發育不全症候群)

성기의 외형은 여성형이나 유방이 발육하지 않는 등 여성의 2차 성징부전, 난소 등 생식기관의 발육부전이 나타나고, 몇몇 선천성기형이 동반된다.

피문의 특징은 다음과 같다.

① 모든 손가락에 척문의 수가 증가한다.
② 손바닥 제3, 4 지간구에 피문 출현률이 높고, 소어제구의 피문은 통상 크게 변한다. 수장축삼차(手掌軸三叉)의 위치가 멀어지고, atd각이 현저하게 커진다.
③ 족무지구구에서 큰 두형문과 큰 원측기형문을 볼 수 있다.

선천성고환발육부전증후군(先天性睾丸發育不全症候群)

양성(陽性) X염색질소체를 가진 남성이지만 근육의 발달이 극히 미약하고 목소리 낮다. 체모가 빽빽이 자라는 등 남성의 외모지만 고환발육부전으로 대부분 정자를 생산하지 못한다.

피문학적 특징은 다음과 같다.

① 손가락의 척문이 현저히 감소하면서 평균적으로 넓고 커진다.
② 손가락 끝에 궁형문이 많아지고 소어제구에도 피문이 약간 증가하는데, 대어제구의 피문은 감소한다. 일부 환자에게서는 장원선(掌猿線)을 볼 수 있다.

선천성심혈관질병(先天性心血管疾病)

심방중격결손, 심실중격결손, 단순폐동맥구협착, 주동맥구협착, 팔로사징증(Fallot四徵症)[6], 완전성대혈관착위(完全性大血管錯位)[7] 등이 포함된다.

피문의 특징은 다음과 같다.

① 전 손가락의 척문의 수와 a-b 척문의 수가 모두 정상보다 적고, 손가락 끝에 궁형문이 많아진다.
② 소어제구에 진실화문이 많아지고, 대어제구의 피문은 현저히 감소한다.
③ 손바닥의 축삼차(軸三叉)가 멀어지고 atd각이 커진다. 일부 환자에게서 통관수를 볼 수 있다.
④ 일부 환자는 척문이 세로로 나타나고 손바닥 A주선이 대어제구에서 끝난다.

당뇨병(糖尿病)

과식·과음하고 소변을 자주 보고 체중이 감소하며 피부가 건조해진다. 피부가 가렵고 공복 시에는 혈당이 높아진다. 피문의 특징은 다음과 같다. 남녀 모두 척문의 수가 정상보다 많아지는데, 여성의 경우 a-b 척문의 수가 뚜렷이 증가한다. 손가락 끝에 두형문이 나타나는 비율이 정상보다 높으며, 그 중에서 쌍기두형은 대부분 무지·중지·소지 끝에서 보인다. 일부 환자는 기형문과 궁형문이 정상인보다 현저하게 적다. 대·소어제구와 제3지간구에는 진실화문이 감소한다. 발바닥의 무지구구는 두형문과 궁형문의 출현률이 현저하게 증가한다.

간기저핵변성(윌슨씨병)

진행성의 극렬한 사지 떨림, 근장력의 증강, 구음장애(構音障碍), 지력감퇴 등의 증상이 나타나고, 각막 가장자리와 공막의 경계부에 황금색이나 녹갈색의 색소환(色素環)이 나타난다. 혈중 구리의 수치가 정상인보다 낮다. 피문의 특징은 다음과 같다. 환자의 오른손 무지, 식지, 무명지 끝에 두형문이 나타나는 비율이 정상보다 높다. 왼손에도 비슷한 문형이 나타나는 경향이 있다.

시망막색소변성(視網膜色素變性)

두 눈 모두 야맹증이 있고 시력이 점차 감퇴되고 시야가 점차 축소된다. 시망막에는 골세포 모양의 색소침착이 나타난다.

피문의 특징은 다음과 같다.

① 손가락 끝에 기형문과 궁형문이 나타나는 비율이 정상보다 현저히 높다.
② 소어제구에 진실화문이 나타나는 비율이 감소한다.
③ 장축삼차가 장심 가까이로 이동하고, atd 각이 평균적으로 정상보다 약간 작다.
④ 통관수가 많이 보인다.
⑤ 족무지 끝의 피문은 남성의 경우 비측기형문이 많이 보이고, 여성은 단순한 궁형문이 많이 보인다.
⑥ 여성 환자의 족무지구구에는 원측기형문이 정상인보다 훨씬 많이 나타난다.

백혈병(白血病)

일종의 조혈계통의 악성종류다.

피문의 특징은 다음과 같다.

① 급성임파세포성백혈병 환자는 남성의 경우 손가락 끝에 두형문이 많아지고, 여성인 경우는 척측기형문이 많아진다. 일부 환자에게서는 시드니 선을 볼 수 있으며, 통관수는 적다.
② 급성골수세포성백혈병 환자는 남성의 경우 오른손 손가락 끝에 요측기

형문이 많아지고, 여성의 경우는 왼손 소어제구에 피문이 많아진다. atd 각은 점차 커져 둔각이 된다.
③ 분류불명성급성백혈병 환자는 궁형문이나 기형문이 많이 나타난다. 남성 환자는 손가락 끝에 궁형문이 많아지는 것 이외에 척측기형문이 출현하는 빈도가 약간 떨어지고, 여성 환자는 두형문이 증가하는 만큼 궁형문이 감소한다.
④ 만성임파세포성백혈병 환자 중 여성은 손가락 끝에 궁형문이 증가하고, 왼손 소어제구에 피문이 많아지며, atd 각이 커지고, 제4지간구의 피문은 감소한다. 남성 환자는 피문의 변화가 여성 환자만큼 뚜렷하지 않고 통상 손가락 끝에 요측기형문의 증가와 궁형문의 감소가 주를 이룬다.
⑤ 만성입세포성백혈병 환자는 손가락 끝에 두형문이 많아지고 척측기형문이 감소한다.

정신분열증(精神分裂症)

정신활동이 현실을 이탈한 임상적 특징을 보인다. 구체적인 표현으로는 사유연상장애, 감정장애, 의지행동장애 등이 있다.

피문의 특징은 다음과 같다.
① 손가락 척문의 총수가 증가한다.
② 손가락 끝 피문의 변화가 상대적으로 빈번한데, 일부 환자는 두형문이 감소하고 궁형문과 기형문이 증가한다.
③ atd 각이 둔각으로 변한다.
④ 손바닥의 척문이 가로로 주행한다.

뇌-간-신증후군(腦肝腎症候群)

심각한 뇌(腦)의 이상으로, 간(肝)이 커지고 신장(腎臟)에 낭종이 생기는 것을 특징으로 하는 치명적인 질병이다. 피문의 특징으로는 소지(小指)에 하나의 지간주름이 보이고, 두 손바닥에는 완전형이나 과도형의 장원선이 보인다. 일부 환자는 척문이 제대로 생기지 않았다.

자궁경부암(子宮頸部癌)

부인과 악성종류의 하나다. 피문의 특징으로는 손가락 끝에 궁형문이 많이 나타나고, 수장축삼차가 장심으로 이동해 atd 각이 축소된다. 제3지간구의 피문이 뚜렷하게 감소하여 이른바 개방구(開放區)가 나타나기도 한다.

계통성홍반낭창(系統性紅斑狼瘡)

만성적이고 반복적으로 발작하는 자기면역성면역복합체병으로 주로 결체조직으로 파급되며, 특이성피부손괴, 신장(腎臟)과 심장(心臟) 등 여러 장기의 손상, 발열과 관절통 등 전신증상으로 나타난다. 피문의 특징은 손바닥 척문이 감소하고 소어제구의 진실화문이 감소하고, 족무지 끝에 궁형문(弓形紋)이 증가한다.

러시아의 코카서스 지방에서 환자를 관찰한 결과, 수장축삼차가 요측(橈側)으로 이동하여 t와 요측 간의 거리가 정상인보다 단축되었으며, 오른손의 atd 각이 작아지고, 제3·4지간구에 피문이 많아졌다.

복강병(腹腔病)

열대성구염성복사(熱帶性口炎性腹瀉)라고도 한다. 복창·복통·더부룩함·장명(腸鳴)·복사(腹瀉) 등이 나타나고, 이어서 영양실조가 나타난다. 피문의 특징은 피문의 위축이 일어나는데, 대부분 위축이 심하다.

손가락 끝의 백선(白線)이 감소하거나 심하면 없어진다. 하지만 복강병을 다스려 새로운 피문이 생기면 백선도 다시 생긴다.

■■■■■ 주석

1) 피문학(Dermatoglyphics) : 손가락, 손바닥, 발바닥의 무늬의 형태를 통해 연구하는 분야다. 피문 에는 지문, 장문, 족문이 포함되며, 일반적으로 피문은 태속에서 13-19주경에 발육 형성되는데 유전학자들은 피문 유전에 대한 연구를 통해 피문의 배열 형식은 염색체의 유전자 컨트롤을 받아서 결정된다고 증명하였다.

2) 현성유전(顯性遺傳) : 우성유전. 유전하는 형태나 성질이 반드시 그 다음 대에 나타나는 유전.

3) 터너증후군 : 염색체 수는 이상이 없으나 성염색체 수에서 1개가 결손 되어 XO 형태를 나타낸다. 성기의 외형은 여성형이나 음모의 발육이 전혀 없거나 불량하며, 유방·자궁 및 질 등의 성기발육부전이 심하고, 원발성 무월경 외에 체격이상으로 성인인데도 120~140cm 밖에 안 되는 등의 특징이 있다.

4) 뇌신경 경도인지장애 : 기억력과 행동·인지능력이 조금씩 떨어지는 정상적인 노화와 알츠하이머병 사이의 중간 상태를 말한다. 일상생활을 하는 데는 별다른 지장이 없지만, 나이에 비해 특히 기억력이 떨어져 있는 상태로 일부 연구에서는 알츠하이머병으로 발전할 수 있는 고위험군으로 지목하고 있다.

5) 제동맥(臍動脈) : 태아와 태반을 잇는 탯줄 속에는 두 가닥의 제동맥과 한 가닥의 제정맥이 있다.

6) 팔로사징증(Fallot四徵症) : 폐동맥 협착, 심실 중격 결손, 대동맥 우방 편위, 우심실 비대의 증상이 공존하는 선천성 심장병. 호흡 곤란, 발육 장애 따위의 증상이 나타나며 수술로써 치료할 수 있다.

7) 대혈관착위 : 대혈관전위. 대동맥은 우심실에서 폐동맥은 좌심실에서 나오게 된다. 이런 경우 동맥혈과 정맥혈이 서로 섞이지 않으면 환자가 살 수 없으므로 생존 환자의 경우, 대부분 심방중격결손, 심실중격결손 또는 동맥관개존증 등이 단독으로 또는 함께 동반되어 있는 경우가 많다. 다시 말해서 온몸을 돌고 온 피는 산소가 소모된 정맥혈로, 폐로 가서 산소를 받아온 후에 대동맥으로 가야 하는데

우심실에서 바로 폐로 가지 않고 대동맥으로 나가버리기 때문에 온몸으로 가는 피가 정맥피가 되어 버린다. 이 때문에 환자는 청색증을 보이게 되며 많은 경우 태어나자마자 몇 개월 내에 사망하게 된다.

27
소아지문 小兒指紋

　소아의 지문, 즉 소아의 식지낙맥(食指絡脈)은 '호구삼관맥문(虎口三關脈紋)'이라고도 한다. 소아의 지문을 살피는 것은 소아과 임상에서 상용하는 진단방법으로, 3세 이하의 소아에 적용한다.
　식지 내측의 낙맥은 수태음폐경(手太陰肺經)의 경맥에서 분지로 뻗어 나오는 것으로, 식지낙맥을 살피는 것은 성인의 촌구맥(寸口脈)을 절진하는 것과 원리와 의의(意義) 면에서 비슷하다.
　식지는 수태음폐경의 분지가 순행하는 부위일 뿐만 아니라 수양명대장경(手陽明大腸經)이 기시(起始)하는 부위이기도 하다. 이 때문에 식지에는 기혈이 집중하는데, 소아의 피부는 부드럽고 얇아서 맥락이 쉽게 드러나며, 식지낙맥은 더욱 뚜렷이 잘 보인다. 현대에는 해부학적 관찰을 통해서 식지 부위에 주행하는 지장측(指掌側) 정맥이 두정맥으로 흐른다는 것을 밝혀내어 식지낙맥의 진단가치를 실증했다.
　식지낙맥의 출현과 분포는 풍관(風關), 기관(氣關), 명관(命關)으로 나눈다.

식지의 첫째 마디 횡문, 즉 겹지법(揑指法)¹에서 인(寅)의 부위를 풍관이라 하는데, 장지관절 횡문부터 둘째 횡문 사이다. 둘째 횡문은 묘(卯)의 부위로 기관이라 하는데, 둘째 횡문과 셋째 횡문 사이다. 셋째 마디 횡문은 진(辰)의 부위로 명관이라 하며 셋째 마디 횡문부터 손가락 끝까지다.[그림 27-1] 식지낙맥(食指絡脈)의 삼관은 3세 이하 소아에 대해 고르게 적용된다.

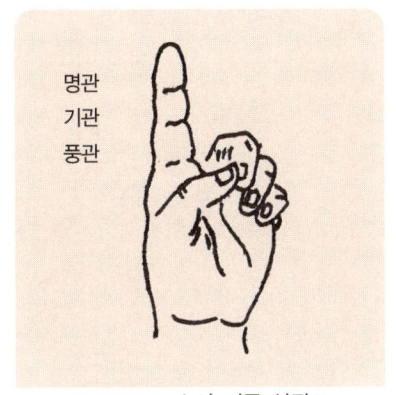

[그림 27-1] 소아 지문 삼관도

　소아의 지문을 살필 때는 빛이 충분한 곳에서 부모가 아이를 안고 빛이 들어오는 방향과 마주하게 해야 한다. 검사자는 왼손으로 아이의 식지를 잡고 오른손 무지로 명관에서부터 기관과 풍관으로 똑바로 밀어야 한다. 적당한 힘으로 수차례 민 다음 낙맥이 뚜렷해지면 관찰을 시작한다. 많이 밀수록 낙맥이 잘 나타나는데, 주로 낙맥의 부침(浮沈), 담체(痰滯), 색택(色澤), 형태(形態)의 변화 등을 관찰한다. 병이 무거운 아이는 식지낙맥이 매우 뚜렷하여 밀지 않아도 관찰할 수 있다. 하지만 밀고 누르는 것이 오히려 임상적인 의미가 있어서 기혈의 영활과 응체를 진단할 수 있다.

　고대(古代)의 일부 의가(醫家)들은 소아의 지문을 살필 때 좌는 양(陽), 우는 음(陰)이라는 이치에 따라 남아(男兒)는 왼손을 먼저 보고, 여아(女兒)는 오른손을 먼저 보아야 한다고 했으나 견강부회(牽強附會)한 면이 있으므로 임상에서 굳이 이를 따를 필요는 없다.

　정상적인 소아지문은 옅은 홍색을 띠는데, 홍색과 황색을 겸하거나 약간의 청색을 띠기도 한다. 그렇게 뜨지도 가라앉지도 않으며 풍관 안에서 사라졌다 나타났다 하는데 대부분 뚜렷하지 않다. 주로 비스듬한 형태의 한 가닥이며 굵기도 적당하다. 하지만 굵기는 기후와 관련이 있어 뜨거우면 굵고 길어지

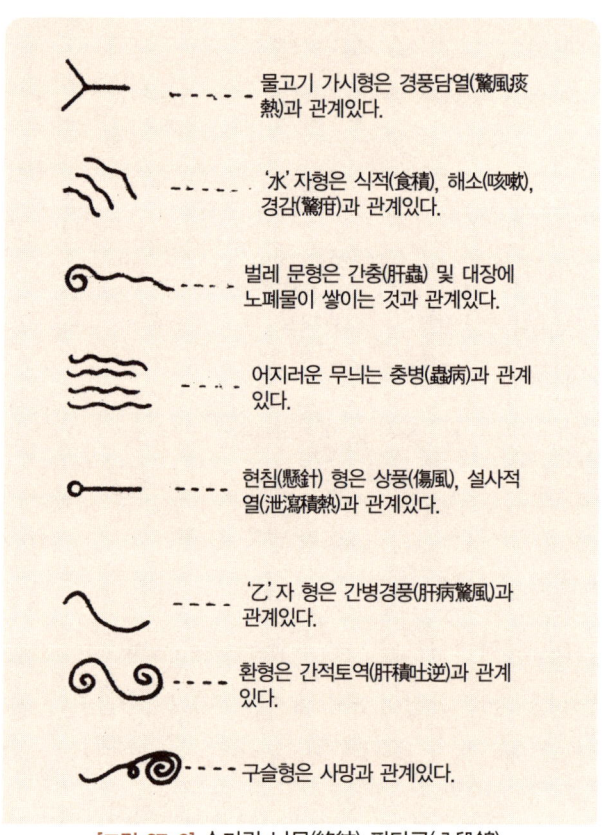

[그림 27-2] 손가락 낙문(絡紋) 팔단금(八段錦)

며, 차가우면 가늘고 짧아진다. 지문의 길이 또한 연령과 관계가 있어 1세 이내에는 대부분 길고, 나이가 들어가면서 짧아진다.

고대의 의가들은 소아지문의 형태를 49종으로 나누었다. 그러나 현대에 와서 연구를 진행한 결과 지문의 형태는 대부분 선천적으로 정해지고 후천적으로 변하는 경우는 많지 않은 것으로 밝혀졌다. 때문에 질병에 대한 문형(紋形)의 진단가치는 그다지 크지는 않지만, 문형이 짧고 곧으며 분차(分叉)가 적으면 길(吉)하고, 문형이 구불구불하고 길며 분차가 많으면 흉(凶)하고, 문형이 이상하면 괴질(怪疾)을 앓는 등의 예가 있으므로 어느 정도의 가치는 있다.[그림 27-2]

임상에서 소아지문을 살필 때는 아래 몇 가지 방면의 변화를 관찰한다.

색택(色澤)

소아지문의 색은 백(白), 황(黃), 홍(紅), 자(紫), 청(靑), 흑(黑)의 여섯 가지가 있다. 홍색은 주로 외감표증(外感表症)으로 대부분 풍한에 기인한다. 자주색은 내열로 사열울체에 속한다. 청자색은 대부분 풍열 때문이다. 청색은 풍(風)과 경(驚) 그리고 각종 통증을 나타낸다. 담홍색은 허한(虛寒) 때문이다. 백색은 주로 감증(疳證, 감적疳積)이다. 황색은 비(脾)가 상한 것이다. 검은색은 중오(中惡)[2] 때문이다. 짙은 자색이나 흑자색은 혈(血)과 낙(絡)이 막힌 위급한 증상을 나타낸다.

연구에 따르면 소아지문의 색은 혈액의 질(質)과 양(量) 그리고 산소결핍의 정도를 반영할 수 있다고 한다. 빈혈과 영양실조일 때는 혈액 속의 혈홍단백질의 함량이 떨어지고 홍세포가 감소하여 혈색이 묽어져서 식지낙맥의 색 역시 묽다. 한증(寒證)일 때는 기능이 떨어지고 대사율이 낮아지며, 산소소모가 적고 혈홍단백질 및 환원혈홍단백질이 모두 적기 때문에 낙맥은 대부분 담홍색으로 나타난다. 고열일 때는 신체의 산소 수요량이 증가하여 홍세포 역시 많아짐과 동시에 정맥 속의 이산화탄소 함량 역시 증가하여 혈색이 짙어지므로, 소아지문은 자주색을 띠게 된다. 고열이 떨어지지 않으면 혈의 용량이 감소하고 혈액이 농축되어 점성을 띠게 되는데, 이 때문에 낙맥의 색은 더욱 짙어져 청자색을 띤다. 탈수와 쇼크 역시 같은 이치로 인해 식지낙맥에 자주색이 나타난다. 신체에 산소가 결핍된 상황에서 혈액 속의 환원혈홍단백질(還元血紅蛋白質)의 함량이 높아지면 혈액의 색이 암홍색이 되기 때문에 식지낙맥은 대부분 청자색을 띠고, 심하면 검은색을 띤다. 폐렴을 앓거나 심장의 뛰는 힘이 약한 환아(患兒)는 뚜렷하게 산소결핍의 증세를 보이고, 경궐 환아 역시 정도는 다르지만 호흡장애로 인한 산소결핍의 증세를 보인다. 이 때문에 이들의 식지낙맥은 대부분 자주색이나 청색을 띤다. 식지낙맥이 검은색인 것은 대부분 혈액어체로 말초순환장애가 있고 질병이 심각한 상황임을 나타낸다.

임상에서는 몇몇 중독에서도 혈액의 색 변화가 일어남을 볼 수 있다. 예를 들어 일산화탄소 중독일 때는 혈액이 앵두 같은 선홍색이기 때문에 식지낙맥 또한 홍색이 나타난다. 아질산염, 아닐린, 술파민 류에 중독되면 혈액이 아주 짙은 자주색이 되므로 식지낙맥 역시 대부분 청자색을 띤다.

이 밖에 식지낙맥의 색은 피부색소의 영향을 받기도 한다. 피부색이 옅으면 식지낙맥이 뚜렷하고, 피부색이 짙으면 흐리거나 잘 보이지 않는다.

부침(浮沈)

소아의 식지낙맥이 떠서 나타나는 것은 병이 표(表)에 있으며, 외감표증에서 많이 보인다. 식지낙맥이 침체된 것은 병이 이(裏)에 있으며, 외감과 내상의 이증에서 많이 보인다. 하지만 임상통계에 따르면 건강한 아이에게서도 편부편침(偏浮偏沈)한 식지낙맥을 볼 수 있다고 한다.

현대연구에 따르면 낙맥이 부(浮)한 것은 혈류가 맑고 순조로운 것으로 대부분 가벼운 병, 새로운 병, 육부의 병을 나타내고, 낙맥이 침(沈)한 것은 혈류가 탁하고 응체된 것으로 오래된 병, 이(裏)의 병, 오장의 병을 나타낸다. 혈관충영(血管充盈)이 성하면 낙맥이 부하고, 혈관충영이 부족하면 낙맥이 침한다. 따라서 낙맥이 부하다고 반드시 표증에 속하는 것은 아니다. 임상에서는 고열로 인한 기혈양번(氣血兩燔) 및 선천성심장병의 경우 이증에 속하지만 식지낙맥이 오히려 부한 것을 볼 수 있는데, 실제로는 혈관충영이 증가했기 때문이다. 또 하나, 영양이 불량하여 마른 아이는 피부가 여리고 얇으며, 혈관이 체표 바로 밑에 있고, 혈류에 막힘이 없어 지문이 항상 선명히 잘 보이고 낙맥이 부한다. 그러나 살이 찐 아이, 피하지방이 많거나 피부조직에 수종이 있는 아이는 낙맥이 그다지 부하지 않는다.

중국의 연구보고에 따르면, 식지낙맥의 부침은 병의 길흉을 판단하는 데에 매우 큰 실천적 의의가 있다고 한다. 임상에서 낙맥의 색이 짙고 침체되었으며 밀어도 움직이지 않는 것은 병이 매우 위중한 징후로, 심력이 약해 혈액을 제대로 운행시킬 수 없는 환자는 대부분 이런 징후가 나타난다. 낙맥이 부하고 색이 옅은 것 또한 예후가 좋지 않음을 나타내는데, 부양불염(浮陽不斂)[3], 망양(亡陽)의 단초가 된다.

농담체활(濃淡滯活)

소아의 식지낙맥 색이 짙으면 병이 무거운 것이고, 색이 옅으면 병이 가벼운 것이다. 낙맥의 색이 어떻든 간에 손으로 밀 때 색이 연하고 낙맥이 잘 통하면 허증에 속하고, 막혀서 잘 통하지 않으면 실증에 속한다.

임상에서 음양폭탈(陰陽暴脫)[4] 환자는 양기가 사지말단에 도달하지 못하여 낙맥이 얇고 옅어 보이지 않는다. 사기(邪氣)가 심포(心包)로 들어간 폐증(閉證)은 거의 기혈울폐를 유발하여 낙맥의 색이 짙고 침체되어 있다. 낙맥의 색이 옅고 붉으면 대부분 허한에 속하고, 자주색이고 침체되어 있으면 실열에 속한다.

현대에 와서 정상 아동의 식지낙맥은 흐름이 활발하고, 밀면 곧바로 움직이고 누르면 퇴색되며, 매우 빠르게 복원된다는 것을 발견했다. 정상적인 식지정맥의 유속은 2Cm/0.5초로, 식지정맥이 가득 찰 때는 유속이 2Cm/0.2초를 초과하며, 2Cm/1초의 속도보다 늦는 경우는 적다. 많은 연구를 통해 흐름이 활발하지 못한 낙맥은 대부분 병사(病邪)가 체내에 머물러 영기와 위기의 운행을 막기 때문인 것을 밝혀냈다. 주로 담습(痰濕)·식체·사열·기체울결 등의 원인으로 기혈이 제대로 흐르지 못하고, 혈액순환장애를 일으켜 정맥의 회류(回流)를 막는다. 이것은 혈류가 감소하고 느려지며 심할 경우 어혈이 생기는 물리화학적 메커니즘으로 실증으로 나타난다. 지문이 옅은 것은 허약체질, 혈기부족, 영양불량 및 만성적으로 기능이 쇠퇴한 환아(患兒)에게서 주로 보이며, 대부분 허증에 속한다.

형태(形態)

식지낙맥이 점차 길어지는 것은 병이 진행되어 날로 위중해지는 것이고, 식지낙맥이 점차 짧아지는 것은 병이 물러가고 병세가 가벼워지는 것이다. 하지만 진액이 상하고 고갈되며 기음(氣陰, 음액과 양기를 말한다)이 모두 손상되면 기혈이 부족하여 낙맥이 풍관 아래로 짧아진다. 음허양부(陰虛陽浮)[5]인 아이는 낙맥이 길어진다. 낙맥이 가늘어지는 것은 대부분 한증과 허증에 속하고, 낙맥이 점차 굵어지는 것은 열증과 실증에 속한다. 낙맥의 가지가 하나면서 비스듬한 것은 대부분 병이 가볍고, 낙맥이 만곡·환형·구슬형으로 나타나고 가지가 많은 것은 병이 무겁고 대부분 실증에 속한다.

현대에 와서 건강한 아이의 문형은 일반적으로 짧고 작으며 단순하여, 분지가 적고 뻗지 않으며 뚜렷한 만곡이 보이지 않는다는 것을 밝혀냈다. 질병에 걸리면 문형에 많은 변화가 일어나지만, 어느 한 질병에 집중되는 문형은 없으며, 순환·호흡·신경계통의 기능장애 및 영양불량 등은 문형의 변화와 비교적 밀접한 관계가 있다. 순환과 호흡계통의 장애는 대부분 소정맥 내의 혈액어체, 정맥의 혈압증가, 혈류지연 등을 일으켜서 맥락 속의 혈액은 막혀 곧게 뻗지 못하고 가로나 사선으로 솟구치거나 구부러지고 꺾이는 등의 각종 형상을 만들어낸다. 경풍, 휵닉(搐搦)[6], 극심한 동통, B형 뇌염의 후유증, 소아마비 및 상지이완성 탄탄(癱瘓)[7] 등의 질병에서는 모두 신경혈관이 조화를 잃고 혈류가 지체되어 낙맥에 각종 형상의 변화가 일어난다. 발육과 영양이 불량하고 빈혈이 있는 환아는 혈류가 비교적 빠르기 때문에 지문이 가늘어지고 분지 및 만곡이 적다.

그 밖에 체온의 고저도 문형과 관계가 있다. 체온이 높을수록 지문의 분지와 만곡이 많아진다. 그것은 아마도 체온이 올라감으로 해서 호흡, 순환, 신경계통의 기능에 장애를 초래하기 때문일 것으로 추측한다.

일반적으로 낙맥이 적고 곧으면 병이 없거나 경증이고, 낙맥이 많고 구불구불하며 기관과 명관까지 다다르는 것은 병이 위중한 징후다. 하지만 허증에서도 낙맥이 많은 것을 볼 수 있으므로 낙맥의 굵기와 색택으로 감별해야 한다. 낙맥이 굵으면 실증이고, 가늘면 허증이다. 색이 짙으면 실증이고, 옅으면 허증이다.

삼관(三關)의 길흉

소아지문이 나타나는 부위 및 형태와 색택은 사기(邪氣)가 침입한 깊이에 따라 변한다. 낙맥이 풍관에 나타날 때는 사기가 낙(絡)에 침입한 것으로 사독이 얕고 병이 가볍다. 낙맥이 풍관부터 기관까지 이르고 색이 비교적 짙으면 사기가 경(經)을 침입한 것으로 사독이 깊고 병이 중하다. 낙맥이 명관에 나타나면 사기가 장부에 침입한 것으로 생명이 위급하다. 따라서 명관이라 부른다. 낙맥이 곧바로 손가락 끝에 다다르는 것을 '관을 뚫고 손톱에 나타난다'고 말하는데, 병이 더욱 위급하고 예후가 나쁘다. 내상잡병(內傷雜病)에 대한 진단법도 이와 같은데, 낙맥이 풍관에 보이면 병이 가볍고, 기관에 보이면 병이 무거우며, 명관을 지나면 난치에 속하거나 병이 위급한 것이다.

■■■■■ 주석

1) 겹지법(掐指法) : 겹(掐)은 엄지손톱으로 병이 있는 곳을 눌러주는 것을 말한다.

2) 중오(中惡) : 어린아이의 진기(眞氣)가 쇠약하여 악기(惡氣)에 손상되는 것을 말한다.

3) 부양(浮陽) : 신화(腎火)의 상승을 말한다.

4) 음양폭탈(陰陽暴脫) : 정기의 급격한 소모로 인해 음양의 조화가 갑자기 깨지는 것을 말한다.

5) 음허양부(陰虛陽浮) : 진음(眞陰)이 부족하고 진혈(津血)이 허약해져 양기가 위로 떠오르는 병리현상. 주로 현기증이 일고 얼굴이 붉어지며, 눈이 충혈되고 목이 마른 증상이 나타난다.

6) 휵닉(搐搦) : 팔다리에 경련이 일어 오그라들었다 펴졌다 하는 것을 말한다.

7) 탄탄(癱瘓) : 간신휴허로 기혈이 부족한 데다 병사가 경락에 침입하여 사지를 쓰지 못하는 병증을 말한다.

28

발바닥 [足掌족장]

한의학에서는 인체의 내장과 체표기관의 연락은 경맥을 통로로 이루어진다고 한다. 족장(足掌)은 하지의 말단에 위치하며 인체의 수많은 경락과 밀접한 관계를 맺고 있다. 예를 들어 족태음비경·족소음신경·족궐음간경·음유맥·음교맥은 모두 족저부에서 기원(起源)하고, 족태양방광경·족양명위경·족소양담경·양유맥·양교맥은 모두 족저부에서 순행을 마친다. 따라서 인체의 어느 장부기관에 병리변화가 발생하면 곧 경맥을 통해 족장부에 반응이 나타난다. 그러므로 족장에 나타나는 인체정보를 관찰하면 각 장부기관의 병변 상황을 알 수 있다.

국내 한의학전문가와 외국의 많은 의학전문가들은 "사람은 발이 있고 나무는 뿌리가 있다. 나무가 고사할 때는 먼저 뿌리가 메마르고, 사람이 늙을 때는 발이 먼저 노쇠한다."고 말한다. 어떤 사람은 사람에게는 네 개의 뿌리가 있다고 말한다. 코는 묘규(苗竅)의 뿌리고, 유방은 종기(宗氣)의 뿌리며, 귀는 신기(神機)의 뿌리고, 발은 뿌리 중의 뿌리다. 이 말은 코·귀·유방은 인체정

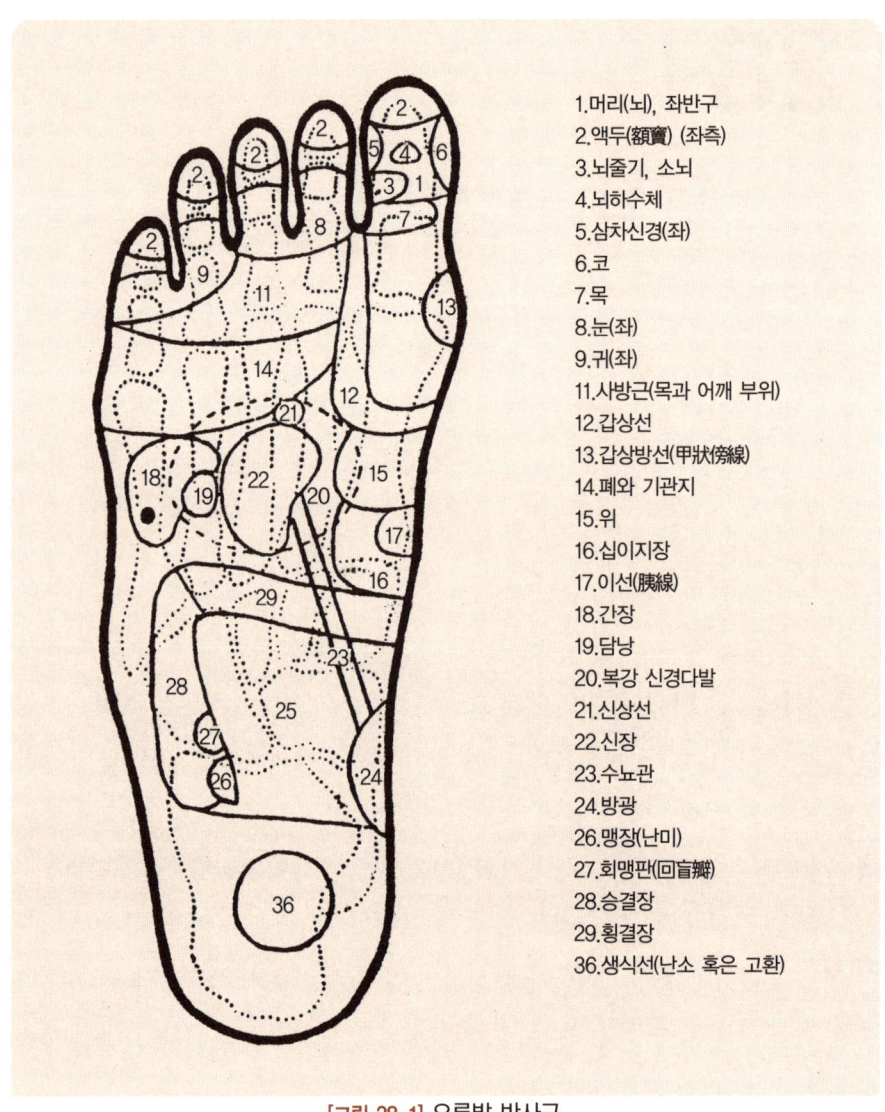

[그림 28-1] 오른발 반사구

기의 세 개의 응집점이고, 발이야말로 원정(元精)·원기(元氣)의 총집합점임을 설명한다. 따라서 인체 원양(元陽)과 정기(精氣)의 성쇠는 족부에 가장 잘 체현된다. 이 또한 발을 진단함으로써 인체 장부와 정기의 성쇠를 이해할 수 있는 원리 가운데 하나다. 서양에서는 족장을 제2의 심장으로 간주하며, 서양

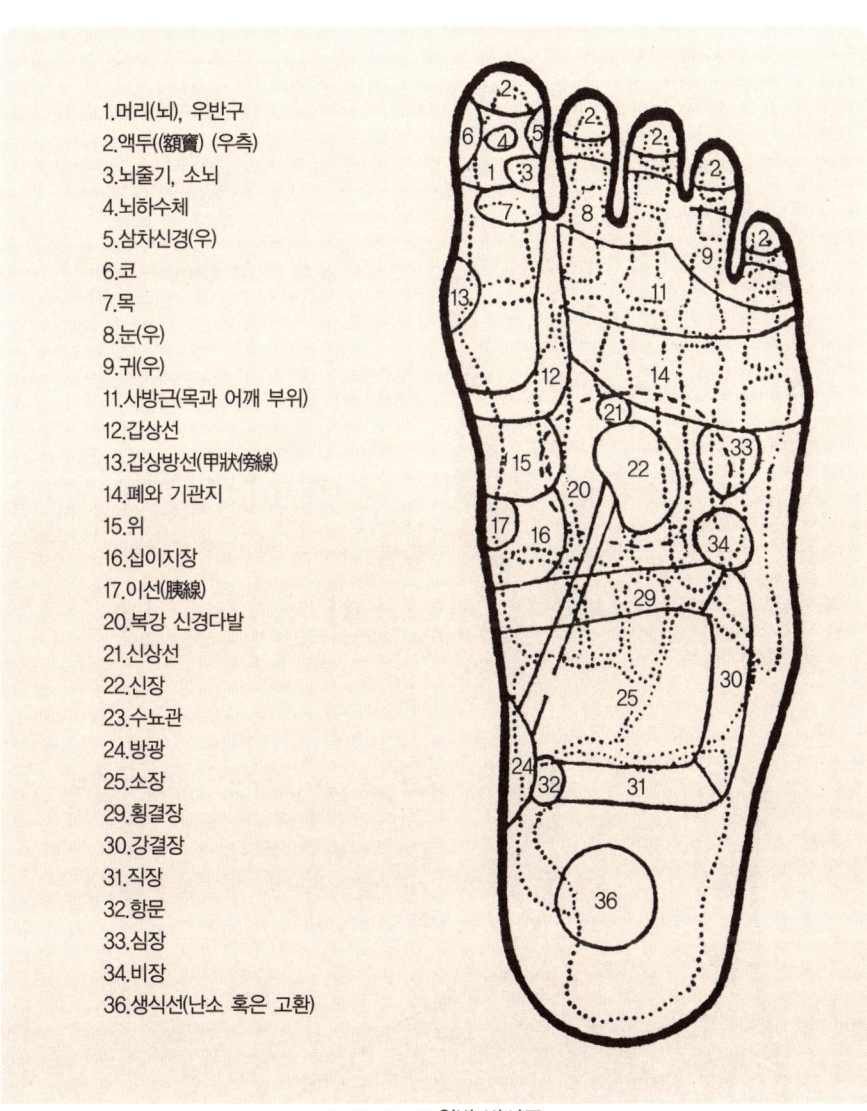

[그림 28-2] 왼발 반사구

국가의 족반사학(Foot Reflexology)에서는 발의 각 부위는 인체 각 기관의 병변상황을 다양하게 반영할 수 있다고 생각한다. 현재 동서양을 막론하고 족장 관찰을 질병을 진단하는 보조수단으로 삼고 있다.

연구 결과, 인체의 각 장부기관은 거의 모두 족장에 각자의 투영반사구[그림 28-1~5]가 있으며, 각 반사구에 압통이 나타나는 것은 상응하는 조직기관에 병변이 발생했음을 말한다. 이 때문에 족장의 변화를 관찰하고 족장의 압통상황을 이해하는 것은 전신 각 장부기관의 질병에 대한 진단으로서의 가치가 있다고 할 수 있다.

임상에서 족장을 살펴 병을 진단하는 것은 아래의 여러 방면에 응용된다.

▶발가락이 길고 크며, 발이 넓고 두툼한 사람은 장수한다. 발가락에 살이 없고 짧으며, 발이 작고 좁으며 얇은 사람은 요절(夭折)한다. 족소지(足小趾)가 굵고 크며 피부가 두터운 사람은 대부분 신기(腎氣)가 성하고, 족소지가 가늘고 작으며 피부가 얇은 사람은 대부분 신기가 쇠약하다. 족부의 피부가 두텁고 붉으며 윤기가 나는 것은 음분(陰分)[2]이 충분하고 성(盛)함을 나타낸다.

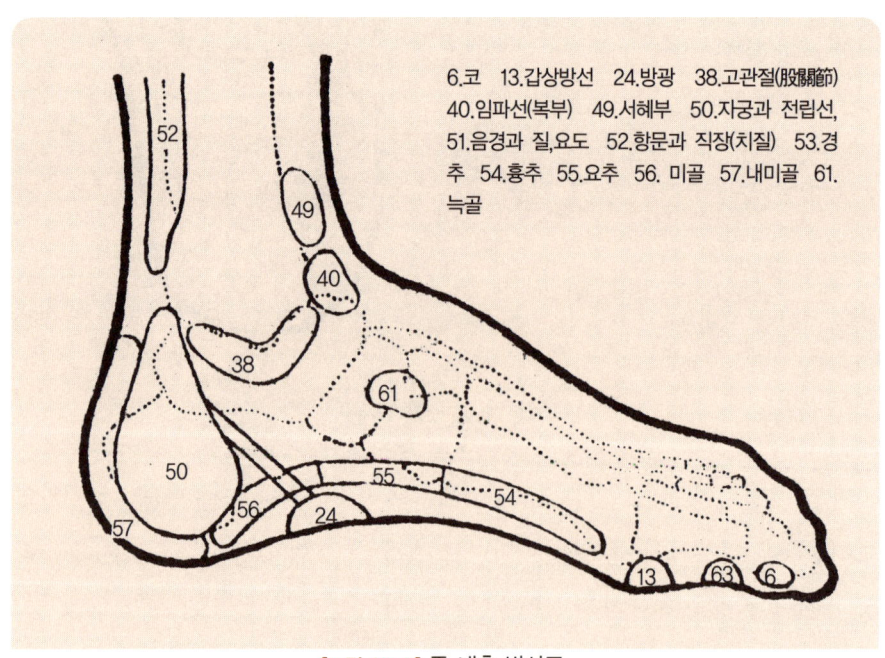

[그림 28-3] 족 내측 반사구

▶ 발등이 붓는데, 활동 후에는 심해지고 휴식을 취한 후에는 경감되는 것은 대부분 비허(脾虛)로 수습이 아래로 흐르기 때문이다. 수종병(신염)[3]의 초기에도 보인다. 습한 지방에 오래 거주하면 발등이 붓고 걸을 때 무겁고 빠지는 감을 느끼는데, 대부분 습사를 감수한 때문이다. 이는 점차 각기 종창(脚氣腫脹)[4]으로 발전하기도 한다.

▶ 발가락부터 붓기 시작하여 점차 무릎 위로 확산되는 것은 대부분 심장병(心臟病)의 징조이고, 발과 얼굴이 모두 붓는 것은 신장병(腎臟病)의 징조이다.

탈저(脫疽)

발가락 주위의 피부가 자주색에서 검은색으로 변하며 점차 퍼지고, 썩어 들

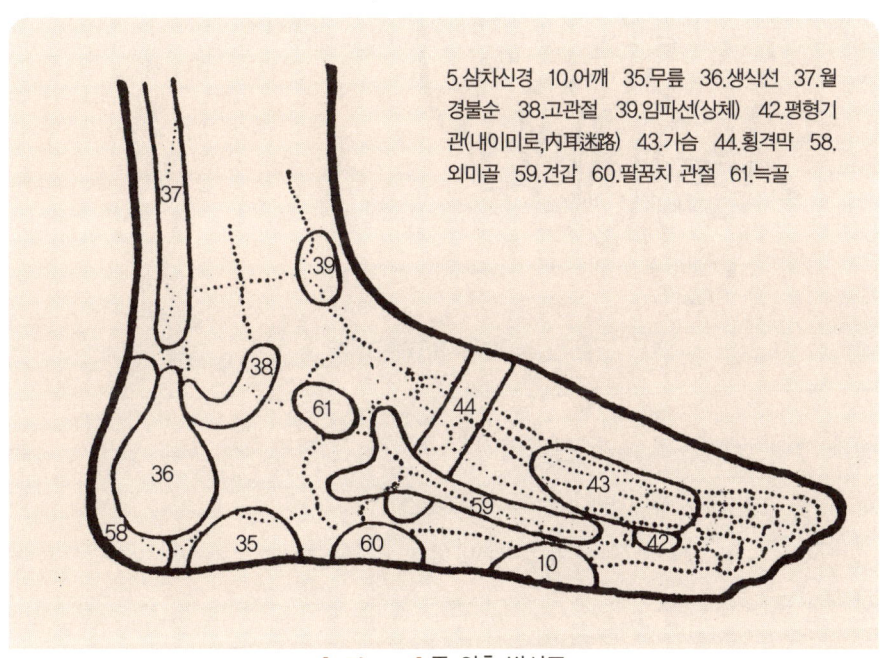

[그림 28-4] 족 외측 반사구

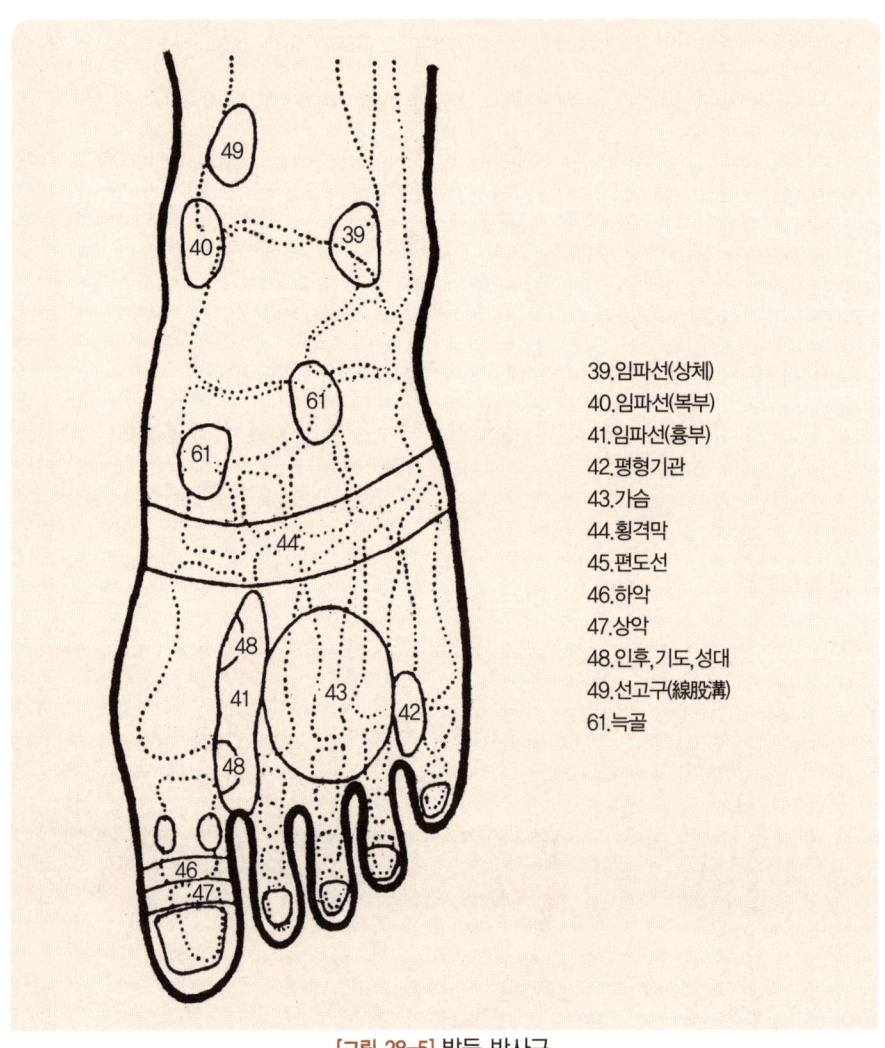

[그림 28-5] 발등 반사구

어가 패수(敗水)가 흐른다. 문드러진 곳의 살색은 선명하지 않고, 냄새가 지독하며, 통증이 극심한데 밤에 더욱 심하다.

  썩어 문드러지는 것이 퍼져 다섯 발가락에 전염되면 점차 관절이 괴사하여 저절로 떨어져 나간다.

  창면(瘡面)이 오래도록 수렴(收斂)되지 않는 질병은 악성 외과병증(外科病

症)이다. 대부분 엄한섭수(嚴寒涉水), 한습하침(寒濕下侵)으로 한응낙비(寒凝絡痺), 혈행불창(血行不暢)하여 양기가 발에 미치지 못하기 때문이다. 혹은 기름지고 맵고 구운 음식을 많이 먹어 속에 화독(火毒)이 생겨 발에 침습하거나, 과도한 방사(房事)로 인한 사화(邪火)로 수기(水氣)가 손상을 입어 화기(火氣)를 제압하지 못해 속에 화독(火毒)이 뭉치고 근맥이 막히며 기혈이 응체되어 생기기도 한다.

동창(凍瘡)

족부의 피부가 처음에는 창백했다가 점차 붉게 부어오르고, 작통(灼痛)·소양(搔痒)·마목(麻木) 등이 나타난다. 심하면 크기가 제각각인 수포나 종괴(腫塊)가 생긴다. 피부는 회백색이나 암홍색 혹은 자주색으로 변하는데, 이때는 동통이 극심하거나 국부적으로 감각이 사라진다.

자주색의 혈포가 생기면 썩어 문드러지는데, 터지고 나면 농과 진물이 흐르고 아주 천천히 아문다. 기후가 따뜻해져야 낫는다. 대부분 찬 공기의 침습을 오래도록 받거나 엄동에 가만히 앉아 움직이지 않아서 기혈의 운행이 원활하지 못하고 어체되어 생긴다.

족아습기(足丫濕氣)

민간에서는 습기라 한다. 발가락 사이가 습하고 참기 어려울 정도로 가려우며 벗겨져 짓무르고 아프며 피가 난다. 가려운 것이 멎어도 다음날이면 다시 가렵고 몇 년 동안 낫지 않는다. 심한 경우는 짓물러 아프고 발가락이 부으며 농이 나오고 악취가 코를 찌르며 걷는 것도 불편한데, 이를 취전라(臭田螺) 또는 난각아(爛脚丫)라 한다. 대부분 습열이 아래로 내려와 수액침지(水液浸漬)한 때문이다.

족생계안(足生鷄眼)

발에 굳은살이 생기는데, 뿌리는 살 속에 박혀 있고 꼭대기는 단단하게 볼록 나와 있어 아프고 잘 걷지 못하는 병을 가리킨다. 육자(肉刺, 티눈)라고도 한다. 대부분 꽉 끼는 신을 신고 오래 걷거나 험한 길을 걸어 혈맥이 손상되었기 때문이다. 발꿈치 옆에 찰과상이 밤톨 같이 생기고 부어오르면서 색이 밝고 농이 생기는 것을 토율(土栗)이라 한다. 대부분 찰과상 후에 풍열사독이 외침하여 생긴다.

갑저(甲疽)

속칭 감조(嵌爪)라 한다. 발톱이 살 속으로 파고들어 발톱 옆이 붓고, 걸을 때 아프며 터져서 짓무르기도 한다. 군살이 튀어나오고 심한 경우에는 농이 발톱 아래로 들어간다. 발톱이 빠진 후에야 치료할 수 있다. 대부분 몸이 허하고 정기가 부족한 데에다 간기가 울결하여 맥도가 막히고 기혈이 응체되어 생긴다.

족저정(足底疔)

발바닥 중앙에 정창(疔瘡)이 생겨 단단하고 가렵다가 신열이 나고 아프면서 벌겋게 붓는다. 붓기가 심해질수록 통증이 번지면서 극렬해지고 벌떡벌떡 뛰는 박동감이 나타난다. 통증이 중심까지 이어지고 누렇고 흰 농이 흘러나오면 점차 붓기가 가라앉고 통증이 멈춘다. 대부분 장부에 화독이 응결하여 생긴다. 그 밖에 바늘이나 나무가시 등에 찔려 독기에 감염되면 그 독기가 피육 사이를 막고 경락 가운데 남아있어도 이 병이 발병할 수 있다.

족부난정(足部爛疔)

발바닥 피부의 상처 부위가 붓고 아프며, 상처 주위로 검붉은 색이 나타나

상처 주위를 돌며 빠르게 확산된다. 모양은 단독(丹毒)[5] 같으며 고열과 두통이 따르고 정신이 혼미해진다. 이어서 열이 심하고 부으며 통증이 극심해진다. 피부에는 큰 수포가 생겨 짓물러 터지면 옅은 갈색의 진물이 흘러나온다. 점차 신열이 내리면 환부의 벌건 붓기도 빠지는데, 환부와 정상피부의 경계가 뚜렷하고, 경계 부위에서 걸쭉한 농이 흘러나오는 것은 병이 호전될 증상으로 곧 병이 낫는다. 신열[6]이 물러가지 않고 환부가 짓무르고 붓기가 계속 번져나가는 것은 역증으로 병세가 악화됨을 나타낸다. 이 병은 대부분 상처 부위가 축축한 흙과 접촉하여 독기에 감염되고 역독이 기부(肌膚)에 모여 생긴다. 혹은 습열화독이 성하여 기부를 온증(蘊蒸)하니 독체혈응(毒滯血凝)하고 열성육부(熱盛肉腐)하여 생긴다.

군열창(皸裂瘡)

발바닥의 피부가 건조하여 갈라지고 아픈 질병이다. 대부분 마찰이나 압박, 상처 등으로 생기고 축축하게 젖은 발을 제대로 건조시키지 않아도 생긴다.

자종(子腫)

임신 말기에 임산부의 발부터 시작해 점차 하지 전체로 붓기가 퍼지고 계속해서 온몸은 물론 머리까지 부으며, 피부가 얇고 반질반질해지는 것을 자종이라 한다. 손가락으로 누르면 들어가서 잘 올라오지 않으므로 취각(脆脚)이라고도 한다. 평소 비신(脾腎)의 양기가 허한데다가 태아가 점차 커지면서 기기불창(氣機不暢)으로 운화수포(運化輸布)의 기능을 상실하여 수습(水濕)이 족부로 넘쳐흘러서 생긴다.

▶발바닥의 피문이 아주 뚜렷한 것은 우울증을 앓고 있다는 징조다. 다섯 발가락의 발톱이 모두 들리는 것은 정신적인 스트레스가 심한 징조다.

▶발톱에 세로로 줄무늬가 생기는 것은 신체가 지극히 피로한 상태로 신체 기능이 저하되어 병에 걸리기 쉬움을 나타낸다.

▶족무지(足拇趾) 복측(腹側) 피부에 망상의 굵은 무늬와 바늘구멍 같은 손상이 있는 여성은 월경불순, 성욕감퇴 등의 성선내분비실조의 각종 질병을 앓을 가능성이 많다.

Tip 누웠을 때의 발모양

① 엎드렸을 때, 좌우 양발의 끝을 바깥 방향으로 돌리면 편안하고 안쪽으로 돌리면 상당히 불편한 사람(정상인은 양발을 동시에 바깥쪽으로 돌리기 어려우며 편안하게 놓지도 못한다) 중에서, 왼발 끝을 바깥으로 돌리는 사람은 왼다리에 병이 있거나 심장병(주로 좌심)을 앓을 가능성이 많음을 나타내고, 오른발 끝을 바깥으로 돌리는 사람은 우측 신장과 심장에 병이 있거나 목 부위에 임파결핵이 생기기 쉬움을 나타낸다.

② 엎드렸을 때, 좌우 양발의 끝이 일치하지 않고 길이가 다른 사람은 감기와 위장병에 잘 걸리고, 여성의 경우는 생리통도 잘 생긴다.[그림 28-6]

③ 똑바로 누웠을 때, 발가락 끝이 앞으로만 쭉

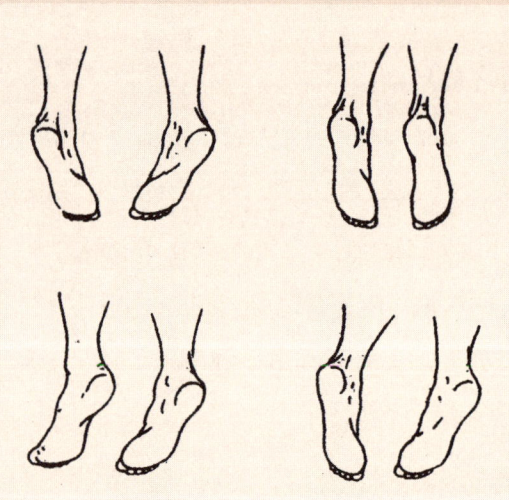

[그림 28-6] 엎드렸을 때 발끝이 아래로 향하는 각종 자세

[다음 페이지에 계속]

▶발가락 복측에 부자연스럽게 올록볼록한 현상이 나타나는 것은 대부분 약물과용으로 인한 것이다. 측면에서 볼 때 제2지와 3지가 구부러져 올라온 사람은 위장질환을 앓을 가능성이 많다.
▶근골(跟骨)이 바깥쪽으로 눕고 장심이 튀어나온 것을 평판각(平板脚)이라 하는데, 신체의 상태가 좋지 않음을 나타낸다.

뻗고, 몸통 쪽으로 당겨지지 않는 사람은(정상인은 발끝을 몸통 쪽으로 당길 수 있다) 폐의 탄성이 나빠 폐기종에 잘 걸린다.
④ 똑바로 누웠을 때, 두 발바닥을 하나로 붙일 수 없는 여자는 자궁암, 자궁근종, 자궁전위, 생리통, 난산, 불임, 성기능감퇴 등의 부인과질환에 잘 걸린다.
⑤ 똑바로 누웠을 때, 한쪽 발이 바깥으로 넘어가는 사람은 같은 쪽의 액하임파선종창을 잘 앓는다. 두 발이 모두 바깥쪽으로 벌어지는 사람은 도한(盜汗)에 잘 걸린다.[그림 28-7]

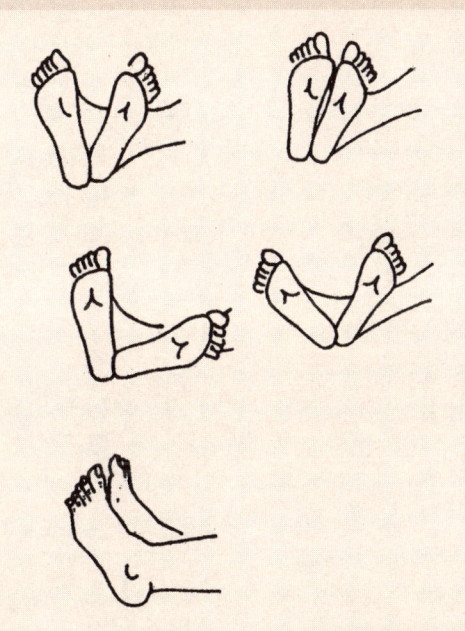

[그림 28-7] 똑바로 누웠을 때 발끝이 위를 향하는 각종 자세

▶발목이 굵은 것은 신장병에서 주로 보인다. 오른 발목이 굵은 사람은 오른쪽 신장에 병이 있다. 이런 사람은 안색이 암자색으로, 정맥계통의 장애와 유관, 주로 우심에 병이 있기 때문이다. 왼 발목이 굵은 사람은 왼쪽 신장에 병이 있다. 이런 사람의 안색이 붉고 윤기가 나는 것은, 동맥계통과 유관, 좌심에 병이 있다는 표시로 동맥경화를 앓기 쉽다.

> **Tip 신발바닥 마모로 본 건강상태**
>
> ① 걸을 때 발가락에 힘이 들어가는 사람은, 신발바닥의 엄지발가락 쪽 마모가 심한 사람, 간장병(肝臟病)을 잘 앓는다.
> ② 새끼발가락 쪽이 많이 닳은 사람은 심장(心臟), 특히 심실(心室)에 병이 많다. 그 중에서 왼쪽 새끼발가락 측의 마모가 뚜렷한 사람은 좌심실에 병이 있고, 오른쪽 새끼발가락 측의 마모가 뚜렷한 사람은 우심실에 병이 있다.
> ③ 뒤꿈치 쪽의 마모가 심한 사람은 수뇨관과 방광벽에 병이 있는데, 좌우 신발바닥과 좌우 수뇨관과 방광벽의 병변은 서로 대응한다. 이런 사람은 똑바로 누울 수 없고 밤에 소변을 자주 보며 야뇨증에 잘 걸린다.
> ④ 뒤꿈치 부분의 외측 마모가 심한 사람은 신장에 병이 있다. 왼발 뒤꿈치 외측이 많이 닳은 사람은 왼쪽 신장에 병이 있고, 오른발 뒤꿈치 외측이 많이 닳은 사람은 오른쪽 신장에 병이 있다.[그림 28-8]

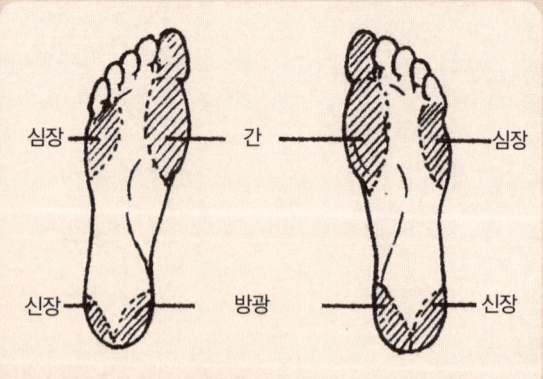

[그림 28-8] 발바닥과 질병의 관계도(일본)

▪▪▪▪▪ 주석

1) 묘규(苗竅) : 코는 폐규이고, 눈은 간규이며, 입은 비규이고, 혀는 심규이며, 귀는 신규가 됨을 말한다. 규(竅)는 구멍이다.

2) 음분(陰分) : 몸속에 있는 물기를 말한다.

3) 수종병(水腫病) : 체내에 수습이 정체되어 얼굴·눈·사지·흉복부, 심하면 전신에 부종이 발생하는 병이다.

4) 각기종창(脚氣腫脹) : 발가락 사이 및 발바닥에 생기는 일종의 무좀으로, 비경·위경의 습열하주 혹은 전염에 의해 발생한다.

5) 단독(丹毒) : 급성피부열독증으로 환부의 피부가 벌겋게 달아오르고, 오한으로 몸을 심하게 떨며 열이 높고 머리가 아프며 뼈마디가 쑤시는 등의 전신증상이 수반된다. 유화(流火) 또는 화단(火丹)이라고도 한다.

6) 신열(身熱) : 전신에 열이 나는 것을 말한다. 양이 성하면 몸에서 열이 나지만 양기허(陽氣虛)로 몸에 열이 나는 경우도 있다.

29

피부 皮膚

피부는 담장처럼 인체의 바깥에 있으면서 신체의 정상적인 생리활동을 보호하는 제1의 방어선이다.

피부는 체내의 각종 기관을 보호하면서 감각, 배설, 흡수, 체온조절 등의 중요한 기능을 담당한다. 피부는 기혈진액의 유양(濡養)에 의지하며, 폐(肺)에 내합되고, 위기(衛氣)가 그 사이를 순행하며, 기혈의 외영(外榮)[1]이 된다. 피부는 인체건강을 드러내는 중요한 창구이자 정보센터로, 인체의 여러 질병과 수많은 피부병은 병이 걸리기 전이나 병변의 과정 중에 피부를 통해 각종 질병의 정보를 그때그때 우리들에게 알려준다.

정상인의 피부는 옅은 황색에 홍색이 비치고, 탄력이 있으며, 습도가 적당하고, 부드럽고 매끄럽다. 기혈진액이 부족하고 장부경락에 병변이 있거나 외사를 감수하면 피부에 이상변화가 생긴다. 따라서 피부의 색택과 형태의 변화 및 두진·반점·옹저·정 등의 피부병변을 관찰하면 질병의 성질과 기혈진액의 성쇠를 파악하고 질병의 예후를 추측할 수 있다.

피부의 색택 살피기

1 피부가 창백함과 동시에 잇몸·입술·점막(통상 검결막)이 모두 창백한 것은 기혈부족을 나타내며, 대부분 빈혈증에서 보인다. 하지만 단순히 피부가 창백하다고 해서 빈혈인 것은 아니다. 한랭의 자극을 받거나 장기간 야간작업을 하거나 갱도 등 지하에서 작업을 하거나 오랫동안 침대에 누워 햇빛을 보지 못한 경우에도 피부가 창백해 질 수 있다.

피부에 쌀알에서 콩만 한 크기의 원형이나 타원형 혹은 일부 다각형의 산포되어 서로 융합하지 않는 백반이 생기는데, 그 경계가 뚜렷하고 중앙이 약간 오목 들어갔다. 대부분의 백반은 가슴, 등, 사지 내측 등 옷으로 가려지는 부위에 분포한다. 주로 40세 이상의 사람에게 생기는 점상의 백반은 피부의 건조와 위축을 수반하는데, 심한 경우는 노인반이 나타난다. 이런 것들은 거의 피부의 퇴행성 변화에 속하여 인체에는 무해하다. 점상 백반은 치료가 필요 없고, 단지 피부가 이미 노쇠했으니 피부의 영양공급과 보호에 주의하라는 각성의 의미가 있을 뿐이다. 그러나 광대뼈나 뺨 부위에 생기는 흰 덩어리는 백반증일 가능성이 있고 소수는 암증(癌症)의 징조일 수도 있으므로 경계해야 한다.

피부에 크기와 형태가 일정하지 않고 경계가 뚜렷한 백색 반편(斑片)이 나타나는 것은 백전풍(白癜風)인데, 한의학에서는 백박풍(白駁風), 풍습침습과 기혈어체로 혈이 피부에 영양을 공급하지 못하기 때문이다. 백전풍은 얼굴, 목, 허리, 배, 팔과 손 등 마찰이 많고 햇빛에 노출되는 부위부터 나타나기 시작한다. 백반이 장기적으로 몸통의 어느 한 부위에 국한되는 경우는 저절로 낫기도 하지만 대부분의 경우 점차 많아지고 범위가 확대된다. 일반적으로 여름에 확산속도가 빠르고, 겨울에는 느리거나 정지된다. 이 병은 피부미용에 영향을 줄뿐 건강에는 이상이 없다.

피부 전체와 체모까지 희게 변하는 것은 백화병이다. 백화병은 피부 및 모발과 눈동자의 색소가 결핍된 상염색체열성유전성피부병으로 가족력이 있다.

어린아이의 얼굴색이 누렇게 뜨고 백색이나 회백색의 백반이 생기는데, 경계가 뚜렷하지 않고 크기는 동전만하며 형태는 원형이나 타원형이고 위에 건조하고 고운 설탕 같은 인설(鱗屑)이 덮인 것은 회충병으로, 체내에 회충이 있음을 나타낸다.

2 피부가 누렇게 뜨면서 손발톱과 눈의 흰자위에도 황색이 나타나는데, 정상인보다 누런 정도가 훨씬 심한 것은 대부분 황달형간염 · 담낭염 · 담석증 등과 같은 황달병이다. 한의학에서는 황달을 크게 양달과 음달로 나눈다.

- 양달 : 피부색이 귤색처럼 선명한 황색이고 땀과 오줌의 색도 황벽나무의 즙처럼 짙은 황색이며 입이 타고 누런 설태가 낀다. 일반적으로 비위 혹은 간담의 습열 때문이다.
- 음달 : 피부색이 그을음처럼 어두운 황색이고 추위를 싫어하며 입에 백태가 낀다. 대부분 비위의 한습 때문이다.

3 피부가 국부적으로 갑자기 연지를 바른 것처럼 붉어지고 부으면서 통증이 일어나다가 전신에 발열과 오한이 생기는 것을 '단독(丹毒)'이라 하는데, 발생 부위에 따라 명칭이 다르다. 두부에 발생하면 '포두화단(抱頭火丹)'이라 하고, 전신에 생겨서 이리저리 돌아다니면 '적유단독(赤游丹毒)'이라 하며, 다리에 생기는 것을 '유화(流火)'라 한다. 주로 심화편왕(心火偏旺), 풍열승습(風熱乘襲), 신화내온(腎火內蘊), 습열하주(濕熱下注) 등의 원인으로 발생하며, 어린아이는 태독(胎毒)과 관련이 있다.

손가락이나 발가락이 짓무른 후에 사지의 피부에 한 가닥 붉은 선이 나타나 급속도로 몸통으로 뻗어나가는 것을 '홍사정(紅絲疔)'이라 하는데, 열독이 경락으로 뚫고 들어갔기 때문이다.

현대의학에서는 피부가 붉어지는 것은 혈액 속 적혈구의 함량이 높아지거나 심장, 간(肝) 및 장(腸)에 문제가 생긴 것으로 본다.

4 피부가 청자색을 띠고 국부적으로 부으면서 아프고 눌러도 색이 변하지 않는 것은 대부분 피하출혈로 인한 혈종에 속한다. 초기에는 청자색을 띠다가 점차 자홍색과 흑자색으로 변한다. 피부색이 황갈색으로 변하고 붓기와 통증이 사라지는 것은 질병이 나으려는 증상이다.

5 피부색이 푸른 것은 심장병과 폐병일 가능성이 높다. 복부에 푸른 무늬가 나타나는 것은 부신피질기능항진증일 가능성이 높다.

6 피부색이 누런 가운데 검은색이 나타나고 전체적으로 어두운 것을 '흑달(黑疸)'이라 한다. 황달의 한 종류로 대부분 황달병이 변한 것이다. 대부분 과도한 방사가 원인으로, 색욕으로 신(腎)을 상했기 때문에 생긴다. 따라서 '여로달(女勞疸)'이라고도 한다.

✿✿✿

피부가 검고 검은색 반점이 생기는 것은 신상선호르몬의 결핍일 가능성이 많다. 피부가 검고 거칠어지는 것은 주로 위암(胃癌)의 위험한 신호다. 몇몇 의학전문가의 통계에 따르면, 위암환자의 1/3은 위암의 여러 증상이 나타나기 전이라도 신체 다른 부위의 피부가 이미 검고 거칠게 변한다고 한다. 가장 잘 나타나는 부위는 겨드랑이 아래와 대퇴부 내측 그리고 배꼽 주위이며, 간혹 환자의 얼굴과 장심(掌心)에도 검은색이 약간 나타난다. 피부가 검고 거칠게 변하는 원인은 암세포가 방출하는 물질 때문이다. 뇌하수체 이상과 당뇨병 등과 같은 몇몇 질병의 환자의 피부도 가끔은 검고 거칠게 변하기도 하지만 위암의 피부변화가 전형적인 경우다.

노인의 피부, 특히 얼굴에 갈색 반점이 나타나는 것을 수반(壽斑)이라 하는데, 의학에서는 리포푸신(lipofuscin, 소모성색소)이라 한다. 이 색소는 체표의 세포막에 쌓일 뿐 아니라 체내의 각 장기에도 침범한다. 색소가 혈관벽에 쌓이면 혈관에 섬유성병변을 일으켜 동맥경화 · 고혈압 · 심근경색을 유발한다. 색소가 뇌세포에 쌓이면 기억력감퇴 · 지능장애 · 억울증 · 치매 등을 유발한다. 나이가 들어감에 따라 늘어나는 수반은 이 때문에 노쇠의 신호로 간주된다. 하지만 평소에 영양 상태에 주의를 기울이면 수반의 발생을 감소시키거나 억제할 수 있다. 충분한 수분과 셀레늄, 비타민 B_2, 비타민C, 반광안산, 판토텐산, 구연산, 니코틴산, 비타민A, 비타민E 등은 모두 수반의 발생을 억제할 수 있다. 이런 물질들은 동물의 간, 효모, 감귤류 과일, 꿀, 해삼, 우유, 대두, 계란, 채소, 깨 등으로 섭취할 수 있다.

이 밖에 단기간 내에 갑자기 많은 수반이 생기는 것은 체내에 어떤 악성 종류가 숨어 있음을 나타내므로 즉시 병원에서 검사를 받고 치료해야 한다.

피부손상의 형태 살피기

색반(色斑)

반점이 피부 위로 돌출하지 않고 점상이나 편상, 망상으로 나타나며 가장자리의 경계가 분명하다. 반점이 조각을 이루며 붉은색이나 자주색을 띠고 피하에 평평하게 퍼져 있으면 양반(陽斑)으로, 외감열병에서 주로 보인다. 열이 영혈에 들어가서 혈을 압박하니 밖으로 넘쳐서 발생한다. 반점의 크기가 일정하지 않고 옅은 홍색이나 암자색이며, 흐릿하고 발생하는 위치가 일정하지 않지만 얼굴과 등에는 생기지 않고, 아무 때나 나타나며 제반 허증의 증상을 보이는 것은 음반(陰斑)이다. 내상혈열(內傷血熱)이나 기허로 섭혈(攝血)하지 못하여 발생한다.

피부에 자주색 반점이 나타나는 것은 혈소판감소증에서 볼 수 있으며, 피부와 점막 표면에 출혈점과 어반(손가락으로 눌러도 퇴색되지 않는다)이 있는 것은 유행성뇌막염에서 볼 수 있다. 피부에 선홍색이나 약간 수종 기가 있는 홍반이 나타나고, 뺨에 생길 경우 주로 나비나 박쥐처럼 좌우 대칭을 이룬다. 이는 청년기의 여성에게 많이 발생하는 홍반낭창에서 볼 수 있다. 피부에 원형이나 타원형으로 경계가 뚜렷한 고정적인 홍반이 나타나는 것은 대부분 약물에 대한 과민반응에 의한 것이며 약물성 피부염에서 가장 많이 보인다. 주로 입술, 포피, 음순 등의 부위에 반복적으로 발생한다. 피부에 장미색의 반진이 생겨서 누르면 퇴색되고, 심하면 피진이 출혈성으로 되어 손바닥과 발바닥으로 파급된다. 이 증상은 상한병(傷寒病)에서 많이 보인다.

피부에 지주지(蜘蛛痣, 거미혈관종)의 색소반이 나타나는 것은 간경변에서 볼 수 있다. 거미혈관종의 특징은 반점의 중앙에 작고 붉은 점이 하나 있어서 주위로 수많은 가늘고 붉은 실을 방사하고 있다는 점이다. 반점의 직경은 0.2~2센티미터 정도이고, 뾰족하고 단단한 물건으로 반점의 중앙을 누르면 거미줄 모양이 사라졌다가 떼면 다시 나타난다. 거미혈관종의 숫자는 개인마다 달라서, 적게는 몇 개에서 많게는 수백 개에 달한다.

풍단(風團)

피부손상이 덩어리 모양의 융기로 나타나며, 크기와 형태는 일정하지 않다.

쌓여서 덩어리를 이루거나 붙어서 큰 조각이 된다. 대부분 갑자기 생기며 없어진 뒤에는 반흔이 남지 않는다. 속칭 '풍흘탑(風疙瘩)'이라 한다. 고정되지 않고 여기저기 생기며 사라졌다 나타났다 하는 것은 풍사에 속하고, 붉은 것은 열사나 음허에 속한다. 암자색이나 암홍색은 혈어 때문이고, 백색은 풍한을 감수하거나 양기가 허약하기 때문이다.

조흔(抓痕)

피부를 긁은 후 선 모양의 피부손상이 남는 것을 말한다. 조흔은 정상피부에 발생할 수 있으며, 이미 손상된 피부 위에서도 볼 수 있다. 긁어서 표피에 상처가 난 후 피딱지가 앉는 것은 내열 때문이고, 긁은 후 흰 선이 남는 것은 풍사가 성하거나 속에 조사(燥邪)가 있는 것이다.

가피(痂皮)

피부가 짓물러 터진 후 침출물이 말라붙어서 상처 표면을 덮은 딱지를 말한다. 고름이 섞여 있는 것을 농가(膿痂)라 하는데, 이는 열독이 아직 사라지지 않은 결과다. 피가 섞인 것은 혈가라 하는데, 혈열이 아직 사라지지 않았음을 나타낸다. 귤색은 장가(漿痂)라 하는데, 습열이 아직 다하지 않았음을 나타낸다.

수포(水疱)

피부 표면이 부풀어 오른다. 작은 것은 쌀알만 하고 큰 것은 바둑알만 하며, 속에는 맑거나 혼탁한 액체가 들어있다. 물집의 벽은 얇아 터지기 쉽고, 터진 후에는 짓무른 면이 나타난다. 하나만 생기거나 여러 개가 모여 무더기를 이루기도 한다. 붉고 작은 수포는 대부분 습열에 속하고, 큰 수포는 대부분 습독이나 열독에 속한다. 심재성(深在性)의 작은 수포는 대부분 비위가 습열이나 한습을 감수한 것이다.

농포(膿疱)

피부 표면이 부풀어 오르고 속에는 농액이 있다. 황색이나 유백색을 띠며, 하나만 생기거나 전신에 두루 생기고, 짓물러 터진 후에는 농이 나오고 딱지가 앉는다. 처음부터 농포로 생기거나 수포가 농포로 변하기도 한다. 전자는 대부분 열독이 침범하여 생기는데, 모양은 수두와 비슷하고 벽이 얇고 누런색이며 붉은 테두리가 분명하다. 농액이 흘러나오면 통상 새로운 농포가 생긴다. 후자는 대부분 습독이 응결했기 때문인데, 주로 넓고 붉은 피부에 생긴다. 크기는 좁쌀만 한데 벽이 얇아 잘 터지고, 터진 후에는 짓물러 농이 스며 나오고 잘 마르지 않는다.

피부병의 형태 살피기

출진(出疹)

피부의 주름진 부위에 가려운 구진이 생기는 것으로 손가락·발가락 사이, 대퇴 내측, 음부 등에서 많이 보이며, 대개 개창(疥瘡)[2] 감염 때문이다. 피진(皮疹)이 한 곳에 나타나고 이어서 다른 곳에도 똑같은 피진이 나타나는 것은 대개 췌장(膵臟)에 병이 있음을 나타낸다. 겨울철 종아리와 등 부위에 마르고 가려운 발진이 생기는 것은 전기장판 때문일 경우가 많다. 색소가 침착된 반점 형태의 피진이 급속히 커지면서 변색이 되고, 피진 가로 작은 위성반점이 나타나는 것은 대개 악성병변(惡性病變)의 신호이다. 몸통에 퍼진 색소피진의 수가 25개를 넘는 것은 기체 내에 종류를 발생시킬 위험이 도사리고 있음을 예시한다. 겨드랑이 아래의 긴 결절성 피진은 결장 하단에 증식성 병변이 있다는 신호이다.

마진(痲疹)

어린아이에게 주로 보이는 전염병으로 시사여독(時邪癘毒)을 감수했기 때문이다. 먼저 오한과 발열이 있고, 기침을 하며, 맑은 콧물을 흘리고, 눈물이 고이며, 귀가 차고 귀 뒤에 붉은 선이 나타난다. 발열이 있고 3~4일 후에는 머리부터 흉복과 사지까지 피부에 발진이 생긴다. 복숭아처럼 붉고 까칠한 발진이 군데군데 있다가 손으로 문지르면 점차 조밀해진다. 마진이 생기는 순서와 조밀도, 색택과 동반되는 증상을 근거로 병세의 순역을 판단할 수 있다. 발진이 정상적인 순서로 생기고 몸 전체에 고르게 퍼져 있으며, 색택이 붉고 생긴 순서대로 사라지고, 열이 점차 내리며 입맛이 돌아오고 정신이 점차 회복되는 것은 정기(正氣)가 충분하고 사독이 비교적 가벼운 것으로 마진의 순증이다. 그러나 발진이 잘 생기지 않거나 생겼다가 바로 사라지거나, 색이 어두운 자주색이고 고열과 기침을 동반하면 사독이 폐를 막은 것이다. 피부가 창백하고 발진의 색이 어둡고 붉지 않은 것은 정기가 허하고 쇠하여 사독을 밖으로 밀어내지 못하는 것이다. 이런 증상은 모두 마진의 역증에 속한다.

풍진(風疹)

풍사(風痧)라고도 한다. 어린아이에게 많이 보이며, 풍열시사(風熱時邪)가 폐위(肺衛)를 침범하고 기육에 쌓였기 때문이다. 발진의 크기가 작고 조밀하지 않으며 조금 솟아오른다. 색은 옅은 홍색이고 가려웠다 그쳤다를 반복하며 열은 없거나 미열이 있고, 일반적으로 일하거나 음식을 먹는데 지장이 없다.

은진(癮疹, 두드러기)

풍진괴(風疹塊)라고도 한다. 피부에 갑자기 크기와 형태가 일정하지 않은 구진이 생기는데, 작은 것은 깨알만 하고 큰 것은 꽃잎만 하다. 나타났다가는 사라지고 가려워 긁으면 옆의 구진과 합쳐져 커진다. 피부표면이 부어오르면서 옅은 홍색이나 옅은 백색을 띤다. 대부분 영혈이 손상되고 허해 풍사가 경락을 침범하여 피부에 발진이 일어난다.

천화(天花, 천연두)

예전에는 '정두(正痘)'라 불렸다. 역독으로 인한 전염병으로 두면부에 가장 많이 생기고 증후가 아주 험악하다. 예전에는 빈번히 유행했으며 사망률도 상당히 높았다. 하지만 현대에는 예방접종이 보편화되어 거의 사라졌다. 1979년 세계보건기구는 전 세계에서 천연두는 이미 사라졌다고 선포했다. 천연두 발진의 특징은 원형이며 뿌리가 붉고 깊으며 꼭대기는 희고 오목 들어가 배꼽처럼 생겼다. 크기가 고르며 한꺼번에 나타나고 농액의 색이 탁하다. 나을 때는 딱지가 앉았다가 딱지가 떨어지면 흔적을 남겨 얼굴이 얽는다.

수두(水痘)

수두는 어린아이들에게 유행하는데, 외감한 시사(時邪)[3]가 비경과 폐경에서 발하여 생기며 외감표증이 있으나 증후는 가볍고, 현재에도 여전히 나타나고 있다. 그 특징으로는 대부분 몸통과 두면부에 타원형의 발진이 생기고, 피부의 표층에 생겨 잘 터진다. 일반적으로 꼭대기에는 천연두 같은 오목한 함몰이 없고 크기는 일정하지 않으며 연속적으로 나타난다. 발진 속의 액은 물처럼 투명하고 맑으며, 시간이 지나면 약간 탁해졌다가 딱지가 앉는데, 딱지가 떨어져도 흔적이 남지 않는다.

백배(白痦)

백배는 투명하고 작은 포진이 피부에 돋는 것으로 뿌리 부위의 색 변화가 없고 포진 가장자리에 붉은 경계도 나타나지 않는다. 문질러 터지면 물이 흘러나온다. 대부분 습사가 위분(衛分)에 엉겨 땀을 내야 할 때 충분히 내지 못하여 생기고, 습온옹(濕溫癰)⁴ 환자에게서 주로 보인다. 대부분 목과 가슴 부위에 생기고, 때로는 팔과 복부까지 퍼지기도 하며, 가끔은 땀이 나면서 생기기도 한다. 백배가 나타나는 것은 일반적으로 습열이 밖으로 넘칠 만큼 성함을 나타내지만, 습사의 성질이 끈끈하면 일시에 전부 표증으로 화하지 못하기 때문에 가끔 여러 차례 반복적으로 나타나기도 한다. 백배는 정배(晶㾦)와 고배(枯㾦)로 나누는데, 투명하고 물이 가득한 것은 정배로 순증이고, 색이 희뿌옇고 메말라 오그라든 것은 진액이 고갈된 고배로 역증이다.

비자(痱子, 땀띠)

비자는 폭염의 여름이나 고온인 환경에서 주로 보이는 피부병으로, 바늘 끝만 한 붉은 구진이나 수포가 생긴다. 따끔거리고 가려우며 심하면 여러 개가 모여 편상을 이룬다. 피부가 붉어지고 구진이 사라진 뒤에는 작은 가루가 남는다. 대부분 습열이 피부에 울체되어 생긴다.

열기창(熱氣瘡)

열창이라고도 한다. 풍열을 외감하거나 비위의 내열훈증으로 생긴다. 통상 발열 후에 많이 보이고, 입술과 콧구멍 주위에 잘 나타나며, 크기가 다른 수포가 군집을 이루고, 환부 주위는 약간 붉으면서 가렵고 타는 듯한 느낌이 있다. 수포 속의 수액은 처음에 맑았다가 혼탁하게 변하고, 오래되면 딱지가 앉았다가 떨어진다.

전요화단(纏腰火丹)

허리와 복부, 가슴, 겨드랑이에 많이 생긴다. 피부에 타는 듯한 작통이 있고 작은 것은 녹두 만 하고 큰 것은 콩만 한 수포가 생기며 수포 주위가 불그스름하다. 대부분 간화망동(肝火妄動)으로 습열내온(濕熱內蘊)하여 생긴다.

습진

침음창(浸淫瘡)이라고도 한다. 초기에는 대부분 홍반이었다가 급속히 붓고 구진이나 수포가 생긴다. 수포가 터지면 진물이 베어 나오고 붉고 축축한 미란(糜爛)[5]이 나타난다. 이후에 마르면 딱지가 앉았다가 딱지가 떨어진 후에는 흔적이 남는데, 시간이 지나면 자연히 사라진다. 대부분 풍·습·열의 사기가 피부에 머무르거나 오랜 병으로 혈기를 소모해서 혈허생풍(血虛生風)과 화조(化燥)를 유발함으로 피부가 영양을 잃고 손상을 받아 생긴다.

옹(癰)

옹은 피육 사이에 생기는 급성화농성질환이다. 국부적으로 붉게 붓고 열통이 있으며, 표피가 얇고 반질반질해진다. 환부의 크기는 2~3센티미터 전후로 발병의 속도가 빠르고 쉽게 곪고 쉽게 낫는 특징이 있다. 대부분 습열화독이 안에 쌓이고, 기혈이 막히고 열이 성하여 살이 부패하여 생긴다.

저(疽)

크게 두저(頭疽)와 무두저(無頭疽)로 나눈다. 두저는 피부와 비교적 두꺼운 기육 사이에 생기는데, 초기에는 좁쌀만 한 농두(膿頭)가 있고, 열이 나면서 붉게 붓고 아프며, 뿌리가 크고 깊고, 범위는 대략 3~4촌(寸) 이상이 된다. 짓물러 터진 후에는 여러 곳에 벌집 모양의 농두가 생기는데, 대부분 양증(陽證)에 속한다. 풍온습열의 사독을 감수하거나 속에 습열화독이 생겨 기육과 피부에 응집하기 때문이다.

무두저는 골격 및 기육 깊은 곳에 생기는 농창으로 천천히 붓고 피부색의 변화가 없으며 누르면 단단하고 국부적인 마목이 있다. 열은 없으며 통증은 가볍고, 천천히 발병하고 쉽게 사라지지 않으며, 짓무른 후에는 잘 아물지 않는다. 음증(陰證)에 속한다. 대부분 기혈휴허로 한담응체(寒痰凝滯)하거나 오장의 풍독적열이 깊이 침투하여 근골 및 기육 깊은 곳에 쌓이기 때문이다.

정(疔)

두면부와 수족에 많이 발생한다. 두면부에 생기는 것은 형태가 좁쌀이나 쌀알 같고 뿌리가 단단하고 깊어 못을 박아놓은 것 같다. 초기에는 저리고 가려운 것이 함께 나타나다가 붉게 붓고 열통이 생기며, 한열이 번갈아 나타난다. 수족에 생기는 것은 초기에는 대부분 천천히 붓고 농두가 없으며 마목감이 있고 가렵다. 이어서 신열과 동통이 일면서 농이 생긴다. 대부분 장부에 화독이 응결하여 생기거나 외감한 사독이 피부 내 경락의 흐름을 막기 때문이다. 두면부의 정은 정창주황(疔瘡走黃)[6]으로 발전하기 쉬우며 생명이 위급해질 수도 있다.

절(癤)

피부의 얕은 표층에 생기며 붉게 붓고 열통이 있다. 뿌리는 얕고 붓기는 1촌 전후다. 잘 곪고 곪으면 낫는다. 대부분 서습(暑濕)이 기육과 피부에 막히거나 장부에 습열이 쌓여 바깥으로 발산하면서 기혈옹체를 유발하여 생긴다.

■■■■■ 주석

1) 외영(外榮) : 영(榮)은 오장의 정화가 외부에 표현되는 색택이다.

2) 개창(疥瘡) : 전염성소양성피부병의 하나로 '옴'을 말한다.

3) 시사(時邪) : 사계절의 기후와 관련된 병사로서 계절병을 일으키는 요소를 통칭한 것이다.

4) 습온(濕溫) : 계절적인 습열의 사(邪)와 체내의 장위(腸胃)에 있는 습이 엉켜 막히므로 병이 발생한다.

5) 미란(糜爛) : 살갗 또는 점막의 표층이 손상된 것을 말한다. 흔히 피부염이나 누공(漏孔)의 주변 혹은 화상이나 외상 등으로 인한 작은 물집이나 고름집이 터진 자리에 생긴다. 심하면 궤양이나 옹저 등으로 전변되기도 한다.

6) 정창주황(疔瘡走黃) : 정독(疔毒)이 급속히 확산되고 안으로 침입하여 혈분에 들어가서 의식을 잃고 헛소리를 하는 등의 증상이 나타나며, 국부의 종(腫)이 점차 확산되는 것이다. 피부에는 보통 어점(瘀點)이나 어반이 생기며 전신이 누렇게 뜨고, 농독으로 부골저(附骨疽)나 폐옹(肺癰) 등의 합병증이 생기기도 한다.

30

척부 尺膚

척부(尺膚)는 곧 인체의 완횡문에서 주횡문까지의 피부를 말한다. 《황제내경(黃帝內經)》에서 '尺'이라 했기 때문에 척부라 부른다. 고대의 의가들은 척부진단을 높이 평가했다. '선조척자(善調尺者), 불대어촌(不待於寸).'이라 했는데, 다시 말해 척부를 잘 살피는 사람은 진맥을 하지 않고도 정확히 병을 판단할 수 있다고 말했다. 척부는 전신피부의 축영으로, 전신의 장부 경기(經氣)와 상통하고, 오장육부는 척부 부위에 전체 정보의 투사구역을 두고 있다. 따라서 척부를 통하면 전신 오장육부의 정보를 알 수 있다. 척부는 질병을 미리 진단한다는 면에서 가치가 있기 때문에 임상에서 피부를 진단할 때는 가끔 척부만을 취하기도 한다. [그림 30-1]은 척부와 내장의 상관도이고, [그림 30-2]는 척부진단법 설명도다.

임상에서 척부(尺膚)를 살펴 병을 진단할 때는 척부의 형태를 관찰하는데, 그 형태는 완(緩)·급(急)·활(滑)·삽(澁)·분(賁)·감(減) 여섯 자로 개괄할 수 있다.

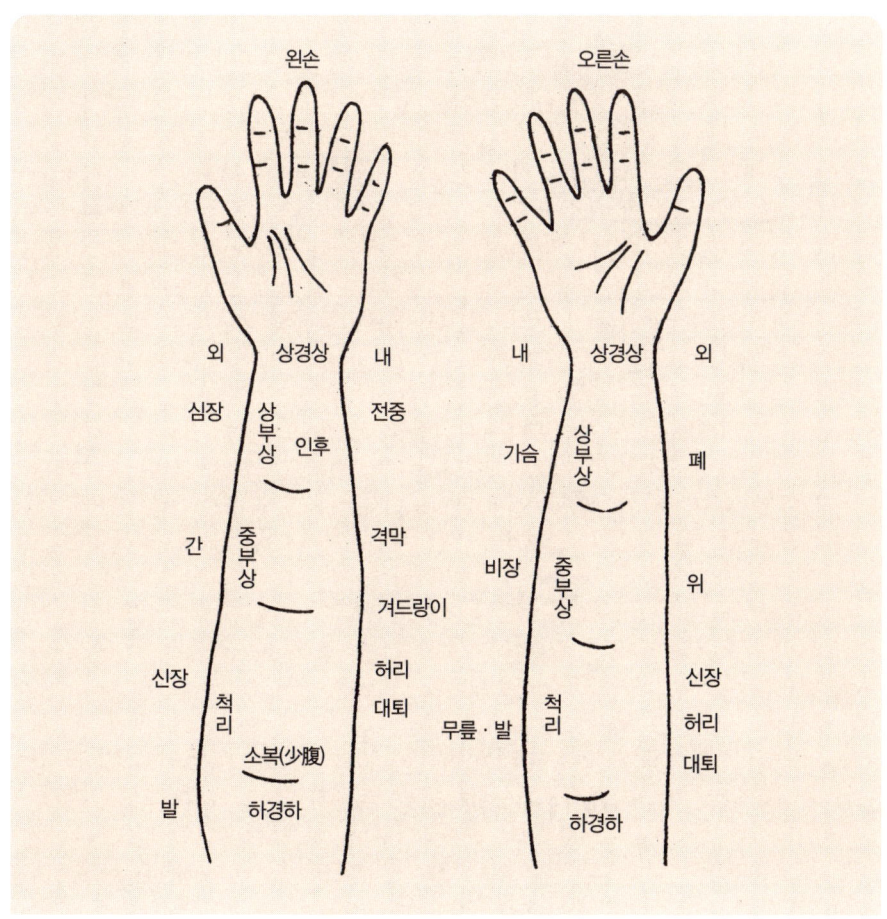

[그림 30-1] 척부와 내장의 상관도

완(緩)

완은 종완불급(縱緩不急)의 뜻으로, 척부가 팽팽하지 않고 약간 늘어진 것을 가리킨다. 이런 현상은 열증에서 많이 보인다.

급(急)

급은 곧 긴급(緊急)으로, 척부가 팽팽하여 늘어지지 않은 것을 가리킨다. 한증에서 많이 보인다.

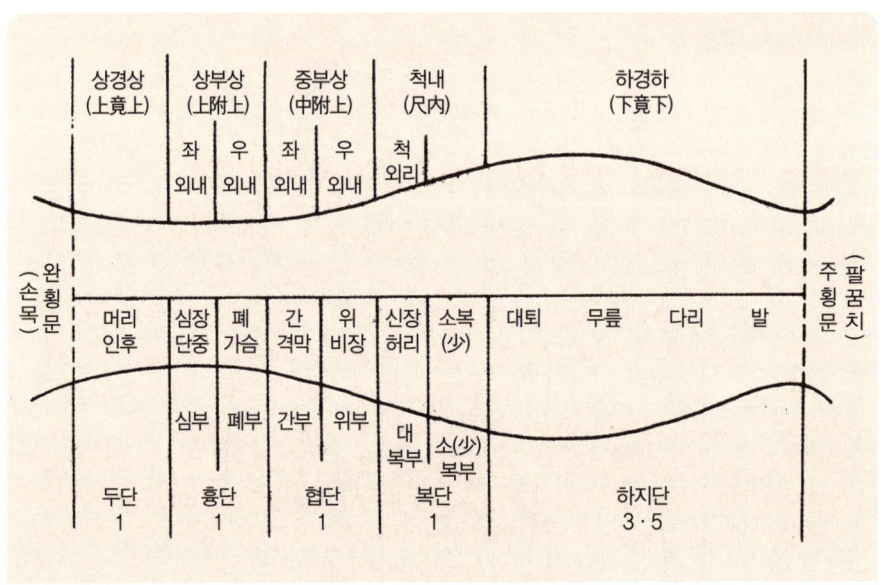

[그림 30-2] 척부 진단법 설명도

활(滑)

활은 척부가 매끄럽고 부드러우며 윤택한 것을 가리킨다. 주로 병이 없거나 풍사가 병이 된 경우에 보이며, 다한증 환자에게서도 볼 수 있다.

삽(澁)

삽은 척부가 매끄럽거나 부드럽지 않고 마르고 건조한 것을 가리킨다. 이는 기혈불화(氣血不和)로 혈류가 원활하지 못하거나 음한응체(陰寒凝滯)로 진액이 고갈되었기 때문이다. 주로 비증(痹證) 환자에게 척부가 삽한 증상이 나타난다.

분(賁)

원래는 대고(大鼓)를 가리키는데, 척부가 크고 풍성하거나 돌기가 있다는 뜻이다. 피부가 풍성하고 견실한 것은 혈영기성(血盈氣盛)의 증이다. 갑자기 부풀어 오르거나 부푼 정도가 지나친 것은 실증으로 수종, 홍종, 구진연편(丘疹連片) 등의 예가 있다.

감(減)

감은 척부가 약하고 가늘며 살이 없는 것으로 모든 것이 허하고 부족하여 몸이 약하고 병이 많음을 가리킨다.

주석

1) 척부(尺膚) : 양손의 주관절(肘關節) 아래에서 촌구(寸口, 요골 안쪽의 맥이 뛰는 부분) 부위에 이르는 피부를 말한다.

31

체형 體型

    누구나 건강하고 아름다운 체형을 원한다. 청장년의 건강하고 아름다운 체형은 보는 사람으로 하여금 멋있고 건장하며 원기 왕성한 패기를 느끼게 한다. 중노년의 건강하고 아름다운 체형을 보면 중후하고 건강한 느낌을 받는다. 그렇다면 건강하고 아름다운 체형은 무엇인가?

    전문가들은 건강하고 아름답다고 할 만한 체형은 다음과 같아야 한다고 말한다. 남자는 근육이 발달되고 균형이 잡혀야 하며, 여자는 풍만하지만 뚱뚱하거나 부은 느낌이 없어야 한다. 두 어깨는 대칭이 되어야 하는데, 남자는 넓고 여자는 둥글어야 하며 약간 아래로 쳐져야 한다. 척추는 등 쪽에서 봤을 때는 일직선이 되어야 하고 옆에서 봤을 때는 정상적인 곡선을 이루어야 하며, 견갑골은 익상융기(翼狀隆起)가 없어야 한다. 흉곽은 넓고 두터우며 양쪽의 비율이 맞아야 하는데, 남자는 흉근이 발달하여 둥글게 솟아서 정면에서 봤을 때 거꾸로 놓은 사다리꼴이 되어야 하고, 여자는 유방이 풍만하고 아래로 처지지 않아야 하며 옆에서 봤을 때 여성스런 곡선이 드러나야 한다. 여자는 허리가 가늘고 약간 원주형이어야 하며 복부는 편평해야 한다. 둔부는 둥글고 풍만해야 하는데, 남자는 팽팽하여 약간 위로 들려야 하고 여자는 아래로 처지지 않아야 한다. 하지(下肢)는 곧고 길어야 하는데, 무릎 아래가 길고 비장근(腓腸筋, 비복근이라고도 한다. 종아리의 뒤쪽 피부 아래에 있는 강한 근육)의 위치가 비교적 높고 약간 돌출해야 하며 전체적으로 비율이 조화롭다는 느낌을 줘야 한다.

아름다운 체형은 인체의 미를 측정하는 중요한 기준이 될 뿐만 아니라 건강의 상징이기도 하다. 체형이 뚱뚱하고 마르거나 신체 각 부분의 비율이 조화를 이루지 못하는 것은 인체 외적인 아름다움의 상실과 더불어 때로는 체내에 어떤 질병이 숨어있음을 예시하기도 한다. 아래에 체형을 보고 질병을 판단하는 몇 가지 방법을 소개한다.

비만

인체에 지방이 과다하게 축적된 것을 비만이라 한다. 일반적으로 비만은 두 가지로 나눈다. 하나는 속발성비만(續發性肥滿)으로 이도성비만(胰島性肥滿)과 갑상선기능저하성비만(甲狀腺機能低下性肥滿) 등과 같이 내분비기능의 실조로 인한 질병으로 발생하는데, 이런 비만은 극히 드물다. 다른 하나는 단순성비만으로, 유전적 소인·과식·운동부족·스트레스·환경요인 등은 모두 비만을 유발할 수 있다. 한 사람의 비만 여부는 외향만으로는 판단할 수 없으며, 객관적인 표준을 근거로 해야 하는데, 체중이 표준체중에서 20%를 초과할 때 비만이라 할 수 있다. [표 31-1] [표 31-2]

비만환자는 고혈압, 관심병, 당뇨병 등의 만성질환에 잘 걸린다. 통계에 따

표 31-1 15~60세 중국 남성의 표준체중 일람표(평균)

체중 나이 키	15-19	20-24	25-29	30-34	35-39	40-45	45-49	50-60
153-154	46.8	48.5	49.6	50.7	51.5	52.6	52.9	52.9
155-156	47.7	49.5	50.7	51.7	52.5	53.6	53.9	53.9
157-158	48.8	50.5	51.8	52.6	53.3	54.7	55.0	55.0
159-160	50.0	51.5	52.8	53.6	54.5	55.9	56.3	56.3
161-162	51.0	52.7	53.9	54.9	55.9	57.3	57.7	57.7
163-164	52.3	53.9	55.0	56.3	57.4	58.7	59.2	59.2
165-166	53.6	55.2	56.3	57.6	58.8	60.2	60.7	60.7
167-168	54.6	56.6	57.6	59.1	60.3	61.7	62.3	62.3
169-170	56.2	58.1	59.1	60.5	61.8	63.4	63.8	63.8
170-172	57.6	59.6	60.6	62.0	63.3	65.0	65.4	65.4
173-174	58.9	60.9	62.1	63.6	65.0	66.8	67.3	67.7
175-176	60.5	62.5	63.7	65.4	66.8	68.6	69.4	69.5
177-178	62.2	64.1	65.5	67.5	68.6	70.4	71.4	71.6
179-180	64.0	65.7	67.5	69.5	70.9	72.2	73.5	73.8
181-182	65.7	67.5	69.4	71.7	73.0	74.5	75.9	76.2
183-184	67.2	69.2	71.3	73.6	75.0	76.1	78.3	78.6

주 : 키는 센티미터, 체중은 킬로그램(다음 도표도 동일). 표준체중을 10% 초과하면 뚱뚱한 편에 속하고, 20%를 초과하면 비만형이다. 표준체중에 10% 미달하면 마른 편에 속하고, 20% 미달하면 마른형이다.

르면, 비만환자가 관심병에 걸린 확률은 정상인의 5배, 고혈압은 8배, 당뇨병은 7배에 달한다고 한다. 비만인의 수명 또한 정상인보다 훨씬 짧다. 외국의 연구보고에 따르면 표준체중에서 35~40%를 초과하는 노인의 사망률이 현격히 높다고 한다.

최근에는 복부비만이 둔부비만보다 더욱 위험하며 심장병에 더 잘 걸린다

표 31-2 중국 여성 표준체중 일람표(평균)

키	표준체중	너무 마름				정상		너무 비만	
		-25%	-20%	-15%	-10%	+10%	+15%	+20%	+25%
145	47.21	35.41	37.68	39.95	42.67	51.75	54.48	56.75	59.02
147	48.57	36.32	39.04	41.31	43.58	53.57	55.84	58.11	50.83
150	49.94	37.68	39.95	42.67	44.94	54.93	58.56	59.92	62.65
152	51.30	38.59	40.86	43.58	46.30	56.29	59.02	61.74	64.01
155	52.66	39.49	42.22	44.94	47.21	58.11	60.38	63.10	65.83
157	53.57	40.40	42.67	45.40	48.12	59.02	61.74	64.46	67.19
160	55.84	41.76	44.49	47.67	50.39	61.74	64.01	67.19	69.91
163	58.11	43.58	46.30	49.03	52.21	64.01	66.73	69.91	72.64
165	59.92	44.94	48.12	50.84	54.02	65.83	69.00	71.73	74.91
168	61.74	46.30	49.48	52.06	55.38	68.16	70.82	74.00	77.18
170	63.56	47.67	50.84	54.06	57.20	69.91	73.09	76.27	79.45
173	65.37	49.03	52.21	55.38	59.02	71.73	75.36	78.54	81.72
175	67.19	50.39	53.57	57.20	60.38	74.00	77.18	80.81	83.99

주 : 실제 체중이 표준체중보다 10% 이상 미달될 때는 마른 것이고, 표준체중을 20% 이상 초과할 때는 고도비만이다. 표준체중을 20% 이상 초과할 때는 다이어트가 필요하다.

는 사실이 밝혀졌다. 미국의 세인트루이스 워싱턴 대학에서는 둔부비만인 사람과 복부비만인 사람의 체내 콜레스테롤은 종류가 다르다는 연구결과를 발표했다. 둔부비만과 허리둘레가 크지 않은 사람은 체내 고밀도 지단백 콜레스테롤의 함량이 높은데, 이 콜레스테롤은 인체에 유익하여 심장병의 발병을 억제한다고 한다. 그러나 복부가 크고 둔부가 작은 사람은 이 콜레스테롤의 함량이 낮아 심장병의 발병가능성이 크다고 한다. 일반적으로 여자는 둔부에 살이 찌기 쉽고 남자는 복부에 살이 찌기 쉬운데, 이는 남자가 여자보다 심장병에 잘 걸리는 원인의 하나다.

그렇다면 복부비만은 어떻게 판정하는가? 간단한 계산방법을 소개한다.

서서 허리둘레와 엉덩이둘레를 재는데, 엉덩이둘레는 가장 큰 곳을 잰다. 그런 다음 허리둘레로 엉덩이둘레를 나누면 허리와 엉덩이의 비율을 얻을 수 있다. 한 사람의 허리둘레가 79센티미터고 엉덩이둘레가 92센티미터라고 하면 그 사람의 허리와 엉덩이의 비율은 0.86이 된다. 남자의 상한선은 0.85에서 0.9까지고 여자는 0.75에서 0.8까지로 이 범위를 초과하면 복부비만으로 볼 수 있다. 이 방법은 간편하고 실용적이며 복부비만을 매우 빨리 예측할 수 있어서 혈압 및 콜레스테롤 수치와 마찬가지로 심혈관의 건강상태를 측정하는 지표로서 보편적으로 사용된다.

마른 체형

살이 많이 찌는 것은 건강에 좋지 않다. 하지만 체중이 너무 적게 나가고 피부에 탄력이 없으며 뼈가 가늘어 장작 같고 얼굴에 윤기가 없으며 약해서 바람에 날아갈 것 같은 체형도 건강과는 거리가 멀다. 인체는 질병이나 다른 요인으로 체중이 줄어드는데, 정상체중보다 10% 이상 적게 나가면 말랐다고 한다. 영국의 저명한 의사인 글로리아 박사는 "마른 것은 질병의 창이다"라는 명언을 남겼다. 음식·주거·정신·작업의 환경과 강도가 상대적으로 안정된 상황에서 단시간에 몸이 말라가면 질병이 있음을 의심해 봐야 한다. '말랐다'는 이 창을 통해 아직 잠복상태인 질병의 존재 여부를 정탐해야 하다.

청소년이 마르고 몸이 약한 것은 근육(특히 요배근)에 힘이 없어 척추가 변형될 수 있음을 나타낸다. 신체 각 부위의 둘레가 작고 내장과 근육을 지탱하는 힘이 약하며 각 내장기관의 발육상태가 불량하고 정도의 차이는 있지만 영양상태가 양호하지 못한 증상이 있으면 질병에 걸리기 쉽다.

전문가들은 청소년이 지나치게 마르는 원인으로 다음의 몇 가지를 꼽는다. 첫째, 식욕이 없고 소화가 잘 되지 않는다. 둘째, 수면이 불규칙하거나 신경쇠약으로 장기간 잠을 자지 못한다. 셋째, 장기간의 영양결핍으로 만성질환을 앓는다. 넷째, 신체발육시기에 신체단련이 부족해 충분히 발육하지 못하고 근육의 섬유질이 증가하지 못한다. 이 밖에 내분비기능의 장애로도 몸이 마를 수 있다.

중년이 되면 마른 체형을 보기 드문데, 이는 중년인 사람은 열량의 섭취량이 소모량을 초과하여 남는 에너지가 지방으로 전화해 각 조직과 피하에 축적되기 때문이다. 남녀를 불문하고 중년기에 접어들면 대부분 살이 찐다.

중년인데도 지나치게 마른 것은 나쁜 징조다. 구강·위·장·간·이자 등 장기의 염증이나 궤양도 소화흡수장애를 유발하여 몸이 마르게 되지만, 악성종양은 특히 경계해야 한다. 몸이 마르는 것은 악성종양의 두드러진 증상이기 때문에 몸이 마르면서 신체의 어느 부위에 동통이나 붓기가 동반될 때는 악성종양일 가능성을 의심해 봐야 한다. 이 때문에 중년의 나이에 갑자기 몸이 마르면 즉시 정밀검사를 받아야 하며 경계심을 늦추어서는 안 된다.

60세 이후에 점차 마르는 것은 대부분 정상이며, 비만으로 유발되는 각종 만성질환도 피할 수 있다. 속담에 "돈이 있어도 늙어 마르는 것은 살 수 없다."는 말이 있다. 하지만 늙어서 마르는 것을 맹목적으로 낙관만 할 수는 없다. 60세 이후에 경계해야 할 것은 몇몇 노인성질환이다.

일반적으로 몸이 마르는 것은 체질의 구조적인 마름이다. 이렇게 마르는 것은 체내의 병변 때문이 아니라 장기적으로 음식섭취가 적고 운동이 부족하기 때문이다. 이런 이유로 몸이 마르면 소화가 잘 안 되고 쉬 피로감을 느끼며 가슴이 뛰고 불면 등의 신경쇠약증상이 동반된다.

몸이 마르면서 만성설사와 같은 소화기장애 증상이 나타나는 것은 만성위염, 소화성궤양, 만성비특이성결장염 등의 질병에서 주로 보인다.

마르는 정도가 점차 심해지고 소화기의 병증이나 억울증·건망증·노인성 정신착란·저열 등의 증상이 동반되는 것은 갑상선기능항진증에서 주로 보인다.

먼저 몸이 마르고 이후에 점차 피부점막에 색소침착의 증상이 나타나는 것은 부신피질기능감퇴에서 주로 보인다.

처음에는 뚱뚱했다가 시간이 흐를수록 점차 말라가는 것은 노인성당뇨병에서 주로 보인다. 여기에서 주의를 기울여야 할 것은, 어떤 노인성당뇨병은 뚜렷한 '삼다(三多)[다음(多飮), 다식(多食), 다뇨(多尿)]' 증상이 없다고 하더라도 장기적으로 당대사가 문란하면 필연적으로 몸이 마른다는 점이다.

악성종양의 초기에는 뚜렷한 원인 없이 몸이 마르기 때문에 최근에 별다른 이유 없이 몸이 마르기 시작하면 암증(癌症)을 의심해 봐야 한다.

늙으면서 몸이 마르는 것은 상술한 원인 외에도 노인성결핵·노인성기생충병과 같은 만성전염병에서도 보이며, 만성간염에서 특히 많이 보인다. 이는 2-니트로페놀과 갑상선호르몬 같은 인체의 대사기능을 증진시키는 약물을 복용하기 때문이다.

신장

사람은 얼마나 자랄 수 있을까?

키는 인종, 유전, 생활환경, 영양, 신체단련 등 여러 요인에 의해 결정되지만 그 중에서 결정적인 작용을 하는 것은 유전이다.

과학자들은 키의 크고 작음은 75%가 부모의 유전적 특징에 의해 결정된다고 한다. 일반적인 유전법칙은, 부모가 모두 크면 자녀도 크고(크다+크다=크다), 부모 중 한 사람이 크면 한 사람이 작더라도 자녀는 대부분 크고(크다+작다=크다), 부모가 모두 작으면 자녀도 작다(작다+작다=작다). 유전 말고도 인종과 생활환경 또한 키에 큰 영향을 미친다.

일반적으로 백인종(白人種)은 체형이 크고 황인종(黃人種)은 상대적으로 체형이 작다.

중국의 통계에 따르면, 중국인 남성의 80%는 키가 1.60~1.75미터 사이고, 여성의 80%는 1.50~1.64미터 사이다. 그 밖에 중국 남북방 성인의 신장 차도 비교적 큰데, 동북과 화북 지역의 사람이 비교적 크고(남자는 평균 1.69미터, 여자는 평균 1.59미터), 화남과 서남 지역의 사람은 비교적 작다(남자는 평균 1.65미터, 여자는 평균 1.55미터).

일상생활 속에서 누구는 키가 작아 근심하고 누구는 키가 커서 좋아하는 모습을 볼 수 있다. 사실, 남녀를 불문하고 균형 잡히고 튼튼하며 지나치게 크거나 작지 않으면 모두 정상이다. 사람이 지나치게 크거나(거인증) 지나치게 작거나(주유증, 난장이) 아니면 형제들은 모두 큰데 자신만 작고 말라서 약하다면 병태로 볼 수 있다.

1 비정상적으로 크다. 성장이 빨라 10세 전후의 키가 성인과 비슷하고, 청소년 시절의 성장기가 길고 성장세가 급격하며, 30세 전후까지도 자라서 가장 컸을 때 키가 240센티미터 이상이 된다. 외형으로 보면 체형은 비교적 균형이 잡힌 편이고 생식기의 발육이 빠르고 근육이 발달하며 팔의 힘이 보통사람보다 훨씬 세다. 이것이 거인증이다. 거인증은 아동기 뇌하수체 전엽의 성장호르몬세포가 증가하거나 성장호르몬을 과다 분비하여 생긴다. 각 내분비선의 기능이 초기에 항진하고 말기에는 곧 감퇴하여 성년 이후에는 반수 이상에서 지단비대증(말단거대증)이 발생한다.

2 비정상적으로 작다. 성년이 되어도 키가 120센티미터에 미치지 못하면 주유증(侏儒症)이나 태소병(呆小病)을 앓는 것이다. 주유증은 뇌하수체 기능감퇴가 원인으로 체형은 대체로 정상이지만 머리와 몸통이 작고 2차 성징(액모, 수염, 변성 등)이 늦는 특징이 있다. 연골발육부전으로 인한 주유증은 머리와 몸통의 크기는 일반 성인과 비슷하지만 사지가 짧고 굽었으며 등 부위가 극도로 돌출한다. 주유증은 영양이나 대사의 문란으로도 발생할 수 있다. 태소병은 유년기 갑상선의 기능감퇴가 원인이다. 체격이 또래보다 작고 말랐으며 약하지만 유전이나 생활환경 면에서 이유를 찾지 못할 때는 구루병, 척추결핵, 기형, 선천성심장병과 만성신장병 등 만성병의 가능성도 고려해야 한다. 왜냐하면 만성병 환자는 거의 대부분 체격이 작고 마르며 약해지기 때문이다.

체형의 특징

일본(日本)의 의학전문가들은 체형(體型)의 특징과 잘 걸리는 질병 사이에는 분명한 관계가 있다고 주장하면서 사람의 체형을 다음 다섯 가지로 분류했다.[그림 31-1]

호흡형(呼吸型)

이 체형의 사람은 얼굴 광대뼈 부위와 흉곽부가 돌출하고, 얼굴 부위에 '신(申)' 자 상이 나타난다. 특징은 다음과 같다. 얼굴의 윤곽은 마름모형이고 광대뼈가 돌출했다. 척추가 가늘고 길며 몸통은 거꾸로 놓은 사다리형이다. 흉곽은 얇으며 아래턱은 둔각을 이루고 두 눈의 동공 사이가 좁다. 호흡형의 사

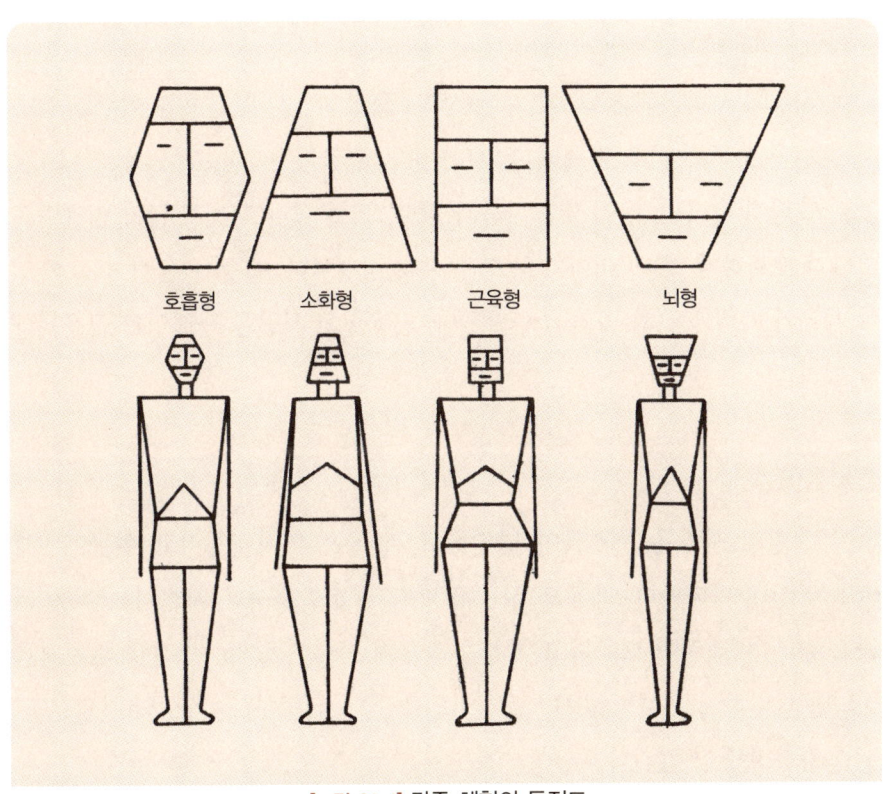

[그림 31-1] 각종 체형의 특징도

람은 호흡계통이 발달했으며 폐기능이 좋다. 일 년 사계절 인후에 병이 있으며, 공기가 오염된 지방에서는 호흡계통의 질병에 잘 걸린다.

소화형(消化型)

이 체형의 사람은 얼굴 아래쪽이 발달하여 '피라미드형'이고 복부가 돌출해 있다. 특징은 다음과 같다. 얼굴 아래쪽 근육이 부드럽고 팽창해 있으며 입이 크고 입술이 두껍다. 얼굴에는 '유(由)' 자 상이 나타난다. '음식형'이라고도 하는데, 호흡형에서 진화한 것으로 인류가 삼림에서 평원으로 생활무대를 바꾼 이후에 형성된 체형이다. 소화형의 사람은 설사를 잘 한다.

근육형(筋肉型)

이 체형의 사람은 얼굴의 각 부위(상정, 중정, 하정)가 균형을 이루고 몸통의 흉부와 복부가 서로 비슷해 통 모양이다. 얼굴에는 '전(田)' 자 상이나 '국(國)' 자 상이 나타난다. 특징은 다음과 같다. 코는 그다지 높지 않고 아래턱도 그다지 뾰족하지 않다. 이마가 높고 넓으며 방형이다. 몸통은 균형이 잡혀 있고 사지가 길며 근육과 골격이 발달했다. 근육형의 사람은 관절염과 근육통에 잘 걸린다.

뇌형(腦型)

이 체형의 사람은 두개골이 발달했고, 얼굴은 역삼각형이고 얼굴에 '갑(甲)' 자 상이 나타난다. 특징으로는, 앞이마가 넓고 몸통은 가늘며 사지는 가늘고 길다. 아래턱이 뾰족하고 치아가 적으며 몸이 말랐다. 이 유형의 사람은 대뇌가 발달하여 육체노동보다 정신적인 노동이 적당하다. 뇌형의 사람은 두통과 정신병에 잘 걸린다.

혼합형(混合型)

두 가지나 세 가지 유형의 특징을 갖춘 형으로, 병이 발생하면 각 유형의 증상이 혼합되어 나타난다.

32

체위體位 · 걸음걸이 [步態보태]

체위

체위는 사람이 앉고 서고 누웠을 때 취하는 각종 자세와 상태를 가리키는데, 사람의 활동범위와 활동내용에 따라 자연스럽게 조절된다. 하지만 몇몇 체위는 활동의 필요에 의해 취하는 것이 아니라 신체 내부의 병이나 통증 혹은 불편하여 환자가 부득이 취하게 되는 일종의 극히 부자연스러운 체위일 경우가 있다. 이런 체위를 강박체위라 한다. 강박체위는 인체에 질병이 발생했다는 신호로 주의를 기울여야 한다.

주로 보이는 체위는 다음과 같다.

자주체위(自主體位)

신체활동이 자연스럽고 제한을 받지 않는 체위로 병이 가볍거나 질병의 초기에 보인다.

피동체위(被動體位)

환자 스스로 사지와 몸의 위치를 조정하거나 바꾸지 못하는 체위로 극도로 허약하거나 의식불명인 환자에게서 보인다.

강박체위(强迫體位)

질병으로 인한 고통을 경감하기 위해 환자가 부득이 취하는 체위로 임상에서 볼 수 있는 강박체위는 아래의 몇 가지가 있다.

① 강박앙와위(强迫仰臥位) : 건강한 사람의 수면자세는 각양각색이지만 모두 자연스럽다. 환자가 부득이 앙와위를 취하고 두 다리를 당겨 접으며 복부근육의 긴장을 경감하려는 것은 급성맹장염과 급성복막염에서 주로 보인다.

② 강박부와위(强迫俯臥位) : 환자가 부득이 엎드린 자세를 취해 요배부의 동통을 경감하려는 것은 척추나 허리 질병에서 주로 보인다.

③ 강박측와위(强迫側臥位) : 환자가 환부 쪽으로 비스듬히 눕는 자세를 취함으로써 가슴의 답답함과 동통 및 궁박한 느낌을 경감하고, 이는 건강한 쪽의 대상호흡(代償呼吸)[1]에도 좋다. 이 체위는 폐농창(肺膿瘡), 삼출성(滲出性)흉막염, 기관지확장, 흉강에 심하게 물이 차는 등의 질병에서 주로 보인다.

④ 강박좌위(단좌호흡) : 환자가 앉을 때 항상 침상 모서리에 앉으며 두 손은 무릎 위에 올려놓거나 침상 모서리를 짚고 있어야 편안해 하는 체위를 말한다. 이 체위는 흉곽의 보조호흡근의 활동을 쉽게 함과 동시에 격근이 하강하여 폐의 환기량이 증가하고 하지에서 심장으로 돌아오는 혈류량이 감소하여 심장의 부담을 경감한다. 이 체위는 심폐기능이 불완전한 환자에게서 보인다.

⑤ 강박준위(强迫蹲位) : 어떤 사람은 걷거나 다른 활동 중에 호흡이 곤란하

고 가슴이 뛰는 느낌 때문에 부득이 쪼그리거나 웅크린 자세를 취해 증상을 완화하고 고통을 경감하려고 한다. 이런 체위는 청색성선천성심장병 환자에게서 보인다.

⑥ 강박정립위(强迫停立位) : 어떤 사람은 길을 걷다가 갑자기 왼쪽 가슴에 눌러 짜는 듯하거나 질식할 것 같은 동통이 생기면서 통증이 상지와 왼 어깨로 뻗치므로 그 자리에 멈춰 서서 오른손으로 통증 부위를 누르고 문질러 통증을 경감시킨다. 잠시 쉬어 증상이 완화되고 나면 원상으로 회복된다. 이것은 심교통이 발작했을 가능성이 크므로 병원에서 정밀검사를 받아야 한다.

⑦ 전전체위(輾轉體位) : 복통이 발작했을 때, 앉거나 누워도 모두 편하지 않아 빈번하게 체위를 바꾸며 전전반측하는 것을 말한다. 이 체위는 담석증, 담도회충증, 장교통 등에서 보인다.

⑧ 각궁반장위(角弓反張位) : 환자의 목과 척추근육이 강직되어 머리가 뒤로 들리고 가슴과 배는 앞으로 나오며 등이 지나치게 펴져 몸통이 활처럼 휘는 것을 말한다. 이런 체위는 파상풍(破傷風)과 소아뇌막염 환자에게서 보인다.

⑨ 서있을 때의 특수한 자세 : 머리는 앞으로 숙이고 등은 구부정하며 상하지가 안으로 굽는다. 이런 자세는 파킨슨병이라고도 하는 진전마비(震顫麻痹)에서 보인다. 이 병은 일반적으로 중년 이상의 중추신경계통변성질병 환자에게 발생한다.

⑩ 기상할 때의 체위변화에 일정한 과정이 있다. 먼저 엎드려서 손으로 바닥을 짚는다. 무릎 아래를 수직으로 펴서 엉거주춤 일어난다. 이후에 다시 두 손으로 무릎을 짚고 상체를 들어 몸통을 곧게 편다. 마지막으로 몸을 세워 완전히 일어선다. 이렇게 기계적인 방식으로 일어나는 것은 진행성 근육영양불량증을 앓고 있을 가능성이 많음을 나타낸다. 이 병의 말기에

는 근육위축과 골격기형, 해소, 무력증, 심근병변 등이 발생할 수 있으므로 즉시 검사와 치료를 받아야 한다.

▶ 눈을 감고 서 있을 때 몸이 흔들린다. 두 다리를 붙이고 똑바로 서서 눈을 감았을 때 몸이 크게 흔들리는 것은 소뇌(小腦)나 척수 기능에 이상이 발생했음을 나타낸다.

▶ 습관적인 수면자세에 변화가 나타난다. 사람마다 자신만의 습관적인 수면자세가 있다. 한 사람이 습관적으로 취하는 수면자세를 근거로 그 사람 신체의 어느 조직기관이 허약한지를 알 수 있다. 예를 들어 똑바로 누워서 두 손을 머리 위로 쭉 뻗고 입을 벌려 숨을 쉬는 자세는 폐와 기관지가 허약함을 나타낸다. 주로 오른쪽으로 가로눕지만 머리와 얼굴은 천장을 향해 돌리는 자세는 위장이 허약하다는 뜻이다.

걸음걸이

걸음걸이는 길을 걸을 때 나타나는 자세다. 걷는 자세 또한 질병과 밀접한 관계가 있다. 현대의학에서는 건강한 사람의 걸음걸이는 연령, 건강상태, 훈련 등의 영향으로 사람마다 다르게 나타난다고 주장한다. 나이를 예로 들면, 어린아이는 빨리 걷거나 가볍게 뛰는 것을 좋아하고, 청장년의 걸음걸이는 씩씩하고 힘차며 빠르고, 노인은 작은 걸음으로 천천히 걷는다. 이것들은 모두 정상적인 걸음걸이다.

어떤 질병에 걸렸을 때는 걸음걸이에 큰 변화가 나타나는데, 일정한 특징이 있다. 흔히 보이는 전형적인 이상걸음걸이는 다음과 같다.

흔들거리는 걸음걸이

'아행압보(鵝行鴨步)'라고도 하는데, 거위나 오리가 걷는 것처럼 걸음걸이가 흔들거리고 느릿느릿하다. 이런 걸음걸이는 진행성근육영양불량증과 양쪽의 선천성관골관절탈위, 구루병이나 대골절병의 전형적인 증상 중 하나다. 환자는 골반근육에 힘이 없고 관골관절을 자유롭게 움직이지 못하기 때문에 걸음걸이가 좌우로 흔들려 오리걸음 같다.

비틀거리는 걸음걸이

걸을 때 몸의 중심이 안정되어 있지 않아, 걸음걸이가 바르지 않고 어지러우며 비틀거리는 것이 술 취한 사람의 걸음걸이 같다. 이런 걸음걸이는 소뇌에 병이 있거나 알코올중독과 바르비탈(진정·진통·최면제로 쓰이는 약품) 중독 환자에게서 주로 보인다.

허둥대는 걸음걸이

걸을 때 상체를 앞으로 숙이고 걸음을 땐 후에는 작은 걸음으로 빨리 걷는데 걸을수록 빨라져 걸음을 멈추지 못할 정도다. 진전마비 환자에게서 보인다.[그림 32-1]

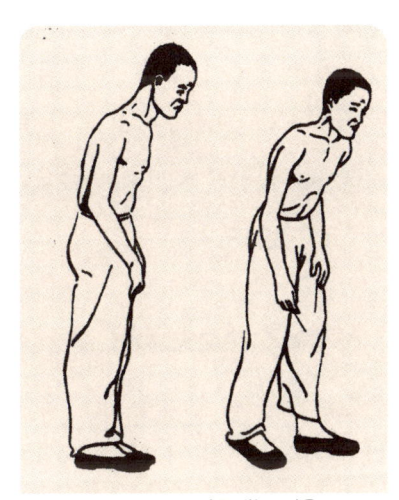

[그림 32-1] 허둥대는 걸음

문지방을 넘는 듯한 걸음걸이

복사뼈 부위의 근건(筋腱)과 근육이 이완되어 환측의 발이 아래로 쳐져서 걸을

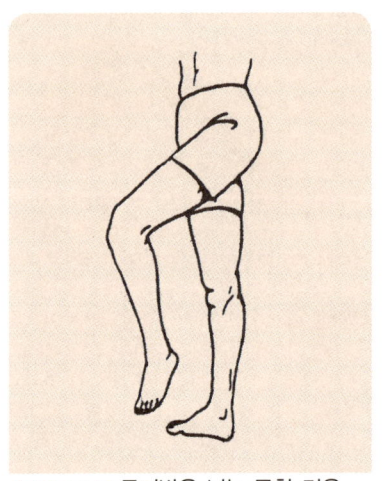
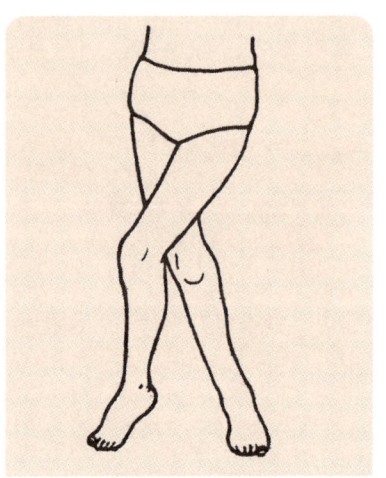

[그림 32-2] 문지방을 넘는 듯한 걸음   [그림 32-3] 가위걸음

때 하지를 높이 들어야만 발걸음을 뗄 수 있다. 하지만 걸음이 작고 발끝을 땅에 끌며 걷는다. 이런 걸음걸이는 장딴지 총신경마비, 좌골신경마비, 다발성 신경마비나 다발성신경염에서 주로 보인다.[그림 32-2]

가위걸음

양 하지근(下肢筋)의 장력(張力), 특히 신근(伸筋) 및 내수근(內收筋)의 장력 증가가 뚜렷하여, 걸을 때 하지가 과도하게 안으로 접히면서 두 무릎이 앞뒤로 교차하여 가위 모양이 되며 발가락을 스치면서 걷는다. 대뇌성(大腦性) 탄탄(癱瘓), 하반신불수(下半身不隨), 하지경련(下肢痙攣) 환자에게서 주로 보인다.[그림 32-3]

공제실조(共濟失調)형 걸음걸이

걸음을 뗄 때 한 발을 높이 들었다가 뚝 떨어뜨리며 두 눈은 바닥을 주시한다. 두 발 사이의 거리를 매우 넓게 벌려 몸이 기울어지는 것을 막는다. 눈을 감으면 평형을 유지하지 못한다. 이런 걸음걸이는 척수로(脊髓癆, 척수매독)

환자에게서 보인다.

간헐성 파행 걸음걸이

일정한 거리를 걸은 후 한쪽 또는 양쪽 하지의 무력감을 느끼며, 앉아서 쉰 후에는(약 1~5분) 정상으로 회복된다. 하지만 재차 걸으면 다시 상술한 병태가 나타난다. 이 증상을 의학계에서는 '간헐성 파행'이라 한다. 이런 걸음걸이는 척추관 내의 병변으로 척추가 압박을 받거나 대동맥의 병변으로 인한 일과성 척수혈액의 순환장애 때문에 나타난다.

❖❖❖

이 밖에 하지기형과 외상 및 골관절 손상 등도 부정형의 이상한 걸음걸이를 유발할 수 있다. 일단 걸음걸이가 이상하면 즉시 치료해야 한다.

주석

1) 대상(代償)작용 : 생체 기관의 일부가 장애를 받거나 없어졌을 때, 나머지 부분이 커져서 부족을 보충하거나 다른 기관이 그 기능을 대신하는 일.

33

전음 前陰

전음(前陰)은 남녀의 외생식기로, 음경과 음낭 그리고 음호(陰戶)를 칭한다. 남자의 전음은 음경·요도·음낭을 포함하고, 여자의 전음은 요도·치구·음순·음핵·질을 포함한다. 한의학에서는 신(腎)은 이음(二陰, 전후음)에 구멍을 연다고 하여, 남자의 정규(精竅)는 신(腎)에 통하고, 여자의 음호는 자궁에 통하며, 남녀의 요도는 방광에 통한다고 한다. 경락 면에서 보면, 전음에는 족태양방광경, 족양명위경, 족궐음간경이 순행하고 충맥, 임맥, 독맥과 연계된다. 따라서 전음은 '종근(宗筋)¹이 모이는 곳' 이기 때문에 전음을 관찰하면 장부기능 및 기혈의 성쇠를 알 수 있다. 임상에서 반영되는 전음의 병변은 다음과 같다.

포경(包莖)

남자의 포피가 지나치게 길어 귀두를 완전히 덮지만 위로 벗겨지면서 요도구와 귀두가 드러나는 것을 포피과장(包皮過長)이라 한다. 포피가 위로 벗겨져도 요도구와 귀두가 노출되지 않는 것은 포경(包莖)이라 하는데, 선천적인 포피구의 협착 때문이므로 수술로 치료해야 한다.

양위(陽痿)

청장년기의 남자가 음경이 발기하지 않거나 발기상태가 단단하지 않거나 발기가 지속되지 못하여 성교를 할 수 없는 것을 양위 혹은 양위불거(陽痿不擧)라 한다. 대부분 과도한 방사로 명문(命門)의 화(火)가 쇠하고 정기가 허하기 때문이다. 그 밖에 과도한 스트레스로 인한 심비(心脾)의 손상, 억울증으로 인한 간(肝)의 손상, 놀람으로 인한 신(腎)의 손상, 의심이 많고 잘 놀라는 성격 등도 종근이완을 초래하여 음경이 발기하지 않는다. 더욱이 습열이 하초로 들어가면 양기가 뻗어나갈 수 없게 된다.

양강(陽强)

음경이 발기하여 줄어들지 않고 정액이 저절로 흘러나오는 것을 양강 혹은 음거불쇠(陰擧不衰)라 한다. 대부분 간신음허로 허화망동(虛火妄動)하여 생기며, 간화편항(肝火偏亢)으로도 생긴다.

음종(陰縱)

남자의 음경이 길게 늘어져 수축되지 않는다. 대부분 간경(肝經)에 습열이 몰리기 때문이다.

음축(陰縮)

전음이 안으로 수축되고(남자는 음경·음낭·고환이, 여자는 음호가 안으로 수축), 통증이 소복(小腹)으로 인입(引入)하는 것을 음축이라 한다. 대부분 한응경락(寒凝經絡)하기 때문이다. 외감병 중에서 보이는 낭축(囊縮)은 열이 궐음에 들어간 것으로 망양허탈(亡陽虛脫)한 사람에게도 보인다.

귀두옹(龜頭癰)

음두옹(陰頭癰)이라고도 하는데, 음경의 귀두가 자주색으로 붓고 동통이 있는 것을 가리킨다. 대부분 간경(肝經)의 습열 때문이다.

음경궤란(陰莖潰爛)

음경이 뜨겁게 붓고 가렵고 아프며 짓무른다. 종창의 입구가 붉고 터지면 농이 흘러나온다. 대부분 간경의 습열 때문이다.

신암(腎岩)

신암번화(腎岩翻花)라고도 한다. 음경의 관상구에 단단한 종괴가 생기는데, 일이년 후에 터져서 짓무르고 모양은 석류 같다. 음경이 붓고 귀두가 점차 짓무르며 냄새가 지독하고 통증은 그다지 심하지 않으나 핏물이 흥건히 베어 나온다. 나중에는 사타구니 사이에 돌처럼 단단한 덩어리가 생겨 잘 움직이지 못하거나 대퇴부가 퉁퉁 붓고 홍갈색을 띤다. 대부분 정혈이 본래 모자란 데다 근심걱정이 더하여 상화내번(相火內燔)하고 습열하주(濕熱下注)하기 때문이다. 현대의학의 음경암이다.

감창(疳瘡)

투정창(妬精瘡)이라고도 한다. 초기 음경에 작은 포진이 생겨 점차 커지고 터진 후에는 짓물러 피가 흐른다. 환부 주위가 솟아오르고 중간에는 곪아서 오목한 홈이 생기고 농이 흘러나온다. 귀두 부분에 생기는 것을 하감(下疳)이라 하고 음경 위에 생기는 것을 주감(蛀疳)이라 한다. 음경 위에 창이 생기고 외피가 부으면서 음경을 싸는 것을 수구감(袖口疳)이라 한다. 감이 오래되고 퍼져 짓무르는 것을 납촉감(蠟燭疳)이라 하고, 짓무른 것이 깊지 않아 앵두껍질처럼 벗겨지는 것을 소감(瘙疳)이라 한다. 매독에 걸렸을 때 절구처럼 오목하게 짓무르는 것을 양매감(楊梅疳)이라 한다. 요도구 옆에 생기고 종안(棕眼) 같은 구멍에서 농이 약간 나오는 것을 선근감(鏇根疳)이라 한다. 이상의 각종 감증은 모두 간·신·독 삼경의 병에 속한다. 매독에 전염되거나, 음심이 사그라지지 않아 패정(敗精)이 혈과 부딪혀 엉겨 종(腫)이 되거나, 교접이 과도하여 음허화조(陰虛火燥)하거나, 간경에 습열이 몰리고 불결한 상태에서 교접을 하여 일시에 독을 감수하여 생긴다.

어린이 생식기

어린아이의 음낭이 견실하고 자홍색을 띠는 것은 기가 충만하고 발육이 좋은 상으로 장수하고, 아래로 늘어지거나 색이 흰 것은 기혈이 허하고 몸이 약해 병이 많다. 음낭의 주름이 검고 무늬가 있으면 아이를 잘 낳고, 주름의 색이 붉고 무늬가 없으면 아이를 낳기 어렵다. 음낭이 늘어지는 것은 열 때문이고, 늘어져 있다가 오그라드는 것은 음진(陰津)이 고갈되었기 때문이다. 상한 6, 7일에 음낭이 수축되는 것은 궐음병[2]이 심하여 사기가 간경에 들어간 것이며, 심한 것은 간경이 끊어진 것이고, 상한 12일에 음낭이 늘어지는 것은 궐음병이 쇠하여 사기가 간경 밖으로 나간 것이다.

음종(陰腫)

남자는 음낭 혹은 음경까지, 여자는 음문이 붓는 것을 음종이라 한다. 대부분 땅바닥에 바로 앉아서 풍습을 감수했기 때문이며, 때로 수종이 심각한 경우에도 생긴다. 남자의 경우 음낭이 크게 붓고 음경포피가 투명하며 가렵거나 아프지 않고, 여자의 경우 음문이 붓고 아프지 않으면 모두 수종의 중증이다. 어린아이에게 많이 보이며, 성인에게 보이면 대부분 수기병(水氣病)의 사증(死症)이다. 부녀자의 음종은 대부분 포락(胞絡)[3]이 본래 허한 데다 풍사가 침입해 기혈이 상박하여 생긴다.

산병(疝病)

음낭이 크게 붓는 것을 가리키며 임맥에 병이 있다. 산에는 기·혈·근·퇴한(㿉寒)·수·호산(狐疝)의 일곱 가지가 있으며, 협의의 산은 음낭과 고환이 붓거나 아픈 병변만을 가리킨다. 음낭이 크게 붓고 투명한 것을 수산(水疝)이라 한다. 크게 붓지만 투명하지 않고 단단하지 않은 것을 호산이라 하는데, 탈장으로 소장이 음낭으로 들어가서 누우면 배로 들어갔다가 서면 나온다. 음낭의 한쪽은 크고 한쪽은 작으며, 늘 오르락내리락하므로 음호산기(陰狐疝氣)라고도 한다. 한쪽 고환이 붓는 것을 편추(偏墜)라 하고, 고환이 크게 붓고 마비되어 감각이 없는 것을 퇴산(㿉疝)이라 하며, 고환과 음낭이 곪아 농이 나오는 것을 퇴산(㿉疝)이라 한다. 모든 산병은 간울(肝鬱)로 말미암고 또한 한·습·열 사기의 침입을 받은 데다 기가 허하거나 오래 서있고, 멀리 움직이고, 해소가 있고, 무거운 짐을 지고, 힘을 쓰는 등의 이유로 생긴다.

신낭옹(腎囊癰)

신낭(음낭)이 붉게 붓고 열통이 생긴다. 간과 신의 습열이 음낭으로 내려가 생기며 치료시기를 놓치면 고환이 곪아 위험하다.

신낭풍(腎囊風)

수구풍(繡球風)이라고도 하며, 초기에는 마르고 가렵다가 심해지면 팥알 같은 흘탑이 생긴다. 긁어 터지면 진물이 나고 불에 덴 것 같은 열통이 있다. 이는 간경습열로 풍사가 피부 속으로 침투하여 생긴다.

천당발(穿襠發)

옹이 회음혈 앞 음낭 뒤에 생긴다. 초기에는 좁쌀 같다가 점차 붉게 반질거리고 타는 듯한 통증이 있다. 짓무르면 걸쭉한 농이 나오고 오래되면 산초 같아지며 검게 타면서 피육 속으로 꺼져 들어간다. 천천히 부으면서 암자색을 띠고 열은 없으나 통증이 고환 뿐 아니라 허리와 등, 항문에까지 미치는 것은 대부분 정지울결(情志鬱結)[4]로 기혈이 응결하여 생긴다.

과마옹(跨馬癰)

편마추(騙馬墜)라고도 한다. 옹이 음낭 옆, 사타구니, 엉덩이 골 사이에 생긴다. 초기에는 콩만 하다가 점차 커져 오리알만 해진다. 붉고 타는 듯한 통증이 있으며 갑자기 부어올라 급속히 곪아서 터지고 걸쭉하고 누런 농이 흘러나온다. 오래되면 천천히 부으면서 평탄해지고 약간 붉으면서 미열이 있다. 곪아 터지고 나면 묽은 농이 나온다. 간신허화에 담습이 울체되어 생긴다.

자옹(子癰)

신자(腎子, 고환)가 크게 붓고 단단해지거나 음낭의 피부가 붉게 붓고 뜨거우며 동통이 심하다. 짓무른 후에는 걸쭉하고 누런 농이 흐르고 비교적 빨리 아문다. 대부분 습열이 하초로 내려가 기혈이 옹체되고 경락이 막혀 생긴다. 혹은 넘어져 다치면서 고환의 낙맥이 상하고 어혈이 생겨 발생하기도 한다. 곪은 후에 묽은 농이 나오면 천천히 아물고 잘 낫지 않는다. 대부분 음허에 습담이 응결하여 생긴다.

자담(子痰)

고환이 점차 부어 커지고 단단해지는데 동통은 비교적 경미하다. 음낭은 붓거나 붉어지지 않고 통상 수개월에서 일이년 후에야 단단해진다. 짓물러 터진 후에는 가래 같은 농이 흘러나오고 환부가 오목하게 들어간다. 혹 짓무른 것이 오래되면 누(瘻)[5]가 되는데 치료가 곤란한 병변이다. 대부분 간신휴손으로 경맥이 공허해지면서 탁담(濁痰)이 그 허(虛)함을 타고 아래로 내려가 고환에 엉겨 생긴다.

변옹(便癰)과 어구(魚口)

남녀를 불문하고 소복 아래 서혜부에 옹이 생기는데, 초기에는 살구씨만 하다가 점차 커져 오리알만 해지고 단단하고 통증이 있으며 미열이 있으나 붉지 않은 것을 변옹 또는 변독(便毒)이라 한다. 정력이 지나치게 강해 사정을 참고 하지 않거나 정욕을 억제하지 못하면 정액이 혈류를 막고 응집하여 생긴다. 혹은 크게 화를 내 간이 상하고 기혈이 응체하여 생기기도 한다. 변옹이 짓물 러 터진 후에는 어구라 하는데, 서혜부의 접힌 주름 사이에 생기면서 창구(瘡口)가 크기 때문에 똑바로 서면 창구가 벌어지고 몸을 굽히면 닫혀 물고기가 입을 여닫는 모양과 같다하여 붙은 이름이다.

음슬창(陰虱瘡)

남녀의 음모에 이가 생겨서 참을 수 없이 가렵다. 음모가 난 곳에 홍색이나 담홍색의 구진이 보이고 긁어 터지면 창(瘡)이 되며 가운데에 자주색의 작은 점이 있다. 이는 이가 음모에 기생하기 때문이다.

음정(陰挺)

여자의 음부에 배(梨) 모양의 돌출물이 있는 것을 음정이라 하는데, 자궁하수라고도 한다. 대부분 중기부족(中氣不足)과 기허하함(氣虛下陷)[6] 때문이다. 때로는 산후에 너무 일찍 힘을 써서 포락이 손상되어도 생긴다.

■■■■■ **주석**

1) 종근(宗筋) : 삼음삼양(三陰三陽)의 경근(經筋)이 전음부에서 모이는 것을 말한다. 남자의 생식기를 뜻하기도 한다.

2) 궐음병(闕陰病) : 육경병(六經病) 중 음경병(陰經病)에 속하며 병이 비교적 복잡하여 열과 한이 뒤섞이고 열증과 한증이 같이 나타난다.

3) 포락(胞絡) : 자궁에 분포하는 맥락이다. 여자가 월경을 하게하고 포태를 자양하는 작용을 한다.

4) 정지울결(情志鬱結) : 희(喜)·노(怒)·우(憂)·사(思)·비(悲)·경(驚)·공(恐)의 칠정울결을 말한다.

5) 누(瘻) : 누(漏)와 통한다. 열독이 응결하여 기혈이 손상되고 허해져서 영위의 운행이 실조되어 발생한다. 그 증상은 창이 터진 후 오랫동안 아물지 않고 누관(瘻管)이 형성되며 고름이 흘러나온다.

6) 기허하함(氣虛下陷) : 중기하함(中氣下陷). 대개 비기허(脾氣虛)로 인해 조직이 느슨해져 수렴되지 않고 장기탈수 등의 병증이 발생하는 것을 말한다. 대개 탈항, 구사(久瀉), 자궁탈수, 소아신함(小兒囟陷) 등에서 보인다.

34

항문 肛門

후음(後陰)이라고 하는 항문은 배변의 문으로 고대에는 '백문(魄門)'이라고도 했다. 항문은 대장과 통하며 정상적인 배변 여부는 비(脾)·위(胃)·장(腸)·간(肝)·담(膽)·신(腎) 등과 밀접한 관련이 있다.

정상인의 항문 주위 피부는 색이 짙고, 주름은 방사상(放射狀)으로 항문 괄약근을 수축시킬 때는 주름이 깊어지고 배변 시에는 주름이 얕아진다. 또한 종괴나 결정, 탈항이나 출혈 등의 이상 현상이 없다.

항문을 진찰할 때는 다음 사항에 주의를 기울여야 한다.

어린이 설사

어린아이가 설사를 할 때 항문이 붉어지면 열증이고 그렇지 않으면 한증이다. 갑작스런 설사로 항문이 붉은 것은 습열에 속하고, 설사가 오래 지속되어 항문이 붉은 것은 허열에 속한다. 갑작스런 설사에도 붉지 않은 것은 한습에 속하고, 오랜 설사에도 붉지 않은 것은 허한에 속한다.

항렬(肛裂, 치열)

항문 및 항문관 피부의 전 층이 찢어져 만성감염성궤양이 생기는 것을 항렬(항문열)이라 한다. 항문의 뒷부분에 잘 생기고 통상 배변 시에 극렬한 통증과 출혈이 동반되며, 때로는 항문이 가렵다. 대부분 혈열장조(血熱腸燥)로 대변이 마르고 단단해져 배변 시에 지나치게 힘을 줘서 항문이 손상되기 때문에 생긴다.

항루(肛瘻, 치루)

항루(肛漏)라고도 한다. 항문 주위에 옹저나 치창이 생겨 짓물러 터진 후에 농과 피가 흐르며 오래도록 아물지 않고, 길거나 짧은 누관(瘻管)[1]이 생기거나 분지가 생겨 직장으로 들어가기도 한다. 대부분 옹저나 치창이 짓물러 터진 이후에도 여독이 남아 상처가 아물지 않기 때문에 생긴다.

항종(肛腫)

항문 주위가 붉게 부어오르는 것을 항종이라 한다. 대부분 대변이 잘 나오지 않아 오래 앉아 있거나, 치핵이 탈출하여 경락이 막히고 기혈이 응체되어 통하지 않거나, 열독이 쌓여 생긴다. 부은 곳이 높이 솟아오르고 뿌리가 단단히 박혀 있으며 색이 붉고 종괴가 적당히 단단하면 실증이다. 항문 주위가 붓는데 환부 중앙이 납작하게 함몰되고 뿌리가 산만하며 암자색을 띠거나 색의 변화가 없고 종괴가 솜처럼 부드럽고 무른 것은 허증에 속한다.

항옹(肛癰)

항문직장 주위에 옹저가 생기는 것을 가리킨다. 항문의 한쪽이나 주위에 생겨 복숭아처럼 붉게 부어오르며, 심하면 늘어지고 자통이 있는 것을 장독(臟毒)이라 한다. 항문 바깥에 생기는 것은 대부분 술과 기름진 음식을 많이 먹어 습탁(濕濁)²이 항문으로 들어가기 때문이며 실증이다. 속에 생기는 것은 대부분 비와 폐와 신이 허하여 습열이 항문으로 내려가기 때문이며 허실이 섞인 잡증이다. 미골 앞 장강혈, 곧 미골의 첨부와 항문을 잇는 선의 중간에 생겨서, 초기에는 단단하게 붓고 동통이 있다가 부어오르면서 짓물러 걸쭉하고 누런 농이 흐르고, 때로는 더디게 짓무르면서 맑은 농이나 흑자색의 농이 흐르는 것을 용천저(涌泉疽)라 한다. 이는 습열응결로 생긴다.

항치(肛痔)

항문 안팎에 작은 살덩이가 볼록하게 돌출하는 것을 치창(痔瘡)이라 한다. 치창이 직장 하단, 항문 치상선 안에 생기면 내치라 한다. 치핵이 작으면 배변 시에 선혈이 방울방울 나오고 동통이 없으면서 치핵이 항문 밖으로 나오지 않는다. 치핵이 커지면 대변 후에 자홍색의 치핵이 항문 밖으로 나오는데 다시 들어가기도 하고 출혈이 많다. 계속 발전하면 대변 후 뿐만 아니라 기침을 하거나 오래 걷거나 오래 서 있어도 나오는데 저절로 들어가지 않아 손으로 밀어 넣고 가만히 누워 있어야 원래 자리로 들어간다. 치핵이 빠져나와 다시 들어가지 못하면 붓고 아프며 짓무르는데, 오래도록 낫지 않으면 항루가 된다.

항문관의 치상선 바깥에 생기는 것을 외치라 한다. 외치는 형태에 따라 이름이 다양한데, 가장 많이 보이는 것은 피판외치(皮瓣外痔)다. 피판외치는 항문의 피부가 이완되고 탄력이 없어 늘어져서는 점점 커지면서 단단해진다. 표면이 매끄러우면서 대부분 통증이나 출혈이 없다. 하지만 발작 시에는 붓고 동통이 있다. 혈전외치(血栓外痔)는 치정맥의 혈락이 파손되어 혈괴가 응결하여 혈전이 되면서 밖으로 불거져 나온다. 튀어나온 암청자색의 단단하고 둥근 결절은 주위 피부와 경계가 뚜렷하고 살짝 건드려도 아프다. 항문의 치상선 위아래로 치핵이 있고 배변 시에 출혈이 있으면서 아픈 것을 혼합치라 한다. 장 내에서 습열풍조의 네 기가 합쳐져 생긴다.

항문 내외에 종괴가 생기는데, 밖은 단단하고 안은 짓무르며, 말기에는 항문과 직장의 협착으로 배변이 곤란한 것을 쇄항치(鎖肛痔) 혹은 장옹치(臟癰痔)라 한다. 초기에는 출혈 이외에 장 벽에 단단한 결절이 만져진다. 중기 이후에는 종괴가 점점 커지고, 만지면 단단하나 가운데는 짓무르고, 변의를 자주 느끼며 거북하고, 배변 시에 점액질의 농혈이 따라 나오며 냄새가 지독하고, 이급후중(裏急後重)[3]이나 대변이 가늘어지는 증상이 동반된다. 직장에 생기는 것을 내쇄항이라 하고, 항문에 생기는 것을 외쇄항이라 한다. 둘 다 기혈역란(氣血逆亂)하고 습열내옹(濕熱內壅)하여 생기거나 담화내결(痰火內結)하고 습독하주(濕毒下注)하여 생긴다. 이 병은 항문관직장암의 특징도 많이 보이기 때문에 임상에서는 매우 상세히 관찰해야 한다.

탈항(脫肛)

항문 상단의 직장이 항문 밖으로 빠져나오는 질병을 가리킨다. 가벼운 경우는 배변 시에 나왔다가 배변 후에는 저절로 들어가지만, 심한 경우는 나온 후에 잘 들어가지 않아 손으로 천천히 밀어 넣어야 한다. 통상 소량의 점액이 흘러나오고 평소에도 아래로 빠지는 느낌이 있다. 대부분 중기부족으로 기허하함하기 때문이며, 노인과 어린아이 그리고 산후의 부녀자에게 주로 보이고, 간혹 설사를 오래하거나 장기간 기침을 하고 습관성변비가 있는 환자에게도 보인다. 또한 위가(胃家)[4]의 습열이 대장으로 옮겨가거나 풍사를 겸하거나 신양(腎陽)이 허해 단단히 항문을 닫지 못해도 생긴다. 그 밖에 내치와 직장식육 그리고 종류 등의 질병도 탈항을 유발할 수 있다.

항문피포(肛門皮包)

아이가 태어날 때 항문이 피부로 쌓여 있어 구멍이 없는 것을 말한다. 실기(失氣, 방귀)와 태분을 배출할 수 없기 때문에 배에 가스가 차 부풀어 오르고 호흡이 짧으며 번조하여 울며 보채고 구토하고 젖을 먹지 않는 등의 증상을 보인다. 뱃속에서 한열의 사기를 감수하고 선천적으로 천품이 부족하여 기형이 생긴다.

영아항루(嬰兒肛瘻)

출생 후 항문 옆에 하나 혹은 여러 개의 구멍이 있어 농이나 변이 흘러나온다. 혹은 항문 옆에 다른 구멍은 없으나 주위가 붉게 붓고 단단하며 종괴가 터져 짓무르면 농이 흐르고 잘 낫지 않는다. 이는 태대항루(胎帶肛瘻)다. 영아가 태어난 후 항문에서 농이 흘러나오거나 배변 시에 농이 묻어 나오는데 항문 주위에 다른 구멍이 보이지 않는 것은 태대내루(胎帶內瘻)다. 영아가 자라면서 오랜 설사와 이질, 야제(夜啼)[5] 등을 앓거나 오래 앉아 있으면 습열의 어혈이 생기는데, 이것이 하주(下注)하면 치(痔)가 되고, 이 치가 터지고 짓물러 오래도록 낫지 않으면 누(瘻)가 된다. 이것은 영유아의 후천적인 항치와 항루로 모두 태독[6]이 오래도록 울결하여 습열이 하주하기 때문이다.

영유아 앵두치

영유아(2~8세의 아동에게서 많이 보인다)의 직장 내에 작고 무른 꼭지 같은 종물(腫物)이 생겨 배변 후에는 출혈이 있고 만지면 아프다. 때로는 붉은 살 같은 것이 항문 밖으로 나오므로 식육치(瘜肉痔)라고도 한다. 내적 요인으로는 장부 손상 때문이고, 외적 요인으로는 풍습조열의 사기가 합쳐져 습열이 안에 쌓이고 어혈과 탁기가 장도를 막기 때문에 생긴다.

■■■■■ **주석**

1) 누관(瘻管) : 피부 속 깊이 곪은 곳의 고름이 바깥으로 나오는 구멍 줄기.

2) 습탁(濕濁) : 습기(濕氣)를 말한다. 습은 성질이 무겁고 탁하며 끈기가 있어 병 부위에 머물면서 가볍고 깨끗한 양기(陽氣)의 활동을 방해하기 때문에 습탁이라 한다.

3) 이급후중(裏急後重) : 배변 전에 배가 아프고 배변을 참지 못하는 것을 이급이라 하고, 시원하게 배출되지 않아 항문에 묵직한 느낌이 있는 것을 후중이라 한다.

4) 위가(胃家) : 위와 대소장의 약칭이다.

5) 야제(夜啼) : 신생아가 밤만 되면 울음을 멈추지 않고 불안해하며 아침이 되면 다시 안정되는 것을 말한다.

6) 태독(胎毒) : 영아가 태중에 있을 때 모체로부터 화독을 감수하여 출생 후에 각종 창진이 발생하는 것을 말한다. 태독은 부모가 달고 기름진 음식을 함부로 먹거나, 자주 화를 내거나, 음욕에 빠지거나, 매독 등의 악질을 앓음으로 해서 그 화독이 정혈 속에 쌓여 발생한다.

35

혈액 血液

 인체의 혈액은 혈장(액태)과 혈세포(유형성분)로 구성되어 있다. 혈장은 혈액의 55%를 차지하며 단백질, 당, 지방류, 무기염 등을 함유하고 있다. 유형성분인 혈세포는 45%를 차지하며 적혈구, 백혈구, 혈소판 등을 포함한다.

 전체 혈액의 총량은 체중의 7~8%를 차지하는데 대략 4,500밀리리터가 된다.

 인체의 혈액은 심장·동맥·모세혈관·정맥 속에 광범위하게 분포하고, 수시로 영양물질과 산소를 인체의 세포로 실어 날라 정상적인 생명활동을 유지시킨다.

 이 때문에 혈액은 '생명의 액'으로 불린다.

 최근 과학자들은 혈액의 색과 혈액형은 몇몇 질병의 발생과 관계가 있다는 것을 발견했다.

 혈액의 형태와 양, 색깔 및 혈액형으로 질병을 판별할 수 있다.

혈액의 형상

한의학에서는 혈액의 색이 옅고 묽은 것은 기(氣)가 섭혈(攝血)하지 못하기 때문이고, 진하고 붉은 것은 혈분실열(血分實熱) 때문이라고 생각한다. 환자에게서 실 모양의 피가 나오는 것은 폐락(肺絡)이 손상되었기 때문이고, 덩어리 모양으로 나오는 것은 간경혈어 때문이다. 혈액 속에 음식물이 섞여 있으면 대부분 위에 출혈이 있으며, 혈액 속에 담이 섞여 있으면 대부분 폐에 출혈이 있다.

출혈의 양

환자의 출혈량이 많고 얼굴색이 홍적색인 것은 외상의 경우를 제외하면 대부분 혈열증(血熱症)에 속하고, 출혈의 양이 많고 얼굴색이 담홍색인 것은 대부분 기허증(氣虛症)에 속한다. 출혈이 많았다가 적어지고 아프다가 나아지는 것은 병이 점차 경감됨을 나타내고, 출혈이 적다가 많아지고 괜찮다가 아픈 것은 병세가 점차 심해짐을 나타낸다.

혈액의 색

정상인의 혈액은 붉은색이다. 하지만 적지 않은 사람에게 혈액의 색변화가 일어나기도 하는데, 혈액의 변색은 질병과 관련이 있기 때문에, 이때는 더욱 주의를 기울여야 한다.

담홍색 혈액

혈액 속의 혈홍단백질이 정상수치보다 낮음을 나타내고, 빈혈이 생길 수 있다. 한의학에서는 기혈허약의 증에 속한다고 한다.

암홍색 혈액

가벼운 정도의 산소결핍상태에 있음을 나타내는데, 혈액 속 이산화탄소의 함량이 산소의 함량보다 많기 때문이다.

암자색 혈액

중증의 폐기종과 폐원성심장병이 있거나 발감형선천성심장병이 있음을 나타낸다. 이런 질병은 모두 산소결핍을 초래하여 혈액 속의 산소와 혈홍단백질의 함량이 떨어지게 된다. 100밀리리터 당 환원혈홍단백질의 함량이 5그램 이하면 혈액이 암자색으로 변한다.

앵두색 혈액

일산화탄소중독을 나타낸다. 혈홍단백질과 일산화탄소가 결합하면 산소운반능력이 없는 일산화탄소혈홍단백질이 되고, 일산화탄소혈홍단백질의 함량이 30~40%에 이르면 혈액 뿐 아니라 얼굴과 앞가슴, 대퇴부 내측의 피부도 앵두색이 된다.

갈색이나 흑자색 혈액

장원성자감증(腸原性紫紺症)이나 아질산염중독에 걸렸음을 나타낸다. 질산염이 비교적 많이 함유된 짠 음식이나 변질된 음식을 많이 먹으면 장의 세균이 질산염을 아질산염으로 환원시킨다. 아질산염은 강산화제로 혈홍단백질 속의 2가철을 3가철로 만드는데, 이때 산소운반능력을 상실하여 조직의 산소 결핍을 초래한다. 한의학에서는 암자색의 혈액을 어혈이라 하고 혈액의 색이 검은 것을 어혈증증이라 한다.

혈액형

혈액형은 변하지 않는 유전성상의 하나다. 인체의 면역능력 또한 유전적 소인의 영향을 받기 때문에 사람이 어떤 병에 걸리는지를 유전적인 소인과 쉽게 연관시킨다. 임상실험을 통해 혈액형에 따라 각종 질병의 발생률도 다르다는 것을 증명했다.

> **Tip 근시와 남녀 혈액형의 관계**
>
> 다른 보고에 따르면 혈액형은 근시(近視)와도 밀접한 관계가 있다고 한다. 안과 전문의의 조사결과에 따르면 근시 환자 중에서 B형은 35.34%, O형은 27.59%, A형은 26.69%, AB형은 16.38%를 차지한다고 한다. 남성 근시 환자 중에는 A형이 가장 많고 그 다음으로 AB형, B형, O형 순이다. 여성 근시 환자 중에는 O형이 가장 많고 그 다음으로 B형, AB형, A형 순이다. 상술한 조사를 보면 남녀의 근시발생률과 남녀의 혈액형은 정반대로 나타난다. 전문가들은 근시와 혈액형과의 관계를 분명히 밝히면 근시의 발생 원인을 밝히고 예방과 치료를 하는 데에 도움이 되리라고 말한다.

A형

A형은 평소에는 병에 잘 걸리지 않는다. 하지만 육류(肉瘤), 식도암, 위암, 설암 등과 연관이 있다. 특히 위암은 A형인 사람에게 가장 많이 보인다. 50년대 초, 영국에서는 위암이 A형인 사람에게 가장 많다고 발표했다. 1966년 세계 각지에서 발표한 71건의 위암관련 보고서 중에서 69건이 A형이었다. 중국에서도 위암환자 중 A형이 다른 형보다 25%나 높게 나타났으며 병변도 위두부에 가장 많이 발생한다고 보고한 바 있다. 이 때문에 A형인 사람이 위 부위가 불편하거나 이미 위에 병(특히 위축성위염)이 있다는 진단을 받았다면 하루 빨리 치료해야 한다.

그 밖에도 A형은 적지 않은 질병의 위험소인을 갖고 있다. 한 보고에 따르면 심혈관질환 환자 중 A형이 가장 많고 O형이 가장 적으며, 결혈성뇌혈관질환도 마찬가지라고 한다. 편두통 환자 중에서도 A형이 정상대조군에 비해 혈소판 유착률이 훨씬 높다.

B형

B형은 폐결핵에 잘 걸리며, B형간염에는 비교적 적게 걸리고 걸리더라도 병세가 가볍다. 하지만 B형은 유선암, 백혈병, 구강암에 걸릴 확률이 다른 혈액형보다 높다. 이 밖에 B형은 충치가 잘 생긴다.

AB형

AB형은 정신분열증의 발병률이 다른 혈액형보다 3배가량 높다. 수많은 통계자료에 의하면 정신분열증은 유전된다고 한다. 결혈성심장병 환자 중에는 AB형이 비교적 많다. 하지만 AB형은 결핵과 임신빈혈에 걸릴 확률이 다른 혈액형보다 낮다.

O형

O형은 비교적 병에 잘 걸리지만 장수한다. 독일의 정신과 전문의인 디볼트는 O형은 신경과민에 잘 걸리고 주로 장과 위 질환이 있다고 지적했다. 또 다른 전문가는 O형 여자는 임신중독증에 잘 걸리고, 이는 신생아의 용혈병(溶血病)과도 밀접한 관계가 있다고 발표했다. O형은 위궤양과 십이지장궤양에 잘 걸리고, O형 중에는 비분비형(非分泌型)의 비율이 높다는 의견이 많다. 조사에 따르면 모든 소화성궤양 환자 중에서 47~56%의 환자가 O형이라고 한다. 이 때문에 의사들은 조기에 수술을 통해 궤양의 악화를 막아야 한다고 충고한다. B형간염은 O형에게 가장 많고 병세도 비교적 무겁다. 이 밖에 전립선암과 방광암도 O형에게 주로 보인다.

36

대변 大便

　대변은 인체에서 소화된 뒤 항문을 거쳐 배출되는 음식물의 찌꺼기다. 음식물을 먹으면 식도를 거쳐 위로 들어가고 소장을 통과하면서 소화된 다음 수곡정미(水谷精微)와 찌꺼기로 분리된다. 수곡정미는 인체에 흡수되고 찌꺼기는 대장으로 운반되어 대장에서 다시 찌꺼기 중에 남은 수액을 흡수한 다음 분변이 되어 항문을 거쳐 체외로 배출된다. 음식물이 입으로 들어갈 때부터 대변으로 배출될 때까지는 많은 장기의 도움이 필요하다. 이 때문에 대변의 상태를 관찰하면 체내 장부의 병변, 특히 소화기의 기능 상태를 알 수 있다. 대변의 약 70% 이상은 물이고 나머지는 점액과 세균, 음식의 찌꺼기다. 정상인은 매일 한번 대변을 보는데, 변이 단단하나 건조하지 않고, 윤기가 있지만 맑지 않고, 냄새가 나지만 더럽지 않으며 색이 누렇다. 한의와 양의를 불문하고 대변의 관찰을 매우 중시하여, 대변검사를 임상의 3대 정규검사의 하나로 삼고 있다.
　대변의 색깔, 상태, 양, 차수(次數) 등으로 질병을 진단하고 예후(豫後)를 판단하는 방법을 소개한다.

대변의 색깔

대변 색의 변화와 질병은 매우 밀접한 관계가 있다. 건강한 사람의 대변은 황갈색인데, 이는 대변 속에 담홍소(膽紅素)가 섞여 있기 때문이다.

백색 혹은 회백색 대변

담즙 분비에 장애가 있고 담도가 막혔음을 나타낸다. 담결석, 담도종류, 췌장암 등의 질병을 앓을 가능성이 많다. 이 밖에 회백색 대변은 바륨죽[1] 조형 후에도 볼 수 있는데, 이는 질병 때문이 아니라 생리성 분변에 속한다.

백색의 쌀뜨물 같은 대변

대변이 쌀을 인 물처럼 분질(糞質)이 없는 백색의 혼탁한 액체로 나오며 양이 많다. 곽란(癨亂) 환자에게 주로 보이며 일종의 열성(烈性)전염병이다.

백색 유지(油脂) 상태의 대변

대변의 양이 많고 악취가 심한 것은 이원성(胰源性)설사나 소화관흡수장애 증후군에서 주로 보인다.

백색 점액 상태의 대변

대변이 콧물처럼 희고 투명한 것은 만성장염과 장식육(腸瘜肉) 혹은 종류가 있음을 나타낸다.

짙은 황색 대변

용혈성(溶血性) 황달, 즉 적혈구가 대량으로 파괴되어 생긴 황달에서 많이 보이고 통상 용혈성 빈혈을 동반한다. 적혈구의 선천적 결함, 용혈성 세균감염, 악성 학질, 형이 일치하지 않는 혈액의 수혈, 화학약품이나 독소에 의한 중독, 각종 면역반응(자체면역 포함) 등으로 발생한다.

녹색 대변

대변이 물이나 죽 같으며 시큼한 냄새가 나고 거품이 많다. 소화불량과 장 기능실조 등의 질병에서 많이 보인다. 녹색 대변에 농액(膿液)이 섞여 나오는 것은 급성장염이나 세균성이질임을 나타낸다. 복부에 큰 수술을 한 환자나 광범위한 항생제 치료를 받은 환자가 갑자기 비린내가 심한 암녹색의 물 같은 변을 보는데, 계란 흰자 같은 회백색의 반투명한 편상의 막이 있는 것은 황색포도상구균에 의한 장염일 가능성이 많다. 이 밖에 엽록소가 많은 음식을 먹거나 장 내의 산도(酸度)가 지나치게 높아도 대변이 녹색으로 변할 수 있다.

담홍색 대변

대변이 고기를 씻은 물처럼 담홍색을 띠는데, 여름철 호염균(好鹽菌)[2]에 오염된 소금에 절인 식품을 먹어 일어나는 식중독에서 가장 많이 보이고, 살모넬라균 감염에 의한 설사에서도 보인다.

선홍색 대변

하부 소화관의 출혈에서 주로 보인다. 대변 바깥에 선혈이 묻어 나오고 출혈의 양이 적다. 극심한 통증을 동반하는데 배변 후에는 사라진다. 대부분 항렬(肛裂)을 앓고 있기 때문이다. 선홍색 출혈에 양이 일정하지 않거나 핏덩어리가 보이고 대변 바깥에 묻어 있어 물로 피를 씻어낼 수 있으면 대부분 내치(內痔)로 인한 출혈 때문이다. 치창으로 인한 출혈은 배변 후에 소량의 선혈이 묻어 나오거나 분사되어 나오는데, 잠시 후에는 저절로 멈추는 것이 특징이다. 선홍색의 혈액이 대변과 한데 섞여 있는 것은 장식육과 직장암 혹은 결장암 등의 병변이 있을 가능성을 나타낸다. 직장암 환자의 혈변 속에는 통상 미란(糜爛)조직이 섞여 있다. 그리고 결장암 환자의 혈변은 선홍색이고 양이 적으며 대량의 점액이나 농액이 섞여 있는 것이 특징이다.

암홍색 대변

과즙색 대변이라고도 하는데, 혈액과 대변이 고르게 섞여 있다. 아메바성이질[3]과 결장식육, 결장종류에서 주로 보인다. 이 밖에 혈소판감소성자반병, 재생불량성빈혈, 백혈병, 유행성출혈열 등과 같은 특수한 질병에서도 응혈기능 장애로 변혈이 발생할 수 있다. 이런 변혈은 일반적으로 암홍색을 띠는데, 때로는 선홍색을 띠기도 하며 통상 피부나 기타 기관의 출혈을 동반한다. 이 밖에 정상인이 커피·초콜릿·콜라·앵두·오디 등을 많이 먹어도 암홍색의 대변을 보는 경우가 있는데, 이는 생리현상에 속하므로 상술한 질병과는 구별해야 한다.

검은색 대변

대변이 도로의 아스팔트처럼 검다고 하여 아스팔트변이라고도 한다. 흑색 대변은 상부 소화관 출혈에서 주로 보이는 증상으로, 위궤양·십이지장궤양·위두염(胃竇炎)·위점막탈수·간경화 시의 식도와 위저부 정맥의 곡장과 파열로 인한 출혈 등의 질병에서도 보인다. 그 밖에 육류나 동물의 피, 동물의 간, 시금치를 많이 먹거나 철분제, 창연제[4], 활성탄(흡착제) 등의 약물을 복용해도 대변이 검은색을 띨 수 있다. 대변이 검은 것은 상부 소화관의 출혈과 음식이나 약물의 과다복용이 원인이 될 수 있으므로 정확히 진단하기 위해서는 병력을 자세히 물어보는 것 이외에 물로 대변을 씻어 보아야 한다. 물로 씻어서 붉은색이 나타나면 소화관의 출혈 때문이고, 검으면서 밝지 않으며 물로 씻어도 붉은색이 보이지 않으면 음식이나 약물이 원인이므로, 이삼일 채식을 하거나 약물복용을 끊으면 대변의 색이 황갈색으로 바뀐다.

✥✥✥

한의학에서는 대변의 색이 진황색이면 열 때문이고, 백색이면 비허(脾虛) 때문이며, 복숭아처럼 붉은색이면 혈열(血熱) 때문이고, 옻칠처럼 검은색이면 어적(瘀積) 때문이라고 한다.

대변의 형태

묽은 물 같은 대변

소화불량이나 장적충(腸滴蟲, 트리코모나스 증)으로 인한 설사에서 볼 수 있다. 설사와 함께 점액과 농혈이 나타나면 급성장염을 의심해 봐야 한다. 대변이 죽 같고 압박감이 있으며 심하면 다리에 경련이 일고 몸이 마르면서 눈이 퀭하게 꺼지고 탈수증세가 나타나는 것은 대부분 곽란증(癨亂症)이며, 비소중독에서도 볼 수 있다.

어린아이에게 황녹색의 물 같으면서 희고 작은 덩어리(소화가 덜 된 지방)가 있고 점액 같은 분변이 나타나는 것을 계란탕대변이라 한다. 매일 5~10차례 배변을 하기도 하는데, 이는 소화불량 때문이다. 이때는 음식의 양을 제한하고 설탕과 소금을 탄 끓인 물이나 소량의 일반적인 차(너무 진하면 안 된다)를 먹이면 이삼일 후에 분변이 정상으로 돌아온다.

어린아이가 녹색의 솜 같은 것이 섞여 있는 물똥을 매일 10차례 이상 싸는 것은 통상 옷을 춥게 입거나 소화가 잘 안 되는 음식을 먹은 후에 나타나는데, 일반적으로 중독성소화불량을 의미하므로 조기에 치료해야 한다.

어린아이가 짙은 초록색을 띠고 섬유질이 비교적 많은 묽은 대변을 보는 것은 채소를 너무 많이 먹었기 때문이다. 대변의 양이 많고 묽어서 모양이 만들어지지 않으며 옅거나 짙은 황색을 띠고 완전히 소화되지 않은 음식이 섞여 있으며 악취가 심한 것은 음식을 너무 많이 먹었기 때문이므로 아이의 식사량을 줄여야 한다.

물컹물컹한 대변

만성결장염 환자의 대변은 대부분 물컹물컹하다. 한사를 감수한 후나 찬 음식을 많이 먹거나 기름기 많은 음식을 좋아하는 사람은 보통 대변이 물컹물컹하게 변한다. 매일 해가 밝기 전에 설사하는 것을 '오경사(五更瀉)'라 하는데, 한의학에서는 신양(腎陽)이 허하기 때문으로 본다.

유미즙 형태의 대변

장(腸)의 유동운동 항진이나 분비액의 증가 때문이며, 감염이나 비감염성 설사에서 볼 수 있다.

점액 형태의 대변

정상인의 대변에도 극소량의 점액이 있기는 하다. 하지만 장염, 이질, 흡혈충병 환자의 대변에는 점액이 대량으로 나타난다. 발병 부위에 따라 대변 속에 점액이 존재하는 형태도 다르다. 점액이 대변 속에 고르게 섞여 있는 것은 소장에 염증이 있을 때 주로 보이며, 점액이 대변의 표면에 부착되어 있는 것은 대장의 병변에서 보인다.

언 것처럼 단단한 대변

과민성결장염을 앓는 환자는 통상 조이는 듯한 복통 뒤에 점액이 엉긴 가는 대변을 본다. 단단한 대변 표면에 점액이 소량 묻어 있는 것은 경련성변비의 특징이다.

이 밖에 만성세균성이질의 일부 환자들도 이 같은 대변을 본다.

풀 같은 대변

다음과 같은 여러 경우에 나타난다.
① 매일 서너 차례 옅은 황색의 묽은 풀 같고 점액이 섞이지 않은 대변을 보는 것은 대부분 어린아이가 잘 때 배를 차게 했기 때문이다. 이때는 배를 따뜻하게 하고 음식량을 줄이거나 잠시 기름기가 많은 음식을 먹지 말고 진한 차를 마시면 곧 회복된다.
② 대변의 색이 옅으면서 풀 같고 물에 넣었을 때 기름처럼 뜨는 것은 영아가 기름기가 너무 많은 음식을 먹어 지방을 소화시키지 못했기 때문이다. 이때는 담백한 음식으로 바꿔 먹이거나 쌀을 누렇게 볶은 후에 끓인 죽을 먹이면 지방의 소화흡수에 도움이 된다.

거품이 많은 대변

어린아이가 대변량이 많고 대변에 거품이 많이 일며 표면이 거칠고 음식의 찌꺼기나 소화되지 않은 음식이 섞여 있는 것은 대부분 음식을 너무 많이 먹었거나 설탕이 지나치게 많이 든 음식을 먹었기 때문이다. 이때는 설탕과 쌀죽을 적게 먹어 장의 부담을 덜어줘야 한다.

산란형 대변

일부는 정상적인 대변의 형태를 띠고 일부는 설변인 것은 영양실조나 감기 및 홍역에 걸린 어린아이에게 보인다.

비누형 대변

어린아이의 대변이 달걀노른자 색을 띠거나 백색에 가깝고, 가끔 돌처럼 단단한 것은 음식물이 장 내에서 부패했음을 나타낸다. 쌀과 밀가루, 녹말 같은 탄수화물보다 단백질을 많이 먹이면 비누처럼 단단한 대변을 보는데, 이때는 꿀이나 설탕 같은 당분이 많은 음식을 먹여야 한다.

지방질 대변

회백색의 풀이나 액상의 대변을 보는데, 겉모양은 유지방처럼 번들거리고 미끈거리며 썩은 냄새가 난다. 이것은 췌장 기능의 장애로 트립신 분비가 부족하여 음식 속의 지방을 소화 흡수할 수 없기 때문이다.

두부찌꺼기 같은 대변

다음 두 경우에서 볼 수 있다.
① 장이 백색염주균에 감염된 영아는 통상 황녹색에 점액이 섞인 묽은 대변을 보는데, 때로 두부찌꺼기 같다. 이것은 일종의 곰팡이에 의한 장염으로, 몸이 허약하고 영양이 부실한 영아나, 때로 장기적으로 항생제나 부신피질호르몬을 사용한 영아에게 많이 보이며, 이 병을 앓는 영아는 대부분 아구창(鵝口瘡)도 동시에 앓는다.
② 신생아가 간염에 걸리면 옅은 황색이나 회색의 두부찌꺼기 같은 대변을 보며 피부와 눈의 흰자위가 누렇게 변하고 소변도 짙은 황색이 된다.

팥죽 같은 대변

출혈성장염 환자에게서 많이 보인다. 처음에는 물이나 계란을 풀어 놓은 것 같은 묽은 대변을 보다가 며칠 후에는 암홍색의 팥죽 같은 혈변을 보고 특이한 비린내가 심하게 난다. 극심한 복통과 함께 정신이 흐릿해지고 몸에 힘이 없으며 안색이 창백해지고 사지가 찬 중독증상이 동반된다.

농혈 대변

이질, 궤양성결장염, 결장암이나 직장암에서 주로 보인다. 아메바이질은 피가 많이 섞여 나오는데 묽은 과즙 같으며, 세균성이질은 점액과 농이 많이 섞여 나온다.

염소의 똥처럼 마르고 동글동글한 대변

대변이 단단하여 잘 나오지 않는 것은 수술 후의 장유착, 복부 내의 종류(腫瘤), 장중첩증 등의 질병이 원인이다. 고열 후나 병을 오랫동안 앓은 후에도 보이며, 노년에 음액과 진액이 부족해도 대변이 말라 단단해진다. 한의학에서는 대변이 마르고 단단한 것은 대부분 내열(內熱)이나 음진(陰津)의 부족 때문으로 본다.

영유아의 대변이 황갈색의 과립형으로 나타나는 것은 대부분 물을 너무 적게 마시거나 더운 날에 옷을 너무 두껍게 입거나 과다한 땀으로 인한 탈수 때문이다.

영유아의 대변이 젖이 응고된 것 같이 회백색이나 백색 광택이 있는 작은 덩어리로 나오는 것은 소화불량의 징조이므로 젖을 먹일 때는 일정한 시간에 일정량을 먹여야 한다.

가늘고 편평한 띠 같은 대변

늘 가늘고 편평한 띠 같은 대변을 보는 것은 직장이나 항문의 협착을 의미하는데, 직장종류에서 많이 보인다. 대변의 한쪽에 홈이 나 있다면 직장항문에 혹 같은 것이 있다는 뜻이므로 직장암을 의심해보아야 한다.

대변의 상태는 의사가 병변 부위를 짐작하는 데 도움이 된다. 예를 들어, 대변이 묽어 물 같으면 대부분 소장에 이상이 있는 설사 때문이고, 대변이 죽이나 묽은 진흙 같으면 회맹장(回盲腸)의 병변 때문이다. 대변에 거품이 끼어 있으면 소장의 소화불량 때문이고, 대변이 마른 죽 같으면 대부분 결장의 병변 때문이다. 대변에 농혈이 섞여 있고 양은 많지 않으며 이급(裏急) 후에 다시 증상이 뚜렷해지는 것은 대부분 직장이나 S상결장의 병변 때문이다. 대변에 다량의 농이 포함되어 있으면서 혈흔이 보이지 않은 것은 대부분 만성적인 결장기능의 병변 때문이다.

대변의 횟수

정상인은 일반적으로 하루에 한 번 대변을 본다. 대변이 정상적인 상태(가닥을 이루며 무르기가 적당하다)라면, 하루에 세 차례 이하이거나 이삼일에 한 번 대변을 보더라도 정상에 속한다. 이 범위를 넘어선다면 이상으로 볼 수 있다. 대변의 상태가 정상이 아니라면 횟수가 정상 범위 내에 속하더라도 이상으로 간주한다.

변비(便秘)

정상적인 성인이라면 하루나 이틀 사이에 한 차례 이상 대변을 보아야 한다. 이삼일 이상 대변을 보지 못하고 대변이 말라 단단해지고 잘 배출되지 않는 것을 변비라 한다. 변비는 기능성변비와 기질성(器質性)변비로 나누는데, 임상에서는 기능성변비의 발생이 대부분을 차지한다.

(1) 기능성변비는 습관성변비라고도 하며, 아래의 몇 가지 원인이 있다.
① 편식 : 나쁜 식습관은 섬유소의 섭취를 감소시키고 이 때문에 장이 자극을 적게 받아 반사적인 유동운동이 약해짐으로서 변비가 된다.
② 변의가 있어도 참고, 배변 시간이 일정하지 않으며, 배변 장소나 배변 자세가 적당하지 않거나 사하제(瀉下劑)를 복용하거나 관장 등을 하면 직장 반사신경의 민감도가 떨어져 대변이 직장으로 들어와도 배변욕이 일어나지 않아 변비가 된다.
③ 정신적인 스트레스를 받거나 지나치게 흥분을 해도 변비(便泌)가 생길 수 있다.
④ 장기간 누워 있거나 활동량이 너무 적어도 변비가 생긴다.

(2) 기질성변비는 기질적인 병변 때문으로, 주로 보이는 원인은 다음과 같다.
① 종류, 장유착, 거대결장 등으로 부분적인 장폐색이 일어난다.
② 난소종양, 자궁근종, 복강 내의 큰 종류나 복수 등 장 밖의 질병으로 장이 압박을 받는다.
③ 염증, 치창, 항렬 등과 같은 직장항문의 질병이 원인이다.

• 기질성변비 환자에게 다음과 같은 증상이 함께 나타나면 초보적인 진단이 가능하다.
① 배변습관이 줄곧 정상이던 중노년의 사람에게 별다른 원인 없이 진행성이나 증상이 완연한 변비가 생겨 대변이 가늘어지거나 피가 섞여 나오면 결장암이나 직장암을 의심해봐야 한다.
② 변비와 함께 급성복통과 복부팽창, 구토가 생기는 환자는 장폐색을 의심해봐야 한다.
③ 만성변비와 설사가 교대로 나타나고, 복통과 발열이 동반되며 마르는 환

자는 장결핵을 의심해봐야 한다.

④ 변비에 대변이 가늘고 작으며 염소의 똥처럼 끊어져 나오는 것은 결장의 경련이나 결장이 너무 민감하기 때문이다.

(3) 부교감신경의 활동이 억제됨으로써 나타나는 척추의 병변과 납·비소·수은·인 중독, 장 유동운동의 약화, 직장점막의 충혈과 배변반사신경의 소실 및 몇몇 약물(수산화알루미늄, 테라마이신, 테트라시클린, 클로로마이세틴 등)의 복용도 변비를 일으킬 수 있다.

설사(泄瀉)

대변의 횟수가 많아지면서 변이 묽고 점액이나 농혈이 섞여 나오는 것을 설사라 한다. 설사는 장점막의 분비와 흡수기능에 장애가 발생하고 장의 유동운동이 지나치게 빠르기 때문에 생긴다. 설사는 급·만성장염, 이질, 동유(桐油)[5]와 복어 독에 의한 급성중독 등에서 주로 보이고, 몇몇 위장 호르몬 분비의 증가와 갑상선기능항진증 같은 내분비계의 대사장애성 질병에서도 보인다. 그 밖에 체질에 맞지 않는 음식을 먹거나 감기로 인한 소화불량에서도 일시적인 설사가 나타날 수 있다. 설사를 진단할 때는 다음 사항에 주의해야 한다.

① 설사의 정도와 횟수에 주의해야 한다. 급작스럽게 설사가 나고 단기간에 횟수가 많은 것은 급성설사고, 비교적 기간이 길고 횟수가 적은 것은 만성설사다.

② 설사와 복통의 관계에 주의해야 한다. 설사가 나면서 배꼽 주위가 조이는 듯 아픈 것은 대부분 호염균에 오염된 음식물에 의한 중독이고, 설사와 함께 왼쪽 아랫배에 동통이 있는 것은 대부분 세균성이질이다. 설사와 함께 오른쪽 아랫배에 동통이 있는 것은 대부분 아메바이질과 장결핵

이고, 상복부의 가운데에 동통이 있는 것은 대부분 장위염이다. 설사 후에 복통이 완화되는 것은 장염과 장결핵이고, 설사 후에도 복통이 완화되지 않는 것은 대부분 이질이다.

③ 복부의 종괴 유무와 간과 비가 붓는지에 주의해야 한다. 설사 환자의 배에 종괴가 만져지면 종류를 의심해보아야 한다. 만졌을 때 간과 비가 크게 부어 있고 환자가 흡혈충병이 유행하는 지역에 있으면 먼저 흡혈충병을 의심해봐야 한다.

④ 수반되는 증상에 주의해야 한다. 급성설사에 발열과 같은 전신증상이 동반되면 장의 세균감염, 음식물에 의한 중독, 살모넬라균감염 등의 질병을 앓고 있음을 나타낸다. 만성설사에 발열이 동반되는 것은 만성세균성이질, 아메바이질, 흡혈충병, 장결핵, 결장암 등의 질병을 앓고 있음을 나타낸다. 일반적으로 세균성이질에는 '이급후중(裏急後重)'의 증상이 많이 보이고, 장염에는 대부분 이 증상이 보이지 않는다.

배변습관의 변화

건강한 사람은 장기간을 거치면서 형성된 각자의 배변습관이 있다. 원래 이틀에 한 번 대변을 보던 사람이 갑자기 하루에 한 번 대변을 보고 변비와 설사가 교대로 나타나며 이급후중의 잔변감이 있다면 대장암의 가능성을 의심해봐야 한다.

■■■■■■ **주석**

1) 바륨죽 : X선 진단을 위해 황산바륨에 약간의 점착제와 향미제를 첨가하여 만든 소화관(식도·위·장)의 조영제(造影劑)다.

2) 호염균(好鹽菌) : 비교적 높은 농도의 식염이 있는 곳에서 발육·번식하는 세균. 식중독의 원인이 되는 장염 비브리오 따위가 있다.

3) 아메바성 이질 : 이질아메바의 감염으로 생기는 소화기 전염병. 주로 열대와 아열대 지방에 많으며 우리나라에도 있다. 대장 점막에 특유한 궤양이 생기고 피가 섞여 나오는 설사가 며칠 동안 계속되는데, 재발하기가 쉽다.

4) 창연제 : 상처와 점막에 부분적으로 수렴·방부 작용을 하는 비스무트로 만든 약. 위와 장의 염증성 질환과 매독을 치료하는 데 썼으나 항생 물질이 나온 후 거의 사용하지 않고 있다.

5) 동유(桐油) : 유동나무 종자에서 짜낸 기름. 점성(粘性)이 높고 건조가 빠르며 도장막(塗裝膜)이 강하고 탄력성이 있어 우리나라에서는 옛날부터 장판지 및 우산지의 도장유, 등유(燈油), 해충퇴치, 설사제 등으로 많이 사용되어 왔다.

37

소변 小便

소변은 인체대사를 통해 만들어지는 배출물이다. 수액(水液)은 위로 들어가 비의 운화작용과 소장의 비별청탁(泌別淸濁)작용[1], 폐의 수포작용을 거치면서 승청강탁(昇淸降濁)하게 되고, 수액 중의 쓸모없는 탁은 신장의 수액조절기능에 의해 삼초를 거쳐 방광에 들어가 전음으로 배출되는데, 한의학에서는 이것을 소변이라 한다. 수액이 몸속으로 들어가 소변으로 배출되기까지는 많은 장부의 기능에 의존해야 하기 때문에 소변의 성질과 상태 및 성분의 변화는 비뇨계통 자체의 질병을 반영할 뿐만 아니라 인체의 거의 모든 이상 현상도 소변의 변화에 나타난다. 따라서 소변검사는 임상에서의 3대 검사항목 중 하나로서 매우 중요한 참고자료가 된다.

정상인의 소변량은 하루 평균 1,000~2,000밀리리터 정도로, 남자는 1,500~2,000밀리리터, 여자는 1,000~1,500밀리리터 정도다. 소변의 색깔은 옅은 황색으로 투명하고 혼탁하지 않으며 침전물이 없다. 소변의 96~99%는 수분이고, 나머지는 요소·요산 등의 노폐물이다. 막 배출 된 소변에서는 싱싱한 풀에서 나는 것 같은 특수한 냄새가 나는데, 오래 두면 분해되어 암모니아 냄새가 난다.

소변의 색

소변무색(小便無色)

무색은 당뇨병과 만성간질성신염, 요붕증(尿崩症)[2]의 신호다. 물을 많이 마셔도 소변이 무색으로 나올 수 있으므로 구분을 해야 한다.

백색(白色)

백색은 농뇨(膿尿), 유미뇨(乳糜尿), 염류뇨(鹽類尿)에서 주로 보인다.

농뇨는 요도의 심각한 화농성감염 때문인데, 오줌이 유백색이고 주로 신우신염, 방광염, 신농종, 요도염이나 심각한 신장결핵에서 보인다.

유미뇨는 사충병(絲蟲病, 필라리아증)의 주요 증상 중 하나로 소변의 색이 우유처럼 희다. 장관(腸管)에서 흡수되는 유미액(乳糜液, 지방이 비누화된 후의 액체)이 정상적으로 림프관을 거쳐 혈액으로 흘러들어가 순환하지 못하고 비뇨계통의 림프관으로 역류하면 비뇨계통 림프관 내의 압력이 증가하여 곡장과 파열을 일으키고 유미액이 넘쳐 소변으로 들어가게 된다. 이 때문에 유미뇨가 나타난다.

염류뇨는 어린아이에게 많이 발생한다. 겨울철에 주로 보이며 소변이 숭늉같이 뿌옇다. 대부분 소변 속의 인산염이나 요산염의 함량이 많아 생기며, 가만히 두면 금방 가라앉고 소변을 병에 담아 가열하면 금방 맑아진다. 염류뇨는 정상적인 생리현상이므로 약을 먹을 필요 없이 끓인 물을 많이 마시면 된다.

황색(黃色)

당근을 먹거나 핵황소(核黃素)·푸라졸리돈·대황(大黃) 등의 약을 복용하는 기간에 소변의 색깔이 황색으로 나타날 수 있다. 하지만 복용을 중지하면 바로 사라지므로 걱정할 필요는 없다. 소변의 색이 진한 차처럼 짙은 황색이면 간장이나 담낭에 병변이 생긴 것이다. 담즙은 주로 장관을 통해 배출되지만 소변을 통해 밖으로 배출되기도 한다. 간장이나 담낭에 병이 있어 담즙이 장관으로 분비되는 통로가 단절되었을 때는 소변을 통해 배출될 수밖에 없으므로 소변 속의 담즙 함유량이 높아져 짙은 황색을 띤다. 간염 초기, 아직 황달이 전신에 나타나지 않았을 때에도 소변의 색이 진한 차 색깔과 같은 경우를 볼 수 있는데, 이것은 종종 간염의 신호가 되기도 한다.

남색(藍色)

소변이 남색인 것은 곽란과 상한반진(傷寒斑疹) 및 원발성고칼슘혈증, 비타민D중독 환자에게서 볼 수 있다. 하지만 이런 색깔은 복용하는 약물과 관계가 있으며 질병 때문은 아니다. 예를 들어 이뇨제인 아미노필린을 복용하거나 주사제인 메틸렌블루를 주사하거나 인디고카민·크레오소트·살리실산 등을 복용한 후에도 모두 남색 소변이 나타나며, 약을 끊으면 남색이 사라진다.

녹색(綠色)

녹색 소변은 소변 속에 녹농간균이 번식하거나 담홍소뇨를 오래 방치하여 산화되면서 담녹소(膽綠素)가 생길 때 보인다.

담록색(淡綠色)

옅은 녹색 소변은 소염진통제를 다량으로 복용했을 때 보인다.

흑색(黑色)

검은 소변은 임상에서 보기 드문데, 악성학질(말라리아) 같은 급성혈관내용혈증 환자에게서 나타난다. 검은 소변은 악성학질의 가장 심각한 발병증상의 하나다. 이런 환자의 혈장 속에는 유리산소와 혈홍단백 등이 다량으로 들어 있어 암홍색이나 검은색의 소변을 본다. 그 밖에 소수이긴 하지만 레보도파·크레졸·벤졸-하이드라진 등을 복용한 후에도 검은 소변을 보며 약을 끊으면 곧 사라진다.

외국에도 진발성기홍단백뇨(陣發性肌紅蛋白尿)를 앓는 환자는 운동 후에 흑갈색의 소변을 보며 근육이 무력해지고 탄탄(癱瘓)으로 발전할 수 있다는 사례보고가 있다.

홍색(紅色)

붉은 소변은 소변 속에 적혈구가 섞여 배출되는 것으로 의학적으로는 혈뇨라 한다. 출혈이 적어 현미경을 통해야만 적혈구가 관찰되는 혈뇨를 경하혈뇨(鏡河血尿)라 하고, 출혈이 비교적 많아(소변 1리터 당 혈액량이 1밀리리터를 초과할 때) 육안으로도 확인이 가능한 혈뇨를 육안혈뇨라 한다. 일반적으로 건강한 사람의 소변 속에는 적혈구가 없으며 있더라도 극히 소량(간혹 한두 개)이다. 하지만 소변 속에 극히 소량이라고 하더라도 늘 적혈구가 섞여 있으면 주의를 기울여야 한다.

혈뇨는 비뇨계통이나 인근기관 혹은 전신성질병의 신호가 된다. 급성신장염(急性腎臟炎), 비뇨계통의 결석이나 결핵 등과 같이 비뇨계통의 어느 부위가 손상되어 출혈이 있으면 혈뇨가 나타난다. 혈액병 및 몇몇 전염병과 같은 전신성질병에서도 늘 혈뇨가 나타난다. 중노년층에게 무통성혈뇨나 아무런 증상이 없는 혈뇨가 나타나는 것은 비뇨계통종류의 중요한 신호이므로 특히 경계해야 한다.

소변의 상태

요중포말(尿中泡沫)

　소변에 거품이 인다. 소변을 보면 거품이 일어 장시간 사라지지 않는 것은 단백뇨일 가능성이 높다. 이것은 소변 속에 단백질이 포함되어 있어서 표면장력이 커져 거품이 잘 사라지지 않는 것이다. 이런 증상이 나타나면 병원에서 화학검사를 받아야 한다. 소변 속의 단백질 함량이 가장 높게 나타나는 것은 신장염이고, 간장병에서도 높게 나타난다. 간장병 환자의 소변에서는 황색 거품이 이는데 잔류시간도 아주 길다.

소변의 투명도

　배출된 소변이 혼탁하고 가만히 두면 침전물이 생기는 것은 염류뇨다. 음식물과 관계있지만 모래알 같은 물질이 있는지 주의를 기울여야 한다. 있다면 요석(尿石)이다. 소변이 농처럼 혼탁하고 거의 솜 같은 물질이 있는 것을 농뇨(膿尿)라 하는데, 이는 비뇨계통이 감염된 증상이다.

소변량의 변화

　한 사람의 소변량은 물과 음식 그리고 기후 요인과 관계가 있다. 여름철에는 땀을 많이 흘리므로 소변량이 적고, 겨울철에는 땀을 적게 흘리므로 소변량이 많다. 아플 때에도 소변량에 변화가 일어난다. 하루의 소변량이 2,400밀리리터를 초과하는 것은 다뇨(多尿)라 하고, 500밀리리터보다 적으면 소뇨(少尿)라 한다. 그리고 200밀리리터 이하면 무뇨(無尿)라 한다.

다뇨(多尿)

생리성 다뇨는 물을 많이 마시거나 날이 춥거나 술을 마시거나 차를 마시거나 링거액을 맞거나 이뇨제 혹은 이뇨작용을 하는 음식을 먹은 후에 볼 수 있다.

병리성 다뇨는 당뇨병과 요붕증에서 보이며, 신장염으로 인한 요농축기능 장애 및 점액성수종, 지단비대증, 뇌·척수종류 등의 질병에서도 볼 수 있다.

소뇨(少尿)

생리성 소뇨는 물을 적게 마시거나 땀을 많이 흘리거나 짠 음식을 먹었을 때 보인다.

병리성 소뇨는 급성신장염, 각종 원인으로 인한 신기능감퇴, 심한 구토, 설사, 고열 환자에게서 보인다. 그리고 충혈성 심력감퇴, 문맥성간경화, 복막염 및 신장을 손상시키는 몇몇 약물의 중독 혹은 전립선비대나 자궁경부암으로 인해 양측의 나팔관이 압박을 받아 요로가 막힌 환자에게서도 소뇨를 볼 수 있다.

야뇨(夜尿)

정상적인 성인은 밤보다는 낮에 소변을 많이 보고, 야간에는 한두 차례에 걸쳐 300~400밀리리터의 소변을 보거나 보지 않는다. 야간의 배뇨 횟수가 늘어나 네다섯 차례 혹은 그 이상이 되고 소변량도 주간보다 많으며 소변의 비중 또한 지나치게 낮은 것을 야뇨라 한다.

생리성 야뇨는 자기 전에 물이나 차, 커피 등을 많이 마시거나 과일을 먹거나 이뇨제를 복용하여 생긴다.

병리성 야뇨는 신장의 병변, 심기능부전, 고혈압, 당뇨병, 요붕증 등의 질병에서 주로 보인다.

■■■■■ 주석

1) 비별청탁(泌別淸濁) : 소장이 위의 초보적인 소화를 음식물을 받아들인 후에 진행되는 소화와 청탁을 나누는 과정이다. 청은 정미(精微, 곧 영양성분)를, 탁은 소화를 거친 찌끼기를 말한다.

2) 요붕증(尿崩症) : 이뇨 조절을 담당하는 뇌하수체후엽 및 간뇌의 장애 때문에 비정상으로 다량의 비중이 낮은 오줌을 배설하는 병. 목이 말라 다량의 수분을 요구하는 드문 병이며, 젊은 층에 많고 여자보다는 남자에게 다소 많다.

38

땀 [汗液한액]

　땀은 인체의 땀샘에서 분비되는 액체로, 한의학에서는 인체의 양기가 진액을 증발시켜 체표로 나오는 것이라고 생각한다. 정상적인 상태에서는 매일 500~1,000밀리리터의 땀이 분비되는데, 수분이 98%이고 나머지는 요소·요산·유산·무기염류 등이다. 땀은 인체의 생리·병리와 밀접한 관계가 있다. 정상적인 상태에서의 땀은 체온조절, 체내 노폐물 배출, 피부의 습도 유지 등 중요한 작용을 한다. 한의학에서는 땀과 혈액은 동원이류(同源異流)로 보면서 "땀은 심액(心液)이 변화된 것이다."라고 분명히 지적하고 있다. 이 때문에 병리상태에서의 땀을 관찰하는 것은 양기성쇠(陽氣盛衰), 음진휴영(陰津虧盈), 사정투쟁(邪正鬪爭)의 상황 등을 이해한다는 면에서 중요한 의의가 있다. 뿐만 아니라 몇몇 질병의 예후와 길흉 또한 땀을 근거로 판단할 수 있다. 현대의학에서도 땀을 흘리지 않거나 비정상적으로 땀을 흘리는 것은 모두 질병의 표현이라는 것을 실증하고 있다.

황한(黃汗)

황벽나무의 수액처럼 누런 땀을 흘려서 옷을 누렇게 물들인다하여 황한이라 한다. 대부분 습열사독을 외감하여 체내에 쌓인 사독이 피부로 훈증하기 때문이다. 눈이 노래지고 황색 소변을 보며 누런 설태가 끼는 등의 증상은 황달병(전염성간염)을 진단하는 중요 근거가 된다. 땀이 황색이면서 특수한 냄새가 나는 것은 간경화(肝硬化)에서 주로 보인다.

홍한(紅汗)

혈한(血汗)이라고도 하는데, 붉은색 염료로 사용하는 다목으로 염색한 것처럼 옷을 붉게 물들인다. 대부분 담경(膽經)에 열이 쌓여 혈행을 어지럽히거나 비허(脾虛)로 혈액을 통섭하지 못하기 때문이다. 주로 코피와 소변출혈, 대변출혈이 동반되거나 피부에 자홍색의 반점이 함께 나타난다. 신생아가 홍한을 흘리면 대부분 요절(夭折)한다.

흑한(黑汗)

땀이 끈적거리며 곧 검은색으로 변한다. 깨끗이 씻어도 다시 나오는데 주로 두부(頭部)에서 땀이 난다. 한의학에서는 검은색은 신(腎)에 속하므로 흑한은 대부분 신장의 기음양허(氣陰兩虛)[1] 때문이라고 생각한다.

무한(無汗)

한폐(汗閉)라고도 한다. 국부 혹은 전신에 땀이 적게 나거나 전혀 땀이 나지 않아 국부 혹은 전신의 피부가 비정상적으로 건조한 것을 가리킨다. 땀샘의 분비가 감소하거나 인체가 땀을 만들어내지 못하여 일 년 내내 땀을 흘리지 않는 것은 대부분 몇몇 전신성질병이나 피부병이 계속 발병하기 때문이며, 극소수의 환자는 선천적으로 땀을 배출하는데 이상이 있기 때문이다. 한의학에서는 무한을 음진휴핍(陰津虧乏)이나 외감풍한(外感風寒)의 표현으로 생각한다.

자한(自汗)

몸을 움직이지도 않고, 옷을 두껍게 입지도 않았으며, 날이 덥지도 않고, 땀을 발산하는 약물을 복용하지도 않았는데 늘 땀을 흘리고, 신체활동을 한 후에는 더욱 심해지는 것을 자한이라 한다. 자한은 통상 가슴이 뛰고 호흡이 짧으며 정신적으로 피로하고 무력하며 풍한을 참지 못하는 증상을 동반한다. 이것은 영기(營氣)와 위기(衛氣)가 조화롭지 못하고 기허 혹은 양허 때문이다. 중병 환자는 체질이 극도로 허약해졌기 때문에 회복 과정의 안정된 상태에서도 자한이 나타난다.

도한(盜汗)

잠자리에 들면 곧바로 땀이 나고 깨어나면 바로 땀이 멈추는 것이 마치 누군가 땀을 훔쳐 달아나는 것 같다하여 도한이라 한다. 음기가 허한 사람에게 많이 보이며, 주로 음허내열(陰虛內熱), 허열내박(虛熱內迫), 진액외설(津液外泄) 때문이다. 도한에 무기력함, 해소, 흉통, 식욕감퇴, 월경불순, 발열, 각혈 등의 증상이 동반되면 대부분 폐결핵이다. 이 밖에 수술 후 환자와 산모, 인공유산을 한 여자는 피를 많이 흘리고 몸이 허하며 일시적으로 식물신경의 기능문란으로 땀구멍의 개폐에 이상이 생겨 도한이 나타날 수 있다.

대한(大汗)

비교적 짧은 시간에 많은 땀을 흘리는 것을 대한이라 한다. 대한은 허실로 나눈다. 실증은 후끈후끈 열이 나고 땀이 멈추지 않으며 입이 타고 찬물을 마신다. 기분(氣分)의 실열증으로, 외감한 열성병(熱性病)의 극성기에 많이 보인다. 허증은 대한이 멈추지 않고 사지가 따뜻하지 않으며 호흡이 짧고 힘이 없는 증상을 보인다. 양허불고(陽虛不固)의 증후로 장부허손(臟腑虛損)의 질병에서 주로 보인다. 임상에서는 저혈당·갑상선기능항진·약물중독 환자에게서 주로 보이며, 몇몇 사람은 방사(房事) 후에 대한이 나타난다.

절한(絕汗)

병이 위급한 단계에 땀이 뚝뚝 떨어질 정도로 많이 나면서 그치지 않으며 땀이 얼음처럼 차갑다. '탈한(脫汗)'이라고도 하며, 망양(亡陽)[2]의 증상으로 위험한 증후에 속하므로 면밀히 관찰하여 불의의 결과가 발생하지 않도록 주의해야 한다. 양기폭탈(陽氣暴脫)이 원인으로, 진액을 흡수하지 못하고 진액과 함께 양기가 밖으로 빠져나가기 때문이다.

두한(頭汗)

이마에만 땀이 나고 다른 곳에는 땀이 나지 않는 것을 가리킨다. 정상인이 밥을 먹을 때나 어린아이가 잠을 잘 때 이마에 땀이 나고 다른 증상은 보이지 않는 것을 '증롱두(蒸籠頭)'라 하는데, 병증에 속하지는 않는다. 하지만 중병을 앓는 환자가 갑자기 이마에 땀이 나면서 그치지 않는 것은 대부분 병세가 악화됨을 나타내므로 경계해야 하며, 갑자기 이마 한쪽에만 땀이 나는 것은 대부분 동맥류(動脈瘤)나 흉강의 낭종으로 교감신경이 자극을 받기 때문이다.

심흉한(心胸汗)

앞가슴의 양쪽 유방 부위에 땀이 많이 나고 다른 부위는 땀이 적게 나거나 땀이 나지 않는다. '심한(心汗)' 혹은 '흉한(胸汗)'이라고도 한다. 한의학에서는 심흉한을 기허와 음허로 나눈다. 기허에 속하는 것은 대부분 근심·놀람·두려움·배고픔·포만감 및 과도한 피로 등으로 심비(心脾)가 상하여 흉양(胸

陽)이 왕성하지 않고 부진하여 진액이 빠져나가기 때문이고, 음허에 속하는 것은 원래 음기가 허하거나 무절제한 방사로 신정(腎精)이 소모되거나 손상되고 허열이 안에서 어지러워져 심음(心陰)이 밖으로 빠져나가기 때문이다. 그 밖에 심폐기능에 이상이 있는 사람에게도 심흉한이 보인다.

액한(腋汗)

'협한(脇汗)'이라고도 하며, 양 겨드랑이 아래에서 땀이 나는 것을 가리킨다. 대부분 간담습열(肝膽濕熱)로 간맥이 잘 소통되지 않아(액하는 간담경맥이 순행하는 곳이다) 땀이 액하(腋下)의 경맥을 따라 나오는 것이다. 때로는 간음부족으로 혈허불영(血虛不榮)하니 내열(內熱)이 진액을 밖으로 내몰아 경맥을 따라 액하에서 땀이 나기도 한다. 그 밖에 액한이 많이 나고 노린내가 나는 것은 대부분 유전 때문이다.

요한(腰汗)

이유 없이 허리에서 자한이 나고 다른 증상은 없는 것을 요한이라 하는데, 신기가 허한 체증이다.

음한(陰汗)

신체의 다른 부위에는 땀이 나지 않고 유독 음낭에만 땀이 나는 것을 음한이라 한다. 음한에는 두 가지 경우가 있는데, 땀이 나 차가운 것은 신허양쇠(腎虛陽衰) 때문이고, 땀이 나 끈적거리는 것은 습열하주(濕熱河注) 때문이다.

수족한출(手足汗出)

계절에 상관없이 손발에 항상 땀이 나는 것을 수족한출이라 한다. 한의학에서는 손과 발은 비위(脾胃)에서 기를 받으므로 비위에 열이 쌓이면 진액이 증발하여 사지말단으로 빠져 나가 수족한출을 초래한다고 생각한다. 음허내열(陰虛內熱)로도 수족한출이 나타나지만, 주로 도한으로 나타나며 전신에 땀이 난다. 그 밖에 너무 긴장해도 손발에 땀이 난다.

반신한출(半身汗出)

신체의 반쪽에서만 땀이 나는데, 상하의 반쪽에서 나거나 좌우의 반쪽에서 나는 것을 통칭한다. 편한(偏汗)이라 하기도 한다. 한의학에서는 영기와 위기가 조화를 이루지 못하고, 기혈이 소모되어 허하고, 풍사가 내동하고, 담습이 경락을 막아 생긴다고 생각한다. 반신한출은 중풍의 징조이므로 각별히 경계하여야 하며 즉시 조치를 취해야 한다.

■■■■■ 주석

1) 기음양허(氣陰陽虛) : 열성병(熱性病)이나 만성·소모성질병의 과정에서 나타나는 음액과 양기가 모두 손상되는 현상을 말한다.

2) 망양(亡陽) : 망음(亡陰)이 더 진전된 것으로 음액이 과도하게 소모되면 그에 따라 양기도 빠져나가는 것이다.

39

가래[痰담]・침[涎연]・구토물嘔吐物

가래는 폐와 기도에서 배출되는 점액으로, 탁하고 걸쭉한 것을 담(痰)이라 하고, 맑고 묽은 것을 음(飮)이라 하는데, 모두 유형의 담에 속한다. 침은 구강에서 흘러나오는 맑고 묽은 점액이다. 구토물은 위기(胃氣)가 상역(上逆)하기 때문에 나오는데, 구토물은 각양각색으로 음식물이나 맑은 물, 혹은 가래와 침이 나오고 때로는 농혈이 섞여 나오기도 한다. 구토물의 형태와 색깔, 성질을 관찰하면 위기가 상역한 각종 원인을 알 수 있다.

가래

일반적으로 정상인은 가래를 잘 뱉지 않는다. 설령 가래가 있다하더라도 아침에 일어난 후에 한 번 정도 뱉는 것이 대부분이다. 그 색이 맑고 투명하면 폐조직과 기도의 점막조직의 신진대사가 정상이고 병이 없음을 나타낸다. 하지만 호흡기에 병변이 발생한 때나 동일한 질병의 다른 시기에도 가래의 양과 색, 농도, 냄새 등에 변화가 발생하기 때문에 육안으로 그 변화를 자세히 관찰하면 질병을 판별할 수 있다.

가래의 색깔

① 백색 가래는 기관지염이나 폐렴에서 볼 수 있으며, 주로 백색염주균 때문에 생긴다.
② 황색이나 녹황색 가래는 호흡기감염을 나타낸다.
③ 녹색 가래는 황달과 건락성폐렴, 폐부 녹농간균감염에서 주로 보인다.
④ 홍색이나 홍갈색 가래는 가래 속에 혈액이나 혈홍단백질이 있다는 것을 나타낸다.
⑤ 분홍색 가래는 급성폐수종에서 많이 보인다. 예를 들어 환자에게 링거액을 주사할 때 속도가 너무 빠르면 많은 양의 링거액이 폐로 들어가 급성폐수종을 일으킬 수 있다.
⑥ 철이 녹슨 것 같은 색의 가래는 대엽성폐렴(크루프성폐렴)에서 주로 보인다.
⑦ 갈색 가래는 심장병 환자의 폐부에 만성충혈이 있거나 폐부의 출혈 후에 변성혈액이 있을 가능성을 나타낸다.
⑧ 초콜릿색 가래는 아메바이질을 앓았음을 나타낸다. 그 원인은 아메바원충이 간에 들어가 간농종을 일으키고 다시 폐로 들어가 폐 속의 기관지를 파괴하기 때문이다. 아메바원충으로 인한 간농종의 농액은 초콜릿색과 같아서 환자는 초콜릿색의 가래를 뱉는다.
⑨ 검은색이나 회색 가래는 기관지 내에 분진이 많음을 나타낸다. 가래 속에 재나 탄가루가 많이 포함되어 있으며, 광산이나 제철소 등지와 같이

먼지가 많은 곳에서 일하는 사람이나 담배를 많이 피우는 사람에게서 많이 보인다.

가래의 상태

① **점액성 가래** : 가래가 무색이거나 옅은 백색으로 투명한 점액상태로 나타난다. 호흡기감염, 급성기관지염, 폐렴 초기 및 만성기관지염에서 많이 보이고, 가래가 걸쭉하고 거품이 있다.

② **점액농성(粘液膿性) 가래** : 옅은 황색의 덩어리로 나타난다. 감기와 기관지염 및 폐렴의 회복기에 많이 보인다.

③ **장액성(漿液性) 가래** : 가래가 묽고 투명하며 거품이 있다. 심각한 합병증이 없는 기관지확장에서 많이 보이며, 가래의 양이 많고 잘 배출된다.

④ **장액농성 가래** : 가래가 세 층으로 나누어져, 위는 거품이 낀 농 덩어리이고, 중간은 묽은 장액이며, 아래는 혼탁한 농 찌꺼기 및 괴사한 물질이다. 합병증으로 인한 기관지확장에서 많이 보이고, 아침에 가래가 많이 생긴다.

⑤ **농성(膿性) 가래** : 황색이나 황녹색의 걸쭉한 덩어리나 불투명한 농액의 상태로 나타난다. 폐농창(肺膿瘡)과 기관지확장 혹은 폐결핵공동(肺結核空洞)과 폐암 말기 합병증으로 나타나는 심각한 감염에서 많이 보인다.

⑥ **혈성(血性) 가래** : 가래에 피가 묻어 있다. 가래에 선홍색의 혈사(血絲)가 묻어 있는 것은 폐결핵이나 기관지확장에서 많이 보이며, 때로 인후 부위에 염증이 있을 때도 이런 현상이 나타난다. 검은색의 혈담은 폐경색에서 많이 보인다. 거품이 낀 혈성 가래는 폐수종에서 볼 수 있다. 장기간 가래에 피가 묻어 나오거나 흉통과 무력감이 동반되고 몸이 마르면 기관지폐암을 경계해야 한다. 아침에 일어나서 처음 뱉는 가래에 혈사나 작은 핏덩어리가 섞여 있으면 비인암(鼻咽癌)을 경계해야 한다.

가래의 양

① 가래가 정상일 때보다는 많지만 그다지 많지 않은 것은 상부 호흡기의 감염과 급성기관지염, 폐렴 초기에 보이는 증상이다.

② 가래가 자주 생기고 양이 많은 것은 폐농종과 폐결핵공동, 폐수종, 기관지확장 등의 증상에서 볼 수 있다.

③ 가래가 적었다가 많아지는 것은 질병이 수그러들지 않거나 새로운 감염이 있음을 나타낸다.

④ 가래가 많았다가 점차 적어지는 것은 병이 점차 호전됨을 나타낸다.

⑤ 가래가 많았다가 갑자기 적어지고 체온이 상승하는 증상이 동반되는 것은 기관지가 막혀 가래가 잘 배출되지 않기 때문일 가능성이 높다. 이때는 관심을 가지고 원인을 명확히 밝혀야 하며 기도에서 가래를 배출시키는 처치를 해야 한다.

침

1 어린아이가 입가로 침을 흘리는 것은 위열(胃熱)과 충적(蟲積, 기생충병)의 증상이다. 성인이 침을 흘리는 원인은 두 가지다. 하나는 중풍의 증후인 중경(中經)과 중락(中絡)¹으로, 입가로 침을 흘리고 반신불수나 구안와사 등의 증상이 보인다. 또 하나는 비기(脾氣)가 허한 증으로, 기가 진액을 통섭하지 못해 맑은 침을 흘린다. 입가에 희고 끈적끈적한 침을 흘리면 비허습열의 증이다.

2 영아 시기에는 침을 삼키는 습관이 아직 없기 때문에 깨어 있을 때 침을

흘리는 것도 정상에 속한다. 어린아이가 위에 내열이 있고 혀와 잇몸에 염증이 있거나 구강에 궤양이 있을 때는 침을 흘리고 타액이 많아진다. 어린아이가 침을 흘리면서 얼굴이 누렇게 뜨고 마르며 음식을 안 먹으려고 하는 것은 빈혈을 앓고 있다는 증상이다.

3 극소수이긴 하지만 치매나 크레틴병(선천성갑상선분비부족) 등과 같은 신경이나 정신 혹은 내분비계통의 질병으로 인해 침을 흘리는 아이도 있다. 이런 아이는 침을 흘리는 것 말고도 통상 지능의 발육이 부진하고 내분비계의 발육도 부족한 병태가 수반된다.

구토물

1 구토물이 맑고 묽으며 냄새가 나지 않는 것은 대부분 한구(寒嘔)로, 위양(胃陽)이 부족하여 수곡을 부숙(腐熟)하지 못하고 수음(水飮)[2]이 속에 정체되어 위실화강(胃失和降)[3]했기 때문이다. 대부분 비신의 양기가 쇠약하거나 한사가 위를 침범했기 때문이다.

2 구토물이 걸쭉하고 탁하며 신 냄새가 나는 것은 대부분 열구(熱嘔)로, 사열이 위를 침범하거나 간경에 화가 쌓여 위를 침범하고 위기가 상역(上逆)하기 때문이다.

3 구토물에서 시큼하고 썩은 냄새가 나고 소화가 안 된 음식이 섞여 있는 것은 식적(食積)으로, 유문이 막혔을 때 보인다. 주로 폭음이나 폭식으로

비위가 손상되면 음식물이 소화되지 않고 정체되어 그 상태에서 부패함으로 위기가 하강하지 못하고 상역하여 시큼하게 부패한 음식을 토해 낸다. 소화되지 않은 음식물을 토해 내었는데, 시큼하게 부패한 냄새가 나지 않는 것은 대부분 기체(氣滯)에 속한다. 주로 구토하고 그치기를 반복하는데, 간기가 횡역(橫逆)하여 비위를 침범하면 위기의 하강기능이 실조되어 구토를 한다.

4 맑은 물이나 가래와 침을 토해내고, 입이 마르지만 물을 마시려 하지 않고 가슴이 답답하면서 더러운 설태가 끼는 것은 대부분 담음(痰飮)이다. 비(脾)의 운화기능에 이상이 생겨 위(胃) 속에 음(飮)이 정체되고 담음이 위기가 상역하는 것을 따라 구토물로 나오는 것이다.

5 황녹색의 쓴 물을 토해내는 것은 대부분 간담의 습열이나 울열로 간기가 횡역하여 위를 침범하고, 열이 담즙을 위로 넘치게 압박하여 위가 하강기능을 잃었기 때문이다. 십이지장폐색에서 보인다.

6 선혈이나 암자색의 덩어리를 토해내는데, 음식물 찌꺼기가 섞여 있는 것은 대부분 위(胃)에 열이 쌓이거나 간화(肝火)가 위를 침범한 것이다. 위(胃)와 십이지장의 궤양으로 인한 출혈이나 위암(胃癌)에서 보인다. 때로 원래 어혈이 있어서 혈이 경맥을 따라 흐르지 않고 외부로 흘러넘치는 경우에도 볼 수 있다. 농혈이 섞여 있는 경우는 대부분 위농창(胃膿瘡)이다.

7 식후에 바로 토하는데 신 냄새가 나지 않는 것은 대부분 식도폐색이다. 구토물에 분변이 섞여 있는 것은 대장폐색 말기에 보이고, 분변 냄새가 나는 것은 소장폐색에서 보인다. 대추색 구토물은 급성위확장에서 보인다.

8 구토물이 많은 것은 유문폐색에서 보이고, 구토물이 적은 것은 위신경증(胃神經症) 및 임신으로 인한 구토에서 보인다.

9 음식을 먹자마자 구토를 하며 양이 많지 않은 것은 대게 역한 냄새를 맡거나 혐오스러운 음식을 보았을 때 일어나는데, 이는 신경증의 범주에 속한다.

10 구토물을 분수처럼 쏟아내는 것은 뇌염과 뇌막염 같이 뇌압이 높아진 환자에게 보인다. 구토물을 입 안 가득 물고 분출하는 것은 장폐색에서 주로 보인다.

11 음식물이 위(胃)에 도달하기도 전에 구토가 일어나는 것은 대부분 식도암과 식도와 위를 연결하는 분문의 협착과 같은 식도의 질병 때문이다. 식후에 바로 오심(惡心)[4]이 나 구토를 하고 복통과 복부팽만감이 따르는 것은 주로 급성위장염과 아메바이질 등에서 보인다.

12 임신으로 인한 구토는 주로 아침에 일어난다. 유부녀가 갑자기 월경이 멈추고 대략 2개월 후에 구토가 일어나면 임신일 가능성이 많다.

13 식후 두세 시간이 지나 구토가 일어나는 것은 위염과 위궤양, 위암에서 볼 수 있다. 4~6시간이 지나 구토가 일어나는 것은 십이지장궤양에서 볼 수 있다. 야간에 구토가 나고 양이 많으며 발효된 냄새가 나는 것은 유문폐색과 위 및 십이지장궤양, 위암에서 주로 보인다.

14 오심의 징조 없이 구토가 갑자기 일어나면서 두통이 동반되고, 두통이 극

심할 때 구토가 일어나는 것은 혈관신경성두통과 뇌진탕, 뇌일혈, 뇌염, 뇌막염 및 뇌종양 등에서 주로 보인다.

15 구토 후에 오심이 잠시 완화되는 것은 위염, 위궤양, 위천공, 위암, 장폐색, 복막염 등에서 주로 보인다.

16 머리에 외상을 입은 적이 없는 사람과 구토와 함께 혈압이 올라가는 노인에게 극렬한 두통이 생기면서 진행성으로 더욱 심해지면 머리 내부의 출혈이나 감염을 의심해봐야 한다. 구토와 함께 안압이 올라가 눈알이 팽창하고 두통이 극심하며 눈 부위가 현저하게 충혈 되고 동공이 커지면 폐쇄우각녹내장(閉鎖隅角綠內障)을 경계해야 한다. 구토와 함께 상복부에 극심한 통증과 발열이 생기는데, 발병 전에 폭음과 폭식을 했다면 급·만성 췌장염을 의심해봐야 한다. 구토와 함께 정신이 혼미해지면 요독증, 당뇨병성 케톤산증, 간혼수 등을 의심해봐야 한다.

■■■■■ **주석**

1) 중경(中經)과 중락(中絡) : 중경은 병이 경맥에 있으며 반신불수·수족마비·언어곤란 그리고 가래와 침이 많아지는 증상이 나타나고, 중락은 병이 낙맥에 있으며 구안와사·근육마비·어지럼증 등의 증상이 나타난다.

2) 수음(水飮) : 장부의 병리변화 과정에서 생기는 액체로, 수는 묽으면서 맑은 것이고, 음은 묽으면서 점성이 있는 것이다.

3) 위실화강(胃失和降) : 위기(胃氣)는 하강하는 것이 정상인데, 음식물로 인해 손상을 받거나 위화(胃火)가 치밀어 오르면 하강기능에 장애를 초래한다.

4) 오심(惡心) : 위가 허하거나 위에 한, 습, 열, 담, 식체 따위가 있어서 가슴 속이 불쾌하고 울렁거리며 구역질이 나면서도 토하지 못하고 신물이 올라오는 증상.

40

월경 月經 · 대하 帶下

월경

월경은 규칙적이고 주기적인 자궁출혈, 혹은 난소호르몬의 작용으로 발생하는 자궁내막의 주기적인 출혈을 가리킨다.

월경의 주성분은 혈액이며 그 밖에 자궁내막의 조각과 자궁경부의 점액 및 질의 상피세포 등이다.

월경은 여자 고유의 생리현상으로, 월경이 시작되는 첫날부터 다음 월경이 시작되는 첫날까지가 월경주기가 된다. 주기의 길고 짧음은 사람마다 차이가 있어서 자신만의 규칙성이 있다. 주기는 일반적으로 28~30일이며, 7일을 전후해 늦거나 빠른 것은 정상범위에 속한다.

정상적인 월경은 보통 3~5일간 지속되며, 몇몇 사람은 2~7일간 지속되고, 월경량은 약 50밀리리터 정도가 된다. 월경에 이상이 생기면 신체에 질병이 발생했음을 나타낸다.

월경주기

여자마다 자신의 규칙적인 월경주기가 있다. 그런데 갑자기 주기가 8일 이상 빨라지거나 늦어지고 불편한 느낌이 있으면 즉시 검사를 받아야 하며 소홀히 해서는 안 된다. 하지만 여자가 초경을 시작한 첫 한두 해나 갱년기를 전후하여서는 월경의 주기가 그렇게 정확하지는 않은데, 이는 일반적으로 병태는 아니라고 본다.

월경의 색

정상적인 월경의 색은 대부분 암홍색이다. 한의학에서는 월경의 색이 선홍색이고 양이 많으며 걸쭉하거나 핏덩어리가 섞여 있는 것은 대부분 기가 허하기 때문이고, 월경의 색이 어둡고 핏덩어리가 섞여 있는 것은 대부분 어혈이 낙맥을 막고 있기 때문이며, 월경의 색이 짙은 홍색이거나 옅은 홍색이고 양이 많기도 하고 적기도 한 것은 간기울결(肝氣鬱結) 때문이고, 월경이 커피색인 것은 한사가 침범했기 때문이라고 한다.

월경량 과다

월경량이 너무 많거나 너무 적은 것(매 주기의 월경량을 티슈로 계산했을 때, 정상인 사람은 50장에서 100장의 티슈를 사용한다. 겨우 몇 장을 사용하거나 사용할 필요가 없는 경우는 너무 적은 것이고, 200장을 초과하여 사용하면 너무 많은 것이다)은 모두 비정상이다. 월경량이 너무 많은 것(정상적인 경우는 100밀리리터를 초과하지 않으며 기간도 7일을 넘지 않는다)은 자궁내막이 불규칙적으로 떨어지거나 자궁내막증식증이 있는 경우, 혹은 기능성자궁출혈과 자궁근종 및 출혈성질병, 간기능 장애 등의 질병이 있는 경우에 나타난다. 그리고 월경기간 중 위생관리에 소홀하거나 감기에 걸리거나 더위를 먹고, 정신적으로 과도하게 긴장하는 등 외부적인 영향을 받아도 월경량이 많아질 수 있다.

월경량 과소

월경량이 지나치게 적어 방울방울 나오거나 18세가 넘어서도 월경이 시작되지 않거나 과거에는 정상이었는데 3개월 이상 월경이 나오지 않는 것을 폐경이라 한다. 폐경은 심각한 빈혈·간질환·당뇨병·흡혈충병·십이지장충병 등과 같은 전신성 만성질병 및 영양상태 불량·내분비기능의 장애·국부적인 자궁발육부전·생식기결핵 등의 원인으로 발생한다. 그 밖에 과도하게 긴장하고 걱정을 하거나, 갑자기 낯선 곳에서 생활하게 되거나, 기후가 돌변하거나, 한사를 감수하거나, 힘든 노동으로 인해 극도로 피곤하거나 하여 대뇌가 심한 자극을 받고 손상을 입어도 폐경이 될 수 있다. 하지만 임신 및 수유기의 폐경은 정상적인 생리현상이다.

이 밖에 몇몇 여성은 처녀막과 질, 자궁경관이 막혀 월경이 밖으로 흘러나오지 못하는 경우가 있는데, 이를 가성폐경(假性閉經)이라 하고, 하루 빨리 병원에서 수술치료를 받아야 한다.

월경불순

월경주기가 빨랐다 느렸다 하고, 월경량이 많았다 적었다 하는 등 순조롭지 못하고 월경의 색이 비정상적이다. 이는 과도한 정신적 스트레스를 받거나 풍한을 외감하거나 무절제한 성생활을 하거나 월경기간 중 위생관리를 하지 않거나 기타 질병 등의 원인으로 발생한다.

질 출혈

부인과의 주요 증상 중 하나로, 월경 이외의 비정상적인 출혈을 가리킨다. 여성의 연령 단계별 생리적인 특징이 다르기 때문에 질 출혈의 병증 또한 다르게 나타난다. 어린 여자아이나 폐경기가 지난 부녀자의 질 출혈은 기질성병변(器質性病變)을 고려해야 하고, 사춘기의 질 출혈은 기능실조성 자궁출혈을 고려해야 한다. 임신기의 질 출혈은 초기에는 유산의 징조로서 고려해야 하고, 말기에는 조산과 전치태반이나 태반조기박리를 고려해야 한다. 종합해보면, 일단 정상적인 월경 이외에 질 출혈이 있으면 병원에서 검사와 치료를 받아야 한다.

대하

여자는 월경이 시작될 때부터 폐경이 될 때까지 모두 일정량의 대하를 배출한다. 대하는 질 내부의 분비물로, 질 점막의 점액과 자궁경관샘과 자궁내막의 분비물이 혼합되어 만들어진다.

정상적인 상태에서의 대하는 백색으로 점도가 높고 양이 많지 않으며 특별한 냄새가 없고, 단지 약간 촉촉한 느낌을 갖도록 하는 정도다. 정상적인 대하는 자정작용을 하므로 여자의 건강에 도움이 된다.

대하는 질과 자궁의 습도를 유지하며, 산성 물질을 만드는 질간균의 생장과 번식을 도와 질 내로 침입하는 병균을 죽이는 역할을 한다. 하지만 대하의 양이 많고 냄새가 나며 색이 변하거나 농 같은 상태를 보이면 몇몇 부인과 질병과 다른 질병이 발생했음을 나타낸다.

예를 들면 다음과 같다.

대하의 양이 많다.

대하의 양이 많아지는 것은 하나의 병증으로 각종 다른 질병의 임상적인 표현이며, 염증에서 가장에서 많이 보인다. 일반적인 경우, 대하의 양이 많아지는 것은 배란과 과도한 여성호르몬의 자극, 정서적으로 긴장할 때 많이 보인다. 대하의 양이 크게 증가하는 것은 질궤양, 화농성질염, 자궁경관염, 질 내의 이물(異物) 및 생식기관의 종양 등에서 많이 보이며, 특히 트리코모나드와 곰팡이에 의한 질염에서 많이 보인다. 이 병은 쉽게 교차감염이 되며, 변기·목욕용품·수영장 등이 감염의 매개물이 되기 때문에 위생적인 습관을 기르고 음부의 청결을 유지해야 한다. 대하의 양이 많아지면 병인이 진행되는 것을 막기 위하여 즉시 병원을 찾아 치료해야 한다.

무색의 투명한 점성 대하

계란의 흰자와 비슷하거나 약간 혼탁하다. 하지만 대하가 많아지는 것 외에는 기타 증상이 적다. 이런 대하는 만성자궁경관염과 여성호르몬을 사용한 후에 많이 보인다.

백색의 점액성 대하

정상적인 대하와 거의 비슷한 상태에서 양이 많아진다. 이런 대하는 여성호르몬을 사용한 후나 골반강 충혈 시에 보인다. 백색의 점액성 대하가 많아지는 것은 자궁경관샘과 질점막에서의 분비가 증가하여 일어난다.

황색의 점액성 대하

자궁경부미란과 만성자궁경관염 등에서 보인다. 이는 가벼운 감염에 의한 것이다.

황색의 물 같은 대하

자궁경부암, 자궁체암, 자궁점막하근종 등의 질병에서 보인다. 병변으로 인해 조직이 괴사하기 때문에 대하의 양이 많다.

포말성 대하

이런 대하는 대부분 트리코모나드에 의한 질염 때문에 생긴다. 대하의 양이 많아지는 것 외에 외음부와 질이 가려운데, 여기에 더해서 화농성세균에 감염되면 대하가 누런 농처럼 변하고 거품이 생긴다.

콩비지 같은 대하

대하 속에 콩비지 같은 백색 덩어리가 섞여 있다. 때로는 이런 백색 물질이 질벽에 붙어 잘 떨어지지 않는다. 이것은 곰팡이에 의한 질염을 나타낸다. 통상 굉장히 가렵고, 당뇨병 환자가 특히 잘 걸린다.

농성(膿性) 대하

대하의 색이 황색이나 황녹색이고 냄새가 심하다. 생식기관의 감염 때문에 생긴다. 염증에서 나온 진물과 농세포, 괴사한 상피세포 등이 세균의 작용을 가속화시켜 대하가 상술한 것처럼 변한다. 농성 대하는 트리코모나드에 의한 질염, 만성자궁경관염, 자궁내막염이나 자궁강 적농(積膿)과 노년성 질염 등에서 주로 보인다.

혈성(血性) 대하

대하 속에 혈액이 섞여 있다. 이런 대하가 나타나면 자궁경부암이나 자궁체암과 같은 악성 종양의 가능성을 의심해봐야 한다. 하지만 자궁경관의 혹, 자궁점막하근종, 노년성 질염, 심한 만성자궁경관염 및 자궁 내의 피임기구로 인한 부작용 등으로도 생긴다.

참고문헌

1. 彭淸華 外：中國民間局部診法. 湖南科學技術出版社. 1995, 長沙.
2. 鄧鐵濤 主編：中醫診斷學. 人民衛生出版社. 1986, 北京.
3. 戚仁鐸 主編：診斷學. 人民衛生出版社. 1987, 北京.
4. 韓文領 編著：豫測疾病的面相學和手相學. 科學技術文獻出版社. 1989, 重慶.
5. 李文旭：望診. 科學普及出版社. 1984, 廣州.
6. P · Fragnay(프랑스)：虹膜診斷學入門. 雲南人民出版社. 1982, 昆明.
7. 費兆馥 主編：中醫診法學. 上海中醫學院出版社. 1987, 上海.
8. 吳更偉 外：觀手識人(體質, 心理, 遺傳, 保健). 河北科學技術出版社. 1989, 石家庄.
9. 劉宏生 外：百病自測秘訣. 上海科學技術文獻出版社. 1992, 上海.
10. 楊力：中醫疾病豫測學. 北京科學技術出版社. 1991, 北京.
11. 王遇康：醫學皮紋學. 學術期刊出版社. 1988, 北京.
12. 王勝 外：手療治百病. 吉林科學技術出版社. 1993, 長春.
13. 伍銳敏 外：足反射療法. 中國醫藥科技出版社. 1990, 北京.
14. Schaumann Alter 外(미국)：皮膚紋理學與疾病. 江蘇科學技術出版社. 1984, 南京.
15. 林朗暉：手紋與健康. 福建科學技術出版社. 1987, 福州.
16. 陳琴：手相學. 臺北希代出版公司. 1980, 臺北.
17. 王文華 外：指甲診病. 上海中醫學院出版社. 1991, 上海.
18. 李學誠：指甲診病彩色圖譜. 山西科學敎育出版社. 1990, 太原.

19. 韓國棟 外：手足紋診病及圖解. 天津科技飜譯出版公司. 1989, 天津.

20. 湯叔梁 外：脚部按摩療法. 東南大學出版社. 1990, 南京.

21. 張穎淸：生物全息診療法. 山東大學出版社. 1987, 濟南.

22. 耳穴診斷學編纂委員會：耳穴診斷學. 人民衛生出版社. 1990, 北京.

23. 李志明 主編：耳穴診治法. 中醫古籍出版社. 1988, 北京.

24. 孫忠年 外：中醫腹診學. 陝西科學技術出版社. 1991, 西安.

25. 渡邊正(일본)：體貌手形識病法. 山西科學教育出版社. 1989, 太原.

26. 彭淸華：目診硏究槪況. 浙江中醫雜誌. 1987.8月.

27. 彭淸華：耳診硏究進展. 山東中醫學院學報. 1989.2~3月 連載.

28. 彭淸華：指(趾)甲診의 硏究進展. 北京中醫雜誌. 1989.1月.

29. 彭淸華：腹診硏究的進展. 國醫論壇. 1991.2~3月 連載.

30. 彭淸華：幾種中醫診法的硏究進展. 國醫論壇. 1989~1991 連載.

31. 彭淸華：中醫局部診法的硏究進展, 國內外中醫藥科技進展. 1994.

32. 麻仲學 主編：中國醫學診法大全. 山東科學技術出版社. 1989, 濟南.

33. 李彤 主編：中國民間傳統望診奇術. 海南出版社. 1992, 海口.

34. 陳澤霖 外：舌診硏究. 上海科學技術出版社. 1982, 上海.

35. 王晨霞：現代掌紋診病. 甘肅民族出版社. 1995, 蘭州.

36. 王琦 主編：中國腹診. 學苑出版社. 1994, 北京.

37. 冶福雲 主編：皮紋與疾病. 人民衛生出版社. 1994, 北京.

황제내경과 서양과학이 만났다
망진 望診

초판 1쇄 발행 | 2007년 8월 29일
초판 4쇄 발행 | 2010년 12월 3일

지은이 | 팽청화(彭淸華)
옮긴이 | 이상룡 · 김종석
펴낸이 | 최봉규

책임편집 | 김종석
편집 | 문현묵
마케팅 | 김낙현
경영지원 | 김청희

펴낸곳 | 청홍(지상사)
출판등록 | 제2001-000155호(1999.1.27)
주소 | 서울특별시 강남구 역삼동 730-1 모두빌 502호
전화 | 02)3453-6111
팩스 | 02)3452-1440
이메일 | jhj-9020@hanmail.net
홈페이지 | www.cheonghong.com

ISBN 978-89-90116-30-7 03510

보도나 서평, 연구논문에서 일부 인용, 요약하는 경우를 제외하고는
도서출판 청홍의 사전 승낙 없이 무단 전재 및 복제를 금합니다.

* 잘못 만들어진 책은 구입처에서 교환해 드립니다.

만화로 읽는
중국전통문화총서

중국전통문화총서 시리즈는 중국의 천재작가 주춘재가 동양의 고전의학을 현대에 맞게 알짜만을 뽑아 만화로 엮었으며, **경희대 한의대 김남일, 정창현, 백유상 교수** 등이 번역하여 출간된 책이다. 이 책은 중국에서 베스트셀러가 되었으며 일본, 싱가포르, 대만 등에서도 번역 출간되어 큰 인기를 얻고 있다.

시리즈(전6권)

1. 의역동원 역경
2. 황제내경 소문편
3. 황제내경 영추편
4. 경락경혈 십사경
5. 한의약식 약식동원
6. 한의학 입문

청홍

가장 많이 읽힌 한의학 입문서
한의학을 올바로 알기 위해 꼭 읽어야 할 책

한의학을 말하다

탕윈(唐雲) 지음
이문호 · 김종석 옮김

고금의 유명 치험례 37가지 수록

전체 내용을 생명(生命) · 진단(診斷) · 치료(治療) · 팔법(八法)으로 크게 나눠, 먼저 생명과 건강의 본질에 대해 알아보고, 진단과 치료 과정에서 보이는 완전하고 계통적인 한의학의 이론체계와 과학적인 사유방식을 상세히 설명한다. 아울러 각종 질병에 탁월한 치료효과를 보인 고금의 임상사례와 처방을 소개함으로써 대중이 갖고 있는 한의학에 대한 편견과 불신을 불식시키고, 생명과학에 부합하는 한의학의 진면목을 밝힌다. 도대체 무엇이 한의학인가? 한의학은 정말 병을 제대로 치료할 수 있는가? 한의학이 질병을 진단하고 치료하는 근거는 어디에 있으며, 한의학이론의 과학성은 어디에서 나오는가? 이 모든 의혹과 의문에 명쾌한 답을 줄 것이며, 질병과 건강을 바라보는 새로운 눈을 갖게 해 줄 것이다

상용 처방의 약물조성과 약물의 효능을 설명

이 책의 최대 장점은 한의학에 대한 진부한 이론 설명에 그치는 것이 아니라, 다양한 병증에 대한 임상사례와 함께 치료에 쓰이는 처방을 상세히 다루고 있다는 점이다. 한약의 여러 제형(劑型)과 쓰임, 한약을 달이고 복용하는 방법, 치병팔법(治病八法)에 쓰이는 각 처방의 효능까지 한약에 대한 전반적인 내용을 두루 설명하고 있다. 상용하는 처방의 약물조성 및 주요 약물이 발휘하는 효능을 밝혀 한약에 대한 이해를 높일 수 있으며, 한약이 병을 고치는 원리까지 터득할 수 있다.

청홍

"침鍼으로 병을 치료함에
즉효혈卽效穴 한 자리면 충분하다!"

일침一鍼

穴 하나로 病 하나를 고친다

침으로 치료할 수 있는 질병은 모두 몇 가지나 있을까? 일반적으로 어디가 결리거나 삐었는데 파스를 바르고 붙여도 효과가 없을 때 한방 맞는 것쯤으로 생각하기 쉽지만, 침은 거의 모든 질병을 치료할 수 있다.

《일침(一鍼)》은 두통, 복통, 설사, 딸꾹질, 생리통 등 일상적으로 접하는 가벼운 증상부터 고혈압, 위·십이지장궤양, 오십견 등 고질병은 물론 협심증, 심근경색, 중풍 등 위급한 중병에 이르기까지 160여 가지의 병증을 침 하나로 치료하는 방법을 간단명료하게 설명하였다. 책에 수록된 치료법들은 모두 광범위한 임상사례를 통해 이미 그 탁월한 치료효과가 입증되었음은 물론 시술법 또한 간단하며, 저자들이 실제 임상에서 사용하고 있는 치료법이다. 책은 침구치료의 실용성에 중점을 두어 쉽고 간단하게 치료법을 설명하고 있으며, 14경맥의 경혈(經穴)은 물론 기혈(奇穴)과 아시혈(阿是穴)의 취혈법과 치료법까지 실어 임상에서 다양하게 응용할 수 있도록 하였다.

증정부록
동영상 CD 1매 자침수법 및 상용혈위 취혈법, 주치증 해설
오디오 CD 2매 침구가결(鍼灸歌訣) : 노래로 외우는 혈위와 병증

청홍

'世界傳統醫學賞' 수상에 빛나는
經絡經穴 최고의 **베스트셀러!!**

經絡圖解

당대 최고의 醫家들이 집필에 참여한
經絡經穴의 역작

經絡經穴에 관심 있는 모든 이들이 좀 더 용이하게 경락에 접근하고 현실적인 감각과 임상에서의 응용력을 배가할 수 있도록 경락의 모든 것을 총 100장의 立體圖解를 통해 일목요연하고 상세하게 형상화하였다.

"立體解剖의 방식을 운용하여 體表經絡路線 및 內臟과 각 組織器官經絡路線의 분포를 형상화한 것을 비롯하여 奇經八脈 중에 督脈과 任脈의 분포노선이 상세하게 기술되어 있다. 또한 十二經, 奇經八脈, 十二別絡, 十五絡脈, 體表 분포와 경혈분포도 등이 100장의 圖解로 실려 있어 경혈학은 물론 한의학 이론을 심화하고 발전시키는 새로운 계기가 될 것이다."
— 이준무(경락경혈학회 회장 · 한의학박사)

"《經絡圖解》라는 冊子를 完譯한 것은 鍼灸學界의 學究的 産物로 鍼灸學의 基礎資料가 되어줄 것이며, 臨床에서도 活用할 價値가 充分하다."
— 구본홍(한의학박사 · 의학박사)

"文獻學的인 관점에서 經絡을 연구함으로써 鍼灸文獻 연구의 길을 넓히고 경락연구의 깊이를 더하여 교육과 임상에서 독보적인 위치를 차지하게 되었다."
— 왕쉬에타이(王雪苔 국제침구연합회 회장)

청홍

吉益東洞의 저술 가운데
후대에 가장 많은
영향을 끼친 **책**

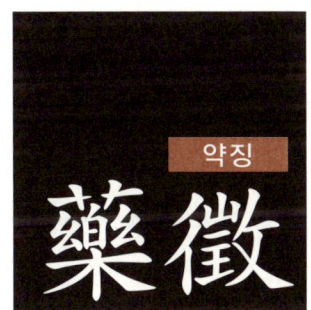

《약징》은 일본의학사에서 가장 준열하게 古醫方으로 돌아갈 것을 주장한 한의사 요시마스 토도(吉益東洞)의 대표적인 저작으로 기존 본초학 서적의 틀을 완전히 탈피한 혁신적인 본초서로 평가받는다.

> "處方에는 古今이 없다.
> 오직 실제 效果가 있는 것을 쓸 뿐이다."

이 책은 중국전통의학으로부터 탈피하여 간편하고 실용적인 일본의학을 완성시켰다는 점에서 추앙받으며, 여전히 일본 한방계에 강한 영향을 미치고 있다.

청홍

청말淸末의 명의名醫 장산뢰張山雷
평생의 지식과 지혜가 녹아 든 본초本草의 걸작

本草正義

상용하는 251개 약물藥物의 성미性味·효능效能·주치主治·포제炮製·용법用法·금기禁忌에 대하여 여러 의가醫家의 설설을 널리 채록採錄하고 상세히 고증考證함과 아울러 저자 자신의 경험을 덧붙여 책을 완성하였다. 높은 학술적 가치를 지녔음은 물론 임상에도 많은 참고가 될 수 있다.

책의 특징

- 여러 醫家와 醫書를 인용하며 각 本草의 效能과 機轉을 정확히 설명하였다.
- 《爾雅》《說文解字》《玉篇》《廣雅》 등의 수많은 字書와 《詩經》《周禮》《春秋左氏傳》《呂氏春秋》 등의 수많은 고전을 인용하여 정확한 本草名과 病名을 고증하였다.
- 편제가 체계적이고 일목요연할 뿐만 아니라 저자의 겸허한 솔직함까지 엿볼 수 있다. 《神農本草經》과 《名醫別錄》의 原文을 앞에 두고 考證(本草名이나 病名의 考證), 正義(《本經》《別錄》 原文의 정확한 뜻), 廣義(역대 醫家들의 견해), 發明(前人이 啓發하지 못한 내용), 正訛(역대 醫家들의 誤謬), 存疑(是非를 가리지 못한 說), 禁忌(藥物 사용 시 주의사항)를 순차적으로 배열하여 本草에 대한 전반적인 내용을 검토하고, 해당 약물의 진정한 效能과 機轉이 무엇인지 상세하게 알려준다.

청홍